王付经方『十八反』真传

第2版

◎主编 王付
◎编者 王帮众 王帮民 关芳芳 李佳

河南科学技术出版社
·郑州·

图书在版编目（CIP）数据

王付经方“十八反”真传 / 王付主编. --2版. --郑州：河南科学技术出版社, 2025.6. -- ISBN 978-7-5725-1761-7

Ⅰ. R289.1

中国国家版本馆CIP数据核字第2025K38G21号

出版发行：河南科学技术出版社

地址：郑州市郑东新区祥盛街27号　邮编：450016

电话：（0371）65788613　　65788628

网址：www.hnstp.cn

出 版 人：乔　辉

策划编辑：邓　为　高　杨

责任编辑：高　杨

责任校对：董静云

封面设计：李小健

责任印制：徐海东

印　　刷：河南文华印务有限公司

经　　销：全国新华书店

开　　本：720 mm × 1020 mm　1/16　　印张：33.75　　字数：507千字

版　　次：2025年6月第2版　　2025年6月第1次印刷

定　　价：108.00元

第2版前言

《王付经方“十八反”真传》自 2020 年出版以来，多次重印，深受广大读者喜爱，为了进一步提高该书在理论上的指导性和临床上的实践性，并结合近几年在临床中治病用方总结的成功经验，故在第 2 版《王付经方“十八反”真传》中增补经方合方“十八反”在案例中治病的特殊作用，同时在第二章中还增补第十三节经方合方“十八反”配伍辨治皮肤科病变等内容。

学用经方，等于建造核武器，是临床提高疗效的必备条件，非用经方治病则始终不能提高疗效；学用经方合方，是临床提高疗效的必由之路，非用经方合方治病则无法从本质上提高疗效；学用经方合方“十八反”，是临床提高疗效的巅峰之路，非用经方合方“十八反”治病则不能从根本上提高疗效。

2022年12月29日，河南省中医管理局网站及河南省人民政府网站发布“河南公布首批优质中医学术流派”，河南经方医药中心申报的“张仲景经方合方及十八反学术流派”被确定为河南省首批优质中医学术流派。本次申报成功，进一步充分证明“张仲景经方合方及十八反学术流派”在临床治病中具有显著疗效且特色鲜明、优势突出。再次进一步充分证实王怀隐、张子和等提出的中药“十八反”配伍禁忌完全属于自相矛盾、自欺欺人的荒谬言论，严重制约中医临床治病的需要。

河南省中医主管职能部门以中医治病实际为切入，以中医提高疗效为根基，以中医发挥治病优势特色为始终，以中医尽早解除患者痛苦并促进患者尽快康复为目的，从而打破中药“十八反”配伍禁忌的荒谬言论，将“张仲景经方合方及十八反学术流派”列为河南省首批优质中医学术流派。河南省中医主管职能部门一心一意为老百姓治病着想，全心全意为中医事业办实事，并能客观务实、脚踏实地地澄清“中药十八反配伍禁忌”的荒谬言论，并对中医治病救人扫清了“中药十八反配伍禁忌”的人为障碍。

2024年，中国中医药信息学会同意经方分会开展经方合方十八反方向科研专项课题研究30项，其中王付主持2项，王帮民、王帮众、关芳芳各主持1项；2025年，郑州市新东新区管理委员会公布郑州市郑东新区教育文化体育局颁发“经方合方十八反中医疗法”为郑东新区非物质文化遗产。

可见，河南省中医主管职能部门将“张仲景经方合方及十八反学术流派”列为河南省首批中医优质学术流派，中国中医药信息学会将经方合方十八反列为国家级科研专项研究课题，郑州市郑东新区管理委员会将“经方合方十八反中医疗法”公布为“非物质文化遗产”，这无疑为全国中医界全面、客观、务实地推翻中药“十八反”配伍禁忌的荒谬言论起到了领先示范及领军带头的作用，可喜可贺！

运用经方合方“十八反”在临床中治疗各科常见病、多发病、疑难病及疫病具有显著疗效且特色鲜明、优势突出，但是受到中药“十八反”配伍禁忌完全属于自相矛盾、自欺欺人的荒谬言论的严重制约，导致在临床中有很多各科常见病、多发病、疑难病及疫病都没有更好的治疗方法，也就是说当今有很多疑难病的根本原因就是没有充分认识到运用经方合方十八反治病的可靠性、疗效性、迫切性和重要性。

“张仲景经方合方十八反学术流派”若在全国范围内能够推广，必定能使治病救人的疗效显著提高并回归到张仲景时代，中医治病救人的队伍必定能步入新的视野、新的高度、新的境界和新的里程碑，对于解除患者痛苦有了更好的治病思路，对于促进患者早日康复有了更好的方法，对医者来说能够显著提高疗效，对患者来说能够更好地使身体趋于健康。

本次修订再版，既感谢邓为副总编辑、高杨编辑对本书的支持和关心，也感谢广大读者对本书的青睐和厚爱，同时为本书特有的经方合方“十八反”理论、治病思维及方法能给读者提供有益的学用技巧、技能及方法而高兴。因时间有限，书中可能存在不足，恳请读者对本版提出宝贵意见，以便今后再次修订及提高。

王付

2025 年 1 月

第1版前言

研究“十八反”用药的目的是进一步认清“十八反”配伍禁忌完全属于荒谬的言论，研究“十八反”用药的核心是进一步掌握“十八反”配伍用药，这是提高临床疗效的最佳手段和方法。对于“十八反”用药如半夏、栝楼（栝楼实、栝楼根）、贝母、白蔹、白及、乌头（附子、天雄）；海藻、大戟、甘遂、芫花、甘草；人参、苦参、紫参、细辛、芍药、藜芦等，只有深入研究、全面掌握、系统总结“十八反”用药的基本特性，才能在临床中运用“十八反”配伍用药更好地指导临床辨治各科常见病、多发病、疑难病、疫病。

世上最可怕的是无知盲从，人间最可怕的是道听途说，授业最可怕的是以讹传讹，科学最可怕的是故弄玄虚，教学最可怕的是抄来抄去，中医最可怕的是“十八反”配伍禁忌的荒谬言论。

为何称中药“十八反”配伍禁忌是荒谬言论，回答这个问题非常简单。即首先了解一下是谁在说假话，谁在欺骗大众，接着用事实说话就可以彻底判定中药“十八反”配伍禁忌完全属于荒谬言论。如王怀隐和张子和两人分别在《太平圣惠方》和《儒门事亲》中阐述中药“十八反”属于配伍禁忌，而他们在临床中则用中药“十八反”配伍禁忌组方治病，这自相矛盾、自欺欺人的荒谬言论竟然被当今诸多研究中药配伍禁忌者视为法宝、视为准则、视为法规、视为典范。

一、从《神农本草经》提出“相反”概念到张子和提出中药“十八反”配伍禁忌

（一）《神农本草经》论述“相反”的基本含义

研究中药只有从最具有权威性的本草著作——《神农本草经》中深入研究与探索，才能得出正确的结论。在《神农本草经》中虽然提出“相反”一词，但没有明确论述“相反”用药的基本概念，相反用药的基本含义有寒热药相反、补泻药相反、升降药相反、收散药相反等，究

竟《神农本草经》中提出的“相反”的基本含义是什么，迄今为止，仍然没有统一的认识和结论。《神农本草经》提出，在一般情况下对于简单的常见病不需要用“相反”药，就能取得预期治疗效果，亦即病仅仅是单一的热证，就用清热药，没有必要再用散寒药；病是单一的寒证就用散寒药，没有必要再用清热药；病是单一的虚证就用补虚药，没有必要再用泻实药。若是辨治复杂难治性疾病就必须用“相反”药才能取得最佳治疗效果，如患者既有呕吐又有下利，选用方药既要用降泄药即止呕药，又要用升举药即止泻药；再如单一的虚证比较少，而虚中夹实或实中夹虚者则比较多；单一的热证比较少，热证夹寒比较多；单一的寒证比较少，寒证夹热比较多，这就要求在临床中辨治复杂多变的病变只有选用“相反”用药，才能取得最佳治疗效果。可见，《神农本草经》论述的“相反”是针对辨治一般的常见病的基本知识，结合临床必须全面研究，深入领会，才能学好、用活中药“十八反”配伍用药，才能在临床治病中取得最佳治疗效果。

（二）澄清张子和等提出中药“十八反”配伍禁忌的荒谬言论

中药“十八反”配伍禁忌的荒谬言论源于金元时期张子和《儒门事亲》，虽然张子和之前还有陶弘景、王怀隐等人提出相反用药，但陶弘景和王怀隐都没有明确提出中药“十八反”用词。

南北朝梁代陶弘景在《本草经集注》中提出乌头反半夏、栝楼、贝母、白蔹、白及；甘草反海藻、甘遂、大戟、芫花；藜芦反细辛、芍药、五参。但陶弘景并没有提出中药“相反”的基本概念是什么、“相反”用药在临床中能不能配伍应用，因陶弘景研究中药的重点是研究单味中药治病的基本作用，并没有全面、深入地从临床治病中研究中药配伍理论体系；至于陶弘景在临床中是否用过乌头配半夏、甘草配海藻、藜芦配人参等，因相关书籍中没有记载其临床治病案例，所以无法得出准确的结论。

北宋王怀隐既是理论研究者又是临床实践者，王怀隐于《太平圣惠方》卷第二“药相反”中说：“乌头反半夏、栝楼、贝母、白蔹；甘草反大戟、芫花、甘遂、海藻；藜芦反五参、细辛、芍药。”但王怀隐于卷第二“诸疾通用药·呕吐”中说：“厚朴（温，大温），陈橘皮

（温），人参（微寒，微温），半夏（生微寒，熟温），麦门冬（平，微寒），生姜、附子（温，大热）。”治呕吐方中既用半夏又用附子。更如卷第五“治脾脏冷气攻心腹疼痛诸方”中曰：治脾脏冷气，时攻心腹疼痛，面色青黄，常多呕逆，四肢虚乏，宜服肉豆蔻散方：肉豆蔻（三枚，去壳），白术（半两），木香（半两），半夏［半两，汤浸（洗，七遍，去滑）］，丁香（半两），青橘皮（半两，汤浸去白瓤，焙），蓬莪术（半两），附子（半两，炮裂，去皮脐），芎䓖（半两），甘草（一分，炙微赤，锉），当归（三分，锉，微炒），桂心（半两），干姜（半两，炮裂，锉），厚朴（一两，去粗皮，涂生姜汁，炙令香熟）……治脾脏冷气攻心腹疼痛诸方中肉豆蔻散方既用半夏又用附子。卷第七“治肾脏虚损多唾诸方”中曰：“治肾脏虚损，冷气所攻，下焦虚寒，上焦壅滞，多唾稠黏，四肢不利，宜服人参散方：人参（一两，去芦头），五味子（三分），白术（三分），附子（三分，炮裂，去皮脐），细辛（三分），半夏（三分，汤洗七遍，去滑）……”治肾脏虚损多唾诸方中人参散方既用半夏又用附子。于卷第二“诸疾通用药·痰饮”中说：“大黄（寒，大寒），甘遂（温，大寒），芒硝（大寒），茯苓（平），柴胡（平，微寒），前胡（微寒），术（温），陈橘皮（温），半夏（生微寒，熟温），生姜（微温），甘竹叶（平，大寒），荛花（寒，微寒），高良姜（大温），乌头（温，大热），芫花（温，微温）。”治痰饮方中既用半夏又用乌头。

金元时期张子和既是理论研究者又是临床实践者，其在《儒门事亲》中论述通气丸组成中曰：“海藻、海带、昆布、木通、甘草（以上各一两），诃子、薄荷（以上各半两），杏仁（少许，煮，浸去皮尖，用之）。”可见通气丸中既用海藻又用甘草。

二、《伤寒杂病论》《千金要方》运用中药“十八反”配伍辨治各科杂病

（一）《伤寒杂病论》中运用中药“十八反”配伍辨治各科杂病

《伤寒杂病论》中有以下论述：

（1）甘遂配甘草，如“病者脉伏，其人欲自利，利反快，虽利，

心下续坚满，此为留饮欲去故也，甘遂半夏汤主之”（第十二，18）。方中用药有：甘遂大者，三枚（5 g）；半夏以水一升，煮取半升，去滓，十二枚（24 g）；芍药五枚（15 g）；甘草炙，如指大一枚（3 g）。煎药服药方法是：上四味，以水二升，煮取半升，去滓。以蜜半升，和药汁煎服八合。顿服之。

（2）乌头配半夏，如“寒气，厥逆，赤丸主之”（第十，16）。方中用药有：茯苓四两（12 g）；乌头炮，二两（6 g）；半夏洗，四两（12 g）；细辛一两（3 g）。煎药服药方法是：上四味，末之，内真朱为色，炼蜜丸如麻子大，先食酒饮下三丸，日再夜一服；不知，稍增之，以知为度。

（3）附子配栝楼根，如“小便不利者，有水气，其人若渴，栝楼瞿麦丸主之”（第十三　10）。方中用药有：栝楼根二两（6 g）；茯苓三两（9 g）；薯蓣三两（9 g）；附子炮，一枚（5 g）；瞿麦一两（3 g）。煎药服药方法是：上五味，末之，炼蜜丸，梧子大，饮服三丸，日三服。不知，增至七八丸，以小便利，腹中温为知。

（4）附子配半夏，如“腹中寒气，雷鸣切痛，胸胁逆满，呕吐，附子粳米汤主之”（第十　10）。方中用药有：附子炮，一枚（5 g）；半夏半升（12 g）；甘草一两（3 g）；大枣十枚；粳米半升（12 g）。煎药服药方法是：上五味，以水八升，煮米熟，汤成，去滓。温服一升，日三服。还有如“伤寒表不解，心下有水气，干呕，发热而咳，或渴，或利，或噎，或小便不利，少腹满，或喘者，小青龙汤主之”。方中用药有：麻黄去节，三两（9 g）；芍药三两（9 g）；细辛三两（9 g）；干姜三两（9 g）；甘草炙，三两（9 g）；桂枝去皮，三两（9 g）；五味子半升（12 g）；半夏洗，半升（12 g）。煎药服药方法是：上八味，以水一斗，先煮麻黄，减二升，去上沫，内诸药，煮取三升，去滓。温服一升。若渴，去半夏，加栝楼根三两；若微利，去麻黄，加荛花，如一鸡子，熬令赤色；若噎者，去麻黄，加附子一枚，炮；若小便不利，少腹满者，去麻黄，加茯苓四两；若喘，去麻黄，加杏仁半升，去皮尖。张仲景明确指出根据治病需要，小青龙汤是完全可以用附子的。

（二）《千金要方》《景岳全书》等运用中药“十八反”配伍辨治各科杂病

孙思邈《千金要方·卷十八》中设大五饮丸，组成用药有：远志一两，苦参一两，乌贼骨一两，藜芦一两，白术一两，甘遂一两，五味子一两，大黄一两，石膏一两，桔梗一两，半夏一两，紫菀一两，前胡一两，芒硝一两，栝楼根一两，桂心一两，芫花一两，当归一两，人参一两，贝母一两，茯苓一两，芍药一两，大戟一两，葶苈一两，黄芩一两，恒山三分，薯蓣三分，厚朴三分，细辛三分，附子三分，巴豆三十枚，苁蓉一两，甘草三分。方中既用人参、苦参、细辛、芍药配藜芦，又用半夏、贝母、栝楼根配附子，还用甘遂、大戟、芫花配甘草，一个方中用了“十八反”中的十三味药。又在《千金翼方》中设大排风散、大宽香丸用乌头配半夏、栝楼、贝母、白及、白蔹。又如张景岳在《景岳全书》中设通气散就用藜芦配玄参，还有诸多例子，不再一一列举。

三、从经方合方治病中研究应用中药“十八反”配伍辨治各科杂病

《伤寒杂病论》理论是指导临床治病用方的典范，《伤寒杂病论》中用方是临床治病确保疗效的重要手段和方法，提高临床用方治病的关键是经方合方，运用经方合方中“十八反”配伍组方用药是提高治病效果的核心，深入研究经方合方中“十八反”配伍组方用药，是提高临床疗效的重中之重。研究经方合方中“十八反”配伍用药必须从经方用药中研究“十八反”用药，从经方配伍中研究“十八反”用药，从经方合方中研究“十八反”用药，从经方合方中提炼“十八反”用药组方，形成四位一体的研究思维应用方法，才能把研究及应用经方合方“十八反”用药提高到新的高度和视野。

研究与应用经方合方中“十八反”配伍用药，何谓“十八”，即中医治病配伍用药的特有用语，并非数字局限于“十八”；何谓“反”，即从寒热相反中思考问题，从虚实相反中思辨问题，从对立相反中分析问题，从病药相反中研究问题，从正邪相反中解决问题。研究“十八反”的核心是从特殊用药中解决治病组方的特有思路与方法，是提高临床治病疗效、掌握核心技能的关键。

（一）从经方用药中研究“十八反”用药

《伤寒杂病论》260首方中既有用“十八反”用药，又有非用“十八反”用药，“十八反”用药属于特殊用药，非“十八反”用药属于基本用药，基本用药是针对疾病采取的一般治疗思维方法，特殊用药是针对疾病采取的优化思维方法，深入研究经方合方中“十八反”用药，对提高临床治病效果能起到举足轻重的作用。

（二）从经方配伍中研究“十八反”用药

《伤寒杂病论》中甘遂半夏汤、赤丸、附子粳米汤、栝楼瞿麦丸及小青龙汤加附子等方中均选用“十八反”配伍用药，对此张仲景仅仅以举例的形式阐述“十八反”配伍用药是辨治常见病、多发病和疑难病、疫病的最佳选择，为临床治病组方用药提供了基本准则和典范，为临床治病选用“十八反”配伍组方用药指明了方向。

（三）从经方合方中研究“十八反”用药

在临床中仅仅用一个经方治病只是治病的基本思路和方法，选择经方合方治病是提高临床疗效的最佳思路和方法，运用经方治病取得最佳疗效的核心是经方合方中“十八反”配伍用药。如小柴胡汤与藜芦甘草汤等合方是辨治寒热虚夹风夹痰的最佳优化选择，方中选用人参配藜芦；半夏泻心汤与十枣汤等合方是辨治寒热虚夹水夹痰的最佳优化选择，方中选用大戟、芫花、甘遂配甘草；牡蛎泽泻散与苓桂术甘汤等合方是辨治寒热虚夹湿夹痰的最佳优化选择，方中海藻配甘草；小青龙汤与四逆加人参汤等合方是辨治心肺虚脱夹寒夹热的最佳优化选择，方中半夏配附子；半夏泻心汤与乌头汤等合方是辨治肌肉关节寒热虚夹痰夹瘀的最佳优化选择，方中半夏配乌头。在临床中选择经方合方中“十八反”配伍用药是辨治各科常见病、多发病和疑难病的最佳优化方案。

（四）从经方合方中提炼“十八反”用药组方

治病组方用药关键是有疗效，提高疗效的核心是经方合方，优化经方合方必须以提炼“十八反”用药组方为切入点，实现组方用药在治病时。根据临床辨治常见病、多发病和疑难病、疫病选择经方合方“十八反”用药治病的特殊性、针对性、切入性和疗效性，以此组建藜芦人参汤、藜芦芍药汤、藜芦细辛汤、半夏乌头汤、贝母乌头汤、白蔹乌头汤、白及乌头汤、栝楼乌头汤、甘草甘遂汤、甘草大戟汤、甘草芫花汤、甘草海藻汤等，实现运用经方合方中“十八反”用药组方取得最佳疗效的目的，全面提高运用经方合方中“十八反”用药组方的诊治水平和诊治技能。

四、从理论到临床验证中药“十八反”配伍禁忌属于荒谬言论

作为一个中医教学、科研及临床工作者，应该思考一个问题，自从张仲景撰写的《伤寒杂病论》问世至今，经过近2 000年的学术研究与发展。迄今为止，还没有哪一个中医名家在理论研究和临床应用方面能够超越张仲景撰写的《伤寒杂病论》，在学习、研究《伤寒杂病论》时发现赤丸中用乌头配半夏，甘遂半夏汤中用甘遂配甘草，附子粳米汤中附子配半夏等，这些经方用药属于所谓的“十八反”配伍禁忌用药。

张子和在《儒门事亲》中继承王怀隐《太平圣惠方》“乌头反半夏、栝楼、贝母、白蔹；甘草反大戟、芫花、甘遂、海藻；藜芦反五参、细辛、芍药”之说，并编写了“本草明言十八反，半蒌贝蔹及攻乌，藻戟遂芫俱战草，诸参辛芍叛藜芦”。这样一来“十八反”配伍禁忌就有了理论依据，当今许多中医书籍及教材中基本上都将此用药配伍禁忌奉为圭臬。

在中医教学中诸多人皆言“十八反”配伍禁忌的重要性，在临床中诸多人皆恪守“十八反”配伍禁忌的规范性。历代很多人在解释“相反”用药时基本上都是通用“两种药物同用时发生剧烈的毒性反应或副作用，称之为相反”。对此我们必须深入思考一个问题，甘草是解百药之毒的首选要药，甘草的基本作用之一是可用于解大戟、甘遂、芫花之毒。结合当今研究数据证实，服用任何毒性药品都会进入肝脏，肝脏一旦识别到药品有毒性即在较短时间内将肝脏中糖原转换为葡萄糖醛酸与药品中毒性相中和，即达到解毒的目的，甘草酸水解后分解为葡萄糖醛酸，可用于解所有有毒性之药品的毒。再则，海藻本身即无毒，与甘草相配伍怎么也不会产生剧烈毒性或副作用，由此得知“十八反”中所说的“藻戟遂芫俱战草”，既缺乏理论依据又不符合临床客观实际。

事实永远是事实，疗效永远是疗效，临床治病只有疗效才能说明一切，医生治病用药既要对患者负责又要对医生自己负责。研究“十八反”必须尊重两个客观事实，一是以理论研究指导临床应用。结合多年从临床角度研究《伤寒杂病论》的体会，并开展实验研究及总结撰写的《甘遂半夏汤对正常大鼠心肾功能及形态学的影响》《甘遂半夏汤对大鼠肝功能及形态学的影响》《甘遂半夏汤对正常大鼠一般情况及心率、肾上腺的影响》《甘遂半夏汤对大鼠血常规血糖及甲状腺形态的影响》等4篇论文在《中国实验方剂学杂志》2015年第8期做了专题报道。二是从临床治病疗效中研究探索理论进展。在临床中运用经方合方中含有“十八反”配伍用药辨治各科常见病、多发病、疑难病的处方数以十万计（详见“王付门诊经方处方大数据系统”APP），进一步体会到在临床中只有更好地运用经方合方中的中药“十八反”配伍治病，才是取得最佳疗效的根本保证。正因为运用“十八反”配伍用药疗效的可靠性和确切性，所以门诊诊治患者量及有效率排名连续位居河南省第一位（源于河南省预约挂号服务平台），门诊量在全国中医药学界也名列前茅。笔者还有多篇临床研究论文，如在《中医杂志》2016年第6期发表《乌头汤与半夏泻心汤合方辨治关节疼痛》，在《中国实验方剂学杂志》2011年第9期发表《经方运用半夏配乌头（附子）的探索与实践》，在《中国实验方剂学杂志》2011年第18期发表《经方运用甘遂配甘草的探索与实践》，在《中医药通报》2013年第5期发表《学用赤丸方证及合方的思路与方法》，在《中医药通报》2015年第1期发表《学用甘遂半夏汤方证的思考与探索》。通过理论和临床研究，发现“十八反”配伍用药不仅不产生毒性或副作用，同时发现运用“十八反”配伍用药是提高疗效的重要途径和方法。

笔者在临床中用小柴胡汤、藜芦甘草汤与头风摩散及甘草海藻汤合方辨治肝癌，用泽漆汤、藜芦甘草汤、头风摩散与甘草海藻汤合方辨治肺癌，方中既用人参又用藜芦，既用半夏又用附子，既用甘草又用海藻，针对肝癌、肺癌等术后复发并转移者，用经方合方治疗半年或一年以上者，经复查诸多肝癌或肺癌等术后转移病变及原发病变缩小或消失。

运用半夏泻心汤与藜芦甘草汤等经方合方辨治溶血性贫血和下肢静脉血栓（其中有一位80多岁的男性患者，在多家省级大型综合医院治疗无效后前来诊治）而取得显著疗效。

运用半夏泻心汤、头风摩散与藜芦甘草汤等经方合方辨治左肺下叶病变、上叶病变较前新发、左肺下叶（空洞）的患者（其中有一位女性患者在多家省级大型综合医院治疗无效后前来诊治）而取得显著疗效。

五、从客观事实中证实“十八反”配伍禁忌完全不符合临床实际

研究“十八反”必须以从理论研究到临床应用为基本结合点，深入研究中药“十八反”配伍的理论依据主要有：

（1）《伤寒杂病论》是经典临床治病之典范，非用《伤寒杂病论》理论指导临床治病则很难取得临床治病最佳效果，但在《伤寒杂病论》中没有记载“十八反”用药配伍禁忌，所以“十八反”配伍禁忌没有临床之根据。

（2）在《神农本草经》中虽有“相反”用药之记载，但没有“相反”用药的基本概念，究竟“相反”寓意是什么，迄今为止，还没有统一的认识和确切的结论。

（3）王怀隐《太平圣惠方》、张子和《儒门事亲》虽然强调“十八反”配伍禁忌的理论重要性，但其二者在临床治病中仍用“十八反”配伍用药。

（4）历代有诸多医家如孙思邈、张景岳等在临床治病过程中常常用“十八反”配伍用药辨治各科杂病。

（5）在临床治病过程中发现诸多常见病、多发病、疑难病的病变证机仅仅用一个经方常常有其一定的局限性，欲提高治病效果，必须重视经方合方，在应用经方合方过程中发现合方中运用“十八反”用药配伍常常能够明显提高治疗效果，如辨治肌肉筋脉骨节病变用半夏泻心汤与乌头汤合方中既用半夏又用川乌，辨治心脑神经血管病变用小柴胡汤与藜芦甘草汤合方中既用人参又用藜芦，辨治胸腔腹腔积液水气病变用十枣汤与小柴胡汤合方中既用大戟、甘遂、芫花又用甘草，辨治糖尿病

病变用半夏泻心汤与肾气丸合方中既用半夏又用附子。经过临床中数以万计的病例验证，发现运用“十八反”用药配伍能够明显提高治疗效果，并没有发现“十八反”配伍用药出现不良反应。

六、从临床实际中客观认识“十八反”用药中的毒性及运用毒性药治病

在治病过程中凡是没有毒性的中药，其治疗效果都是一般的，凡是合理地用毒性药治病，疗效都是十分显著的。如半夏、乌头、大戟、甘遂、芫花等治病有效成分即含毒，半夏与乌头配伍、半夏与附子配伍肯定会增加毒性，正因为增加了毒性才能确保提高治病效果。再则，仅仅在理论上和实验室中研究半夏、乌头、附子、天雄、大戟、甘遂、芫花等药的毒性，无论是研究单味药还是研究半夏配附子、半夏配乌头、半夏配天雄等，其研究的结论都是有毒性的，究其原因主要有三，一是药物治病有效成分含有毒；二是研究者设计的方案和目的是证实药物有毒副作用（如补药人参、甘草等，只要研究者设计课题欲达到证实人参、甘草有毒副作用的目的，其研究的结果必定有毒副作用），即研究的结果与人为因素有关；三是研究者研究的对象不是人体脏腑自身因素引起的病变而是人为因素造成脏腑的病变，得出的研究结论具有显著性差别。在临床治病中用毒性药针对的是病，治病需要经过科学、合理地调配毒性药如半夏、乌头、附子、甘遂等的用量并酌情配伍解毒药，并结合笔者临床治病数以十万计的门诊处方用药资料进一步证实“十八反”用药无任何毒副作用，实现用毒性药能够更好地治病而对人体无任何伤害的目的。

用经方辨治复杂多变的病变，只有选择经方合方才是取得最佳疗效的关键，在经方合方治病过程中发现中药“十八反”配伍用药是提高临床治疗效果最有效的途径和方法，结合临床运用数十万处方用药并进行研究、分析、归纳、总结，得出辨治临床各科杂病的最佳基本点和切入点就是合理地选用经方合方中“十八反”配伍用药的结论。笔者经过数十年临床运用“十八反”配伍治病并取得非凡疗效之后，对“十八反”歌诀做了相应修正，即“本草明言十八反，相反相成妙中言，半蒌贝蔹

及喜乌，藻戟遂芫俱爱草，诸参辛芍盼藜芦，辨治杂病效非凡”。

作为中医药事业的执行者、传承者、追求者、守护者、发展者、发扬者，有责任、有信心、有能力、有实力、有理论、有临床数以十万计的门诊处方成功案例。笔者已经从源头上发现王怀隐、张子和提出的中药“十八反”配伍禁忌完全属于故弄玄虚，自欺欺人。治病救人必须有针对性地用“十八反”配伍用药造福百姓，让更多更优秀的临床工作者能够充分、合理地运用“十八反”配伍用药辨治临床各科常见病、多发病、疑难病，在最大限度上减轻患者痛苦，用最佳治疗效果消除患者疾患，这就是为医者兢兢业业、义不容辞、当仁不让、责无旁贷的神圣责任和使命，亦即打破中药“十八反”配伍禁忌，实现临床中能够更好地运用“十八反”配伍用药辨治各科常见病、多发病、疑难病及疫病的目的。

结合数十年临床治病经验总结，并从中药四气五味、升降浮沉中研究“十八反”用药中各自的特性及相互配伍特点，分析发现“十八反”用药不属于中药配伍禁忌范畴，再从临床治病用药各自特点及相互配伍基本原则，发现其不属于临床配伍禁忌，得出结论：“十八反”配伍用药特性在中医理论研究上是完全可以配伍应用的，在中医临床治病中也是完全可以配伍应用的。再根据中医药理论指导临床实践的基本准则，合理应用“十八反”配伍用药，对于辨治各科常见病、多发病、疑难病及疫病和提高临床治病效果具有特有的、独有的非凡疗效，特别在中医药理论指导下，“十八反”配伍用药特性在中医药理论指导下，对于炎症疾病、过敏疾病、增生疾病、肿瘤疾病、免疫疾病、代谢疾病、血管疾病、精神疾病、神经疾病等具有非凡、显著疗效。可见，研究“十八反”配伍用药，只有打破陈旧观念和僵局困惑，才能更新观念，拥有中医药全新理论，以更好地指导临床，辨治各科杂病。

王付

2020年3月

目录

第一章

从经方合方用药中研究“十八反”配伍

第一节 研究“十八反”用药指导思想

众所周知，张仲景《伤寒杂病论》是指导临床治病用方的典范。《伤寒杂病论》中用方是临床治病疗效的重要保证，提高临床用方治病效果的关键是经方合方。经方合方中“十八反”配伍组方用药是提高治病效果的重要组成，深入研究经方合方中“十八反”配伍组方用药，是临床治病提高疗效的关键。研究经方合方中“十八反”配伍用药必须从经方用药、经方配伍、经方合方中研究“十八反”用药，从经方合方中提炼“十八反”用药组方，形成四位一体的思维方法，把研究及应用经方合方“十八反”用药提高到新的高度。

一、要研究与应用经方合方中“十八反”配伍用药

何谓“十八”，即中医治病配伍用药的特有用语，并非数字局限于“十八”；何谓“反”，即从寒热相反中思考问题，从虚实相反中思辨问题，从对立相反中分析问题，从病药相反中研究问题，从正邪相反中解决问题。研究“十八反”的核心是从特殊用药中解决治病组方的特有思路与方法，是提高临床治病疗效的关键。

（一）从经方用药中研究“十八反”用药

《伤寒杂病论》260首方中既有“十八反”用药，又有非“十八反”用药，“十八反”用药属于特殊用药，非“十八反”用药属于基本用药，基本用药是针对疾病采取的一般治疗，特殊用药是针对疾病采取的优化治疗，深入研究经方合方中“十八反”用药，对提高临床治病效果至关重要。

（二）从经方配伍中研究“十八反”用药

《伤寒杂病论》中甘遂半夏汤、赤丸、附子粳米汤、栝楼瞿麦丸，以及小青龙汤加附子等方中均选用“十八反”配伍用药，对此，张仲景以举例的形式阐述“十八反”配伍用药是辨治常见病、多发病和疑难病的重要选择，为临床治病组方用药提供了基本准则和典范，为临床治病

选用“十八反”配伍组方用药指明了方向。

（三）从经方合方中研究“十八反”用药

在临床中仅仅用一个经方治病只是治病的基本思路和方法，选择经方合方治病是提高临床疗效的重要方法，经方合方中“十八反”配伍用药是其关键。如小柴胡汤与藜芦甘草汤等合方是辨治寒热虚夹风夹痰的最佳优化选择，方中选用人参配藜芦；半夏泻心汤与十枣汤等合方是辨治寒热虚夹水夹痰的最佳优化选择，方中选用大戟、芫花、甘遂配甘草；牡蛎泽泻散与苓桂术甘汤等合方是辨治寒热虚夹湿夹痰的最佳优化选择，方中海藻配甘草；小青龙汤与四逆加人参汤等合方是辨治心肺虚脱夹寒夹热的最佳优化选择，方中半夏配附子；半夏泻心汤与乌头汤等合方是辨治肌肉关节寒热虚夹痰夹瘀的最佳优化选择，方中半夏配乌头。可见，在临床中选择经方合方中“十八反”配伍用药是辨治各科常见病、多发病和疑难病的重要手段。

（四）从经方合方中提炼“十八反”用药组方

治病组方用药关键是拥有疗效，提高疗效的核心是经方合方，优化经方合方必须从提炼“十八反”用药组方为切入点，实现治病组方用药取得最佳疗效的目的。根据临床辨治常见病、多发病和疑难病选择经方合方中“十八反”用药治病的特殊性、针对性、切入性和疗效性，以此组成藜芦人参汤、藜芦芍药汤、藜芦细辛汤、半夏乌头汤、贝母乌头汤、白蔹乌头汤、白及乌头汤、栝楼乌头汤、甘草甘遂汤、甘草大戟汤、甘草芫花汤、甘草海藻汤等，实现经方合方中运用“十八反”用药组方取得最佳疗效的目的，全面提高运用经方合方中“十八反”用药组方的诊治水平和诊治技能。

二、要学好与用活经方合方

怎样才能称为学好经方合方，又怎样才能称为用活经方合方？学好与用活经方合方的最佳思维方式和思辨技巧是什么？

（一）学好经方合方必须具有九位一体的思维方式

拥有什么样的学习经方合方思维和方法才能真正称为学好经方合

方？需要从以下九个方面进行学习：①必须全面地、系统地、深入地学习与研究《伤寒杂病论》中260首方中的每一首方。②务必牢记260首方的用药用量。③必须熟悉260首方的煎药服药方法。④务必精通260首方的基本功用和基本适应证。⑤必须掌握260首方在《伤寒杂病论》中辨治的基本病证及所有症状。⑥思考问题务必从用药用量中深入研究260首方与辨治各种杂病之间的必然联系与内在关系。⑦研究问题必须打破中药归经理论，从药性药味中重新研究用药的基本作用和基本主治病证。⑧探索问题务必融合260首方基本适应证与扩大应用之间的内在必然关系。⑨解决问题务必贯通260首方之间经方合方的特殊性和专属性，并从其共性与个性中归纳总结治病的基本规律、思路方法和应用技巧。

若学习经方合方仅仅从九个方面中的任何一个方面或两个方面或三个方面进行学习和研究，都不能从本质上学好学会经方合方。只有以九位一体的思维深入地、细致地、全面地、系统地研究经方合方辨治各科杂病的基本规律和最佳应用技能，才可称为学好经方合方；非以九位一体的思维学习经方合方者，都不能称为学好经方合方。可见，只有以九位一体的思维深入学习研究经方合方，才能开拓学习经方合方之思路，才能启迪学习经方合方之灵感，才能步上学习经方合方之阶梯，才能拥有学习经方合方之钥匙，才能迈进学习经方合方之门槛，才能实现学习经方合方治病救人的目的。

（二）用活经方合方必须具有三位一体的思辨技巧

具有什么样的运用经方合方技巧和方法才能真正称为用活经方合方？主要有以下几点：

1. 全面地、系统地、深入地掌握经方合方辨治各科病证的基础用方

经方基础用方具有四大特点：一是辨治病证具有相对的广泛性；二是辨治病证具有相对的随机性；三是辨治病证具有相对的特殊性；四是辨治病证具有相对的可行性。此四大特点决定了经方基础用方辨治病证的重点是针对病变属性。如桂枝甘草汤可辨治五脏六腑病变属于阳虚者，甘草麻黄汤可辨治五脏六腑病变属于寒水者。又如麻黄汤既是辨治寒郁夹湿证的重要基础方，又是辨治太阳伤寒证的重要代表方，还是辨治心寒郁夹湿证的重要基础方，更是辨治肌肉关节寒郁夹湿证的重要基础方等；赤丸既是辨治寒痰阳郁证的重要基础方，又是辨治心寒痰证的重要代表方，还是辨治脾胃寒痰阳郁证的重要基础方，更是辨治肌肉关节寒痰阳郁证的重要基础方。基础方具有广泛性和专一性，可稳固治疗根基。

2.全面地、系统地、深入地掌握经方合方辨治各科病证的代表用方 经方代表用方具有四大特点：一是辨治病证具有相对的针对性；二是辨治病证具有相对的特有性；三是辨治病证具有相对的专一性；四是辨治病证具有相对的固定性。此四大特点决定了经方代表用方在辨治病证的重点是针对病变部位。如桂枝汤既是辨治太阳中风证的重要代表方，又是辨治气血虚夹寒证的重要基础方；四逆汤既是辨治少阴阳虚阴寒证的重要代表方，又是辨治寒瘀夹虚证的重要基础方。代表方具有灵活性和确切性，可直击病灶。

3.全面地、系统地、深入地掌握经方辨治各科病证的经方合方“十八反” 经方合方“十八反”具有四大特点：一是辨治病证具有相对的病种复杂性；二是辨治病证具有相对的病性多样性；三是辨治病证具有相对的症状典型性；四是辨治病证具有相对的病变夹杂性。此四大特点决定了经方合方“十八反”辨治病证既针对病变属性的非单一性，又针对病变部位的非单一性，更针对病变证机的演变性和不确定性。如患者既有肺寒证又有肺寒夹热，既有肺气虚又有肺气郁，还有肺瘀血，对此既要选用麻黄汤又要选用麻杏石甘汤，既要选用人参汤又要选用半夏厚朴汤，还要选用附子白及汤，以此合用经方“十八反”才能取得更好的治疗效果。可见，运用经方合方“十八反”辨治各科杂病既能全面兼顾病变属性，又能整体提高临床治病效果。

（三）学好用活经方合方“十八反”的三大战略战术

研究与应用经方合方在从学基础用方到学代表用方，再从用基础用方到用代表用方，最终从经方基础方与经方基础方合方到经方基础方与经方代表方合方的变化思维中提高治病疗效，从而学好用活经方合方“十八反”的三大战略战术。

1.战略战术制衡 经方合方“十八反”战略战术制衡的基本含义有二：一是学好用活经方合方“十八反”就等于拥有了高端的治病技术技能和关键技术技能；二是学好用活经方合方“十八反”就等于在战略上

治病救人能够融会贯通，在战术上治病救人能够精益求精。

2.战略战术慑控 经方合方“十八反”战略战术慑控的基本含义有二：一是学好用活经方合方“十八反”就等于拥有了核心的治病技术技能；二是学好用活经方合方“十八反”就等于在战略上治病救人能够触类旁通，在战术上治病救人能够有的放矢。

3.战略战术决胜 经方合方“十八反”战略战术决胜的基本含义有二：一是学好用活经方合方“十八反”就等于拥有了领先的治病技术技能；二是学好用活经方合方“十八反”在战略上治病救人能够左右逢源，在战术上治病救人能够疗效卓著。

精通经方合方“十八反”战略战术制衡，娴熟掌握经方合方“十八反”战略战术慑控，左右经方合方“十八反”战略战术决胜，进一步实现治病救人的目标！

第二节　研究“十八反”用药基本特性

众所周知，《伤寒杂病论》是当今非常权威、经典的临床治病用方专著，但在《伤寒杂病论》治病用方中并没有记载“相反”用药，在《神农本草经》中仅仅有“相反”用药之词，但没有明确指出“相反”用药的基本内容。

《神农本草经》中所说的“相反”用药并不是不能用，而是特指在一般情况下不需要用，若是在特别情况下必须合理地选择应用，但不能盲目地应用，如辨治寒热夹杂证，必须辨清寒热之间的主次，辨清病变既有热证又有寒证，才能选用相反寒性药和热性药，治疗必须根据寒证热证之间的主次，才能在临床中取得最佳预期效果。再如辨虚实夹杂证，必须辨清虚实之间的主次，以此选用“相反”药即泻药和补药，只有以此深入研究《神农本草经》中论述“相反”的基本概念和深刻含义，才能更好地理解《神农本草经》论述“相反”的基本理论意义与特殊临床意义。

另外，还必须认清《神农本草经》中论述的病证都是比较单一的病证，很少论述复杂多变的病证，寒证就是寒证，用温阳散寒药即可，没有必要再用清热药；热证就是热证，用清热泻火药即可，没有必要再用温热药；虚证就是虚证，没有必要再用泻实药；实证就是实证，没有必要再用补益药。可见，《神农本草经》中所说的“勿用相恶、相反”是有一定科学道理的，但在临床实际中因疾病变化特点并不是理论上所说的那样简单，在临床中常常是复杂多变的，针对复杂多变的病变就必须用“相反”药。如根据患者的基本情况和临床表现特征，既有寒证又有热证，既有虚证又有实证，考虑组方用药既用温热药又用寒凉药，既要用补益药又要用泻实药，只有从这四个方面考虑问题，才能取得预期疗效，如小柴胡汤组成中既用清热药又用散寒药，既用补益药又用泻实药，如此组方是辨治临床各科杂病的重要基础，若能合方用方则是治病用方的最佳方案和选择。

一、半夏

1.半夏作用特点　《神农本草经》曰：半夏，味辛平（注：味辛而苦，平性偏于温）。主伤寒寒热，心下坚，下气，喉咽肿痛，头眩，胸胀，咳逆，肠鸣，止汗。

半夏的基本作用有四：宽胸醒脾，降逆散结，燥湿化痰，利咽消肿等。

半夏，主“伤寒寒热”，既可辨治寒伤太阳之怕冷发热，又可辨治寒伤脏腑之怕冷发热；主“心下坚”，既可辨治在心之心下（中）坚硬或坚满，又可辨治在胃之心下坚硬或坚满，更可辨治心以下诸多部位之坚硬或坚满；主“下气”，既可辨治肺气上逆，又可辨治胃气上逆，更可辨治肝、肾浊气上逆；主“喉咽肿痛”，既可辨治寒凝之咽喉肿痛，又可辨治痰结之咽喉肿痛，更可辨治一切气郁之咽喉肿痛；主“头眩”，既可辨治病变部位在头，又可辨治病变在脏腑症状在头；主“胸胀，咳逆”，既可辨治病变在肺所引起的症状，又可辨治病变在心所引起的症状，更可辨治脾、胃、肝、肾病变所引起的症状；主“肠鸣”，既可辨治肠中水鸣音又可辨治肠中气鸣音；主“止汗”，既可辨治脏腑痰湿外溢之汗，又可辨治皮肤肌肉疮疡浸淫之湿浊。

2.半夏主要药理 半夏有止咳（抑制咳嗽中枢，解除平滑肌痉挛而起镇咳作用），祛痰（减少支气管及气管黏膜分泌黏液而起祛痰作用），止呕（抑制呕吐中枢，激活迷走神经传出活动而起止呕作用），升高肝脏内酪氨酸转氨酶的活性，促进胆汁分泌，抑制胃酸分泌和胃蛋白酶活性，降低胃液总酸度和游离酸度，保护和促进修复胃黏膜，抗溃疡等作用。姜半夏可减缓肠胃运动，抗心律失常（室性心动过速、室性期前收缩），降压，可延缓高脂血症形成而降脂，抗肿瘤，抗炎，抗真菌，镇痛，镇静，催眠，降低眼压，抗早孕，对子宫功能所处状态起双向调节等作用。

3.半夏主要配方 小青龙汤、小青龙加石膏汤、越婢加半夏汤、厚朴麻黄汤、泽漆汤、桂苓五味甘草去桂加姜辛夏汤、苓甘五味加姜辛半夏杏仁汤、射干麻黄汤、半夏厚朴汤、苦酒汤、半夏散及汤、小半夏汤、小半夏加茯苓汤、大半夏汤、生姜半夏汤、半夏干姜散、干姜人参半夏丸、半夏泻心汤、生姜泻心汤、甘草泻心汤、奔豚汤、旋覆代赭汤、半夏麻黄丸、栝楼薤白半夏汤、小陷胸汤、厚朴生姜半夏甘草人参汤、附子粳米汤、赤丸、小柴胡汤、大柴胡汤、柴胡加龙骨牡蛎汤、柴胡加芒硝汤、柴胡桂枝汤、麦门冬汤、竹叶石膏汤、黄连汤、温经汤、黄芩加半夏生姜汤、鳖甲煎丸、甘遂半夏汤、乌头半夏汤、天雄半夏汤、附子半夏汤。

4.半夏加味用方 黄芪建中汤加味、厚朴七物汤加味、白术散加味、竹叶汤加味。

二、栝楼

栝楼作用特点 《神农本草经》曰：栝楼，味苦寒（注：味苦而甘）。主消渴，身热，烦满，大热，补虚安中，续绝伤。栝楼分为栝楼实和栝楼根。

栝楼，主“消渴”，既可辨治外感热病之消渴，又可辨治内伤杂病之消渴；主“身热”，既可辨治低热，又可辨治高热，更可辨治身体自觉发热（即体温正常）；主“烦满”，既可辨治胸中烦热胀满，又可辨治脘腹烦热胀满；主“大热”，既可辨治外感病之高热，又可辨治内伤杂病之高热，更可辨治内伤杂病夹外感之高热；主“补虚安中”，既可辨治阴虚病变，又可辨治疼痛病变；主“续绝伤”，既可辨治肌肉损伤病变，又可辨治筋脉损伤病变，更可辨治骨节损伤病变。

（一）栝楼实

1.栝楼实基本作用 基本作用有三：清热化痰，补虚安中，行气除满等。

2.栝楼实主要药理 具有抗菌（大肠杆菌、霍乱弧菌、变形杆菌、伤寒杆菌、副伤寒杆菌、绿脓杆菌、溶血性链球菌、肺炎链球菌、白喉杆菌、金黄色葡萄球菌、流感杆菌），抗真菌，抗炎，促进细胞免疫，祛痰，扩张心脏冠状动脉，增加冠状动脉血流量，降血脂，抑制血小板氧化活性，抗应激，抗胃溃疡，松弛胃肠道平滑肌，抗肿瘤，抗心律失常等作用。

3.栝楼实主要配方 栝楼薤白白酒汤、栝楼薤白半夏汤、枳实薤白桂枝汤、小陷胸汤、乌头栝楼汤、天雄栝楼汤、附子栝楼汤。

（二）栝楼根（天花粉）

1.栝楼根基本作用 基本作用有三：滋阴润燥，清热安中，续筋疗伤。

2.栝楼根（天花粉）主要药理 具有抗肿瘤（肝癌），抗早孕（使胚泡坏死、液化、吸收），终止妊娠，抗菌（溶血性链球菌、肺炎链球菌、白喉杆菌），抑制艾滋病病毒，提高机体免疫能力，降血糖等作用。

3.栝楼根主要配方 栝楼桂枝汤、栝楼牡蛎散、柴胡桂枝干姜汤、牡蛎泽泻汤、小柴胡汤加减。

4.栝楼根加味配方 乌头花粉汤、天雄花粉汤、附子天花粉汤。

三、贝母

1.贝母作用特点 《神农本草经》曰：贝母，味辛平。主伤寒，烦热，淋沥邪气，疝瘕，喉痹，乳难，金创，风痉。

贝母的基本作用有四：清热化痰，息风止痉，消癥散瘕，利咽通淋等。

贝母，主“伤寒”，既可辨治外感热病热从外侵，又可辨治内伤杂病热从内生；主“烦热”，既可辨治外感病之烦热，又可辨治内伤病之烦热，更可辨治内外夹杂疾病之烦热；主“淋沥邪气”，既可辨治泌尿系之淋沥，又可辨治妇科病变之淋沥，更可辨治男科病变之淋沥；主“疝瘕”，既可辨治气结之疝瘕，又可辨治血结之疝瘕，更可辨治痰结之疝瘕；主“喉痹”，既可辨治咽喉不利，又可辨治咽喉疼痛，还可辨治声音嘶哑，更可辨治咽喉拘紧；主“乳难”，既可辨治乳痈病变，又可辨治乳汁不通；主“金创”，既可辨治外伤之创伤，又可辨治内伤之疮疡；主“风痉”，既可辨治外感之痉，又可辨治内伤之痉。

2.贝母主要药理 具有镇咳、祛痰、镇痛等作用。浙贝母对机体肠道所处状态呈双向调节作用，对机体血压所处状态呈双向调节作用，且有升血糖、兴奋子宫等作用。

3.贝母主要配方 三物白散、当归贝母苦参丸、乌头贝母汤、天雄贝母汤、附子贝母汤。

四、白蔹

1.白蔹作用特点 《神农本草经》曰：白蔹，味苦平。主痈肿疽疮，散结气，止痛，除热，目中赤，小儿惊痫，温疟，女子阴中肿痛。

白蔹的基本作用有三：即消肿散结，清热止痛，息风解痉等。

白蔹，主“痈肿疽疮”，既可辨治肌肉筋脉之痈肿疽疮，又可辨治内伤杂病之痈肿疽疮；主“散结气”，既可辨治血气郁结，又可辨治痰气郁结；主“止痛”，既可辨治肌肉疼痛，又可辨治筋脉疼痛；主“除热”，既可辨治外感之热，又可辨治内伤之热；主“目中赤”，既可辨治眼目病变，又可辨治脏腑病变症状在眼目；主“小儿惊痫”，既可辨治外感病变，又可辨治内伤病变；主“温疟”，既可辨治外感之寒热发作，又可辨治内伤之寒热发作；主“女子阴中肿痛”，既可辨治外感之病变，又可辨治内伤之病变。

2.白蔹主要药理 具有抗真菌（同心性毛癣菌、红色毛癣菌）作用等。

3.白蔹主要配方 薯蓣丸、乌头白蔹汤、天雄白蔹汤、附子白蔹汤。

五、白及

1.白及作用特点 《神农本草经》曰：白及，味苦平。主痈肿恶疮败疽，伤阴，死肌，胃中邪气，贼风鬼击，痱缓不收。

白及的基本作用有三：消肿散结，生肌敛疮，益阴和中等。

白及，主“痈肿恶疮败疽”，既可辨治肌肉筋脉之痈肿恶疮败疽，又可辨治内伤杂病之痈肿恶疮败疽；主“伤阴”，既可辨治阴虚，又可辨治血虚，更可辨治津伤；主“死肌”，既可辨治肌肉损伤，又可辨治肌肉溃烂，更可辨治肿瘤病变；主“胃中邪气”，既可辨治胃中郁热，又可辨治胃中寒郁；主“贼风鬼击”，既可辨治外感引起的症状，又可辨治脏腑病变引起的症状；主“痱缓不收”，既可辨治皮肤之病变，又可辨治肌肉之病变，还可辨治筋脉病变。

2.白及主要药理 具有缩短出血和凝血时间，保护胃黏膜，抑制溃疡，促进肉芽生长，促进疮面愈合，抑制结核杆菌，抑制白色念珠菌等作用。

3.白及主要配方 乌头白及汤、天雄白及汤、附子白及汤。

六、乌头

1.乌头作用特点 《神农本草经》曰：乌头，味辛温。主中风，恶风，洗洗，出汗，除寒湿痹，咳逆上气，破积聚，寒热。

乌头的基本作用有三：温通散寒，降泄浊逆，消癥散结等。

乌头，主“中风”，既可辨治风邪侵袭肌肉筋脉病变，又可辨治内伤杂病之内风病变在肌肉筋脉；主“恶风，洗洗”，既可辨治外邪引起的怕风症状，又可辨治内伤引起的怕冷症状，更可辨治内外夹杂病变引起的怕风怕冷症状；主“出汗”，既可辨治外感之出汗，又可辨治内伤之汗出，还可辨治内外夹杂之汗出，更可辨治无汗；主“除寒湿痹”，既可辨治肌肉寒湿病变，又可辨治骨节寒湿病变，更可辨治脏腑寒湿病变；主“咳逆上气”，既可辨治咳嗽，又可辨治气喘，更可辨治诸脏腑之气上逆；主“破积聚，寒热”，既可辨治肌肉之积聚，又可辨治脏腑之积聚，既可辨治寒证之身寒，又可辨治寒证之身热。

2.乌头主要药理 具有镇痛、局部麻痹、抗组胺、镇静、解热、增加冠状动脉血流量、降压等作用。

3.乌头主要配方 乌头赤石脂丸、乌头汤、大乌头煎、乌头桂枝汤、赤丸、乌头贝母汤、乌头半夏汤、乌头花粉汤、乌头栝楼汤、乌头白及汤、乌头白蔹汤。

七、附子

1.附子作用特点 《神农本草经》曰：附子，味辛温。主风寒咳逆邪气，温中，金创，破癥坚积聚，血瘕，寒湿痿躄拘挛，膝痛不能行步。

附子的基本作用有五：温通散寒，降泄浊逆，消癥散结，强健筋骨，缓急止痛等。

附子，主“风寒咳逆邪气”，既可辨治风寒侵袭引起的肺系病变，又可辨治肺系病变诱发风寒引起的病证表现；主“温中”，既可辨治脏腑之寒，又可辨治肌肉筋脉骨节之寒；主“金创”，既可辨治外伤疮疡，又可辨治内伤疮疡；主“破癥坚积聚”，既可辨治脏腑之癥坚积聚病变，又可辨治肌肉筋脉骨节之癥坚积聚病变；主“血瘕”，既可辨治血结的病变证机，又可辨治血聚的病变证机；主“寒湿痿躄拘挛”，既可辨治寒湿引起的身体萎废不用，又可辨治身体行走不便，还可辨治肌肉拘急痉挛，更可辨治筋脉拘急疼痛；主“膝痛不能行步”，既可辨治筋脉病变引起的不能行走，又可辨治骨节病变引起的不能活动。

2.附子主要药理 具有抗炎、强心、升压、改善心律失常、抗休克、扩张周围血管、抗心肌缺血、促进血小板聚集、降血糖、镇痛、镇静、升高体温等作用。

3.附子主要配方 四逆汤、白通汤、白通加猪胆汁汤、通脉四逆

汤、通脉四逆加猪胆汁汤、薏苡附子散、乌头赤石脂丸、肾气丸、茯苓四逆汤、附子汤、真武汤、栝楼瞿麦汤、麻黄附子甘草汤（麻黄附子汤）、干姜附子汤、大黄附子汤、桂枝附子汤、桂枝附子去桂加白术汤（白术附子汤）、甘草附子汤、桂枝芍药知母汤、头风摩散、黄土汤、桂枝去芍药加附子汤、桂枝加附子汤、竹叶汤、附子泻心汤、乌梅丸、芍药甘草附子汤、麻黄附子细辛汤、薏苡附子败酱散、桂枝去芍药加麻黄附子细辛汤、附子粳米汤、附子贝母汤、附子半夏汤、附子天花粉汤、附子栝楼汤、附子白及汤、附子白蔹汤。

4.附子加味配方 小青龙汤加减、四逆散加减、理中丸加减、越婢汤加减、竹叶汤加减。

八、天雄

1.天雄作用特点 《神农本草经》曰：天雄，味辛温。主大风，寒湿痹，历节痛，拘挛，缓急，破积聚，邪气，金创，强筋骨，轻身健行。

天雄的基本作用有四：温通散寒，强壮肢节，消癥散结，缓急止痛等。

天雄，主“大风，寒湿痹”，既可辨治风寒湿侵袭引起的肌肉筋脉骨节病变，又可辨治风寒湿引起的脏腑病变；主“历节痛”，既可辨治经久不愈之肌肉筋脉骨节疼痛，又可辨治脏腑经久不愈之疼痛；主“拘挛，缓急”，既可辨治肌肉筋脉挛急，又可辨治脏腑肌肉筋脉疼痛；主“破积聚”，既可辨治脏腑癥坚积聚病变，又可辨治肌肉筋脉骨节之癥坚积聚病变；主“邪气”，既可辨治外感之寒气，又可辨治脏腑之寒气；主“金创”，既可辨治外伤之疮疡，又可辨治脏腑内伤之疮疡；主“强筋骨”，既可辨治寒湿引起的筋骨病变，又可辨治阳虚引起的筋骨病变；主“轻身健行”，既可辨治身体虚弱，又可用于强健身体。

2.天雄主要药理 详见“乌头”。

3.天雄主要配方 天雄散、天雄贝母汤、天雄半夏汤、天雄花粉汤、天雄栝楼汤、天雄白及汤、天雄白蔹汤。

九、海藻

1.海藻作用特点 《神农本草经》曰：海藻，味苦寒。主瘿瘤气，颈下核，破散结气，痈肿，癥瘕坚气，腹中上下鸣，下十二水肿。

海藻的基本作用有三：利水消肿，消癥散瘕，破散结气等。

海藻，主“瘿瘤气”，既可辨治痰结瘿瘤气病变，又可辨治血结瘿瘤气病变，还可辨治气结瘿瘤气病变；主“颈下核”，既可辨治颈下之痰核，又可辨治颈下之血结，还可辨治全身各部痰核之痰血；主“破散结气”，既可辨治肌肉筋脉骨节气郁血结之气，又可辨治脏腑气郁血结之气；主“痈肿”，既可辨治肌肉筋脉痈肿，又可辨治脏腑痈肿；主“癥瘕坚气”，既可辨治肌肉筋脉骨节之癥瘕坚气，又可辨治脏腑之癥瘕坚气；主“腹中上下鸣”，既可辨治喉中之痰鸣，又可辨治胸中之痰鸣，更可辨治脘腹之水鸣气鸣；主“下十二水肿”，既可辨治肌肉筋脉骨节之水结，又可辨治脏腑之水结。

2.海藻主要药理 抗肿瘤作用，抗内毒素作用，抗病毒（疱疹病毒）作用，降低血清总胆固醇作用，抗菌作用，促进红细胞凝聚作用，提高机体免疫功能（增强腹腔巨噬细胞的吞噬功能，增强体液免疫功能），对抗环磷酰胺引起的白细胞减少的作用，抗辐射作用，降压作用等。

3.海藻主要配方 牡蛎泽泻散、甘草海藻汤。

十、大戟

1.大戟作用特点 《神农本草经》曰：大戟，味苦寒。主蛊毒，十二水，腹满急痛，积聚，中风，皮肤疼痛，吐逆。

大戟的基本作用有四：逐水泻热，消积散结，降泄浊逆，息风止痛等。

大戟，主“蛊毒”，既可辨治气结之病变，又可辨治血结之病变，还可辨治痰结之病变，更可辨治虫毒之病变；主“十二水”，既可辨治肌肤之水，又可辨治脏腑之气，还可辨治筋脉之水；主“腹满急痛”，既可辨治胸胁满急痛，又可辨治胃脘满急痛，还可辨治腹中满急痛，更可辨治四肢胀满急痛；主“积聚”，既可辨治气血积聚，又可辨治痰湿积聚；主“中风”，既可辨治外风之病变，又可辨治内风之病变；主“皮肤疼痛”，既可辨治皮肤之疼痛，又可辨治皮肤之胀痛，更可辨治皮肤之肿痛；主“吐逆”，既可辨治胃气上逆之吐食，又可辨治肺气上逆之吐痰。

2.大戟主要药理　扩张血管作用，降压作用（能抑制肾上腺素的升压作用），泻下作用，抗菌（金黄色葡萄球菌、绿脓杆菌）作用等。

3.大戟主要配方　十枣汤、甘草大戟汤。

十一、甘遂

1.甘遂作用特点　《神农本草经》曰：甘遂，味苦寒。主大腹疝瘕，腹满，面目浮肿，留饮，宿食，破癥坚积聚，利水谷道。

甘遂的基本作用有四：逐水泻热，消癥散瘕，降泄浊逆，消食除满等。

甘遂，主“大腹疝瘕”，既可辨治气结病变，又可辨治血结病变，还可辨治痰结病变，更可辨治痰气血夹杂病变；主“腹满”，既可辨治脘腹满急痛，又可辨治胸胁满急痛，还可辨治四肢胀满急痛；主“面目浮肿”，既可辨治水气痰湿之面浮肿，又可辨治水气痰湿之身浮肿；主“留饮”，既可辨治脏腑之留饮，又可辨治皮肤之留饮，还可辨治筋脉骨节之留饮；主“宿食”，既可辨治脾胃失调之宿食，又可辨治宿食引起脾胃之失调；主“破癥坚积聚”，既可辨治皮肤肌肉之癥坚积聚，又可辨治脏腑之癥坚积聚，更可辨治筋脉骨节之癥坚积聚；主“利水谷道”，既可辨治脾胃之水气，又可辨治肾膀胱之水气。

2.甘遂主要药理　抗早孕作用，终止妊娠（使胚胎子宫内膜脱离），对子宫所处机能状态有抑制收缩或加强收缩的作用等。

3.甘遂主要配方　十枣汤、大陷胸汤、大陷胸丸、甘遂半夏汤、大黄甘遂汤、甘草甘遂汤。

十二、芫花

1.芫花作用特点　《神农本草经》曰：芫花，味辛温。主咳逆上气，喉鸣喘，咽肿，短气，蛊毒鬼疟，疝瘕，痈肿，杀虫鱼。

芫花的基本作用有四：温通逐水，消积散瘕，降泄浊逆，利咽杀虫等。

芫花，主“咳逆上气”，既可辨治咳嗽，又可辨治气喘，还可辨治呕吐，更可辨治嗳气；主“喉鸣喘”，既可辨治咽喉痰鸣病变，又可辨治肺部痰鸣病变；主“咽肿”，既可辨治咽喉肿痛，又可辨治咽喉拘紧，更可辨治咽喉不利；主“气短”，既可辨治痰饮之气短，又可辨治气结之气短；主“蛊毒鬼疟”，既可辨治虫毒之病变，又可辨治疟毒之病变，还可辨治痰湿之病变；主“疝瘕”，既可辨治皮肤之瘕聚，又可辨治脏腑之瘕聚；主“痈肿”，既可辨治皮肤之痈肿，又可辨治脏腑之痈肿；主“杀虫鱼”，既可辨治虫毒内结，又可辨治鱼毒内结。

2.芫花主要药理　利尿作用，镇静作用，抗惊厥作用，抗菌作用，抗真菌作用，镇咳作用，祛痰作用，增强肠蠕动及提高张力作用等。

3.芫花主要配方　十枣汤、甘草芫花汤。

十三、甘草

1.甘草作用特点　《神农本草经》曰：甘草，味甘平。主五脏六腑寒热邪气，坚筋骨，长肌肉，倍力，金创，解毒。久服轻身、延年。

甘草的基本作用有五：补益正气，益阴生津，气化痰湿，缓急止痛，解百药毒等。

甘草，主“五脏六腑寒热邪气”，既可辨治五脏六腑之寒，又可辨治五脏六腑之热，还可辨治五脏六腑之痰浊瘀血邪气；主“坚筋骨”，既可辨治筋骨损伤病变，又可辨治脏腑病变引起的筋骨病变；主“长肌肉”，既可辨治肌表之肌肉病变，又可辨治脏腑之肌肉病变；主“倍力”，既可辨治肌肉萎缩病变，又可辨治脏腑气血虚弱病变；主“金创”，既可辨治外伤之痈肿，又可辨治脏腑内伤之痈肿；主“久服轻身、延年”，既是治病之要药，又是保健养生之良品。

2.甘草主要药理 抗炎作用，镇静作用，催眠作用，降温作用，解热作用，抗心律失常（增加心脏收缩力，兴奋心脏）作用，降脂及抗动脉粥样硬化作用，保肝作用，抗溃疡作用，抑制胃酸分泌，解除肠胃平滑肌痉挛，抗氧化作用，抗过敏作用，抗病毒（抑制艾滋病病毒的增殖，水疱性口炎病毒，腺病毒Ⅲ型，单纯疱疹病毒，牛痘病毒等）作用，抗菌（金黄色葡萄球菌、结核杆菌、大肠杆菌、痢疾杆菌）作用，杀阿米巴原虫，抑制滴虫，解毒作用，抗肿瘤作用，镇咳作用，祛痰作用，抑制膀胱结石形成作用等。

3.甘草主要配方 炙甘草汤、甘麦大枣汤、小建中汤、小青龙汤、小青龙加石膏汤、桂枝甘草汤、桂枝甘草龙骨牡蛎汤、桂枝去芍药加蜀漆牡蛎龙骨救逆汤、理中丸（人参汤）、茯苓杏仁甘草汤、桂枝加龙骨牡蛎汤、甘草干姜汤、麦门冬汤、桔梗汤、麻杏石甘汤、泽漆汤、越婢汤、越婢加术汤、越婢加半夏汤、桂苓五味甘草汤、桂苓五味甘草去桂加姜辛夏汤、苓甘五味姜辛汤、甘草汤、苓甘五味加姜辛半夏杏仁汤、苓甘五味加姜辛半杏大黄汤、半夏散及汤、四逆汤、通脉四逆汤、通脉四逆加猪胆汁汤、四逆加人参汤、茯苓四逆汤、酸枣仁汤、风引汤、奔豚汤、芍药甘草汤、芍药甘草附子汤、大黄䗪虫丸、王不留行散、温经汤、桃核承气汤、胶艾汤、黄土汤、桂枝加芍药汤、桂枝加大黄汤、升麻鳖甲汤、升麻鳖甲去雄黄蜀椒汤、桂枝附子汤、桂枝附子去桂加白术汤（白术附子汤）、甘草附子汤、麻黄加术汤、乌头汤、桂枝芍药知母汤、白虎加桂枝汤、麻杏薏甘汤、防己地黄汤、四逆散、当归四逆汤、当归四逆加吴茱萸生姜汤、甘姜苓术汤、苓桂枣草汤、桂枝汤、桂枝加葛根汤、桂枝二麻黄一汤、防己黄芪汤、桂枝加黄芪汤、厚朴七物汤、柴胡桂枝汤、桂枝人参汤、乌头桂枝汤、桂枝加厚朴杏仁汤、桂枝去桂加茯苓白术汤、桂枝去芍药汤、桂枝去芍药加附子汤、桂枝加附子汤、竹叶汤、麻黄汤、葛根汤、桂枝麻黄各半汤、大青龙汤、文蛤汤、麻黄连翘赤小豆汤、葛根加半夏汤、麻黄附子甘草汤、桂枝二越婢一汤、桂枝新加汤、栝楼桂枝汤、小柴胡汤、柴胡加芒硝汤、柴胡桂枝干姜汤、黄芩汤、黄芩加半夏生姜汤、葛根芩连汤、白头翁加甘草阿胶汤、紫参汤、小建中汤、黄芪建中汤、薯蓣丸、苓桂术甘汤、防己茯苓汤、茯苓甘草汤、茯苓泽泻汤、甘草干姜汤、旋覆代赭汤、半夏泻心汤、生姜泻心汤、甘草泻心汤、厚朴生姜半夏甘草人参汤、麻黄升麻汤、竹皮大丸、橘皮竹茹汤、附子粳米汤、桂枝去芍药加麻黄附子细辛汤、黄连汤、甘草麻黄汤、白虎汤、白虎加人参汤、竹叶石膏汤、栀子甘草豉汤、调胃承气汤、栀子柏皮汤、排脓汤、甘草粉蜜汤、藜芦甘草汤、甘遂半夏汤、甘草海藻汤、甘草大戟汤、甘草甘遂汤、甘草芫花汤。

十四、人参

1.人参作用特点 《神农本草经》曰：味甘（微苦）微寒（温）。主补五脏，安精神，定魂魄，止惊悸，除邪气，明目，开心，益智。

人参的基本作用有五：益气生津，养精安神，定魂舍魄，开心益智，祛除邪气等。

人参，主“补五脏”，既可辨治五脏六腑之气血虚，又可辨治肌肤营卫之气血虚，还可辨治五脏六腑之阴津损伤；主“安精神”，既可辨治心脏气虚之心神不安，又可辨治心肾血虚之心神不安，还可辨治心脑气血津液虚之心神不安；主“定魂魄”，既可辨治肝肺气虚之魂魄悸动，又可辨治肝肺血虚之魂魄不安；主“止惊悸”，既可辨治肝胆气血虚之烦惊，又可辨治心肾气血虚之烦惊；主“除邪气”，既可辨治正气虚弱病变，又可辨治邪气壅滞病变；主“明目”，既可辨治眼目病变，又可增强眼目视野；主“开心”，既可辨治心气郁滞，又可调理心气；主“益智”，既可辨治健忘，又可增强记忆力。

2.人参主要药理 对中枢神经功能所处状态呈双向调节作用，增强记忆力（兴奋中枢神经系统），对外周自主神经系统具有双向调节作用，降血糖作用，抗利尿作用，提高机体免疫功能，抗突变作用，抗肿瘤作用，对心室肌收缩所处状态呈双向调节作用，增强心肌细胞抗病毒作用，对心血管机能所处状态呈双向调节作用，保护和刺激骨髓的造血机能，保护红细胞作用，保护胃黏膜作用，抑制胃溃疡，止血（增加血小板数目）作用，保肝作用，解热作用，催眠作用，镇痛作用，镇静作用，抗惊厥作用，抗菌（甲型、乙型溶血性链球菌，金黄色葡萄球菌，肺炎链球菌等）作用，抗寄生虫作用，抗炎作用等。

3.人参主要配方 炙甘草汤、理中丸（人参汤）、麦门冬汤、泽漆汤、侯氏黑散、桂枝人参汤、大建中汤、大半夏汤、竹叶汤、半夏泻心汤、生姜泻心汤、甘草泻心汤、黄连汤、干姜黄连黄芩人参汤、旋覆代赭汤、橘皮竹茹汤、厚朴生姜半夏甘草人参汤、吴茱萸汤、白虎加人参汤、竹叶石膏汤、小柴胡汤、柴胡加芒硝汤、柴胡桂枝汤、柴胡加龙骨牡蛎汤、茯苓四逆汤、附子汤、四逆加人参汤、桂枝新加汤、薯蓣丸、干姜人参半夏丸、木防己汤、木防己去石膏加茯苓芒硝汤、温经汤、鳖甲煎丸、藜芦人参汤。

4.人参加味配方 通脉四逆汤加减。

十五、紫参

1.紫参作用特点 《神农本草经》曰：紫参，味苦辛寒。主心腹积聚，寒热邪气。通九窍，利大小便。

紫参的基本作用有三：消散积聚，通利九窍，清热解毒等。

紫参，主“心腹积聚”，既可辨治心胸之郁热，又可辨治脘腹之郁热，还可辨治四肢肌肤之郁热；主“寒热邪气”，既可辨治寒热邪气从外而袭，又可辨治寒热邪气从内而生；主“通九窍”，既可辨治脏腑九窍之邪热，又可辨治脏腑九窍之壅滞不通；主“利大小便”，既可辨治大便异常，又可辨治小便异常。

2.紫参主要药理 抗炎作用，抗菌（大肠杆菌、枯草杆菌、绿脓杆菌、金黄色葡萄球菌）作用，止血作用等。

3.紫参主要配方 泽漆汤、紫参汤、藜芦紫参汤。

十六、苦参

1.苦参作用特点 《神农本草经》曰：苦参，味苦寒。主心腹结气，癥瘕积聚，黄疸，溺有余沥，逐水，除痈肿，补中，明目，止泪。

苦参的基本作用有五：消散积聚，清热燥湿，利大小便，利黄消肿，明目止泪等。

苦参，主“心腹结气”，既可辨治心胸之郁热，又可辨治脘腹之郁热，还可辨治四肢肌肤之郁热；主“癥瘕积聚”，既可辨治有形之邪之癥瘕积聚，又可辨治无形之邪之癥瘕积聚；主“黄疸”，既可辨治外邪之黄疸，又可辨治内伤之黄疸；主“溺有余沥”，既可辨治大便不爽，又可辨治小便不利；主“逐水”，既可辨治有形之水结，又可辨治无形之水结；主“除痈肿”，既可辨治脏腑痈肿，又可辨治肌肤营卫痈肿；主“补中”，既可辨治癥瘕积聚所致之虚，又可辨治脏腑功能虚弱之虚；主“明目”，既可辨治目疾，又可增强视力；主“止泪”，既可辨治湿热在目，又可辨治目疾诸多症状。

2.苦参主要药理 抗皮肤真菌作用，抗菌（结核杆菌、痢疾杆菌、金黄色葡萄球菌、大肠杆菌）作用，抗病毒（肝炎病毒、柯萨奇病毒）作用，抗淋病双球菌，抗血丝虫，杀死滴虫及阿米巴原虫，抗肿瘤作用，抗炎作用，抗过敏作用，降血脂作用，抗辐射作用，利尿作用，平喘作用，祛痰作用，镇静作用，镇痛作用，解热作用等。

3.苦参主要配方 苦参汤、当归贝母苦参汤、藜芦苦参汤。

十七、细辛

1.细辛作用特点 《神农本草经》曰：细辛，味辛温。主咳逆上气，头痛，脑动，百节拘挛，风湿痹痛，死肌。久服，明目，利九窍，轻身长年。

细辛的基本作用有四：降泄浊逆，温通止痛，祛腐生肌，通利九窍等。

细辛主“咳逆上气”，既可辨治咳嗽，又可辨治气喘，还可辨治恶心呕吐；主“头痛”，既可辨治头痛病变在头，又可辨治头痛病变在脏腑；主“脑动”，既可辨治摇头病变，又可辨治脑鸣症状；主“百节拘挛”，既可辨治肌肉拘急，又可辨治筋脉拘急，更可辨治骨节病变；主“风湿痹痛”，既可辨治风寒湿在肌肉，又可辨治风寒湿在筋脉骨节，更可辨治风寒湿在脏腑；主“死肌”，既可辨治外伤之疮疡死肌，又可辨治脏腑之疮疡死肌，更可促进肌肉生长；主“明目”，既可辨治目疾之虚，又可辨治目疾之实；主“利九窍”，既可辨治九窍之病变，又可增强九窍之活力；主“轻身长年”，既可增强身体强壮作用，又可以毒攻毒，延年益寿。

2.细辛主要药理 抗菌（溶血性链球菌、痢疾杆菌、伤寒杆菌、结核杆菌）作用，抗过敏作用，强心作用，扩张血管，松弛平滑肌，增强脂质代谢，升高血糖，调节平滑肌作用，镇痛作用，镇静作用，解热作用等。

3.细辛主要配方 小青龙汤、小青龙加石膏汤、射干麻黄汤、厚朴麻黄汤、苓甘五味姜辛汤、桂苓五味甘草去桂加姜辛夏汤、苓甘五味加姜辛半夏汤、苓甘五味加姜辛半夏杏仁汤、苓甘五味加姜辛半杏大黄汤、麻黄附子细辛汤、大黄附子细辛汤、当归四逆汤、当归四逆加吴茱萸生姜汤、赤丸、桂枝去芍药加麻黄附子细辛汤、侯氏黑散、乌梅丸、藜芦细辛汤。

4.细辛加味配方 真武汤加减、防己黄芪汤加减、白术散加减。

十八、芍药

1.芍药作用特点 《神农本草经》曰：芍药，味苦平。主邪气腹痛，除血痹，破坚积寒热疝瘕，止痛，利小便，益气。

芍药的基本作用有五：祛邪止痛，活血通痹，破坚散瘕，益气通窍，补血敛阴等。

芍药，主“邪气腹痛”，既可辨治外邪引起的腹痛，又可辨治内伤引起的腹痛，还可辨治气血虚弱引起的腹痛；主“除血痹”，既可辨治血虚引起的经脉滞涩麻木不仁，又可辨治血脉瘀滞引起的经脉瘀滞麻木不仁；主“破坚积寒热疝瘕”，既可辨治有形之寒热癥积，又可辨治无形之寒热疝瘕；主“止痛”，既可辨治血虚之疼痛，又可辨治瘀血之疼痛；主“利小便”，既可辨治阴血虚引起的小便不利，又可辨治瘀血引起的小便不利；主“益气”，既可辨治血虚引起的气虚，又可辨治瘀血引起的气虚。

2.芍药主要药理 镇静作用，镇痛作用，解热作用，解痉作用，抗炎作用，抗菌（葡萄球菌、大肠杆菌、痢疾杆菌、绿脓杆菌）作用，抗真菌作用，抗病毒（水疱性口炎病毒）作用，抗缺氧作用，扩张血管作用，保肝作用，抗过敏作用等。

3.芍药主要配方 黄连阿胶汤、小青龙汤、小青龙加石膏汤、桂枝加龙骨牡蛎汤、桂枝汤、桂枝加葛根汤、桂枝二麻黄一汤、桂枝加黄芪汤、柴胡桂枝汤、乌头桂枝汤、桂枝加厚朴杏仁汤、桂枝去桂加茯苓白术汤、桂枝加附子汤、桂枝麻黄各半汤、葛根汤、葛根加半夏汤、桂枝二越婢一汤、黄芪芍桂苦酒汤、桂枝新加汤、栝楼桂枝汤、小建中汤、黄芪建中汤、四逆散、奔豚汤、枳实芍药散、芍药甘草汤、芍药甘草附子汤、桂枝茯苓丸、温经汤、土瓜根散、王不留行散、胶艾汤、当归散、当归芍药散、当归四逆汤、当归四逆加吴茱萸生姜汤、乌头汤、桂枝芍药知母汤、大黄䗪虫丸、鳖甲煎丸、黄芪桂枝五物汤、排脓散、真武汤、附子汤、黄芩汤、黄芩加半夏生姜汤、大柴胡汤、麻子仁丸、麻黄升麻汤、甘遂半夏汤、薯蓣丸、藜芦芍药汤。

十九、藜芦

1.藜芦作用特点 《神农本草经》曰：藜芦，味辛寒。主蛊毒，咳逆，泄利肠澼，头疡疥瘙恶疮，杀诸虫毒，去死肌。

藜芦的基本作用有七：解毒疗疮，降泄浊逆，涩止泄痢，燥湿化痰，息风止痉，杀诸虫毒，祛腐生肌等。

藜芦，主“蛊毒”，既可辨治肌肤之蛊毒，又可辨治筋脉骨节之蛊毒，还可辨治脏腑之蛊毒；主“咳逆”，既可辨治肺气上逆之咳逆，又可辨治胃气上逆之呕逆；主“泄利肠澼”，既可辨治痰湿水气之泄泻，又可辨治痰湿水气之痢疾；主“头疡疥瘙恶疮”，既可辨治疮疡，又可辨治疥癣，还可辨治瘙痒，更可辨治恶毒溃烂；主“杀诸蛊毒”，既可辨治肌肤之蛊毒，又可辨治脏腑之蛊毒；主“去死肌”，既可辨治痰湿瘀血风毒之疮疡，又可辨治痰湿瘀血风毒之肌肤溃烂日久不愈，更可生肌长肉。

2.藜芦主要药理 调节神经作用，解除痉挛作用，降压作用，催吐作用，抗菌作用，抗炎作用，抗肿瘤作用等。

3.藜芦主要配方 藜芦甘草汤、藜芦人参汤、藜芦细辛汤、藜芦芍药汤。

第三节 研究“十八反”用药配伍组方基本准则

以从理论研究到临床应用为基本结合，从而深入研究中药“十八反”配伍的理论依据主要有五：其一，众所周知，《伤寒杂病论》是经典临床治病之典范，非用《伤寒杂病论》理论指导临床治病则很难取得临床治病最佳效果，但在《伤寒杂病论》中没有记载“十八反”用药配伍禁忌，所以“十八反”配伍禁忌没有临床之根据。其二，在《神农本草经》中虽有“相反”用药之记载，但没有“相反”用药的基本概念，究竟“相反”寓意是什么，迄今为止，还没有统一的认识和确切的结论。其三，王怀隐《太平圣惠方》、张子和《儒门事亲》虽然强调“十八反”配伍禁忌的理论重要性，但其二者在临床治病中仍用“十八反”配伍用药，可见，其二者研究“十八反”配伍禁忌仅仅是理论上认识，在临床治病中是不存在“十八反”配伍禁忌的。其四，历代有诸多医家如孙思邈、张景岳等在临床治病过程中常常用“十八反”配伍用药辨治各科杂病。其五，笔者在临床治病过程中发现诸多常见病、多发病、疑难病的病变证机仅仅用一个经方常常有一定局限性，欲提高治病效果的最佳方法是必须重视经方合方。在应用经方合方过程中发现合方中运用“十八反”用药配伍常常能够明显提高治疗效果，如辨治肌肉筋脉骨节病变用半夏泻心汤与乌头汤合方中既用半夏又用川乌；辨治心脑神经血管病变用小柴胡汤与藜芦甘草汤合方中既用人参又用藜芦；辨治胸腔腹腔积液水气病变用十枣汤与小柴胡汤合方中既用大戟、甘遂、芫花又用甘草；辨治糖尿病病变用半夏泻心汤与肾气丸合方中既用半夏又用附子……经过临床中数以万计的病例验证，发现运用“十八反”用药配伍能够明显提高治疗效果，并没有发现“十八反”配伍用药出现不良反应。

总结经方合方治病用药体会，并进行归纳分析研究，再从经方合方中提炼“十八反”用药，得出35首“十八反”组方用药，对此研究主要分为四类：第一类是以乌头、附子、天雄为主所组成的基础用方，即乌头半夏汤、乌头栝楼汤、乌头花粉汤、乌头贝母汤、乌头白蔹汤、乌头白及汤、附子半夏汤、附子栝楼汤、附子天花粉汤、附子贝母汤、附子白蔹汤、附子白及汤、天雄半夏汤、天雄栝楼汤、天雄花粉汤、天雄贝母汤、天雄白蔹汤、天雄白及汤等18个基础用方；第二类是以甘草为主所组成的基础用方，即甘草海藻汤、甘草大戟汤、甘草甘遂汤、甘草芫花汤等4个基础用方；第三类是以藜芦为主所组成的基础用方，即藜芦人参汤、藜芦苦参汤、藜芦紫参汤、藜芦细辛汤、藜芦芍药汤等5个基础用方；第四类是半楼贝蔹及乌汤、半楼贝蔹及附汤、半楼贝蔹及天汤、藻戟遂芫甘草汤、参芍细辛藜芦汤、参藜夏乌藻草汤、参藜夏附藻草汤、参藜夏雄藻草汤等8个基础用方。

这35首基础方，都是临床辨治各科杂病的重要基础用方，但在治病过程中仅仅选用重要基础方欲取得最佳治病效果还是有一定难度的，对此就必须重视与张仲景260首方有机地合方，才能取得最佳预期治疗效果。

附子为毛茛科植物乌头的子根的加工品，乌头为毛茛科乌头属草本植物的母根的加工品，天雄为毛茛科乌头属植物乌头形长的块根。附子、乌头、天雄虽同为相同植物的根，但根据药用部位不同，用药命名则不同。结合临床治病用药体会，附子毒性小于乌头，乌头毒性小于天雄，而天雄作用大于乌头、乌头作用大于附子，亦即以天雄为主命名的方药作用大于以乌头为主的方药，以乌头为主命名的方药作用大于以附子为主的方药，在临床中要根据方药作用特点与病变轻重合理地选用经方合方。

在临床中运用附子、乌头、天雄既有相同又有不同，根据治病需要，既可单用附子、乌头、天雄，又可酌情选用附子再与乌头或天雄配伍。其次，乌头作用比较中和，附子作用比较平和，天雄作用比较峻猛，根据临床治病可酌情选用附子类方、乌头类方、天雄类方。又，附子、乌头、天雄有生用和制用，生附子、生乌头、生天雄治病作用比制附子、制乌头、制天雄峻猛，疗效显著。

运用甘草既有生的又有炙的，凡是寒热夹杂病变偏于热者，可选用生甘草；凡是寒热夹杂病变偏于寒者，可选用炙甘草。

在治病过程中既要根据病变属性及特点，又要根据乌头类方、附子类方、天雄类方和35首重要基础方中甘草的各自作用特点，酌情选择生的、制的或炙的，从而使方药更好地切中病变证机。

一、乌头半夏汤

【方歌】寒痰乌头半夏汤，生姜大枣和甘草，辨治痛麻痞癥瘕，消癥化痰益气好。

【组成】

组成1：乌头（制川乌或制草乌）6 g　生半夏12 g　生姜10 g　大枣12枚　甘草10 g

组成2：乌头（生川乌或生草乌）3 g　生半夏12 g　生姜10 g　大枣12枚　甘草10 g

【用法】上五味，以水800 mL，浸泡30 min，先以大火烧开，后以小火煎煮50~60 min，取汁去滓，分早、中、晚3次温服。

【功用】温通散寒，消癥散瘕，燥湿化痰。

【中医证型】寒瘀痰湿夹虚证：疼痛、麻木、肿胀、痞块、癥瘕、瘿瘤、瘰疬、颤抖、晕厥，舌质淡，苔白厚腻，脉沉或沉弱。

【西医疾病】炎症性疾病，增生性疾病，结节性疾病，硬化性疾病，肿瘤性疾病。

【方证析要】寒气凝结，脉络阻塞，阳不化津，津变为痰，寒痰相结，壅滞脏腑气血营卫，以此演变为疼痛、麻木、肿胀、痞块、癥瘕、瘿瘤、瘰疬、颤抖、晕厥，舌质淡，苔白厚腻，脉沉或沉弱。

方中乌头温通散寒，降泄浊逆，消癥散结。半夏宽胸醒脾，降逆散结，燥湿化痰，利咽消肿，与乌头相互为用，既增强温通作用，又增强温化寒痰作用，善于辨治寒痰郁结。生姜醒脾和胃，与乌头相互为用，旨在增强乌头温通作用；与半夏相互为用，旨在增强半夏醒脾和胃作用，燥湿化痰，并调理脾胃升降气机。大枣、甘草补益中气，与生姜相互为用，旨在调理脾胃；与乌头、半夏相互为用，旨在益气解毒。方中诸药相互为用，共奏温通散寒，降泄浊逆，消癥散结，醒脾运脾，燥湿化痰，利咽消肿，调理脾胃，益气解毒作用。

［附］　乌头配半夏，最早见于《金匮要略》（第十　16条）：寒气，厥逆，赤丸主之。

茯苓四两（12 g）　乌头炮，二两（6 g）　半夏洗，四两（12 g）　细辛一两（3 g）

上四味，末之，内真朱为色，炼蜜丸如麻子大，先食酒饮下三丸，日再，夜一服；不知，稍增之，以知为度。

二、乌头栝楼汤

【方歌】温清乌头栝楼汤，生姜大枣和甘草，辨治痛麻瘰癥瘕，温消清化益气好。

【组成】

组成1：乌头（制川乌或制草乌）6 g　全栝楼12 g　生姜10 g　大枣12枚　甘草10 g

组成2：乌头（生川乌或生草乌）3 g　全栝楼12 g　生姜10 g　大枣12枚　甘草10 g

【用法】上五味，以水800 mL，浸泡30 min，先以大火烧开，后以小火煎煮50~60 min，取汁去滓，分早、中、晚3次温服。

【功用】温通散寒，消癥散瘕，清热化痰。

【中医证型】寒瘀痰热郁夹虚证：疼痛、麻木、肿胀、痞块、癥瘕、瘿瘤、瘰疬、颤抖、晕厥，舌质淡红，苔腻黄白夹杂，脉沉或沉弱。

【西医疾病】炎症性疾病，增生性疾病，结节性疾病，硬化性疾病，代谢性疾病，肿瘤性疾病。

【方证析要】寒气凝结，脉络阻塞，遏制阳气，阳郁化热，热灼阴津，变生为痰，痰热郁结，寒气内盛，壅滞脏腑气血营卫，以此演变为疼痛、麻木、肿胀、痞块、癥瘕、瘿瘤、瘰疬、颤抖、晕厥，舌质淡红，苔腻黄白夹杂，脉沉或沉弱。

方中乌头温通散寒，降泄浊逆，消癥散结。全栝楼清热化痰，补虚安中，行气除满，与乌头相互为用，既能温通散寒，又能清热化痰，善于辨治寒凝痰热夹杂。生姜醒脾和胃，与乌头相互为用，旨在增强温通作用；与全栝楼相互为用，既增强全栝楼行气除满作用，又制约全栝楼寒凉之性；大枣、甘草补益中气，与生姜相互为用，旨在增强调补脾胃作用；与乌头、全栝楼相互为用，旨在益气解毒。方中诸药相互为用，共奏温通散寒，降泄浊逆，消癥散结，清热化痰，补虚安中，行气除满，调理脾胃，益气解毒作用。

三、乌头花粉汤

【方歌】温滋乌头花粉汤，生姜大枣和甘草，辨治痛麻颤癥瘕，温滋消癥益气好。

【组成】

组成1：乌头（制川乌或制草乌）6 g　天花粉12 g　生姜10 g　大枣12枚　甘草10 g

组成2：乌头（生川乌或生草乌）3 g　天花粉12 g　生姜10 g　大枣12枚　甘草10 g

【用法】上五味，以水800 mL，浸泡30 min，先以大火烧开，后以小火煎煮50~60 min，取汁去滓，分早、中、晚3次温服。

【功用】温通散寒，消癥散瘕，清热益阴。

【中医证型】寒瘀热伏夹虚证：疼痛、麻木、肿胀、痞块、癥瘕、瘿瘤、瘰疬、颤抖、晕厥，舌质淡红，苔腻黄白夹杂，脉沉或沉弱。

【西医疾病】炎症性疾病，增生性疾病，结节性疾病，硬化性疾病，内分泌代谢性疾病，肿瘤性疾病。

【方证析要】寒气凝结，脉络阻塞，遏制阳气，阳郁化热，热伤阴津，变生为寒郁化热伤阴，脏腑气血营卫筋脉骨节既被寒气凝结又被郁热伤阴，以此演变为疼痛、麻木、肿胀、痞块、癥瘕、瘿瘤、瘰疬、颤抖、晕厥，舌质淡红，苔腻黄白夹杂，脉沉或沉弱。

方中乌头温通散寒，降泄浊逆，消肿化瘀。天花粉滋阴润燥，清热安中，续筋绝伤，与乌头相互为用，既能温通散寒，又能清热益阴，善于辨治寒凝郁热伤阴。生姜醒脾和胃，与乌头相互为用，旨在增强温通散寒作用；与天花粉相互为用，既增强天花粉舒筋通络作用，又制约天花粉寒凉之性。大枣、甘草补益中气，与生姜相互为用，旨在增强调补脾胃作用；与乌头、天花粉相互为用，旨在益气解毒。方中诸药相互为用，共奏温通散寒，降泄浊逆，消癥散结，滋阴润燥，清热安中，续筋绝伤，调理脾胃，益气解毒作用。

四、乌头贝母汤

【方歌】温清乌头贝母汤，生姜大枣和甘草，辨治痛麻瘰癥厥，温通清化益气好。

【组成】

组成1：乌头（制川乌或制草乌）6 g　贝母10 g　生姜10 g　大枣12枚　甘草10 g

组成2：乌头（生川乌或生草乌）3 g　贝母10 g　生姜10 g　大枣12枚　甘草10 g

【用法】上五味，以水800 mL，浸泡30 min，先以大火烧开，后以小火煎煮50~60 min，取汁去滓，分早、中、晚3次温服。

【功用】温通散寒，消癥散瘕，化痰益阴。

【中医证型】寒瘀痰热夹虚证：疼痛、麻木、肿胀、痞块、癥瘕、瘿瘤、瘰疬、颤抖、晕厥，舌质淡红，苔腻黄白夹杂，脉沉或沉弱。

【西医疾病】炎症性疾病，增生性疾病，结节性疾病，硬化性疾病，内分泌代谢性疾病，肿瘤性疾病。

【方证析要】寒气凝结，脉络阻塞，遏制阳气，阳郁化热，热灼阴津，津变为痰，阴津受损，变生为寒郁化热生痰伤阴，脏腑气血营卫筋脉骨节既被寒气凝结又被郁热伤阴，更被痰浊阻滞，以此演变为疼痛、麻木、肿胀、痞块、癥瘕、瘿瘤、瘰疬、颤抖、晕厥，舌质淡红，苔腻黄白夹杂，脉沉或沉弱。

方中乌头温通散寒，降泄浊逆，消癥散结。贝母清热化痰，息风止痉，消癥散瘕，利咽通淋，与乌头相互为用，既能温通散寒，又能化痰益阴，善于辨治寒凝痰热伤阴。生姜醒脾和胃，与乌头相互为用，既能增强温通作用，又能调理脾胃升降气机；与贝母相互为用，既制约贝母之寒，又增强贝母舒筋柔络作用。大枣、甘草补益中气，与生姜相互为用，旨在增强调补脾胃作用；与乌头、贝母相互为用，旨在益气解毒。方中诸药相互为用，共奏温通散寒，降泄浊逆，消癥散结，滋阴润燥，清热安中，续筋绝伤，调理脾胃，益气解毒作用。

五、乌头白蔹汤

【方歌】温化乌头白蔹汤，生姜大枣和甘草，辨治痛麻肿癥颤，消癥解痉益气好。

【组成】

组成1：乌头（制川乌或制草乌）6 g　白蔹6 g　生姜10 g　大枣12枚　甘草10 g

组成2：乌头（生川乌或生草乌）3 g　白蔹6 g　生姜10 g　大枣12枚　甘草10 g

【用法】上五味，以水800 mL，浸泡30 min，先以大火烧开，后以小火煎煮50~60 min，取汁去滓，分早、中、晚3次温服。

【功用】温通散寒，消癥散瘕，解痉止痛。

【中医证型】寒瘀热扰夹虚证：疼痛、麻木、肿胀、痞块、癥瘕、瘿瘤、瘰疬、颤抖、晕厥，舌质淡红，苔腻黄白夹杂，脉沉或沉弱。

【西医疾病】炎症性疾病，增生性疾病，结节性疾病，硬化性疾病，内分泌代谢性疾病，肿瘤性疾病。

【方证析要】寒气凝结，脉络阻塞，遏制阳气，壅滞筋脉，导致经气脉络不通，变生为寒结阳热，脏腑气血营卫筋脉骨节既被寒气凝结又被郁热阻遏，以此演变为疼痛、麻木、肿胀、痞块、癥瘕、瘿瘤、瘰疬、颤抖、晕厥，舌质淡红，苔腻黄白夹杂，脉沉或沉弱。

方中乌头温通散寒，降泄浊逆，消癥散结。白蔹消肿散结，清热止痛，息风解痉，与乌头相互为用，既能温通散寒，又能清热解痉，善于辨治寒结阳热。生姜醒脾和胃，与乌头相互为用，既能增强温通作用，又能调理脾胃升降气机；与白蔹相互为用，既增强白蔹散结作用，又增强白蔹息风解痉作用。大枣、甘草补益中气，与生姜相互为用，旨在增强调补脾胃作用；与乌头、白蔹相互为用，旨在益气解毒。方中诸药相互为用，共奏温通散寒，降泄浊逆，消癥散结，清热止痛，息风解痉，调理脾胃，益气解毒作用。

六、乌头白及汤

【方歌】温通乌头白及汤，生姜大枣和甘草，辨治痛麻厥癥颤，消癥生肌益气好。

【组成】

组成1：乌头（制川乌或制草乌）6 g　白及3 g　生姜10 g　大枣12枚　甘草10 g

组成2：乌头（生川乌或生草乌）3 g　白及3 g　生姜10 g　大枣12枚　甘草10 g

【用法】上五味，以水800 mL，浸泡30 min，先以大火烧开，后以小火煎煮50~60 min，取汁去滓，分早、中、晚3次温服。

【功用】温通散寒，消癥散瘕，生肌益阴。

【中医证型】寒瘀夹虚证：疼痛、麻木、肿胀、痞块、癥瘕、瘿瘤、瘰疬、颤抖、晕厥，舌质淡红，苔腻黄白夹杂，脉沉或沉弱。

【西医疾病】炎症性疾病，增生性疾病，结节性疾病，硬化性疾病，内分泌代谢性疾病，肿瘤性疾病。

【方证析要】寒气凝结，脉络阻塞，遏制阳气，壅滞筋脉，经气脉络不通，变生为寒结肌损阴伤，脏腑气血营卫筋脉骨节既被寒气凝结又不得气血阴津滋养，以此演变为疼痛、麻木、肿胀、痞块、癥瘕、瘿瘤、瘰疬、颤抖、晕厥，舌质淡红，苔腻黄白夹杂，脉沉或沉弱。

方中乌头温通散寒，降泄浊逆，消癥散结。白及消肿散结，生肌敛疮，益阴和中，与乌头相互为用，既能温通散寒，又能生肌益阴，善于辨治寒结肌损阴伤。生姜醒脾和胃，与乌头相互为用，既能增强温通作用，又能调理脾胃升降气机；与白及相互为用，既增强白及生肌作用，又增强白及溃脓消肿作用。大枣、甘草补益中气，与生姜相互为用，旨在增强调补脾胃作用；与乌头、白及相互为用，旨在益气解毒。方中诸药相互为用，共奏温通散寒，降泄浊逆，消癥散结，消肿化瘀，生肌敛疮，益阴和中，调理脾胃，益气解毒作用。

七、附子半夏汤

【方歌】寒痰附子半夏汤，生姜大枣和甘草，辨治痛麻痞癥瘕，消癥化痰益气好。

【组成】

组成1：制附子10 g　生半夏12 g　生姜10 g　大枣12枚　甘草10 g

组成2：生附子5 g　生半夏12 g　生姜10 g　大枣12枚　甘草10 g

【用法】上五味，以水800 mL，浸泡30 min，先以大火烧开，后以小火煎煮50~60 min，取汁去滓，分早、中、晚3次温服。

【功用】温通散寒，消癥散瘕，燥湿化痰。

【中医证型】寒瘀痰湿夹虚证：疼痛、麻木、肿胀、痞块、癥瘕、瘿瘤、瘰疬、颤抖、晕厥，舌质淡，苔白厚腻，脉沉或沉弱。

【西医疾病】炎症性疾病，增生性疾病，结节性疾病，硬化性疾病，肿瘤性疾病。

【方证析要】寒气凝结，脉络阻塞，阳不化津，津变为痰，寒痰相结，壅滞脏腑气血营卫，以此演变为疼痛、麻木、肿胀、痞块、癥瘕、瘿瘤、瘰疬、颤抖、晕厥，舌质淡，苔白厚腻，脉沉或沉弱。

方中附子温通散寒，降泄浊逆，消癥散结，强健筋骨，缓急止痛。半夏宽胸醒脾，降逆散结，燥湿化痰，利咽消肿，与附子相互为用，既增强温通作用，又增强温化寒痰作用，善于辨治寒痰郁结。生姜醒脾和胃，与附子相互为用，旨在增强附子温通作用；与半夏相互为用，旨在增强半夏醒脾和胃、燥湿化痰作用，并调理脾胃升降气机。大枣、甘草补益中气，与生姜相互为用，旨在调理脾胃；与附子、半夏相互为用，旨在益气解毒。方中诸药相互为用，共奏温通散寒，降泄浊逆，消癥散结，强健筋骨，缓急止痛，醒脾运脾，燥湿化痰，利咽消肿，调理脾胃，益气解毒作用。

[附]

附子配半夏，最早见于《伤寒论》。

《伤寒论》第40条：“伤寒表不解，心下有水气，干呕，发热而咳，或渴，或利，或噎，或小便不利，少腹满，或喘者，小青龙汤主之。”

小青龙汤组成有：麻黄去节，三两（9g）　芍药三两（9g）　细辛三两（9g）　干姜三两（9g）　甘草炙，三两（9g）　桂枝去皮，三两（9g）　五味子半升（12g）　半夏洗，半升（12g）

上八味，以水一斗，先煮麻黄，减二升，去上沫，内诸药，煮取三升，去滓。温服一升。若渴，去半夏，加栝楼根三两；若微利，去麻黄，加荛花，如一鸡子，熬令赤色；若噎者，去麻黄，加附子一枚，炮；若小便不利，少腹满者，去麻黄，加茯苓四两；若喘，去麻黄，加杏仁半升，去皮尖。

《金匮要略》（第十　10）：“腹中寒气，雷鸣切痛，胸胁逆满，呕吐，附子粳米汤主之。”

附子粳米汤组成有：附子炮，一枚（5g）　半夏半升（12g）　甘草一两（3g）　大枣十枚　粳米半升（12g）

上五味，以水八升，煮米熟，汤成，去滓。温服一升，日三服。

八、附子栝楼汤

【方歌】温清附子栝楼汤，生姜大枣和甘草，辨治痛麻瘰癥瘕，温通清化益气好。

【组成】

组成1：制附子10g　全栝楼24g　生姜10g　大枣12枚　甘草10g

组成2：生附子5g　全栝楼24g　生姜10g　大枣12枚　甘草10g

【用法】上五味，以水800 mL，浸泡30 min，先以大火烧开，后以小火煎煮50~60 min，取汁去滓，分早、中、晚3次温服。

【功用】温通散寒，消癥散瘕，清热化痰。

【中医证型】寒瘀痰热郁夹虚证：疼痛、麻木、肿胀、痞块、癥瘕、瘿瘤、瘰疬、颤抖、晕厥，舌质淡红，苔腻黄白夹杂，脉沉或沉弱。

【西医疾病】炎症性疾病，增生性疾病，结节性疾病，硬化性疾病，代谢性疾病，肿瘤性疾病。

【方证析要】寒气凝结，脉络阻塞，遏制阳气，阳郁化热，热灼阴津，变生为痰，痰热郁结，寒气内盛，壅滞脏腑气血营卫，以此演变为疼痛、麻木、肿胀、痞块、癥瘕、瘿瘤、瘰疬、颤抖、晕厥，舌质淡红，苔腻黄白夹杂，脉沉或沉弱。

方中附子温通散寒，降泄浊逆，消癥散结，强健筋骨，缓急止痛。全栝楼清热化痰，补虚安中，行气除满，与附子相互为用，既能温通散寒，又能清热化痰，善于辨治寒凝痰热夹杂。生姜醒脾和胃，与附子相互为用，旨在增强温通作用；与全栝楼相互为用，既增强全栝楼行气除满作用，又制约全栝楼寒凉之性。大枣、甘草补益中气，与生姜相互为用，旨在增强调补脾胃作用；与附子、全栝楼相互为用，旨在益气解毒。方中诸药相互为用，共奏温通散寒，降泄浊逆，消癥散结，强健筋骨，缓急止痛，清热化痰，补虚安中，行气除满，调理脾胃，益气解毒作用。

九、附子天花粉汤

【方歌】温滋附子天花粉汤，生姜大枣和甘草，辨治痛麻颤癥瘕，温通益阴益气好。

【组成】

组成1：制附子10 g　天花粉12 g　生姜10 g　大枣12枚　甘草10 g

组成2：生附子5 g　天花粉12 g　生姜10 g　大枣12枚　甘草10 g

【用法】上五味，以水800 mL，浸泡30 min，先以大火烧开，后以小火煎煮50~60 min，取汁去滓，分早、中、晚3次温服。

【功用】温通散寒，消癥散瘕，清热益阴。

【中医证型】寒瘀热伏夹虚证：疼痛、麻木、肿胀、痞块、癥瘕、瘿瘤、瘰疬、颤抖、晕厥，舌质淡红，苔腻黄白夹杂，脉沉或沉弱。

【西医疾病】炎症性疾病，增生性疾病，结节性疾病，硬化性疾病，内分泌代谢性疾病，肿瘤性疾病。

【方证析要】寒气凝结，脉络阻塞，遏制阳气，阳郁化热，热伤阴津，变生为寒郁化热伤阴，脏腑气血营卫筋脉骨节既被寒气凝结又被郁热伤阴，以此演变为疼痛、麻木、肿胀、痞块、癥瘕、瘿瘤、瘰疬、颤抖、晕厥，舌质淡红，苔腻黄白夹杂，脉沉或沉弱。

方中附子温通散寒，降泄浊逆，消癥散结，强健筋骨，缓急止痛。

天花粉滋阴润燥，清热安中，续筋绝伤，与附子相互为用，既能温通散寒，又能清热益阴，善于辨治寒凝郁热伤阴。生姜醒脾和胃，与附子相互为用，旨在增强温通散寒作用；与天花粉相互为用，既增强天花粉舒筋通络作用，又制约天花粉寒凉之性。大枣、甘草补益中气，与生姜相互为用，旨在增强调补脾胃作用；与附子、天花粉相互为用，旨在益气解毒。方中诸药相互为用，共奏温通散寒，降泄浊逆，消癥散结，强健筋骨，缓急止痛，滋阴润燥，清热安中，续筋绝伤，调理脾胃，益气解毒作用。

［附］

附子配天花粉，最早见于《金匮要略》。

《金匮要略》（第十三　10）："小便不利者，有水气，其人苦渴，栝楼瞿麦丸主之。"

栝楼瞿麦丸组成有：栝楼根二两（6g）　茯苓三两（9g）　薯蓣（山药）三两（9g）　附子炮，一枚（5g）　瞿麦一两（3g）

上五味，末之，炼蜜丸，梧子大，饮服三丸，日三服。不知，增至七八丸，以小便利，腹中温为知。

十、附子贝母汤

【方歌】温清附子贝母汤，生姜大枣和甘草，辨治痛麻瘰癥颤，温消清化益气好。

【组成】

组成1：制附子10 g　贝母10 g　生姜10 g　大枣12枚　甘草10 g

组成2：生附子5 g　贝母10 g　生姜10 g　大枣12枚　甘草10 g

【用法】上五味，以水800 mL，浸泡30 min，先以大火烧开，后以小火煎煮50~60 min，取汁去滓，分早、中、晚3次温服。

【功用】温通散寒，消癥散瘕，化痰益阴。

【中医证型】寒瘀痰热夹虚证：疼痛、麻木、肿胀、痞块、癥瘕、瘿瘤、瘰疬、颤抖、晕厥，舌质淡红，苔腻黄白夹杂，脉沉或沉弱。

【西医疾病】炎症性疾病，增生性疾病，结节性疾病，硬化性疾病，内分泌代谢性疾病，肿瘤性疾病。

【方证析要】寒气凝结，脉络阻塞，遏制阳气，阳郁化热，热灼阴津，津变为痰，阴津受损，变生为寒郁化热生痰伤阴，脏腑气血营卫筋脉骨节既被寒气凝结又被郁热伤阴，更被痰浊阻滞，以此演变为疼痛、麻木、肿胀、痞块、癥瘕、瘿瘤、瘰疬、颤抖、晕厥，舌质淡红，苔腻黄白夹杂，脉沉或沉弱。

方中附子温通散寒，降泄浊逆，消癥散结，强健筋骨，缓急止痛。贝母清热化痰，息风止痉，消癥散瘕，利咽通淋，与附子相互为用，既能温通散寒，又能化痰益阴，善于辨治寒凝痰热伤阴。生姜醒脾和胃，与附子相互为用，既能增强温通作用，又能调理脾胃升降气机；与贝母相互为用，既制约贝母之寒，又增强贝母舒筋柔络作用。大枣、甘草补益中气，与生姜相互为用，旨在增强调补脾胃作用；与附子、贝母相互为用，旨在益气解毒。方中诸药相互为用，共奏温通散寒，降泄浊逆，消癥散结，强健筋骨，缓急止痛，滋阴润燥，清热安中，续筋绝伤，调理脾胃，益气解毒作用。

十一、附子白蔹汤

【方歌】温通附子白蔹汤，生姜大枣和甘草，辨治痛麻肿癥颤，消癥解痉益气好。

【组成】

组成1：制附子10 g　白蔹6 g　生姜10 g　大枣12枚　甘草10 g

组成2：生附子5 g　白蔹6 g　生姜10 g　大枣12枚　甘草10 g

【用法】上五味，以水800 mL，浸泡30 min，先以大火烧开，后以小火煎煮50~60 min，取汁去滓，分早、中、晚3次温服。

【功用】温通散寒，消癥散瘕，解痉止痛。

【中医证型】寒瘀热扰夹虚证：疼痛、麻木、肿胀、痞块、癥瘕、瘿瘤、瘰疬、颤抖、痉挛、晕厥，舌质淡红，苔腻黄白夹杂，脉沉或沉弱。

【西医疾病】炎症性疾病，增生性疾病，结节性疾病，硬化性疾病，内分泌代谢性疾病，肿瘤性疾病。

【方证析要】寒气凝结，脉络阻塞，遏制阳气，壅滞筋脉，导致经气脉络不通，变生为寒结阳热，脏腑气血营卫筋脉骨节既被寒气凝结又被郁热阻遏，以此演变为疼痛、麻木、肿胀、痞块、癥瘕、瘿瘤、瘰疬、颤抖、痉挛晕厥，舌质淡红，苔腻黄白夹杂，脉沉或沉弱。

方中附子温通散寒，降泄浊逆，消癥散结，强健筋骨，缓急止痛。白蔹消肿散结，清热止痛，息风解痉，与附子相互为用，既能温通散寒，又能清热解痉，善于辨治寒结阳热。生姜醒脾和胃，与附子相互为用，既能增强温通作用，又能调理脾胃升降气机；与白蔹相互为用，既增强白蔹散结作用，又增强白蔹息风解痉作用。大枣、甘草补益中气，与生姜相互为用，旨在增强调补脾胃作用；与附子、白蔹相互为用，旨在益气解毒。方中诸药相互为用，共奏温通散寒，降泄浊逆，消癥散结，强健筋骨，缓急止痛，清热止痛，息风解痉，调理脾胃，益气解毒作用。

十二、附子白及汤

【方歌】温通附子白及汤，生姜大枣和甘草，辨治痛麻厥癥颤，消癥生肌益气好。

【组成】

组成1：制附子10 g　白及3 g　生姜10 g　大枣12枚　甘草10 g

组成2：生附子5 g　白及3 g　生姜10 g　大枣12枚　甘草10 g

【用法】上五味，以水800 mL，浸泡30 min，先以大火烧开，后以小火煎煮50~60 min，取汁去滓，分早、中、晚3次温服。

【功用】温通散寒，消癥散瘕，生肌益阴。

【中医证型】寒瘀夹虚证：疼痛、麻木、肿胀、痞块、癥瘕、瘿瘤、瘰疬、颤抖、晕厥，舌质淡红，苔腻黄白夹杂，脉沉或沉弱。

【西医疾病】炎症性疾病，增生性疾病，结节性疾病，硬化性疾病，内分泌代谢性疾病，肿瘤性疾病。

【方证析要】寒气凝结，脉络阻塞，遏制阳气，壅滞筋脉，经气脉络不通，变生为寒结肌损阴伤，脏腑气血营卫筋脉骨节既被寒气凝结又不得气血阴津滋养，以此演变为疼痛、麻木、肿胀、痞块、癥瘕、瘿瘤、瘰疬、颤抖、晕厥，舌质淡红，苔腻黄白夹杂，脉沉或沉弱。

方中附子温通散寒，降泄浊逆，消癥散结，强健筋骨，缓急止痛。白及消肿散结，生肌敛疮，益阴和中，与附子相互为用，既能温通散寒，又能生肌益阴，善于辨治寒结肌损阴伤。生姜醒脾和胃，与附子相互为用，既能增强温通作用，又能调理脾胃升降气机；与白及相互为用，既增强白及生肌作用，又增强白及溃脓消肿作用。大枣、甘草补益中气，与生姜相互为用，旨在增强调补脾胃作用；与附子、白及相互为用，旨在益气解毒。方中诸药相互为用，共奏温通散寒，降泄浊逆，消癥散结，强健筋骨，缓急止痛，生肌敛疮，益阴和中，调理脾胃，益气解毒作用。

十三、天雄半夏汤

【方歌】寒痰天雄半夏汤，生姜大枣和甘草，辨治痛麻痞癥瘕，消癥化痰益气好。

【组成】

组成1：制天雄5 g　生半夏12 g　生姜10 g　大枣12枚　甘草10 g

组成2：生天雄3 g　生半夏12 g　生姜10 g　大枣12枚　甘草10 g

【用法】上五味，以水800 mL，浸泡30 min，先以大火烧开，后以小火煎煮50~60 min，取汁去滓，分早、中、晚3次温服。

【功用】温通散寒，消癥散瘕，燥湿化痰。

【中医证型】寒瘀痰湿夹虚证：疼痛、麻木、肿胀、痞块、癥瘕、瘿瘤、瘰疬、颤抖、晕厥，舌质淡，苔白厚腻，脉沉或沉弱。

【西医疾病】炎症性疾病，增生性疾病，结节性疾病，硬化性疾病，肿瘤性疾病。

【方证析要】寒气凝结，脉络阻塞，阳不化津，津变为痰，寒痰相结，壅滞脏腑气血营卫，以此演变为疼痛、麻木、肿胀、痞块、癥瘕、瘿瘤、瘰疬、颤抖、晕厥，舌质淡，苔白厚腻，脉沉或沉弱。

方中天雄温通散寒，强壮肢节，消癥散结，缓急止痛。半夏宽胸醒脾，降逆散结，燥湿化痰，利咽消肿，与天雄相互为用，既增强温通作用，又增强温化寒痰作用，善于辨治寒痰郁结。生姜醒脾和胃，与天雄相互为用，旨在增强附子温通作用；与半夏相互为用，旨在增强半夏醒脾和胃燥湿化痰作用，并调理脾胃升降气机。大枣、甘草补益中气，与生姜相互为用，旨在调理脾胃；与天雄、半夏相互为用，旨在益气解毒。方中诸药相互为用，共奏温通散寒，强壮肢节，消癥散结，缓急止痛，醒脾运脾，燥湿化痰，利咽消肿，调理脾胃，益气解毒作用。

十四、天雄栝楼汤

【方歌】温清天雄栝楼汤，生姜大枣和甘草，辨治痛麻瘰癥瘕，温消清化益气好。

【组成】

组成1：制天雄5 g　全栝楼12 g　生姜10 g　大枣12枚　甘草10 g

组成2：生天雄3 g　全栝楼12 g　生姜10 g　大枣12枚　甘草10 g

【用法】上五味，以水800 mL，浸泡30 min，先以大火烧开，后以小火煎煮50~60 min，取汁去滓，分早、中、晚3次温服。

【功用】温通散寒，消癥散瘕，清热化痰。

【中医证型】寒瘀痰热郁夹虚证：疼痛、麻木、肿胀、痞块、癥瘕、瘿瘤、瘰疬、颤抖、晕厥，舌质淡红，苔腻黄白夹杂，脉沉或沉弱。

【西医疾病】炎症性疾病，增生性疾病，结节性疾病，硬化性疾病，代谢性疾病，肿瘤性疾病。

【方证析要】寒气凝结，脉络阻塞，遏制阳气，阳郁化热，热灼阴津，变生为痰，痰热郁结，寒气内盛，壅滞脏腑气血营卫，以此演变为疼痛、麻木、肿胀、痞块、癥瘕、瘿瘤、瘰疬、颤抖、晕厥，舌质淡红，苔腻黄白夹杂，脉沉或沉弱。

方中天雄温通散寒，强壮肢节，消癥散结，缓急止痛。全栝楼清热化痰，补虚安中，行气除满，与天雄相互为用，既能温通散寒，又能清热化痰，善于辨治寒凝痰热夹杂。生姜醒脾和胃，与天雄相互为用，旨在增强温通作用；与全栝楼相互为用，既增强全栝楼行气除满作用，又制约全栝楼寒凉之性。大枣、甘草补益中气，与生姜相互为用，旨在增强调补脾胃作用；与天雄、全栝楼相互为用，旨在益气解毒。方中诸药相互为用，共奏温通散寒，强壮肢节，消癥散结，缓急止痛，清热化痰，补虚安中，行气除满，调理脾胃，益气解毒作用。

十五、天雄花粉汤

【方歌】温滋天雄花粉汤，生姜大枣和甘草，辨治痛麻颤癥瘕，温通化阴益气好。

【组成】

组成1：制天雄5 g　天花粉12 g　生姜10 g　大枣12枚　甘草10 g

组成2：生天雄3 g　天花粉12 g　生姜10 g　大枣12枚　甘草10 g

【用法】上五味，以水800 mL，浸泡30 min，先以大火烧开，后以小火煎煮50~60 min，取汁去滓，分早、中、晚3次温服。

【功用】温通散寒，消癥散瘕，清热益阴。

【中医证型】寒瘀热伏夹虚证：疼痛、麻木、肿胀、痞块、癥瘕、瘿瘤、瘰疬、颤抖、晕厥，舌质淡红，苔腻黄白夹杂，脉沉或沉弱。

【西医疾病】炎症性疾病，增生性疾病，结节性疾病，硬化性疾病，内分泌代谢性疾病，肿瘤性疾病。

【方证析要】寒气凝结，脉络阻塞，遏制阳气，阳郁化热，热伤阴津，变生为寒郁化热伤阴，脏腑气血营卫筋脉骨节既被寒气凝结又被郁热伤阴，以此演变为疼痛、麻木、肿胀、痞块、癥瘕、瘿瘤、瘰疬、颤抖、晕厥，舌质淡红，苔腻黄白夹杂，脉沉或沉弱。

方中天雄温通散寒，强壮肢节，消癥散结，缓急止痛。天花粉滋阴润燥，清热安中，续筋绝伤，与天雄相互为用，既能温通散寒，又能清热益阴，善于辨治寒凝郁热伤阴。生姜醒脾和胃，与天雄相互为用，旨在增强温通散寒作用；与天花粉相互为用，既增强天花粉舒筋通络作用，又制约天花粉寒凉之性。大枣、甘草补益中气，与生姜相互为用，旨在增强调补脾胃作用；与天雄、天花粉相互为用，旨在益气解毒。方中诸药相互为用，共奏温通散寒，强壮肢节，消癥散结，缓急止痛，滋阴润燥，清热安中，续筋绝伤，调理脾胃，益气解毒作用。

十六、天雄贝母汤

【方歌】温化天雄贝母汤，生姜大枣和甘草，辨治痛麻瘰癥颤，温通清化益气好。

【组成】

组成1：制天雄5 g　贝母10 g　生姜10 g　大枣12枚　甘草10 g

组成2：生天雄3 g　贝母10 g　生姜10 g　大枣12枚　甘草10 g

【用法】上五味，以水800 mL，浸泡30 min，先以大火烧开，后以小火煎煮50~60 min，取汁去滓，分早、中、晚3次温服。

【功用】温通散寒，消癥散瘕，化痰益阴。

【中医证型】寒瘀痰热夹虚证：疼痛、麻木、肿胀、痞块、癥瘕、瘿瘤、瘰疬、颤抖、晕厥，舌质淡红，苔腻黄白夹杂，脉沉或沉弱。

【西医疾病】炎症性疾病，增生性疾病，结节性疾病，硬化性疾病，内分泌代谢性疾病，肿瘤性疾病。

【方证析要】寒气凝结，脉络阻塞，遏制阳气，阳郁化热，热灼阴津，津变为痰，阴津受损，变生为寒郁化热生痰伤阴，脏腑气血营卫筋脉骨节既被寒气凝结又被郁热伤阴，更被痰浊阻滞，以此演变为疼痛、麻木、肿胀、痞块、癥瘕、瘿瘤、瘰疬、颤抖、晕厥，舌质淡红，苔腻黄白夹杂，脉沉或沉弱。

方中天雄温通散寒，强壮肢节，消癥散结，缓急止痛。贝母清热化痰，息风止痉，消癥散瘕，利咽通淋，与天雄相互为用，既能温通散寒，又能化痰益阴，善于辨治寒凝痰热伤阴。生姜醒脾和胃，与天雄相互为用，既能增强温通作用，又能调理脾胃升降气机；与贝母相互为用，既制约贝母之寒，又增强贝母舒筋柔络作用。大枣、甘草补益中气，与生姜相互为用，旨在增强调补脾胃作用；与天雄、贝母相互为用，旨在益气解毒。方中诸药相互为用，共奏温通散寒，强壮肢节，消癥散结，缓急止痛，滋阴润燥，清热安中，续筋绝伤，调理脾胃，益气解毒作用。

十七、天雄白蔹汤

【方歌】温通天雄白蔹汤，生姜大枣和甘草，辨治痛麻肿癥颤，消癥解痉益气好。

【组成】

组成1：制天雄5 g　白蔹6 g　生姜10 g　大枣12枚　甘草10 g

组成2：生天雄3 g　白蔹6 g　生姜10 g　大枣12枚　甘草10 g

【用法】上五味，以水800 mL，浸泡30 min，先以大火烧开，后以小火煎煮50~60 min，取汁去滓，分早、中、晚3次温服。

【功用】温通散寒，消癥散瘕，解痉止痛。

【中医证型】寒瘀热扰夹虚证：疼痛、麻木、肿胀、痞块、癥瘕、瘿瘤、瘰疬、颤抖、晕厥，舌质淡红，苔黄白夹杂夹腻，脉沉或沉弱。

【西医疾病】炎症性疾病，增生性疾病，结节性疾病，硬化性疾病，内分泌代谢性疾病，肿瘤性疾病。

【方证析要】寒气凝结，脉络阻塞，遏制阳气，壅滞筋脉，导致经气脉络不通，变生为寒结阳热，脏腑气血营卫筋脉骨节既被寒气凝结又被郁热阻遏，以此演变为疼痛、麻木、肿胀、痞块、癥瘕、瘿瘤、瘰疬、颤抖、晕厥，舌质淡红，苔腻黄白夹杂，脉沉或沉弱。

方中天雄温通散寒，强壮肢节，消癥散结，缓急止痛。白蔹消肿散结，清热止痛，息风解痉，与天雄相互为用，既能温通散寒，又能清热解痉，善于辨治寒结阳热。生姜醒脾和胃，与天雄相互为用，既能增强温通作用，又能调理脾胃升降气机；与白蔹相互为用，既增强白蔹散结作用，又增强白蔹息风解痉作用。大枣、甘草补益中气，与生姜相互为用，旨在增强调补脾胃作用；与天雄、白蔹相互为用，旨在益气解毒。方中诸药相互为用，共奏温通散寒，强壮肢节，消癥散结，缓急止痛，息风解痉，调理脾胃，益气解毒及清热等作用。

十八、天雄白及汤

【方歌】温消天雄白及汤，生姜大枣和甘草，辨治痛麻厥癥颤，消癥生肌益气好。

【组成】

组成1：制天雄5 g　白及3 g　生姜10 g　大枣12枚　甘草10 g

组成2：生天雄3 g　白及3 g　生姜10 g　大枣12枚　甘草10 g

【用法】上五味，以水800 mL，浸泡30 min，先以大火烧开，后以小火煎煮50~60 min，取汁去滓，分早、中、晚3次温服。

【功用】温通散寒，消癥散瘕，生肌益阴。

【中医证型】寒瘀夹虚证：疼痛、麻木、肿胀、痞块、癥瘕、瘿瘤、瘰疬、颤抖、晕厥，舌质淡红，苔腻黄白夹杂，脉沉或沉弱。

【西医疾病】炎症性疾病，增生性疾病，结节性疾病，硬化性疾病，内分泌代谢性疾病，肿瘤性疾病。

【方证析要】寒气凝结，脉络阻塞，遏制阳气，壅滞筋脉，经气脉络不通，变生为寒结肌损阴伤，脏腑气血营卫筋脉骨节既被寒气凝结又不得气血阴津滋养，以此演变为疼痛、麻木、肿胀、痞块、癥瘕、瘿瘤、瘰疬、颤抖、晕厥，舌质淡红，苔腻黄白夹杂，脉沉或沉弱。

方中天雄温通散寒，强壮肢节，消癥散结，缓急止痛。白及消肿散结，生肌敛疮，益阴和中，与天雄相互为用，既能温通散寒，又能生肌益阴，善于辨治寒结肌损阴伤。生姜醒脾和胃，与天雄相互为用，既能增强温通作用，又能调理脾胃升降气机；与白及相互为用，既增强白及生肌作用又增强白及溃脓消肿作用。大枣、甘草补益中气，与生姜相互为用，旨在增强调补脾胃作用；与附子、白及相互为用，旨在益气解毒。方中诸药相互为用，共奏温通散寒，强壮肢节，消癥散结，缓急止痛，生肌敛疮，益阴和中，调理脾胃，益气解毒作用。

十九、甘草甘遂汤

【方歌】补泻甘草甘遂汤，生姜大枣合成方，辨治肿重癥瘕瘿，通利消癥益气强。

【组成】甘遂3 g　生姜10 g　大枣12枚　甘草10 g

【用法】上四味，以水600 mL，浸泡30 min，先以大火烧开，后以小火煎煮30~40 min，取汁去滓，分早、中、晚 3 次温服。

【功用】通利消癥，益气解毒。

【中医证型】（经隧）痰湿水饮夹虚证：水肿、沉重、肿胀、痰多、肥胖、癥瘕、瘿瘤、瘰疬、颤抖、晕厥、二便不通，舌质淡红，苔腻黄白夹杂，脉沉或沉弱。

【西医疾病】炎症性疾病，增生性疾病，结节性疾病，硬化性疾病，内分泌代谢性疾病，肿瘤性疾病。

【方证析要】水不化津而为湿，湿聚不散而为饮，饮结不解而为痰，痰湿水饮相互搏结，浸淫脉络，壅遏气机，肆虐脏腑肌肤筋骨，以此演变为水肿、沉重、肿胀、痰多、肥胖、癥瘕、瘿瘤、瘰疬、颤抖、晕厥、二便不通，舌质淡红，苔腻黄白夹杂，脉沉或沉弱。

方中甘遂逐水泻热，消癥散瘕，降泄浊逆，消食除满。甘草补益正气，益阴生津，气化痰湿，缓急止痛，解百药毒，与甘遂相互为用，既能缓和甘遂之峻性，又能中和甘遂之烈性、毒性。生姜醒脾和胃，与甘遂相互为用，既能增强甘遂行水作用，又能增强甘遂化痰作用；与甘草相互为用，既能温化阳气，又能气化水津。大枣补益中气，与生姜相互为用，旨在益气化阳；与甘草、甘遂相互为用，旨在益气解毒。方中诸药相互为用，共奏逐水泻热，消癥散瘕，降泄浊逆，消食除满，补益正气，益阴生津，气化痰湿，缓急止痛，解百药毒作用。

［附］

甘草配甘遂，最早见于《金匮要略》。

《金匮要略》（第十二　18）："病者脉伏，其人欲自利，利反快，虽利，心下续坚满，此为留饮欲去故也，甘遂半夏汤主之。"

甘遂半夏汤组成有：甘遂大者，三枚（5 g）　半夏以水一升，煮取半升，去滓，十二枚（24 g）　芍药五枚（15 g）　甘草炙，如指大一枚（5 g）

上四味，以水二升，煮取半升，去滓。以蜜半升，和药汁煎服八合。顿服之。

二十、甘草芫花汤

【方歌】补泻甘草芫花汤，生姜大枣合成方，辨治肿重癥瘕瘿，通利消癥益气彰。

【组成】芫花3 g　生姜10 g　大枣12枚　甘草10 g

【用法】上四味，以水600 mL，浸泡30 min，先以大火烧开，后以小火煎煮30~40 min，取汁去滓，分早、中、晚3次温服。

【功用】通利消癥，益气解毒。

【中医证型】（胸胁脘腹）痰湿水饮夹虚证：水肿、沉重、肿胀、痰多、肥胖、癥瘕、瘿瘤、瘰疬、颤抖、晕厥、二便不通，舌质淡红，苔腻黄白夹杂，脉沉或沉弱。

【西医疾病】炎症性疾病，增生性疾病，结节性疾病，硬化性疾病，内分泌代谢性疾病，肿瘤性疾病。

【方证析要】水不化津而为湿，湿聚不散而为饮，饮结不解而为痰，痰湿水饮相互搏结，浸淫脉络，壅遏气机，肆虐脏腑肌肤筋骨，以此演变为水肿、沉重、肿胀、痰多、肥胖、癥瘕、瘿瘤、瘰疬、颤抖、晕厥、二便不通，舌质淡红，苔腻黄白夹杂，脉沉或沉弱。

方中芫花温通逐水，消积散瘕，降泄浊逆，利咽杀虫。甘草补益正气，益阴生津，气化痰湿，缓急止痛，解百药毒，与芫花相互为用，既能缓和芫花之峻性，又能中和芫花之烈性、毒性。生姜醒脾和胃，与芫花相互为用，既能增强芫花行水作用，又能增强芫花化痰作用；与甘草相互为用，既能温化阳气，又能气化水津。大枣补益中气，与生姜为用，旨在益气化阳；与甘草、芫花为用，旨在益气解毒。方中诸药相互为用，共奏温通逐水，消积散瘕，降泄浊逆，利咽杀虫，补益正气，益阴生津，气化痰湿，缓急止痛，解百药毒作用。

二十一、甘草大戟汤

【方歌】补泻甘草大戟汤，生姜大枣合成方，辨治肿重癥瘕瘿，通利消癥益气强。

【组成】大戟3 g　生姜10 g　大枣12枚　甘草10 g

【用法】上四味，以水600 mL，浸泡30 min，先以大火烧开，后以小火煎煮30~40 min，取汁去滓，分早、中、晚3次温服。

【功用】通利消癥，益气解毒。

【中医证型】（脏腑）痰湿水饮夹虚证：水肿、沉重、肿胀、痰多、肥胖、癥瘕、瘿瘤、瘰疬、颤抖、晕厥、二便不通，舌质淡红，苔腻黄白夹杂，脉沉或沉弱。

【西医疾病】炎症性疾病，增生性疾病，结节性疾病，硬化性疾病，内分泌代谢性疾病，肿瘤性疾病。

【方证析要】水不化津而为湿，湿聚不散而为饮，饮结不解而为痰，痰湿水饮相互搏结，浸淫脉络，壅遏气机，肆虐脏腑肌肤筋骨，以此演变为水肿、沉重、肿胀、痰多、肥胖、癥瘕、瘿瘤、瘰疬、颤抖、晕厥、二便不通，舌质淡红，苔腻黄白夹杂，脉沉或沉弱。

方中大戟逐水泻热，消积散结，降泄浊逆，息风止痛。甘草补益正气，益阴生津，气化痰湿，缓急止痛，解百药毒，与大戟相互为用，既能缓和大戟之峻性，又能中和大戟之烈性、毒性。生姜醒脾和胃，与大戟相互为用，既能增强大戟行水作用，又能增强大戟化痰作用；与甘草相互为用，既能温化阳气，又能气化水津。大枣补益中气，与生姜相互为用，旨在益气化阳；与甘草、大戟相互为用，旨在益气解毒。方中诸药相互为用，共奏温通逐水，消积散瘕，降泄浊逆，利咽杀虫，补益正气，益阴生津，气化痰湿，缓急止痛，解百药毒作用。

二十二、甘草海藻汤

【方歌】补泻甘草海藻汤，生姜大枣合成方，辨治肿重癥瘰瘿，消癥破瘿益气彰。

【组成】海藻24 g　生姜10 g　大枣12枚　甘草10 g

【用法】上四味，以水800 mL，浸泡30 min，先以大火烧开，后以小火煎煮30~40 min，取汁去滓，分早、中、晚3次温服。

【功用】消癥破瘿，益气解毒。

【中医证型】痰湿水饮夹虚证：水肿、沉重、肿胀、痰多、肥胖、癥瘕、瘿瘤、瘰疬、颤抖、晕厥、二便不通，舌质淡红，苔腻黄白夹杂，脉沉或沉弱。

【西医疾病】炎症性疾病，增生性疾病，结节性疾病，硬化性疾病，内分泌代谢性疾病，肿瘤性疾病。

【方证析要】水不化津而为湿，湿聚不散而为饮，饮结不解而为痰，痰湿水饮相互搏结，浸淫脉络，壅遏气机，肆虐脏腑肌肤筋骨，以此演变为水肿、沉重、肿胀、痰多、肥胖、癥瘕、瘿瘤、瘰疬、颤抖、晕厥、二便不通，舌质淡红，苔腻黄白夹杂，脉沉或沉弱。

方中海藻利水消肿，消癥散瘕，破散瘿瘰。甘草补益正气，益阴生津，气化痰湿，缓急止痛，解百药毒，与海藻相互为用，既能增强海藻消癥作用，又能增强海藻破瘿作用。生姜醒脾和胃，与海藻相互为用，既能增强海藻利水作用，又能增强海藻消肿作用；与甘草相互为用，既能温化阳气，又能气化水津。大枣补益中气，与生姜相互为用，旨在益气化阳；与甘草、海藻相互为用，旨在益气解毒。方中诸药相互为用，共奏利水消肿，消癥散瘕，破散瘿瘰，补益正气，益阴生津，气化痰湿，缓急止痛，解百药毒作用。

二十三、藜芦人参汤

【方歌】补消藜芦人参汤，生姜大枣甘草方，辨治痛麻癥瘰瘿，化痰消癥益气彰。

【组成】藜芦1.5 g　人参10 g　生姜10 g　大枣12枚　甘草10 g

【用法】上五味，以水800 mL，浸泡30 min，先以大火烧开，后以小火煎煮30~40 min，取汁去滓，分早、中、晚3次温服。

【功用】益气生肌，祛腐化痰，息风解毒。

【中医证型】痰风癥瘕气虚证：疼痛、麻木、肿胀、痞块、癥瘕、瘿瘤、瘰疬、痰多、肥胖、颤抖、晕厥，舌质淡，苔薄白，脉沉或沉弱。

【西医疾病】神经性疾病，血管性疾病，炎症性疾病，增生性疾病，结节性疾病，硬化性疾病，内分泌代谢性疾病，肿瘤性疾病。

【方证析要】痰浊内生，壅滞经气，阻滞脉络，血行不利，痰郁生风，风痰互结，肆虐脏腑肌肤筋骨，以此演变为疼痛、麻木、肿胀、痞块、癥瘕、瘿瘤、瘰疬、痰多、肥胖、颤抖、晕厥，舌质淡，苔薄白，脉沉或沉弱。

方中藜芦解毒疗疮，降泄浊逆，涩止泄痢，燥湿化痰，息风止痉，杀诸虫毒，祛腐生肌。人参益气生津，养精安神，安魄定魂，开心益智，祛除邪气，与藜芦相互为用，既能增强化痰作用，又能增强息风作用，更能增强消癥作用。生姜醒脾和胃，与藜芦相互为用，既能增强行散作用，又能增强降逆作用；与人参相互为用，旨在益气化阳。大枣、甘草补益中气，与人参相互为用，旨在益气生阳；与藜芦相互为用，旨在益气解毒。方中诸药相互为用，共奏燥湿化痰，息风止痉，降泄浊逆，涩止泄痢，祛腐生肌，杀虫疗疮，益气生津，养精安神，安魄定魂，开心益智，祛除邪气，缓急止痛，解百药毒作用。

二十四、藜芦紫参汤

【方歌】清化藜芦紫参汤，生姜大枣甘草方，辨治痛麻癥瘰瘿，化痰清热益气彰。

【组成】藜芦1.5 g　紫参15 g　生姜10 g　大枣12枚　甘草10 g

【用法】上五味，以水800 mL，浸泡30 min，先以大火烧开，后以小火煎煮30~40 min，取汁去滓，分早、中、晚3次温服。

【功用】祛腐生肌，化痰息风，清热解毒。

【中医证型】痰风癥瘕郁热证：疼痛、麻木、肿胀、痞块、癥瘕、瘿瘤、瘰疬、痰多、肥胖、颤抖、晕厥，舌质淡红，苔黄白夹腻，脉沉或沉弱。

【西医疾病】炎症性疾病，增生性疾病，结节性疾病，硬化性疾病，内分泌代谢性疾病，肿瘤性疾病。

【方证析要】痰浊内生，痰郁生热，热郁生风，风夹痰热，壅滞经气，阻滞脉络，气血不利，肆虐脏腑肌肤筋骨，以此演变为疼痛、麻木、肿胀、痞块、癥瘕、瘿瘤、瘰疬、痰多、肥胖、颤抖、晕厥，舌质淡红，苔腻黄白夹杂，脉沉或沉弱。

方中藜芦解毒疗疮，降泄浊逆，涩止泄痢，燥湿化痰，息风止痉，杀诸虫毒，祛腐生肌。紫参消散积聚，通利九窍，清热解毒，与藜芦相互为用，既能清热消癥，又能化痰息风。生姜醒脾和胃，与藜芦相互为用，旨在增强温通化痰作用；与紫参相互为用，既增强通利作用，又增强降逆作用。大枣、甘草补益中气，与生姜相互为用，旨在增强调补脾胃作用；与藜芦、紫参相互为用，旨在益气解毒。方中诸药相互为用，共奏燥湿化痰，息风止痉，降泄浊逆，涩止泄痢，祛腐生肌，杀虫疗疮，消散积聚，通利九窍，清热解毒，缓急止痛，解百药毒作用。

二十五、藜芦苦参汤

【方歌】清化藜芦苦参汤，生姜大枣甘草方，辨治痛麻癥瘰瘿，清化燥湿益气彰。

【组成】藜芦1.5 g　苦参12 g　生姜10 g　大枣12枚　甘草10 g

【用法】上五味，以水800 mL，浸泡30 min，先以大火烧开，后以小火煎煮30~40 min，取汁去滓，分早、中、晚3次温服。

【功用】祛腐生肌，化痰息风，清热燥湿，益气解毒。

【中医证型】痰风癥瘕湿热证：疼痛、麻木、肿胀、痞块、癥瘕、瘿瘤、瘰疬、痰多、肥胖、颤抖、晕厥，舌质淡红，苔腻黄白夹杂，脉沉或沉弱。

【西医疾病】炎症性疾病，增生性疾病，结节性疾病，硬化性疾病，内分泌代谢性疾病，肿瘤性疾病。

【方证析要】湿郁生痰，痰郁生热，热郁生风，湿热痰风，壅滞经络，气血不利，肆虐脏腑肌肤筋骨，以此演变为疼痛、麻木、肿胀、痞块、癥瘕、瘿瘤、瘰疬、痰多、肥胖、颤抖、晕厥，舌质淡红，苔腻黄白夹杂，脉沉或沉弱。

方中藜芦解毒疗疮，降泄浊逆，涩止泄痢，燥湿化痰，息风止痉，杀诸虫毒，祛腐生肌。苦参消散积聚，清热燥湿，利大小便，利黄消肿，明目止泪，与藜芦相互为用，既能清热消癥，又能燥湿化痰，更能利水息风。生姜醒脾和胃，与藜芦相互为用，旨在增强温通化痰作用；与苦参相互为用，既增强化湿作用，又增强消肿作用。大枣、甘草补益中气，与生姜为用，旨在增强调补脾胃作用；与苦参、藜芦相互为用，旨在益气解毒。方中诸药相互为用，共奏燥湿化痰，息风止痉，降泄浊逆，涩止泄痢，祛腐生肌，杀虫疗疮，消散积聚，清热燥湿，利大小便，利黄消肿，明目止泪，缓急止痛，解百药毒作用。

二十六、藜芦细辛汤

【方歌】温化藜芦细辛汤，生姜大枣甘草方，辨治痛麻癥瘰颤，通窍息风益气强。

【组成】藜芦1.5 g　细辛10 g　生姜10 g　大枣12枚　甘草10 g

【用法】上五味，以水800 mL，浸泡30 min，先以大火烧开，后以小火煎煮30~40 min，取汁去滓，分早、中、晚3次温服。

【功用】祛腐生肌，化痰息风，温通利窍，益气解毒。

【中医证型】痰风癥瘕夹寒证：疼痛、麻木、肿胀、痞块、癥瘕、瘿瘤、瘰疬、痰多、肥胖、颤抖、晕厥，舌质淡，苔白腻，脉沉或沉弱。

【西医疾病】血管性疾病，炎症性疾病，增生性疾病，结节性疾病，硬化性疾病，内分泌代谢性疾病，肿瘤性疾病。

【方证析要】湿郁生痰，痰郁伤阳，阳伤生寒，郁郁生风，寒痰夹风，壅滞经络，气血不利，肆虐脏腑肌肤筋骨，以此演变为疼痛、麻木、肿胀、痞块、癥瘕、瘿瘤、瘰疬、痰多、肥胖、颤抖、晕厥，舌质淡，苔白腻，脉沉或沉弱。

方中藜芦解毒疗疮，降泄浊逆，涩止泄痢，燥湿化痰，息风止痉，杀诸虫毒，祛腐生肌。细辛降泄浊逆，温通止痛，祛腐生肌，通利九窍，与藜芦相互为用，既能增强消癥作用，又能增强化痰作用，更能通利九窍。生姜醒脾和胃，与藜芦相互为用，旨在增强温通化痰作用；与细辛相互为用，既增强温阳止痛作用，又增强温阳降逆作用。大枣、甘草补益中气，与生姜相互为用，旨在增强调补脾胃作用；与细辛、藜芦相互为用，旨在益气解毒。方中诸药相互为用，共奏燥湿化痰，息风止痉，降泄浊逆，涩止泄痢，祛腐生肌，杀虫疗疮，通利九窍，缓急止痛，解百药毒作用。

二十七、藜芦芍药汤

【方歌】消补藜芦芍药汤，生姜大枣甘草方，辨治痛麻癥厥颤，化痰理血益气彰。

【组成】

组成1：藜芦1.5 g　白芍10 g　生姜10 g　大枣12枚　甘草10 g

组成2：藜芦1.5 g　赤芍10 g　生姜10 g　大枣12枚　甘草10 g

【用法】上五味，以水800 mL，浸泡30 min，先以大火烧开，后以小火煎煮30~40 min，取汁去滓，分早、中、晚3次温服。

【功用】祛腐生肌，化痰息风，理血止痛，益气解毒。

【中医证型】痰风癥瘕夹虚证：疼痛、麻木、肿胀、痞块、癥瘕、瘿瘤、瘰疬、颤抖、晕厥，舌质淡红，苔白或夹黄，脉沉或沉弱。

【西医疾病】血管性疾病，炎症性疾病，增生性疾病，结节性疾病病，硬化性疾病，内分泌代谢性疾病，肿瘤性疾病。

【方证析要】湿郁生痰，痰郁生风，痰风互结，壅滞脉络，血滞不行，脉络空虚，瘀痰风夹虚浸淫脏腑肌肤筋骨，以此演变为疼痛、麻木、肿胀、痞块、癥瘕、瘿瘤、瘰疬、颤抖、晕厥，舌质淡红，苔白或夹黄，脉沉或沉弱。

方中藜芦解毒疗疮，降泄浊逆，涩止泄痢，燥湿化痰，息风止痉，杀诸虫毒，祛腐生肌。芍药祛邪止痛，活血通痹，破坚散瘕，益气通窍，补血敛阴，与藜芦相互为用，既能增强理血消癥作用，又能增强补虚息风作用，更能增强祛腐生肌作用。生姜醒脾和胃，与藜芦相互为用，旨在增强温通化痰作用；与芍药相互为用，既增强温阳行血作用，又增强温阳补血作用。大枣、甘草补益中气，与生姜相互为用，旨在增强调补脾胃作用；与芍药、藜芦相互为用，旨在益气理血解毒。方中诸药相互为用，共奏燥湿化痰，息风止痉，降泄浊逆，涩止泄痢，祛腐生肌，杀虫疗疮，祛邪止痛，活血通痹，破坚散瘕，益气通窍，补血敛阴，缓急止痛，解百药毒作用。

二十八、半楼贝蔹及乌汤

【方歌】半楼贝蔹及乌汤，炎症硬化肿瘤方，辨治各科疑难病，温通清化益气彰。

【组成】

组成1：制川乌6 g　制草乌6 g　半夏12 g　全栝楼12 g　天花粉10 g　贝母6 g　白蔹3 g　白及3 g　生姜10 g　大枣12枚　甘草10 g

组成2：生川乌3 g　生草乌3 g　半夏12 g　全栝楼12 g　天花粉10 g　贝母6 g　白蔹3 g　白及3 g　生姜10 g　大枣12枚　甘草10 g

【用法】上十一味，以水1 200 mL，浸泡30 min，先以大火烧开，后以小火煎煮60 min，取汁去滓，分早、中、晚3次温服。

【功用】温通消癥，清化消结，益气解毒。

【中医证型】寒热痰瘀虚证：疼痛、麻木、肿胀、痞块、癥瘕、瘿瘤、瘰疬、颤抖、晕厥，舌质淡红，苔白或夹黄，脉沉或沉弱。

【西医疾病】血管性疾病，炎症性疾病，增生性疾病，结节性疾病，硬化性疾病，内分泌代谢性疾病，肿瘤性疾病。

【方证析要】津聚为湿，湿蕴生痰，痰郁生热，热郁伤阳，阳伤生寒，寒热痰相互搏结，浸淫脉络，壅滞气血，阻塞经脉，肆虐脏腑肌肤筋骨，以此演变为疼痛、麻木、肿胀、痞块、癥瘕、瘿瘤、瘰疬、颤抖、晕厥，舌质淡红，苔白或夹黄，脉沉或沉弱。

方中乌头温通散寒，降泄浊逆，消癥散结。半夏宽胸醒脾，降逆散结，燥湿化痰，利咽消肿，与乌头相互为用，旨在温通消癥，降泄痰浊。全栝楼清热化痰，补虚安中，行气除满，与乌头相互为用，既温通又清降，既消癥又除满；与半夏相互为用，既温化寒痰又清化痰热。天花粉滋阴润燥，清热安中，续筋绝伤，与乌头相互为用，既温通化痰又清热益阴；与半夏相互为用，既燥湿又益阴；与全栝楼相互为用，既清热化痰又清热益阴。贝母清热化痰，息风止痉，消癥散瘕，利咽通淋，与乌头相互为用，既温化消癥又清化消癥；与半夏相互为用，既温化降浊又清化降逆；与全栝楼相互为用，旨在增强清热化痰；与天花粉相互为用，旨在增强清热益阴作用。白蔹消肿散结，清热止痛，息风解痉，与乌头相互为用，既能温通又能解痉；与半夏相互为用，既能化痰又能息风；与全栝楼相互为用，既能行气又能止痛；与天花粉相互为用，既能柔筋又能解痉；与贝母相互为用，旨在增强清热散结作用。白及消肿散结，生肌敛疮，益阴和中，与乌头相互为用，既能消癥散瘕又能祛腐生肌；与半夏相互为用，既能化痰又能益阴；与全栝楼相互为用，既能增强清热化痰作用，又能增强生津益阴作用；与天花粉相互为用，旨在增强清热降逆益阴作用；与贝母相互为用，旨在增强消肿散结作用；与白蔹相互为用，既能散结又能生肌。生姜醒脾和胃，与乌头、半夏、全栝楼、天花粉、贝母、白蔹、白及相互为用，既增强温通消癥化痰作用，又增强清化降泄浊逆作用，更能调理脾胃气机升降。大枣、甘草补益中气，与生姜相互为用，旨在调补脾胃；与乌头、半夏、全栝楼、天花粉、贝母、白蔹、白及相互为用，旨在平调寒热，益气解毒。方中诸药相互为用，共奏温通消癥，清化散结，益气解毒作用。

二十九、半楼贝蔹及附汤

【方歌】半楼贝蔹及附汤，炎症硬化肿瘤方，辨治各科疑难病，温通清化益气强。

【组成】

组成1：制附子10 g　半夏12 g　全栝楼12 g　天花粉10 g　贝母6 g　白蔹3 g　白及3 g　生姜10 g　大枣12枚　甘草10 g

组成2：生附子5 g　半夏12 g　全栝楼12 g　天花粉10 g　贝母6 g　白蔹3 g　白及3 g　生姜10 g　大枣12枚　甘草10 g

【用法】上十味，以水1 000 mL，浸泡30 min，先以大火烧开，后以小火煎煮60 min，取汁去滓，分早、中、晚3次温服。

【功用】温通消癥，清化消结，益气解毒。

【中医证型】寒热痰瘀虚证：疼痛、麻木、肿胀、痞块、癥瘕、瘿瘤、瘰疬、颤抖、晕厥，舌质淡红，苔白或夹黄，脉沉或沉弱。

【西医疾病】血管性疾病，炎症性疾病，增生性疾病，结节性疾病，硬化性疾病，内分泌代谢性疾病，肿瘤性疾病。

【方证析要】津聚为湿，湿蕴生痰，痰郁生热，热郁伤阳，阳伤生寒，寒热痰相互搏结，浸淫脉络，壅滞气血，阻塞经气，肆虐脏腑肌肤筋骨，以此演变为疼痛、麻木、肿胀、痞块、癥瘕、瘿瘤、瘰疬、颤抖、晕厥，舌质淡红，苔白或夹黄，脉沉或沉弱。

方中附子温通散寒，降泄浊逆，消癥散结，强健筋骨，缓急止痛。半夏宽胸醒脾，降逆散结，燥湿化痰，利咽消肿，与附子相互为用，旨在温通消癥，降泄痰浊。全栝楼清热化痰，补虚安中，行气除满，与附子相互为用，既温通又清降，既消癥又除满；与半夏相互为用，既温化寒痰又清化痰热。天花粉滋阴润燥，清热安中，续筋绝伤，与附子相互为用，既温通化痰又清热益阴；与半夏相互为用，既燥湿又益阴；与全栝楼相互为用，既清热化痰又清热益阴。贝母清热化痰，息风止痉，消癥散瘕，利咽通淋，与附子相互为用，既温化消癥又清化消癥；与半夏相互为用，既温化降浊又清化降逆；与全栝楼相互为用，旨在增强清热化痰作用；与天花粉相互为用，旨在增强清热益阴作用。白蔹消肿散结，清热止痛，息风解痉，与附子相互为用，既能温通又能解痉；与半夏相互为用，既能化痰又能息风；与全栝楼相互为用，既能行气又能止痛；与天花粉相互为用，既能柔筋又能解痉；与贝母相互为用，旨在增强清热散结作用。白及消肿散结，生肌敛疮，益阴和中，与附子相互为用，既能消癥散瘕，又能祛腐生肌；与半夏相互为用，既能化痰又能益阴；与全栝楼相互为用，既能增强清热化痰作用，又能增强生津益阴作用；与天花粉相互为用，旨在增强清热降逆益阴作用；与贝母相互为用，旨在增强消肿散结作用；与白蔹相互为用，既能散结又能生肌。生姜醒脾和胃，与附子、半夏、全栝楼、天花粉、贝母、白蔹、白及相互为用，既增强温通消癥化痰作用，又增强清化降泄浊逆作用，更能调理脾胃气机升降。大枣、甘草补益中气，与生姜相互为用，旨在调补脾胃；与附子、半夏、全栝楼、天花粉、贝母、白蔹、白及相互为用，旨在平调寒热，益气解毒。方中诸药相互为用，共奏温通消癥，清化散结，益气解毒作用。

三十、半楼贝蔹及天汤

【方歌】半楼贝蔹及天汤，炎症硬化肿瘤方，辨治各科疑难病，温通清消益气彰。

【组成】

组成1：制天雄5 g　半夏12 g　全栝楼12 g　天花粉10 g　贝母6 g　白蔹3 g　白及3 g　生姜10 g　大枣12枚　甘草10 g

组成2：生天雄3 g　半夏12 g　全栝楼12 g　天花粉10 g　贝母6 g　白蔹3 g　白及3 g　生姜10 g　大枣12枚　甘草10 g

【用法】上十味，以水1 000 mL，浸泡30 min，先以大火烧开，后以小火煎煮60 min，取汁去滓，分早、中、晚3次温服。

【功用】温通消癥，清化消结，益气解毒。

【中医证型】寒热痰瘀虚证：疼痛、麻木、肿胀、痞块、癥瘕、瘿瘤、瘰疬、颤抖、晕厥，舌质淡红，苔白或夹黄，脉沉或沉弱。

【西医疾病】血管性疾病，炎症性疾病，增生性疾病，结节性疾病，硬化性疾病，内分泌代谢性疾病，肿瘤性疾病。

【方证析要】津聚为湿，湿蕴生痰，痰郁生热，热郁伤阳，阳伤生寒，寒热痰相互搏结，浸淫脉络，壅滞气血，阻塞经气，肆虐脏腑肌肤筋骨，以此演变为疼痛、麻木、肿胀、痞块、癥瘕、瘿瘤、瘰疬、颤抖、晕厥，舌质淡红，苔白或夹黄，脉沉或沉弱。

方中天雄温通散寒，强壮肢节，消癥散结，缓急止痛。半夏宽胸醒脾，降逆散结，燥湿化痰，利咽消肿，与天雄相互为用，旨在温通消癥，降泄痰浊。全栝楼清热化痰，补虚安中，行气除满，与天雄相互为用，既温通又清降，既消癥又除满；与半夏相互为用，既温化寒痰又清化痰热。天花粉滋阴润燥，清热安中，续筋绝伤，与天雄相互为用，既温通化痰又清热益阴；与半夏相互为用，既燥湿又益阴；与全栝楼相互为用，既清热化痰又清热益阴。贝母清热化痰，息风止痉，消癥散瘕，利咽通淋，与天雄相互为用，既温化消癥又清化消癥；与半夏相互为用，既温化降浊又清化降逆；与全栝楼相互为用，旨在增强清热化痰作用；与天花粉相互为用，旨在增强清热益阴作用。白蔹消肿散结，清热止痛，息风解痉，与天雄相互为用，既能温通又能解痉；与半夏相互为用，既能化痰又能息风；与全栝楼相互为用，既能行气又能止痛；与天花粉相互为用，既能柔筋又能解痉；与贝母相互为用，旨在增强清热散结作用。白及消肿散结，生肌敛疮，益阴和中，与天雄相互为用，既能消癥散瘕又能祛腐生肌；与半夏相互为用，既能化痰又能益阴；与全栝楼相互为用，既能增强清热化痰作用，又能增强生津益阴作用；与天花粉相互为用，旨在增强清热降逆益阴作用；与贝母相互为用，旨在增强消肿散结作用；与白蔹相互为用，既能散结又能生肌。生姜醒脾和胃，与天雄、半夏、全栝楼、天花粉、贝母、白蔹、白及相互为用，既增强温通消癥化痰作用，又增强清化降泄浊逆作用，更能调理脾胃气机升降。大枣、甘草补益中气，与生姜相互为用，旨在调补脾胃；与天雄、半夏、全栝楼、天花粉、贝母、白蔹、白及相互为用，旨在平调寒热，益气解毒。方中诸药相互为用，共奏温通消癥，清化散结，益气解毒作用。

三十一、藻戟遂芫甘草汤

【方歌】藻戟遂芫甘草汤，肿胀痰水癥瘰方，辨治各科痰水病，通利软坚益气彰。

【组成】海藻24 g　大戟1.5 g　甘遂1.5 g　芫花1.5 g　生姜10 g　大枣12枚　甘草10 g

【用法】上七味，以水1 000 mL，浸泡30 min，先以大火烧开，后以小火煎煮50 min，取汁去滓，分早、中、晚3次温服。

【功用】通利消癥，益气化痰。

【中医证型】痰湿水饮虚证：水肿、沉重、肿胀、痰多、肥胖、癥瘕、瘿瘤、瘰疬、颤抖、晕厥、二便不通，舌质淡红，苔腻黄白夹杂，脉沉或沉弱。

【西医疾病】血管性疾病，炎症性疾病，增生性疾病，结节性疾病，硬化性疾病，内分泌代谢性疾病，肿瘤性疾病。

【方证析要】水不得化生而为湿，湿不得气化而为饮，饮不得运行而为痰，痰饮水湿相互蕴结，浸淫脉络，使气血壅滞，阻塞经气，肆虐脏腑肌肤筋骨，以此演变为水肿、沉重、肿胀、痰多、肥胖、癥瘕、瘿瘤、瘰疬、颤抖、晕厥、二便不通，舌质淡红，苔腻黄白夹杂，脉沉或沉弱。

方中海藻利水消肿，消癥散瘕，破散瘿瘰。甘遂逐水泻热，消癥散瘕，降泄浊逆，消食除满，与海藻相互为用，既能增强利水作用，又能增强消癥散瘕作用。芫花温通逐水，消积散瘕，降泄浊逆，利咽杀虫，与海藻相互为用，既可增强利水作用，又可增强降泄作用；与甘遂相互为用，既增强逐水作用，又增强消积作用。大戟逐水泻热，消积散结，降泄浊逆，息风止痛，与海藻相互为用，既增强通利作用，又增强消癥作用；与甘遂相互为用，既增强消癥作用，又增强降泄作用；与芫花相互为用，既增强逐水作用，又增强消积作用。生姜醒脾和胃，与海藻、甘遂、芫花、大戟相互为用，既能调理脾胃又能攻逐邪气。甘草、大枣补益正气，益阴生津，气化痰湿，缓急止痛，解百药毒，与海藻、甘遂、芫花、大戟相互为用，既能解海藻、甘遂、芫花、大戟之毒，又能缓和海藻、甘遂、芫花、大戟之峻性、烈性，更能通过益气而起到利水化湿，涤饮化痰作用。方中诸药相互为用，共奏通利消癥，益气化痰作用。

三十二、参芍细辛藜芦汤

【方歌】参芍细辛藜芦汤，痛麻肿癥颤厥方，辨治各科疑难病，清化温消益气彰。

【组成】藜芦1.5 g　人参10 g　紫参15 g　苦参12 g　白芍10　赤芍10 g　细辛10 g　生姜10 g　大枣12枚　甘草10 g

【用法】上十味，以水1 000 mL，浸泡30 min，先以大火烧开，后以小火煎煮60 min，取汁去滓，分早、中、晚3次温服。

【功用】化痰息风，益气清热，温通理血。

【中医证型】痰风寒热虚证：疼痛、麻木、肿胀、痞块、癥瘕、挛急、抽搐、颤抖、晕厥，舌质淡红，苔黄白夹杂，脉沉或沉弱。

【西医疾病】血管性疾病，精神神经性疾病，炎症性疾病，增生性疾病，结节性疾病，硬化性疾病，内分泌代谢性疾病，肿瘤性疾病。

【方证析要】痰浊内生，郁而化风，痰风蕴结，郁而生热，郁热伤阳，演变为寒，寒热夹杂，损伤正气，痰风夹热、夹寒、夹虚，浸淫经气脉络，壅滞气血运行，阻塞经脉畅通，肆虐脏腑肌肤筋骨，以此演变为疼痛、麻木、肿胀、痞块、癥瘕、挛急、抽搐、颤抖、晕厥，舌质淡红，苔黄白夹杂，脉沉或沉弱。

方中藜芦解毒疗疮，降泄浊逆，涩止泄痢，燥湿化痰，息风止痉，杀诸虫毒，祛腐生肌。人参益气生津，养精安神，安魄定魂，开心益智，祛除邪气，与藜芦相互为用，既能增强化痰作用，又能增强息风作用，更能增强消癥作用。紫参消散积聚，通利九窍，清热解毒，与藜芦相互为用，既能清热消癥又能化痰息风；与人参相互为用，既能清热又能生津。苦参消散积聚，清热燥湿，利大小便，利黄消肿，明目止泪，与藜芦相互为用，既能清热消癥又能燥湿化痰，更能利水息风；与人参相互为用，既能清热燥湿又能生津益阴；与紫参相互为用，旨在清热燥湿解毒。细辛降泄浊逆，温通止痛，祛腐生肌，通利九窍，与藜芦相互为用，既能增强消癥作用，又能增强化痰作用，更能通利九窍，与人参相互为用，旨在益气温阳散寒；与紫参相互为用，既能通利九窍又能清热散寒；与苦参相互为用，既能温化寒饮又能清热燥湿。芍药祛邪止痛，活血通痹，破坚散瘕，益气通窍，补血敛阴，与藜芦相互为用，既能增强理血消癥作用，又能增强补虚息风作用，更能祛腐生肌；与人参相互为用，既能补益气血又能祛除邪气；与紫参相互为用，旨在消癥散积；与苦参相互为用，旨在燥湿理血；与细辛相互为用，旨在温阳散寒，益阴生津。生姜醒脾和胃，与藜芦、细辛相互为用，旨在化痰化饮，消癥散结；与人参、芍药相互为用，旨在益气补血；与紫参、苦参相互为用，旨在制约苦寒药伤阳。大枣、甘草补益中气，与人参、生姜相互为用，旨在益气生阳；与藜芦、细辛相互为用，旨在消癥息风化痰；与紫参、苦参相互为用，既益气又清热。方中诸药相互为用，共奏化痰息风，益气清热，温通理血作用。

三十三、参藜夏雄藻草汤

【方歌】参藜夏雄藻草汤，痛麻肿癥颤厥方，辨治各科疑难病，温化消癥益气彰。

【组成】

组成1：人参10 g　藜芦1.5 g　生半夏12 g　制天雄5 g　海藻24 g　生姜10 g　大枣12枚　甘草10 g

组成2：人参10 g　藜芦1.5 g　生半夏12 g　生天雄3 g　海藻24 g　生姜10 g　大枣12枚　甘草10 g

【用法】上八味，以水1 000 mL，浸泡30 min，先以大火烧开，后以小火煎煮60 min，取汁去滓，分早、中、晚3次温服。

【功用】益气息风，消癥化痰，软坚散结。

【中医证型】痰瘀癥瘕夹虚证：疼痛、麻木、肿胀、痞块、癥瘕、挛急、抽搐、颤抖、晕厥，舌质淡红，苔黄白夹杂，脉沉或沉弱。

【西医疾病】心血管性疾病，精神神经性疾病，炎症性疾病，增生性疾病，结节性疾病，硬化性疾病，内分泌代谢性疾病，病毒性疾病，肿瘤性疾病。

【方证析要】气虚不化水，水聚而为痰，气虚不化血，血蓄而为瘀，痰瘀相互蕴结，阻塞经络，演变为痰瘀夹虚，浸淫经络，壅滞气血运行，阻塞经脉畅通，肆虐脏腑肌肤筋骨，以此演变为疼痛、麻木、肿胀、痞块、癥瘕、挛急、抽搐、颤抖、晕厥，舌质淡红，苔黄白夹杂，脉沉或沉弱。

方中藜芦解毒疗疮，降泄浊逆，涩止泄痢，燥湿化痰，息风止痉，杀诸虫毒，祛腐生肌。人参益气生津，养精安神，大除邪气，开心益智，与藜芦相互为用，既能增强化痰作用，又能增强息风作用，更能增强消癥作用。天雄温通散寒，强壮肢节，消癥散结，缓急止痛，与藜芦相互为用，既能增强辛散透风作用，又能增强温化息风作用；与人参相互为用，既能增强益气化阳作用，又能增强温阳化气作用。半夏宽胸醒脾，降逆散结，燥湿化痰，利咽消肿，与藜芦相互为用，既能降浊息风又能醒脾化痰；与人参相互为用，既能益气温阳又能温阳化气；与天雄相互为用，既增强温通作用，又增强温化寒痰作用，善于辨治寒痰郁结。海藻利水消肿，消癥散瘕，破散瘿瘰；与藜芦相互为用，旨在软坚化痰；与人参相互为用，旨在益气软坚；与天雄相互为用，旨在温化痰浊，消癥散瘕；与半夏相互为用，旨在软坚化痰，降泄浊逆。生姜醒脾和胃，与藜芦、人参、天雄、半夏、海藻相互为用，旨在益气息风，温化痰浊，消癥软坚。大枣、甘草补益中气，与人参、生姜相互为用，旨在益气生阳；与藜芦、天雄、半夏、海藻相互为用，旨在消癥软坚，息风化痰。方中诸药相互为用，共奏化痰息风，益气清热，温通理血作用。

三十四、参藜夏乌藻草汤

【方歌】参藜夏乌藻草汤，痛麻肿癥颤厥方，辨治各科疑难病，消癥化痰益气彰。

【组成】

组成1：人参10 g　藜芦1.5 g　生半夏12 g　制川乌6 g　海藻24 g　生姜10 g　大枣12枚　甘草10 g

组成2：人参10 g　藜芦1.5 g　生半夏12 g　制草乌6 g　海藻24 g　生姜10 g　大枣12枚　甘草10 g

组成3：人参10 g　藜芦1.5 g　生半夏12 g　生川乌3 g　海藻24 g　生姜10 g　大枣12枚　甘草10 g

组成4：人参10 g　藜芦1.5 g　生半夏12 g　生草乌3 g　海藻24 g　生姜10 g　大枣12枚　甘草10 g

【用法】上八味，以水1 000 mL，浸泡30 min，先以大火烧开，后以小火煎煮60 min，取汁去滓，分早、中、晚3次温服。

【功用】益气息风，消癥化痰，软坚散结。

【中医证型】痰瘀癥瘕夹虚证：疼痛、麻木、肿胀、痞块、癥瘕、挛急、抽搐、颤抖、晕厥，舌质淡红，苔黄白夹杂，脉沉或沉弱。

【西医疾病】心血管性疾病，精神神经性疾病，炎症性疾病，增生性疾病，结节性疾病，硬化性疾病，内分泌代谢性疾病，病毒性疾病，肿瘤性疾病。

【方证析要】气虚不化水，水聚而为痰，气虚不化血，血蓄而为瘀，痰瘀相互蕴结，阻塞经络，演变为痰瘀夹虚，浸淫经气脉络，壅滞气血运行，阻塞经脉畅通，肆虐脏腑肌肤筋骨，以此演变为疼痛、麻木、肿胀、痞块、癥瘕、挛急、抽搐、颤抖、晕厥，舌质淡红，苔黄白夹杂，脉沉或沉弱。

方中藜芦解毒疗疮，降泄浊逆，涩止泄痢，燥湿化痰，息风止痉，杀诸虫毒，祛腐生肌。人参益气生津，养精安神，定魂舍魄，开心益智，祛除邪气，与藜芦相互为用，既能增强化痰作用，又能增强息风作用，更能增强消癥作用。乌头温通散寒，降泄浊逆，消癥散结，与藜芦相互为用，既能增强辛散透风作用，又能增强温化息风作用；与人参相互为用，既能增强益气化阳作用，又能增强温阳化气作用。半夏宽胸醒脾，降逆散结，燥湿化痰，利咽消肿，与藜芦相互为用，既降浊息风又醒脾化痰；与人参相互为用，既能益气温阳又能温阳化气；与乌头相互为用，既增强温通作用，又增强温化寒痰作用，善于辨治寒痰郁结。海藻利水消肿，消癥散瘕，破散瘿瘰；与藜芦相互为用，旨在软坚化痰；与人参相互为用，旨在益气软坚；与乌头相互为用，旨在温化痰浊，消癥散瘕；与半夏相互为用，旨在软坚化痰，降泄浊逆。生姜醒脾和胃，与藜芦、人参、乌头、半夏、海藻相互为用，旨在益气息风，温化痰浊，消癥软坚。大枣、甘草补益中气，与人参、生姜相互为用，旨在益气生阳；与藜芦、乌头、半夏、海藻相互为用，旨在消癥软坚，息风化痰。方中诸药相互为用，共奏化痰息风，益气清热，温通理血作用。

三十五、参藜夏附藻草汤

【方歌】参藜夏附藻草汤，痛麻肿癥颤厥方，针对各科疑难病，温化消癥益气彰。

【组成】

组成1：人参10 g　藜芦1.5 g　生半夏12 g　制附子10 g　海藻24 g　生姜10 g　大枣12枚　甘草10 g

组成2：人参10 g　藜芦1.5 g　生半夏12 g　生附子6 g　海藻24 g　生姜10 g　大枣12枚　甘草10 g

【用法】上八味，以水1 000 mL，浸泡30 min，先以大火烧开，后以小火煎煮60 min，取汁去滓，分早、中、晚3次温服。

【功用】益气息风，消癥化痰，软坚散结。

【中医证型】痰瘀癥瘕夹虚证：疼痛、麻木、肿胀、痞块、癥瘕、挛急、抽搐、颤抖、晕厥，舌质淡红，苔黄白夹杂，脉沉或沉弱。

【西医疾病】心血管性疾病，精神神经性疾病，炎症性疾病，增生性疾病，结节性疾病，硬化性疾病，内分泌代谢性疾病，病毒性疾病，肿瘤性疾病。

【方证析要】气虚不化水，水聚而为痰，气虚不化血，血蓄而为瘀，痰瘀相互蕴结，阻塞经气脉络，演变为痰瘀夹虚，浸淫经气脉络，壅滞气血运行，阻塞经脉畅通，肆虐脏腑肌肤筋骨，以此演变为疼痛、麻木、肿胀、痞块、癥瘕、挛急、抽搐、颤抖、晕厥，舌质淡红，苔黄白夹杂，脉沉或沉弱。

方中藜芦解毒疗疮，降泄浊逆，涩止泄痢，燥湿化痰，息风止痉，杀诸虫毒，祛腐生肌。人参益气生津，养精安神，大除邪气，开心益智，与藜芦相互为用，既能增强化痰作用，又能增强息风作用，更能增强消癥作用。附子温通散寒，降泄浊逆，消癥散结，强健筋骨，缓急止痛，与藜芦相互为用，既能增强辛散透风作用，又能增强温化息风作用；与人参相互为用，既能增强益气化阳作用，又能增强温阳化气作用。半夏宽胸醒脾，降逆散结，燥湿化痰，利咽消肿，与藜芦相互为用，既能降浊息风又能醒脾化痰；与人参相互为用，既能益气温阳又能温阳化气；与附子相互为用，既增强温通作用，又增强温化寒痰作用，善于辨治寒痰郁结。海藻利水消肿，消癥散瘕，破散瘿瘰；与藜芦相互为用，旨在软坚化痰；与人参相互为用，旨在益气软坚；与附子相互为用，旨在温化痰浊，消癥除瘕；与半夏相互为用，旨在软坚化痰，降泄浊逆。生姜醒脾和胃，与藜芦、人参、附子、半夏、海藻相互为用，旨在益气息风，温化痰浊，消癥软坚。大枣、甘草补益中气，与人参、生姜相互为用，旨在益气生阳；与藜芦、附子、半夏、海藻相互为用，旨在消癥软坚，息风化痰。方中诸药相互为用，共奏化痰息风，益气清热，温通理血作用。

第二章

从经方合方治病中研究“十八反”配伍

第一节　经方合方“十八反”配伍辨治呼吸系病变

一、慢性鼻炎、支气管哮喘

许某，女，36岁，河南人，有多年慢性鼻炎、支气管哮喘病史，近由病友介绍前来诊治。

刻诊：鼻塞不通，鼻痒，早晨打喷嚏非常多，咳嗽、哮喘因受凉加重，怕冷，无汗，倦怠乏力，口干不欲饮水，舌质红，苔腻黄白夹杂，脉浮弱。

［**辨证施治**］辨为肺寒郁热，伤阴伤气证；治当温肺益气，清热益阴。

［**处方**］给予小青龙汤、小柴胡汤与附子天花粉汤合方：麻黄10 g，桂枝10 g，细辛10 g，干姜10 g，白芍10 g，五味子12 g，生半夏12 g，柴胡24 g，黄芩10 g，红参10 g，制附子10 g，天花粉12 g，生姜10 g，大枣12枚，炙甘草10 g。6剂，以水1 000~1 200 mL，浸泡30 min，大火烧开，小火煎煮50 min，去滓取药液，每日分早、中、晚3次服。

二诊：鼻痒明显减轻，喷嚏减少，仍怕冷，以前方变制附子为9 g，6剂。

三诊：鼻痒基本消除，鼻塞明显好转，以前方6剂继服。

四诊：鼻痒未再发作，怕冷明显好转，以前方变制附子为6 g，6剂。

五诊：诸症基本消除，以前方6剂继服。

余诊：为了巩固疗效，又以前方治疗30余剂。随访1年，一切尚好。

【**用方体会**】根据鼻塞、哮喘因受凉加重辨为肺寒证；再根据口干、舌质红辨为郁热；因口干不欲饮水辨为寒郁化热伤阴；又因倦怠乏力辨为气虚，以此辨为肺寒郁热，伤阴伤气证。方以小青龙汤温肺散寒，宣透鼻窍；以小柴胡汤清热益气；以附子天花粉汤温阳益阴。方药相互为用，以取其效。

【**特别提示**】处方中制附子与生半夏相互为用，旨在倍增温阳化瘀化痰之功；制附子与天花粉相互为用，旨在倍增温阳化瘀、清热益阴之功。

二、慢性鼻窦炎、支气管哮喘

梁某，女，22岁，广州人，有多年慢性鼻窦炎、支气管哮喘病史，近由病友介绍前来诊治。

刻诊：鼻塞不通，胸中、喉中痰鸣，咽喉不利，头痛、咳嗽、哮喘因受凉加重，怕冷，汗出较多，倦怠乏力，口渴欲饮水，舌质淡红，苔腻黄白夹杂，脉沉弱。

［**辨证施治**］辨为肺寒气虚，郁热伤阴证；治当温肺益气，清热益阴。

［**处方**］给予桂枝加厚朴杏仁汤、小半夏加茯苓汤、小柴胡汤与附子天花粉汤合方：桂枝10 g，白芍10 g，杏仁10 g，厚朴5 g，茯苓10 g，生半夏12 g，柴胡24 g，黄芩10 g，红参10 g，制附子10 g，天花粉12 g，生姜24 g，大枣12枚，炙甘草10 g。6剂，以水1 000~1 200 mL，浸泡30 min，大火烧开，小火煎煮50 min，去滓取药液，每日分早、中、晚3次服。

二诊：咳嗽、鼻塞明显减轻，咽喉不利及头痛好转，仍汗出，以前方变白芍为20 g，加龙骨、牡蛎各24 g，6剂。

三诊：咳嗽、鼻塞基本消除，汗出明显减少，以前方6剂继服。

四诊：头痛基本消除，汗出止，仍哮喘，以前方去龙骨、牡蛎，加麻黄10 g，6剂。

五诊：倦怠、乏力基本消除，仍怕冷，以前方变制附子为12 g，6剂。

六诊：诸症基本消除，为了巩固疗效，又以前方治疗40余剂。

随访1年，一切尚好。

【**用方体会**】根据鼻塞、头痛、哮喘因受凉加重辨为肺寒证；再根据口渴欲饮水、舌质红辨为郁热；因胸中、喉中痰鸣辨为痰郁内结；又因汗出、倦怠乏力辨为肺气虚，以此辨为肺寒气虚，郁热伤阴证。方以桂枝加厚朴杏仁汤温肺益气，宣透鼻窍；以小半夏加茯苓汤降逆燥湿化痰；以小柴胡汤清热益气；以附子天花粉汤温阳益阴。方药相互为用，以取其效。

【特别提示】处方中制附子与生半夏相互为用，旨在倍增温阳化瘀化痰之功；制附子与天花粉相互为用，旨在倍增温阳化瘀、清热益阴之功。

三、鼻咽癌术后复发并转移

郑某，女，63岁，河南人，1年前经检查诊断为鼻咽癌，即进行手术治疗，7个月后鼻咽癌复发并转移，近由病友介绍前来诊治。

刻诊：鼻塞，鼻涕夹血，耳闷耳塞，头痛，呼吸不利，咳嗽，怕冷，无汗，倦怠乏力，口渴欲饮水，舌质红，苔白腻夹黄，脉沉弱。

［**辨证施治**］辨为肺热气虚，寒痰伤阴证；治当温肺益气，清热益阴。

［**处方**］给予泽漆汤、麻杏石甘汤、藜芦甘草汤、甘草海藻汤与附子半夏汤合方：泽漆30 g，黄芩10 g，紫参15 g，生半夏12 g，桂枝10 g，白前15 g，红参10 g，麻黄12 g，杏仁10 g，石膏24 g，藜芦1.5 g，制附子10 g，海藻24 g，生姜15 g，大枣12枚，炙甘草10 g。6剂，以水1 000~1 200 mL，浸泡30 min，大火烧开，小火煎煮50 min，去滓取药液，每日分早、中、晚3次服。

二诊：咳嗽、鼻塞略有减轻，仍怕冷，以前方变制附子为12 g，6剂。

三诊：咳嗽、鼻塞较前又有减轻，头痛好转，仍口渴，以前方变石膏为50 g，6剂。

四诊：咳嗽、鼻塞基本消除，呼吸不利较前好转，怕冷明显好转，以前方变制附子为10 g，6剂。

五诊：呼吸不利较前又有好转，仍倦怠乏力，以前方变红参为12 g，6剂。

六诊：口渴基本消除，以前方变石膏为24 g，6剂。

七诊：诸症基本趋于缓解，为了巩固疗效，又以前方治疗150余剂。

余诊：经复查，与前次检查对比病灶较前减小；又以前方治疗150余剂，经复查转移病变基本消除，继续以前方酌情加减变化巩固治疗。

随访2年，一切尚好。

【用方体会】根据鼻塞、头痛、口渴辨为郁热伤阴；再根据咳嗽、呼吸不利、舌质红辨为肺热；因怕冷、苔白腻辨为寒痰；又因倦怠乏力、脉沉弱辨为气虚，以此辨为肺热气虚，寒痰伤阴证。方以泽漆汤清泻肺热，降泄浊逆；以麻杏石甘汤清宣降泻肺热；以附子半夏汤温阳化瘀，燥湿化痰；以藜芦甘草汤益气化痰；以甘草海藻汤益气软坚散结。方药相互为用，以取其效。

【特别提示】处方中藜芦与红参相互为用，旨在倍增益气息风化痰之功；藜芦与紫参相互为用，旨在倍增清热息风化痰之功；制附子与生半夏相互为用，旨在倍增温阳化瘀化痰之功；炙甘草与海藻相互为用，旨在倍增益气软坚散结之功。

四、慢性咽炎、喉白斑症

马某，男，65岁，河南人，有多年慢性咽炎病史，3年前检查诊断为喉白斑症，经手术治疗后又复发，近由病友介绍前来诊治。

刻诊：声音嘶哑，咽喉不利，如有痰堵，轻微咳嗽，头沉，怕冷，手足不温，倦怠乏力，口渴欲饮水，舌红少苔，脉沉弱。

［**辨证施治**］辨为气阴两虚，阳虚夹痰证；治当益气养阴，温阳化痰。

［**处方**］给予麦门冬汤、附子天花粉汤、甘草海藻汤、藜芦甘草汤与桔梗汤合方：麦冬170 g，生半夏24 g，红参10 g，粳米10 g，制附子10 g，天花粉12 g，藜芦1.5 g，海藻24 g，桔梗10 g，生姜10 g，大枣12枚，炙甘草6 g，生甘草20 g。6剂，以水1 000~1 200 mL，浸泡30 min，大火烧开，小火煎煮50 min，去滓取药液，每日分早、中、晚3次服。

二诊：手足较前温和、怕冷减轻，仍咽喉不利，以前方变桔梗为20 g，6剂。

三诊：手足基本温和，怕冷较前又有减轻，咽喉不利较前略有好转，大便溏泄，以前方变麦冬为100 g，6剂。

四诊：咽喉不利较前又有减轻，咳嗽基本消除，仍口渴，以前方变天花粉为20 g，6剂。

五诊：咽喉不利较前又有减轻，仍倦怠乏力，以前方变粳米为20 g，6剂。

六诊：咽喉仍如有痰堵，以前方变藜芦为2.5 g，6剂。

七诊：诸症较前基本趋于缓解，为了巩固疗效，又以前方治疗120余剂。

余诊：经复查慢性咽炎痊愈，咽喉白斑消除。随访2年，一切尚好。

【用方体会】根据声音嘶哑、倦怠乏力辨为气虚；再根据咽喉不利、舌红少苔辨为阴虚；因怕冷、手足不温辨为阳虚；又因咽中如有痰堵、头沉辨为痰湿，以此辨为气阴两虚，阳虚夹痰证。方以麦门冬汤滋阴清热，益气利咽；以附子天花粉汤温阳益阴；以藜芦甘草汤益气化痰；以甘草海藻汤益气软坚散结；以桔梗汤益气利咽。方药相互为用，以取其效。

【特别提示】处方中藜芦与红参相互为用，旨在倍增益气息风化痰之功；制附子与天花粉相互为用，旨在倍增温阳化瘀、清热益阴之功；制附子与生半夏相互为用，旨在倍增温阳化瘀化痰之功；炙甘草与海藻相互为用，旨在倍增益气软坚散结之功。

五、支气管源性肺癌术后复发并转移

詹某，女，55岁，河南人，有多年慢性支气管炎病史，2年前经检查诊断为支气管源性肺癌，手术治疗后又复发，近由病友介绍前来诊治。

刻诊：咳嗽，气喘动则加重，呼吸不畅，胸痛，消瘦，怕冷，手足不温，上肢麻木，倦怠乏力，口渴欲饮水，舌质红，苔黄腻夹白，脉沉弱。

［**辨证施治**］辨为肺热夹痰，阳虚夹风证；治当清热化痰，益气温阳。

［**处方**］给予泽漆汤、附子半夏汤、甘草海藻汤、藜芦甘草汤与麻杏石甘汤合方：泽漆30 g，生半夏24 g，红参10 g，黄芩10 g，制附子

10 g，紫参15 g，白前15 g，桂枝10 g，藜芦1.5 g，海藻24 g，麻黄12 g，杏仁10 g，石膏24 g，生姜15 g，大枣12枚，炙甘草10 g。6剂，以水1 000~1 200 mL，浸泡30 min，大火烧开，小火煎煮50 min，去滓取药液，每日分早、中、晚3次服。

二诊：咳嗽减轻，仍动则气喘，以前方变红参为12 g，6剂。

三诊：咳嗽较前又有减轻，动则气喘好转，仍怕冷，以前方变制附子为12 g，6剂。

四诊：咳嗽较前又有减轻，动则气喘较前又有好转，仍上肢麻木，以前方变藜芦为2 g，6剂。

五诊：咳嗽基本消除，倦怠、乏力较前好转，仍有轻微胸痛，以前方加五灵脂10 g，6剂。

六诊：怕冷、手足不温基本消除，上肢麻木较前减轻，以前方变藜芦为3 g，6剂。

七诊：诸症较前又有好转，为了巩固疗效，又以前方治疗150余剂。

余诊：经复查，与前次检查对比病灶减小，之后，继续以前方加减变化巩固治疗效果。随访3年，一切尚好。

【用方体会】根据咳嗽、口渴辨为肺热；再根据怕冷、手足不温辨为阳虚；因气喘动则加重辨为气虚；又因苔黄腻夹白辨为寒热夹痰；更因上肢麻木辨为风痰，以此辨为肺热夹痰，阳虚夹风证。方以泽漆汤清热益气，降逆化痰；以附子半夏汤温阳燥湿化痰；以藜芦甘草汤益气息风化痰；以甘草海藻汤益气软坚散结；以麻杏石甘汤宣肺降逆。方药相互为用，以取其效。

【特别提示】处方中藜芦与红参相互为用，旨在倍增益气息风化痰之功；藜芦与紫参相互为用，旨在倍增清热息风化痰之功；制附子与生半夏相互为用，旨在倍增温阳化瘀化痰之功；炙甘草与海藻相互为用，旨在倍增益气软坚散结之功。

六、肺结节病

李某，女，44岁，河南人，5年前因咳嗽日久不愈，经检查诊断为肺结节病，经中西医治疗但未能有效改善症状，近由病友介绍前来诊治。

刻诊：咳嗽，咯痰量少、黏稠色白，消瘦，怕冷，手足不温，盗汗，胸闷，胸痛，倦怠乏力，不思饮食，口渴欲饮水，舌红少苔，脉沉弱。

［**辨证施治**］辨为肺寒阴虚，气虚夹痰证；治当温肺益阴，益气化痰。

［**处方**］给予麻黄汤、麦门冬汤、附子半夏汤、甘草海藻汤与藜芦甘草汤合方：麻黄10 g，桂枝6 g，杏仁15 g，麦冬170 g，生半夏24 g，红参10 g，粳米10 g，制附子10 g，海藻24 g，藜芦1.5 g，生姜10 g，大枣12枚，炙甘草10 g。6剂，以水1 000~1 200 mL，浸泡30 min，大火烧开，小火煎煮50 min，去滓取药液，每日分早、中、晚3次服。

二诊：咳嗽、胸闷减轻，仍胸痛，以前方加五灵脂10 g，6剂。

三诊：咳嗽、胸闷较前又有减轻，胸痛好转，仍不思饮食，以前方加陈皮30 g，6剂。

四诊：咳嗽、胸闷基本消除，仍痰稠，以前方变藜芦为2.5 g，6剂。

五诊：怕冷、手足不温基本消除，仍有轻微倦怠乏力，以前方变红参为12 g，6剂。

六诊：咯痰明显减少，饮食基本正常，以前方6剂继服。

七诊：诸症较前均有明显好转，又以前方治疗120余剂。

余诊：经复查，肺结节基本消除。随访1年，一切尚好。

【**用方体会**】根据咳嗽、盗汗、舌红少苔辨为阴虚；再根据咳嗽、痰稠色白辨为寒痰；因消瘦、倦怠乏力辨为气虚；又因怕冷、脉沉弱辨为阳虚，以此辨为肺寒阴虚，气虚夹痰证。方以麻黄汤宣肺降逆；以麦门冬汤益阴降逆，益气化痰；以附子半夏汤温阳燥湿化痰；以藜芦甘草汤益气息风化痰；以甘草海藻汤益气软坚散结。方药相互为用，以取其效。

【**特别提示**】处方中藜芦与红参相互为用，旨在倍增益气息风化痰

之功；制附子与生半夏相互为用，旨在倍增温阳化瘀化痰之功；炙甘草与海藻相互为用，旨在倍增益气软坚散结之功。

七、间质性肺疾病

谢某，女，56岁，河南人，有多年慢性支气管炎病史，4年前经检查又诊断为间质性肺疾病，2年来症状加重，近由病友介绍前来诊治。

刻诊：咳嗽，气喘，形体消瘦，咯痰色白夹泡沫，怕冷，手足不温，胸痛，倦怠乏力，情绪低落，胸胁满闷，口干口苦，舌质淡红，苔黄白夹杂，脉沉弱。

［**辨证施治**］辨为肺寒夹痰，气郁夹虚证；治当温肺化痰，调气益气。

［**处方**］给予小青龙汤、小柴胡汤、附子半夏汤与藜芦甘草汤合方：麻黄10 g，桂枝10 g，细辛10 g，白芍10 g，生半夏12 g，柴胡24 g，红参10 g，黄芩10 g，制附子10 g，五味子12 g，干姜10 g，藜芦1.5 g，生姜10 g，大枣12枚，炙甘草10 g。6剂，以水1 000~1 200 mL，浸泡30 min，大火烧开，小火煎煮50 min，去滓取药液，每日分早、中、晚3次服。

二诊：咳嗽、气喘略有减轻，仍胸痛，以前方加五灵脂10 g，6剂。

三诊：咳嗽、气喘较前又有减轻，仍倦怠乏力，以前方变红参为12 g，6剂。

四诊：咳嗽、气喘较前又有减轻，胸痛消除，以前方去五灵脂，6剂。

五诊：倦怠乏力较前明显好转，仍手足不温，以前方变制附子为12 g，6剂。

六诊：情绪低落基本消除，仍口苦，以前方变黄芩为20 g，6剂。

七诊：诸症较前又有明显好转，又以前方治疗180余剂。

余诊：经复查，间质性肺疾病基本消除。随访1年，一切尚好。

【**用方体会**】根据咳嗽、气喘、怕冷辨为阳虚；再根据口干、口苦辨为郁热；因消瘦、倦怠乏力辨为气虚；又因情绪低落、胸胁满闷辨为气郁，以此辨为肺寒夹痰，气郁夹虚证。方以小青龙汤宣肺降逆，温肺散寒；以小柴胡汤调理气机，清热散寒，补益中气；以附子半夏汤温阳燥湿化痰；以藜芦甘草汤益气息风化痰。方药相互为用，以取其效。

【特别提示】处方中藜芦与红参相互为用，旨在倍增益气息风化痰之功；藜芦与细辛相互为用，旨在倍增温宣息风化痰之功；藜芦与白芍相互为用，旨在倍增补血通泄、息风化痰之功；制附子与生半夏相互为用，旨在倍增温阳化瘀化痰之功。

八、左肺上叶炎症、下叶炎症伴空洞，胸膜局灶炎症

梁某，女，57岁，河南人，3年前因咳嗽经省级某综合性医院检查诊断示左肺上叶炎症、下叶炎症伴空洞，胸膜局灶炎症，经住院及门诊中西药治疗2年余未能有效改善症状，近由病友介绍前来诊治。

刻诊：咳嗽，气喘，咯痰时黄时白，时有咯痰夹血，胸中烦热，时时胸痛，怕冷，手足不温，倦怠乏力，情绪低落，口干口苦，舌质淡红，苔黄白夹杂，脉沉弱。

［**辨证施治**］辨为肺寒夹郁，气虚夹热证；治当温肺解郁，清热益气。

［**处方**］给予小青龙汤、麻杏石甘汤、四逆加人参汤与藜芦甘草汤合方：麻黄12 g，桂枝10 g，细辛10 g，白芍10 g，生半夏12 g，红参3 g，杏仁10 g，生附子5 g，五味子12 g，干姜10 g，石膏24 g，藜芦1.5 g，生姜10 g，大枣12枚，炙甘草10 g。6剂，以水1 000~1 200 mL，浸泡30 min，大火烧开，小火煎煮50 min，去滓取药液，每日分早、中、晚3次服。

二诊：咳嗽、气喘略有减轻，仍倦怠乏力，以前方变红参为6 g，6剂。

三诊：咳嗽、气喘较前又有减轻，仍倦怠乏力，以前方变红参为10 g，6剂。

四诊：咳嗽、气喘基本消除，仍胸痛，以前方加五灵脂10 g，6剂。

五诊：倦怠乏力较前明显好转，仍胸中烦热，以前方变石膏为50 g，6剂。

六诊：胸中烦热减轻，仍有轻微咯血，以前方加白茅根30 g，6剂。

七诊：病情较前基本趋于缓解，又以前方治疗100余剂。

余诊：经复查肺部炎症消除，又以前方治疗90余剂，经复查肺空洞愈合。随访1年，一切尚好。

【用方体会】根据咳嗽、气喘、胸中烦热辨为肺热；再根据情绪低落辨为气郁，因脉沉弱、倦怠乏力辨为气虚；又因手足不温、怕冷辨为阳虚，以此辨为肺寒夹郁，气虚夹热证。方以小青龙汤宣肺降逆，温肺散寒；以麻杏石甘汤清泻郁热；以四逆加人参汤益气温阳散寒；以藜芦甘草汤益气化痰。方药相互为用，以取其效。

【特别提示】处方中藜芦与红参相互为用，旨在倍增益气息风化痰之功；藜芦与细辛相互为用，旨在倍增温宣息风化痰之功；藜芦与白芍相互为用，旨在倍增补血通泄、息风化痰之功；生附子与生半夏相互为用，旨在倍增温阳消癥化痰之功。

九、慢性支气管炎、肺源性心脏病、慢性胃炎

魏某，女，58岁，河南人，有多年慢性支气管炎、肺源性心脏病、慢性胃炎病史，近由病友介绍前来诊治。

刻诊：咳嗽，气喘受凉加重，痰多清稀色白，心悸，胸闷，时时心痛，似有寒气直入心胸，胃脘痞满胀痛，怕冷，手足不温，倦怠乏力，口腻口苦，舌质淡红，苔腻黄白夹杂，脉沉弱。

[**辨证施治**] 辨为心肺虚寒，胃寒夹热证；治当温宣心肺，益气清热。

[**处方**] 给予小青龙汤、半夏泻心汤、附子栝楼汤与藜芦甘草汤合方：麻黄12 g，桂枝10 g，细辛10 g，白芍10 g，生半夏12 g，五味子12 g，干姜10 g，红参10 g，黄连3 g，黄芩10 g，制附子10 g，全栝楼24 g，藜芦1.5 g，生姜10 g，大枣12枚，炙甘草10 g。6剂，以水1 000~1 200 mL，浸泡30 min，大火烧开，小火煎煮50 min，去滓取药液，每日分早、中、晚3次服。

二诊：咳嗽、气喘略有减轻，仍胸闷，以前方变全栝楼为30 g，6剂。

三诊：咳嗽、气喘较前又有减轻，仍口苦口腻，以前方变黄连为6 g，6剂。

四诊：咳嗽、气喘较前又有减轻，仍心痛，以前方加五灵脂10 g，

6剂。

五诊：咳嗽、气喘基本消除，心痛减轻，仍口苦，以前方变黄连为10 g，6剂。

六诊：似有寒气直入心胸、怕冷基本消除，手足温和，以前方6剂继服。

七诊：诸症较前明显好转，又以前方治疗120余剂，诸症消除。

余诊：之后又以前方断断续续巩固治疗效果。随访2年，一切尚好。

【用方体会】根据咳嗽、气喘、痰多清稀色白辨为肺寒夹痰；再根据胃脘痞满胀痛、怕冷辨为胃寒；因心悸、脉沉弱、倦怠乏力辨为心气虚；又因口腻口苦辨为湿热，以此辨为心肺虚寒，胃寒夹热证。方以小青龙汤宣肺降逆，温肺散寒；以半夏泻心汤温胃清热燥湿；以附子栝楼汤益气温阳，宽胸止痛；以藜芦甘草汤益气化痰。方药相互为用，以取其效。

【特别提示】处方中藜芦与红参相互为用，旨在倍增益气息风化痰之功；藜芦与细辛相互为用，旨在倍增温宣息风化痰之功；藜芦与白芍相互为用，旨在倍增补血通泄、息风化痰之功；制附子与生半夏相互为用，旨在倍增温阳化瘀化痰之功；制附子与全栝楼相互为用，旨在温阳清热化痰之功。

十、间质性肺疾病、脑白质脱髓鞘、心脏增大、动脉粥样硬化

卫某，女，63岁，河南人，有多年间质性肺疾病、脑白质脱髓鞘、心脏增大、动脉粥样硬化病史，近由病友介绍前来诊治。

刻诊：咳嗽，气喘，痰多色白，心悸，胸闷，头晕，头沉，怕冷，手足不温，倦怠乏力，口干不欲饮水，舌质淡，苔白夹黄，脉沉弱。

［辨证施治］辨为心肺虚寒夹伤阴证；治当温宣心肺，益气清热。

［处方］给予小青龙汤、茯苓四逆汤、附子天花粉汤与藜芦甘草汤合方：麻黄12 g，桂枝10 g，细辛10 g，白芍10 g，生半夏12 g，五味子12 g，茯苓12 g，干姜10 g，红参3 g，制附子10 g，天花粉24 g，藜芦1.5 g，生姜10 g，大枣12枚，炙甘草10 g。6剂，以水1 000~1 200 mL，浸泡30 min，大火烧开，小火煎煮50 min，去滓取药液，每日分早、中、晚

3次服。

二诊：咳嗽、气喘略有减轻，仍倦怠乏力，以前方变红参为10 g，6剂。

三诊：咳嗽、气喘较前又有减轻，倦怠乏力好转，仍手足不温，以前方加生附子为3 g，6剂。

四诊：咳嗽、气喘较前基本消除，仍痰多，以前方变生半夏为15 g，6剂。

五诊：心悸明显减轻，手足不温基本消除，仍口干，以前方变天花粉为30 g，6剂。

六诊：头晕、头沉基本消除，倦怠乏力消除，以前方6剂继服。

七诊：病情基本趋于稳定，又以前方治疗100余剂，诸症消除。

余诊：之后又以前方断断续续巩固治疗效果。随访2年，一切尚好。

【用方体会】根据咳嗽、气喘、痰多色白辨为肺寒夹痰；再根据心悸、手足不温辨为阳虚；因口干不欲饮水辨为寒郁化热伤阴；又因苔白夹黄辨为寒夹热，以此辨为心肺虚寒夹伤阴证。方以小青龙汤宣肺降逆，温肺散寒；以茯苓四逆汤温阳散寒；以附子天花粉汤温阳散寒，清热益阴；以藜芦甘草汤益气化痰。方药相互为用，以取其效。

【特别提示】处方中藜芦与红参相互为用，旨在倍增益气息风化痰之功；藜芦与细辛相互为用，旨在倍增温宣息风化痰之功；藜芦与白芍相互为用，旨在倍增补血通泄、息风化痰之功；制附子与生半夏相互为用，旨在倍增温阳化瘀化痰之功；制附子与天花粉相互为用，旨在倍增温化益阴之功。

十一、慢性支气管炎、糖尿病、失眠

郑某，女，49岁，河南人，有20余年慢性支气管炎、失眠病史，又有10年糖尿病病史，近由病友介绍前来诊治。

刻诊：咳嗽，气喘，痰多黄白夹杂，失眠，多梦，口渴（血糖12.4 mmol/L），口苦，怕冷，手足不温，倦怠乏力，舌质淡红，苔腻黄白夹杂，脉沉弱。

［**辨证施治**］辨为肺寒夹热，阳虚夹痰证；治当温肺清热，温阳化痰。

［**处方**］给予小青龙汤、半夏泻心汤、附子栝楼汤与藜芦甘草汤合方：麻黄12 g，桂枝10 g，细辛10 g，白芍10 g，生半夏12 g，五味子12 g，干姜10 g，红参10 g，制附子10 g，全栝楼24 g，藜芦1.5 g，黄连3 g，黄芩10 g，大枣2枚，炙甘草10 g。6剂，以水1 000~1 200 mL，浸泡30 min，大火烧开，小火煎煮50 min，去滓取药液，每日分早、中、晚3次服。

二诊：咳嗽、气喘略有减轻，仍口苦，以前方变黄连为10 g，6剂。

三诊：咳嗽、气喘较前又有减轻，仍口渴，以前方变黄连、黄芩为各24 g，6剂。

四诊：口渴较前减轻（血糖9.6 mmol/L），口苦明显好转，仍手足不温，以前方变制附子为12 g，6剂。

五诊：口渴较前又有减轻，口苦基本消除，仍多梦，以前方加牡蛎、龙骨为各30 g，6剂。

六诊：咳嗽、气喘基本趋于缓解，口渴较前又有减轻（血糖7.5 mmol/L），仍倦怠乏力，以前方变红参为12 g，6剂。

七诊：诸症较前又有明显好转（血糖6.7 mmol/L），又以前方治疗120余剂，诸症消除。

余诊：之后又以前方断断续续巩固治疗效果。随访3年，一切尚好。

【**用方体会**】根据咳嗽、气喘、痰多黄白夹杂辨为肺寒夹热；再根据口渴、口苦辨为湿热；因手足不温、怕冷辨为阳虚；又因倦怠乏力辨为气虚；更因痰多黄白夹杂辨为痰，以此辨为肺寒夹热，阳虚夹痰证。方以小青龙汤宣肺降逆，温肺化痰；以半夏泻心汤温阳清热，益气降逆；以附子栝楼汤温阳清热化痰；以藜芦甘草汤益气化痰。方药相互为用，以取其效。

【**特别提示**】处方中藜芦与红参相互为用，旨在倍增益气息风化痰之功；藜芦与细辛相互为用，旨在倍增温宣息风化痰之功；藜芦与白芍相互为用，旨在倍增补血通泄、息风化痰之功；制附子与生半夏相互为用，旨在倍增温阳化瘀化痰之功；制附子与全栝楼相互为用，旨在倍增温阳清热化痰之功。

十二、肺脓肿

程某，女，38岁，河南人，1年前经检查诊断为肺脓肿，近由病友介绍前来诊治。

刻诊：咳嗽，气喘，痰多黄白夹杂带血，时时咯血，身体发热，倦怠乏力，形体消瘦，手足不温，大便干结，肛门灼热，舌质淡红，苔腻黄白夹杂，脉沉弱。

［**辨证施治**］辨为肺寒夹热，气虚夹痰证；治当益气温肺，清热化痰。

［**处方**］给予小青龙加石膏汤、四逆加人参汤、小陷胸汤、藜芦甘草汤、大黄甘草汤与附子栝楼汤合方：麻黄10 g，桂枝10 g，细辛10 g，白芍10 g，生半夏12 g，五味子12 g，干姜10 g，石膏6 g，红参10 g，生附子5 g，大黄12 g，全栝楼30 g，黄连3 g，藜芦1.5 g，生姜10 g，大枣12枚，炙甘草10 g。6剂，以水1 000~1 200 mL，浸泡30 min，大火烧开，小火煎煮50 min，去滓取药液，每日分早、中、晚3次服。

二诊：咳嗽、气喘略有减轻，仍身体发热，以前方变石膏为45 g，6剂。

三诊：咳嗽、气喘较前又有减轻，发热好转，大便基本正常，仍咯血，以前方加白茅根30 g，6剂。

四诊：咳嗽、气喘较前明显减轻，未再咯血，肛门灼热消除，仍倦怠乏力，以前方变红参为12 g，6剂。

五诊：身体发热消除，倦怠乏力明显好转，仍手足不温，以前方变生附子为6 g，6剂。

六诊：咳嗽、气喘基本趋于缓解，未再咯血，大便略溏，以前方变大黄为9 g，6剂。

七诊：诸症基本消除，又以前方治疗90余剂，诸症消除。

余诊：经复查肺脓肿痊愈。随访1年，一切尚好。

【用方体会】根据咳嗽、气喘、痰多黄白夹杂辨为肺寒夹热；再根据咳嗽、手足不温辨为寒；因咳嗽、肛门灼热辨为郁热内结；又因倦怠乏力辨为气虚；更因咯痰、苔腻辨为痰，以此辨为肺寒夹热，气虚夹痰证。方以小青龙加石膏汤温肺兼清，降逆化痰；以四逆加人参汤益气温阳散寒；以小陷胸汤清热燥湿化痰；以大黄甘草汤清泻热结；以藜芦甘草汤益气化痰；以附子栝楼汤益气温阳，清热化痰。方药相互为用，以取其效。

【特别提示】处方中藜芦与红参相互为用，旨在倍增益气息风化痰之功；藜芦与细辛相互为用，旨在倍增温宣息风化痰之功；藜芦与白芍相互为用，旨在倍增补血通泄、息风化痰之功；生附子与生半夏相互为用，旨在倍增温阳消癥化痰之功；生附子与全栝楼相互为用，旨在倍增温阳消癥、清热化痰之功。

十三、肺腺癌骨转移

孙某，男，68岁，河南人，2年前经检查诊断为肺腺癌，术后半年复发又有骨转移，服用中西药未能有效控制症状，近由病友介绍前来诊治。

刻诊：咳嗽，气喘，痰黄白夹杂带血，胸痛，骨痛，倦怠乏力，形体消瘦，手足心热，大便溏泄，舌质淡红夹瘀紫，苔腻黄白夹杂，脉沉弱。

［**辨证施治**］辨为寒热夹痰，气虚夹瘀证；治当益气温肺，清热化痰，软坚化瘀。

［**处方**］给予泽漆汤、麻杏石甘汤、附子白及汤、甘草海藻汤与藜芦人参汤合方：生半夏12 g，紫参15 g，泽漆50 g，白前15 g，黄芩10 g，红参10 g，桂枝10 g，麻黄12 g，杏仁10 g，石膏24 g，制附子10 g，海藻24 g，白及3 g，藜芦1.5 g，生姜15 g，大枣12枚，炙甘草10 g。6剂，以水1 000~1 200 mL，浸泡30 min，大火烧开，小火煎煮50 min，去滓取药液，每日分早、中、晚3次服。

二诊：咳嗽、气喘略有减轻，仍手足心热，以前方变石膏为45 g，黄芩为15 g，6剂。

三诊：咳嗽、气喘较前又有减轻，手足心热基本消除，仍大便溏泄，以前方加白术10 g，6剂。

四诊：咳嗽、气喘较前又有减轻，仍胸痛，以前方加五灵脂10 g，6剂。

五诊：胸痛较前略有减轻，仍倦怠乏力，以前方变红参为12 g，6剂。

六诊：胸痛、骨痛较前减轻，咯痰减少，大便正常，以前方6剂继服。

七诊：诸症基本趋于缓解，又以前方治疗150余剂，诸症基本消除。

余诊：经复查与前次检查对比病灶减小，又以前方因病情变化酌情加减治疗150余剂，经复查与前次检查对比又有减小，继续巩固治疗。随访3年，一切尚好。

【用方体会】根据咳嗽、气喘、手足心热辨为郁热；再根据咳嗽、倦怠乏力辨为气虚；因胸痛、骨痛、舌质瘀紫辨为瘀；又因咯痰、苔腻辨为痰，以此辨为寒热夹痰，气虚夹瘀证。方以泽漆汤清热降逆，益气温通；以麻杏石甘汤清宣肺热；以附子白及汤温通化瘀生肌；以甘草海藻汤益气软坚散结；以藜芦人参汤益气息风化痰。方药相互为用，以取其效。

【特别提示】处方中藜芦与红参相互为用，旨在倍增益气息风化痰之功；藜芦与紫参相互为用，旨在倍增清热息风化痰之功；炙甘草与海藻相互为用，旨在益气软坚；制附子与生半夏相互为用，旨在倍增温阳化瘀化痰之功。

十四、肺嗜酸性粒细胞浸润症

马某，男，15岁，河南人，1年前经检查诊断为单纯性肺嗜酸性粒细胞浸润症，服用中西药未能有效控制症状，近由病友介绍前来诊治。

刻诊：发热，咳嗽，哮喘，痰少色黄，咯痰不利，胸闷，头痛，大便溏泄，倦怠乏力，形体消瘦，心烦，急躁易怒，情绪低落，肢体时有抽搐，手足不温，怕冷，口苦，舌质红，苔黄腻夹白，脉沉弱。

［**辨证施治**］辨为肺热夹寒，气郁风痰证；治当清热温肺，行气解郁，息风化痰。

［**处方**］给予麻杏石甘汤、小柴胡汤、附子栝楼汤、甘草海藻汤与藜芦人参汤合方：麻黄12 g，杏仁10 g，石膏24 g，柴胡24 g，生半夏12 g，红参12 g，黄芩10 g，海藻24 g，制附子10 g，全栝楼24 g，藜芦1.5 g，生姜15 g，大枣12枚，炙甘草10 g。6剂，以水1 000~1 200 mL，浸泡30 min，大火烧开，小火煎煮50 min，去滓取药液，每日分早、中、晚3次服。

二诊：咳嗽、哮喘略有减轻，仍发热、口苦，以前方变石膏为45 g，黄芩为24 g，6剂。

三诊：咳嗽、哮喘较前又有减轻，口苦减轻，仍发热，以前方变石膏为50 g，6剂。

四诊：咳嗽、哮喘较前又有减轻，仍咯痰不利，以前方变全栝楼、海藻为各30 g，6剂。

五诊：咳嗽、哮喘基本消除，大便正常，仍有轻微抽搐，以前方变藜芦为2.5 g，6剂。

六诊：心烦、急躁基本消除，仍有轻微胸闷，以前方变麻黄为15 g，6剂。

七诊：诸症基本消除，又以前方治疗60余剂，诸症消除。

余诊：经复查各项指标均恢复正常；之后，又以前方30余剂巩固疗效。随访1年，一切尚好。

【**用方体会**】根据咳嗽、哮喘、痰黄辨为痰热；再根据手足不温、怕冷辨为寒；因心烦、情绪低落辨为郁；又因抽搐辨为风；更因倦怠乏力辨为气虚，以此辨为肺热夹寒，气郁风痰证。方以麻杏石甘汤清宣肺热；以小柴胡汤清热温通，益气调气；以附子栝楼汤温通散寒，清热化痰；以甘草海藻汤益气软坚，散结化痰；以藜芦人参汤益气息风化痰。方药相互为用，以取其效。

【**特别提示**】处方中藜芦与红参相互为用，旨在倍增益气息风化痰之功；炙甘草与海藻相互为用，旨在倍增益气软坚散结之功；制附子与全栝楼相互为用，旨在温阳清热化痰；制附子与生半夏相互为用，旨在倍增温阳化瘀化痰之功。

十五、睡眠呼吸暂停低通气综合征

李某，男，15岁，河南人，有5年睡眠呼吸暂停低通气综合征病史，服用中西药未能有效控制症状，近由病友介绍前来诊治。

刻诊：鼾声如雷，睡眠呼吸暂停，心悸，心胸憋闷，时有尿床，夜卧躁动不安，时时恐惧不宁，时有肢体抽搐，大便干结，手足不温，口苦，舌质红，苔黄腻夹白，脉沉弱。

［**辨证施治**］辨为郁热内结，风痰夹寒证；治当清泻热结，息风化痰。

［**处方**］给予麻杏石甘汤、大承气汤、附子栝楼汤与藜芦人参汤合方：麻黄12 g，杏仁10 g，石膏24 g，大黄12 g，芒硝（烊化冲服）9 g，枳实5 g，厚朴24 g，制附子10 g，全栝楼24 g，红参10 g，藜芦1.5 g，生姜15 g，大枣12枚，炙甘草10 g。6剂，以水1 000~1 200 mL，浸泡30 min，大火烧开，小火煎煮50 min，去滓取药液，每日分早、中、晚3次服。

二诊：鼾声如雷略有减轻，仍心胸憋闷，以前方变枳实为20 g，6剂。

三诊：鼾声如雷较前又有减轻，心胸憋闷好转，仍心悸，以前方加龙骨、牡蛎为各30 g，6剂。

四诊：鼾声如雷较前又有减轻，心胸憋闷基本消除，仍有轻微肢体抽搐，以前方变藜芦为2.5 g，6剂。

五诊：夜间未再出现呼吸暂停，大便正常，未再出现尿床、大便干结，以前方去芒硝，6剂。

六诊：夜间未再出现呼吸暂停，仍有恐惧不宁，以前方变龙骨、牡蛎为各45 g，6剂。

七诊：诸症基本趋于缓解，又以前方治疗50余剂，诸症消除。

随访1年，一切尚好。

【**用方体会**】根据呼吸暂停、大便干结辨为郁热内结；再根据手足不温辨为寒；因肢体抽搐辨为风；又因口苦、苔腻辨为痰；更因心悸、脉沉弱辨为气虚，以此辨为郁热内结，风痰夹寒证。方以麻杏石甘汤清宣肺热；以大承气汤清泻热结；以附子栝楼汤温通散寒，清热化痰；以藜芦人参汤益气息风化痰。方药相互为用，以取其效。

【特别提示】处方中藜芦与红参相互为用，旨在倍增益气息风化痰之功；制附子与全栝楼相互为用，旨在倍增温阳清热化痰。

十六、慢性肺炎、肺大疱

海某，女，57岁，河南人，有多年慢性肺炎病史，3年前经检查又诊断为肺大疱，近由病友介绍前来诊治。

刻诊：咳嗽，气喘，受凉加重，痰多色白，咯痰不利，胸中胀闷，大便干结，手足不温，口腻口苦，舌质淡红，苔腻黄白夹杂，脉沉弱。

［**辨证施治**］辨为肺寒郁结夹热证；治当温肺化痰，宣降清泻。

［**处方**］给予小青龙汤、小承气汤、藜芦人参汤、附子栝楼汤与甘草海藻汤合方：麻黄10 g，桂枝10 g，细辛10 g，白芍10 g，干姜10 g，生半夏12 g，五味子12 g，大黄12 g，厚朴6 g，枳实5 g，制附子10 g，全栝楼24 g，红参10 g，藜芦1.5 g，海藻24 g，生姜15 g，大枣12枚，炙甘草10 g。6剂，以水1 000~1 200 mL，浸泡30 min，大火烧开，小火煎煮50 min，去滓取药液，每日分早、中、晚3次服。

二诊：咳嗽减轻，仍气喘，以前方变厚朴为24 g，加杏仁12 g，6剂。

三诊：咳嗽较前又有减轻，气喘好转，大便略溏，以前方变大黄为10 g，6剂。

四诊：咳嗽、气喘较前又有减轻，大便正常，仍咯痰不利，以前方变海藻为30 g，藜芦为2 g，6剂。

五诊：胸中胀闷基本消除，仍手足不温，以前方变干姜、制附子为各12 g，6剂。

六诊：咳嗽、气喘未再发作，手足温和，仍口腻，以前方变全栝楼为30 g，6剂。

七诊：咳嗽、气喘未再发作，又以前方治疗60余剂，诸症消除。

余诊：之后，又以前方治疗30余剂，经复查各项指标基本正常。随访1年，一切尚好。

【用方体会】根据咳嗽、痰多色白辨为寒；再根据大便干结、口苦辨为寒夹热；因胸中胀闷辨为痰气郁滞；又因脉沉弱辨为虚，以此辨为肺寒郁结夹热证。方以小青龙汤温肺散寒，宣降肺气；以小承气汤清泻热结；以附子栝楼汤温通散寒，行气宽胸，清热化痰；以藜芦人参汤益气化痰；以甘草海藻汤益气软坚化痰。方药相互为用，以取其效。

【特别提示】处方中藜芦与红参相互为用，旨在倍增益气息风化痰之功；藜芦与细辛相互为用，旨在倍增温宣息风化痰之功；藜芦与白芍相互为用，旨在倍增补血通泄、息风化痰之功；制附子与生半夏相互为用，旨在倍增温阳化瘀化痰之功；制附子与全栝楼相互为用，旨在倍增温阳清热化痰之功；炙甘草与海藻相互为用，旨在益气软坚。

十七、矽肺、支气管哮喘

焦某，男，53岁，南阳人，有多年矽肺、支气管哮喘病史，近由病友介绍前来诊治。

刻诊：咳嗽，哮喘，咯痰不利，胸闷，轻微胸痛，头昏，头胀，倦怠乏力，动则气喘，失眠，大便干结，手足不温，心悸，气短，不思饮食，盗汗，口干不欲饮水，舌红少苔，脉沉细弱。

［辨证施治］辨为肺气阴两虚夹寒证；治当益气滋阴，温阳化痰。

［处方］给予麦门冬汤、麻杏石甘汤、百合知母汤、附子栝楼汤与附子天花粉汤合方：麦冬170 g，生半夏24 g，红参10 g，粳米12 g，麻黄12 g，杏仁10 g，石膏24 g，百合15 g，知母10 g，天花粉12 g，制附子10 g，全栝楼24 g，生姜15 g，大枣12枚，炙甘草10 g。6剂，以水1 000~1 200 mL，浸泡30 min，大火烧开，小火煎煮50 min，去滓取药液，每日分早、中、晚3次服。

二诊：咳嗽、哮喘略有减轻，大便正常，仍失眠，以前方加龙骨30 g，6剂。

三诊： 咳嗽、哮喘较前又有减轻，大便略溏，以前方变麦冬为100 g，6剂。

四诊： 咳嗽、哮喘较前又有减轻，大便正常，仍胸闷，以前方变全栝楼为30 g，6剂。

五诊： 咳嗽、哮喘明显减轻，仍手足不温，以前方变制附子为12 g，6剂。

六诊： 仍倦怠乏力，手足较前温和，以前方变红参为12 g，6剂。

七诊： 诸症基本趋于缓解，又以前方治疗180余剂，诸症消除。

余诊： 之后，又以前方巩固治疗效果。随访2年，一切尚好。

【用方体会】 根据咳嗽、舌红少苔辨为阴虚；再根据倦怠乏力辨为气虚；因手足不温辨为寒；又因咯痰不利辨为痰阻，以此辨为肺气阴两虚夹寒证。方以麦门冬汤滋补肺阴，补益肺气，降逆化痰；以麻杏石甘汤宣降肺气；以百合知母汤滋肺阴清肺热；以附子栝楼汤温通散寒，行气宽胸，清热化痰；以附子天花粉汤温阳益阴。方药相互为用，以取其效。

【特别提示】 处方中制附子与生半夏相互为用，旨在倍增温阳化瘀化痰之功；制附子与全栝楼相互为用，旨在倍增温阳清热化痰之功；制附子与天花粉相互为用，旨在倍增温阳化瘀、清热益阴之功。

十八、肺结核

梁某，男，60岁，河南人，3年前经检查诊断为肺结核，在郑州、北京等地治疗，对抗结核类西药均耐药，近由病友介绍前来诊治。

刻诊： 咳嗽，气喘，咯痰色黄，胸闷，盗汗，潮热，头胀，倦怠乏力，动则气喘，手足烦热，心烦，情绪低落，不思饮食，口苦，舌质红，苔薄白夹黄，脉沉弱。

［**辨证施治**］辨为肺气阴两虚夹郁热证；治当益气滋阴，温阳化痰，清热调气。

［**处方**］给予麦门冬汤、小柴胡汤、附子贝母汤、藜芦人参汤与附子栝楼汤合方：麦冬170 g，生半夏24 g，红参10 g，粳米12 g，柴胡24 g，

黄芩10 g，制附子10 g，全栝楼24 g，浙贝母10 g，藜芦1.5 g，生姜15 g，大枣12枚，炙甘草10 g。6剂，以水1 000~1 200 mL，浸泡30 min，大火烧开，小火煎煮50 min，去滓取药液，每日分早、中、晚3次服。

二诊：咳嗽、气喘减轻，仍胸闷，以前方加陈皮30 g，6剂。

三诊：咳嗽、气喘较前又有减轻，大便溏泄，以前方变麦冬为100 g，6剂。

四诊：咳嗽、气喘较前又有减轻，大便正常，仍盗汗，以前方加牡蛎30 g，6剂。

五诊：咳嗽、气喘基本消除，仍情绪低落，以前方加枳实12 g，6剂。

六诊：盗汗、潮热基本消除，手足烦热明显减轻，大便溏泄，以前方变麦冬为80 g，6剂。

七诊：诸症基本趋于缓解，又以前方治疗150余剂，诸症消除。

余诊：之后，又以前方100余剂，经复查结核转阴。随访1年，一切尚好。

【用方体会】根据咳嗽、舌红少苔辨为阴虚；再根据咳嗽、倦怠乏力辨为气虚；因手足烦热辨为热；又因情绪低落辨为气郁；复因口苦、舌质红辨为郁热；更因苔白夹黄辨为寒热夹杂，以此辨为肺气阴两虚夹郁热证。方以麦门冬汤滋补肺阴，补益肺气，降逆化痰；以小柴胡汤益气清热调气；以附子贝母汤温肺润肺益阴；以附子栝楼汤温通散寒，行气宽胸；以藜芦人参汤益气息风化痰。方药相互为用，以取其效。

【特别提示】处方中藜芦与红参相互为用，旨在倍增益气息风化痰之功；制附子与生半夏相互为用，旨在倍增温阳化瘀化痰之功；制附子与全栝楼相互为用，旨在倍增温阳清热化痰之功；制附子与浙贝母相互为用，旨在倍增温阳润肺化痰之功。

十九、特发性肺动脉高压

梁某，男，43岁，河南人，5年前经检查诊断为特发性肺动脉高压，近由病友介绍前来诊治。

刻诊：气喘，吸气不畅，胸中烦热，时有胸痛如针刺，头晕目眩，时有咯血，心悸，恶心，呕吐，声音嘶哑，下肢水肿，耳鸣，手足不温，倦怠乏力，肌肉颤抖，口渴不欲饮水，舌质暗淡夹瘀紫，苔白腻夹黄，脉沉弱。

［**辨证施治**］辨为寒瘀夹热，风痰夹虚证；治当温肾降逆，活血化瘀，益气清宣，息风化痰。

［**处方**］给予天雄散、桂枝茯苓丸、麻杏石甘汤、小半夏汤与藜芦人参汤合方：麻黄12 g，杏仁10 g，石膏24 g，桂枝20 g，茯苓20 g，桃仁20 g，牡丹皮20 g，白芍20 g，制附子10 g，白术24 g，龙骨24 g，生半夏24 g，红参10 g，藜芦1.5 g，生姜24 g，大枣12枚，炙甘草10 g。6剂，以水1 000~1 200 mL，浸泡30 min，大火烧开，小火煎煮50 min，去滓取药液，每日分早、中、晚3次服。

二诊：吸气不畅、气喘略有减轻，仍胸中烦热，以前方变石膏为50 g，6剂。

三诊：吸气不畅、气喘较前又有减轻，胸中烦热好转，仍吸气不畅，以前方变红参为12 g，6剂。

四诊：吸气不畅、气喘较前又有减轻，未再出现头晕目眩，仍有下肢水肿，以前方变茯苓为30 g，6剂。

五诊：吸气不利、气喘较前又有减轻，恶心、呕吐消除，以前方变生半夏为12 g，6剂。

六诊：吸气不利、气喘较前明显缓解，声音嘶哑消除，仍有耳鸣，以前方变龙骨为50 g，6剂。

七诊：诸症基本趋于缓解，又以前方治疗160余剂，诸症消除。

余诊：之后，又以前方60余剂，经复查各项指标基本恢复正常。随访2年，一切尚好。

【**用方体会**】根据气喘、胸中烦热辨为肺热；再根据胸痛如针刺、舌质暗夹瘀紫辨为瘀；因手足不温辨为寒；又因吸气不畅、倦怠乏力辨为肾不摄纳；复因恶心呕吐、苔腻辨为痰气上逆；更因肌肉颤抖辨为风，以此辨为寒瘀夹热，风痰夹虚证。方以麻杏石甘汤清宣肺气，降泄浊气；以桂枝茯苓丸活血化瘀；以小半夏汤降逆燥湿化痰；以天雄散温肾摄纳；以藜芦人参汤益气息风化痰。方药相互为用，以取其效。

【特别提示】处方中藜芦与红参相互为用，旨在倍增益气息风化痰之功；藜芦与白芍相互为用，以增强益气化痰之功；制附子与生半夏相互为用，旨在倍增温阳化瘀化痰之功。

二十、结核性胸膜炎

许某，男，33岁，河南人，2年前经检查诊断为结核性胸膜炎，服用中西药未能有效控制病情，近由病友介绍前来诊治。

刻诊：干咳无痰，胸痛如针刺，胸胁沉闷痞硬，情绪低落，时时发热，时时怕冷，盗汗，潮热，呼吸不畅，倦怠乏力，大便干结，不欲饮食，口渴不欲饮水，舌质暗淡夹瘀紫，苔腻黄白夹杂，脉沉弱。

［**辨证施治**］辨为阴虚瘀血，寒热郁虚证；治当滋阴活血，清热温通，行气益气。

［**处方**］给予麦门冬汤、四逆散、失笑散、附子天花粉汤与甘草海藻汤合方：麦冬170 g，红参10 g，生半夏12 g，柴胡12 g，枳实12 g，白芍12 g，制附子10 g，天花粉12 g，海藻24 g，五灵脂10 g，蒲黄10 g，粳米12 g，生姜24 g，大枣12枚，炙甘草10 g。6剂，以水1 000~1 200 mL，浸泡30 min，大火烧开，小火煎煮50 min，去滓取药液，每日分早、中、晚3次服。

二诊：干咳、胸痛减轻，仍情绪低落，以前方变柴胡、枳实、白芍为各15 g，6剂。

三诊：干咳、胸痛较前又有减轻，大便正常，仍盗汗，以前方变白芍为30 g，6剂。

四诊：干咳、胸痛基本消除，未再出现时时发热、时时怕冷，大便溏泄，以前方变麦冬为100 g，6剂。

五诊：盗汗、潮热基本消除，仍倦怠乏力，以前方变红参为12 g，6剂。

六诊：大便正常，情绪低落明显好转，仍胸胁痞硬，以前方变天花粉为30 g，6剂。

七诊：诸症基本消除，又以前方治疗150余剂，诸症消除。

余诊：之后，又以前方50余剂，经复查结核菌素转阴。随访1年，一切尚好。

【用方体会】根据干咳、盗汗、潮热辨为阴虚；再根据胸痛如针刺、舌质暗夹瘀紫辨为瘀；因胸胁沉闷辨为痰；又因倦怠乏力辨为虚；复因情绪低落辨为气郁；更因口渴不欲饮水、苔腻黄白夹杂辨为寒热夹杂，以此辨为阴虚瘀血，寒热郁虚证。方以麦门冬汤益气滋阴，降泄浊逆；以四逆散调理气机；以失笑散活血化瘀；以附子天花粉汤温阳散寒，益阴生津；以甘草海藻汤益气软坚散结。方药相互为用，以取其效。

【特别提示】处方中制附子与生半夏相互为用，旨在倍增温阳化瘀化痰之功；制附子与天花粉相互为用，旨在倍增温阳化瘀、清热益阴之功；炙甘草与海藻相互为用，旨在倍增益气软坚散结之功；五灵脂与红参相互为用，旨在倍增益气活血之功。

二十一、小儿支气管哮喘

尚某，男，6岁，河南人，其母代诉，2岁时因感冒演变为小儿支气管哮喘，多次住院及门诊治疗均未能有效控制症状，近由病友介绍前来诊治。

刻诊：咳嗽，哮喘，夜间或受凉加重，喉中痰鸣，手足不温，怕冷，口干不欲饮水，倦怠乏力，舌质淡红，苔白腻夹黄，脉沉弱。

[辨证施治]辨为肺寒气虚夹热证；治当益气散寒，宣降肺气，兼清郁热。

[处方]给予小青龙汤、附子天花粉汤、桔梗汤、理中丸与藜芦人参汤合方：麻黄10 g，桂枝12 g，生半夏12 g，五味子12 g，干姜10 g，细辛10 g，白芍10 g，制附子10 g，天花粉12 g，红参10 g，白术10 g，藜芦1.5 g，桔梗12 g，生姜10 g，大枣12枚，炙甘草10 g。6剂，以水1 200 mL，浸泡30 min，大火烧开，小火煎煮50 min，去滓，取上浮药液300 mL，每日分早、中、晚3次服。

二诊： 咳嗽、哮喘略有减轻，仍手足不温，以前方变制附子、干姜为各12 g，6剂。

三诊： 咳嗽、哮喘较前又有减轻，手足温和，仍喉中痰鸣，以前方变麻黄为15 g，6剂。

四诊： 喉中痰鸣基本消除，怕冷明显好转，仍口干，以前方变天花粉为30 g，6剂。

五诊： 咳嗽、哮喘未再出现，仍倦怠乏力，以前方变红参为12 g，6剂。

六诊： 诸症基本消除，又以前方治疗100余剂，诸症消除。

余诊： 之后，又以前方30余剂，巩固疗效。随访1年，一切尚好。

【用方体会】 根据咳嗽、哮喘，夜间或受凉加重辨为寒；再根据倦怠乏力、脉沉弱辨为虚；因喉中痰鸣辨为痰；又因口干不欲饮水、苔黄白夹杂辨为寒热夹杂，以此辨为肺寒气虚夹热证。方以小青龙汤温肺散寒，宣降化痰；以附子天花粉汤温阳益阴；以桔梗汤清热宣肺利咽；以理中丸温中益气；以藜芦人参汤益气化痰息风。方药相互为用，以取其效。

【特别提示】 处方中藜芦与红参相互为用，旨在倍增益气息风化痰之功；藜芦与细辛相互为用，旨在倍增温宣息风化痰之功；藜芦与白芍相互为用，旨在倍增补血通泄、息风化痰之功；制附子与生半夏相互为用，旨在倍增温阳化瘀化痰之功；制附子与天花粉相互为用，旨在倍增温阳化瘀、清热益阴之功。

二十二、慢性支气管炎、气管支气管软骨炎

马某，男，66岁，河南人，有30年慢性支气管炎病史，4年前经检查又诊断为气管支气管软骨炎，服用中西药未能有效控制症状，近由病友介绍前来诊治。

刻诊： 咳嗽，气喘，受凉加重，咳痰色黄，胸闷憋胀，气短，声音嘶哑，手足颤抖，全身怕冷，倦怠乏力，口苦口腻，舌质淡红，苔黄厚腻，脉沉弱。

［辨证施治］ 辨为肺寒气虚夹痰热证；治当益气散寒，宣降肺气，

清热化痰。

［处方］给予小青龙汤、小陷胸汤、乌头花粉汤、桔梗汤与藜芦人参汤合方：麻黄10 g，桂枝12 g，生半夏12 g，五味子12 g，干姜10 g，细辛10 g，白芍10 g，全栝楼30 g，黄连3 g，制川乌10 g，天花粉12 g，红参10 g，藜芦1.5 g，桔梗12 g，生姜10 g，大枣12枚，炙甘草10 g。6剂，以水1 200 mL，浸泡30 min，大火烧开，小火煎煮50 min，去滓取药液，每日分早、中、晚3次服。

二诊：咳嗽、气喘略有减轻，仍手足颤抖，以前方变藜芦为3 g，6剂。

三诊：咳嗽、气喘较前又有减轻，手足颤抖较前好转，仍咳痰色黄，以前方变黄连为10 g，6剂。

四诊：咳嗽、气喘较前又有减轻，仍胸闷憋胀，以前方加陈皮30 g，6剂。

五诊：咳嗽、气喘基本消除，仍声音嘶哑，以前方变桔梗为30 g，6剂。

六诊：咳痰色黄基本消除，全身怕冷明显减轻，仍倦怠乏力，以前方变红参为12 g，6剂。

七诊：诸症基本趋于缓解，又以前方治疗120余剂，诸症消除。

余诊：之后，又以前方70余剂巩固治疗效果。随访1年，一切尚好。

【用方体会】根据咳嗽、气喘，受凉加重辨为寒；再根据咳痰色黄、口苦口腻辨为痰热；因倦怠乏力、脉沉弱辨为气虚；又因声音嘶哑、手足颤抖辨为风痰蕴结，以此辨为肺寒气虚夹痰热证。方以小青龙汤温肺散寒，宣降化痰；以小陷胸汤清热燥湿化痰；以乌头花粉汤温阳散寒，清热益阴；以桔梗汤清热宣肺利咽；以藜芦人参汤益气化痰息风。方药相互为用，以取其效。

【特别提示】处方中藜芦与红参相互为用，旨在倍增益气息风化痰之功；藜芦与细辛相互为用，旨在倍增温宣息风化痰之功；藜芦与白芍相互为用，旨在倍增补血通泄、息风化痰之功；制川乌与生半夏相互为用，旨在倍增温阳化瘀化痰之功；制川乌与全栝楼相互为用，旨在倍增温阳化瘀、清热化痰之功；制川乌与天花粉相互为用，旨在倍增温阳化瘀、清热益阴之功。

第二节　经方合方“十八反”配伍辨治心血管系病变

一、心律不齐、频发性室性期前收缩、二尖瓣反流（中度）、高脂血症

谢某，男，53岁，河南人，有多年心律不齐、频发性室性期前收缩、二尖瓣反流（中度）、高脂血症病史，近由病友介绍前来诊治。

刻诊：心悸，心烦，时时心痛，手脚心发热，盗汗，夜尿频，后背发紧，手腕酸，腹冷，怕冷，手足不温，倦怠乏力，口苦，舌质淡红，苔腻黄白夹杂，脉沉弱。

［**辨证施治**］辨为湿热阴虚，阳虚风痰证；治当清热益阴，益气温阳，息风化痰。

［**处方**］给予炙甘草汤、半夏泻心汤、藜芦甘草汤与附子栝楼汤合方：生半夏12 g，黄芩10 g，黄连3 g，红参10 g，干姜10 g，麻仁10 g，麦冬12 g，生地黄50 g，阿胶珠6 g，桂枝10 g，制附子10 g，藜芦1.5 g，全栝楼24 g，生姜10 g，大枣30 g，炙甘草15 g。6剂，以水1 000~1 200 mL，白酒10 mL，浸泡30 min，大火烧开，小火煎煮50 min，去滓取药液，每日分早、中、晚3次服。

二诊：心悸、心烦略有减轻，仍口苦，以前方变黄连为10 g，6剂。

三诊：心悸、心烦较前又有减轻，仍尿频，以前方变制附子为12 g，6剂。

四诊：怕冷、腹冷、手足不温较前减轻，口苦基本消除，仍倦怠乏力，以前方变红参为12 g，6剂。

五诊：心悸、心烦、心痛基本消除，仍苔腻，以前方变藜芦为3 g，6剂。

六诊：手脚心发热消除，口苦未再出现，尿频减少，以前方6剂继服。

七诊：诸症较前均有明显好转，又以前方治疗150余剂，经复查，

频发性室性期前收缩消除，心律正常，二尖瓣反流（轻度），高脂血症消除。

随访1年，一切尚好。

【用方体会】根据心悸、心烦、口苦辨为湿热；再根据怕冷、手足不温辨为阳虚；因手脚心发热、盗汗辨为阴虚；又因倦怠乏力辨为气虚；更因苔腻辨为痰，以此辨为湿热阴虚，阳虚风痰证。方以炙甘草汤益气温阳，补血益阴；以半夏泻心汤清热燥湿，益气降逆；以附子栝楼汤温阳清热化痰；以藜芦甘草汤益气息风化痰。方药相互为用，以取其效。

【特别提示】处方中藜芦与红参相互为用，旨在倍增益气息风化痰之功；制附子与生半夏相互为用，旨在倍增温阳化瘀化痰之功；制附子与全栝楼相互为用，旨在倍增温阳化瘀、清热化痰之功。

二、心脏支架术后仍心痛、胸闷、气短

梁某，男，45岁，河南人，有多年心脏病病史，1年前因心血管堵塞进行心脏支架手术后仍心痛、胸闷、气短，服用中西药未能有效控制症状，近由病友介绍前来诊治。

刻诊：心痛，受凉加重，胸闷，气短，手脚怕冷，自汗，倦怠乏力，失眠多梦，四肢肌肉瞤动，口苦口腻，舌质淡红，苔腻黄白夹杂，脉沉弱。

［**辨证施治**］辨为阳虚湿热，心神不固，风痰浸淫证；治当温阳清热，益气安神，息风化痰。

［**处方**］给予乌头汤、半夏泻心汤、桂枝加龙骨牡蛎汤、藜芦甘草汤与附子天花粉汤合方：生半夏12 g，黄连3 g，黄芩10 g，干姜10 g，红参10 g，制川乌10 g，麻黄10 g，生白芍10 g，黄芪10 g，桂枝10 g，龙骨30 g，牡蛎30 g，藜芦1.5 g，天花粉12 g，生附子3 g，生甘草10 g。6剂，以水1 000~1 200 mL，浸泡30 min，大火烧开，小火煎煮50 min，去滓取药液，每日分早、中、晚3次服。

二诊：心痛、胸闷减轻，仍气短，以前方变红参为12 g，6剂。

三诊：心痛、胸闷较前又有减轻，气短好转，仍怕冷，以前方变生

附子为5 g，6剂。

四诊：心痛、胸闷基本消除，怕冷明显好转，以前方变生附子为3 g，6剂。

五诊：失眠、多梦基本消除，仍肌肉瞤动，以前方变藜芦为2.5 g，6剂。

六诊：诸症基本消除，以前方6剂继服。

七诊：诸症消除，又以前方治疗50余剂。

随访1年，一切尚好。

【用方体会】根据心痛，受凉加重，胸闷辨为阳虚；再根据失眠多梦辨为心神不固；因口苦口腻辨为湿热；又因倦怠乏力辨为气虚；更因四肢肌肉瞤动辨为风痰，以此辨为阳虚湿热，心神不固，风痰浸淫证。方以乌头汤温阳散寒，宣通经脉；以半夏泻心汤清热燥湿，益气降逆；以桂枝加龙骨牡蛎汤益气固涩安神；以附子天花粉汤清热益阴；以藜芦甘草汤益气息风化痰。方药相互为用，以取其效。

【特别提示】处方中藜芦与红参相互为用，旨在倍增益气息风化痰之功；藜芦与生白芍相互为用，旨在倍增补血通泄、息风化痰之功；制川乌与生半夏相互为用，旨在倍增温通化瘀化痰之功；生附子与生半夏相互为用，旨在倍增温阳消癥化痰之功；生附子与天花粉相互为用，旨在倍增温阳益阴之功；制川乌与天花粉相互为用，旨在倍增温通化瘀、清热益阴之功。

三、冠心病、心肌缺血、颈椎增生

许某，男，59岁，河南人，有多年冠心病、心肌缺血病史，3年前经检查又诊断出颈椎增生，服用中西药未能有效控制症状，近由病友介绍前来诊治。

刻诊：心痛，心悸，心胸烦热，胸闷气塞，手足怕冷，倦怠乏力，手臂肌肤似有虫行，头痛，头沉，颈项活动不利，口苦口腻，舌质红，苔黄腻夹白，脉沉弱。

［辨证施治］辨为湿热夹寒，气虚风痰证；治当清热燥湿，补益心

气，息风化痰。

［**处方**］给予半夏泻心汤、乌头汤、橘枳姜汤、藜芦甘草汤与附子天花粉汤合方：生半夏12 g，黄芩10 g，红参10 g，黄连3 g，干姜10 g，制川乌10 g，麻黄10 g，黄芪10 g，生白芍20 g，制附子6 g，天花粉24 g，藜芦1.5 g，陈皮50 g，枳实10 g，生姜15 g，大枣12枚，炙甘草10 g。6剂，以水1 000~1 200 mL，浸泡30 min，大火烧开，小火煎煮50 min，去滓取药液，每日分早、中、晚3次服。

二诊：心痛、心悸减轻，仍手足怕冷，以前方变制附子为10 g，6剂。

三诊：心痛、心悸较前又有减轻，怕冷好转，仍心胸烦热，以前方变黄连为10 g，6剂。

四诊：头痛、头沉基本消除，心痛、心悸较前又有减轻，心胸烦热好转，以前方6剂继服。

五诊：胸闷气塞明显好转，仍手臂肌肤似有虫行，以前方变藜芦为3 g，6剂。

六诊：胸闷气塞基本消除，颈项活动明显好转，以前方6剂继服。

七诊：诸症基本消除，又以前方治疗120余剂，诸症消除。

随访1年，一切尚好。

【**用方体会**】根据心痛、心悸、心胸烦热辨为郁热；再根据口苦口腻、头沉辨为湿热；因倦怠乏力、脉沉弱辨为气虚；又因手足怕冷辨为寒；更因手臂肌肤如虫行、苔腻辨为风痰，以此辨为湿热夹寒，气虚风痰证。方以半夏泻心汤清热燥湿，益气降逆；乌头汤温阳散寒，宣通经脉；以橘枳姜汤行气宽胸降逆；以附子天花粉汤清热益阴柔筋；以藜芦甘草汤益气息风化痰。方药相互为用，以取其效。

【**特别提示**】处方中藜芦与红参相互为用，旨在倍增益气息风化痰之功；藜芦与生白芍相互为用，旨在倍增补血通泄、息风化痰之功；制川乌与生半夏相互为用，旨在倍增温通化瘀化痰之功；制附子与生半夏相互为用，旨在倍增温阳化瘀化痰之功；制附子与天花粉相互为用，旨在倍增温阳化瘀、清热益阴之功；制川乌与天花粉相互为用，旨在倍增温通化瘀、清热益阴之功。

四、心律失常、阵发性房颤、高血压、冠状动脉粥样硬化

郑某，男，68岁，河南人，4年前经检查诊断为心律失常、阵发性房颤、高血压2级、冠状动脉粥样硬化，服用中西药未能有效控制症状，近由病友介绍前来诊治。

刻诊： 心悸，心胸烦热，头晕，头痛，头沉，手足怕冷，倦怠乏力，盗汗，口苦口腻，舌红少苔，脉沉弱。

［**辨证施治**］辨为寒热夹痰，阴阳俱虚证；治当清热化痰，滋阴温阳。

［**处方**］给予半夏泻心汤、炙甘草汤、四逆汤与附子栝楼汤合方：生半夏12 g，黄芩10 g，黄连3 g，红参10 g，生地黄50 g，阿胶珠6 g，火麻仁12 g，麦冬12 g，桂枝10 g，生附子5 g，全栝楼24 g，干姜10 g，龙骨30 g，牡蛎30 g，生姜10 g，大枣20枚，炙甘草12 g。6剂，以水1 000~1 200 mL，白酒10 mL，浸泡30 min，大火烧开，小火煎煮50 min，去滓取药液，每日分早、中、晚3次服。

二诊： 心悸、头晕减轻，仍心胸烦热，以前方变黄连为10 g，6剂。

三诊： 心悸、头晕较前又有减轻，仍倦怠乏力，以前方变红参为12 g，6剂。

四诊： 心悸、头晕较前又有明显减轻，仍手足怕冷，以前方变干姜为15 g，6剂。

五诊： 倦怠乏力明显好转，仍口苦，以前方变黄连、黄芩为各15 g，6剂。

六诊： 心胸烦热基本消除，血压正常，手足怕冷明显好转，以前方6剂继服。

七诊： 诸症基本消除，阵发性房颤未再发作，又以前方治疗150余剂，诸症消除，经复查各项指标基本正常。

随访1年，一切尚好。

【**用方体会**】根据心悸、心胸烦热、口苦辨为湿热；再根据头晕、头沉辨为痰浊；因倦怠乏力、脉沉弱辨为气虚；又因手足怕冷辨为阳虚；更因舌红少苔、盗汗辨为阴虚，以此辨为寒热夹痰，阴阳俱虚证。

方以半夏泻心汤清热燥湿，益气降逆；以炙甘草汤滋补阴血，温补阳气；以四逆汤温阳益气散寒；以附子栝楼汤温阳清热化痰。方药相互为用，以取其效。

【特别提示】处方中生附子与生半夏相互为用，旨在倍增温阳消癥化痰之功；生附子与全栝楼相互为用，旨在倍增温阳消癥、清热化痰之功。

五、高血压、下肢动脉硬化性闭塞症

杨某，男，57岁，河南人，有多年高血压病史，3年前下肢冰冷，经检查诊断为下肢动脉硬化性闭塞症，服用中西药未能有效控制症状，近由病友介绍前来诊治。

刻诊：下肢冰冷，受凉加重，间歇性跛行，活动后倦怠乏力，肢体酸困、沉重、疼痛、麻木，休息后缓解，经常下肢溃烂，经久不愈合，口苦口干，舌质红，苔腻黄白夹杂，脉沉弱。

[辨证施治]辨为阳虚夹风，湿热夹痰证；治当温阳化痰，清热燥湿，益气息风。

[处方]给予赤丸、半夏泻心汤、附子天花粉汤与藜芦甘草汤合方：制川乌6 g，生半夏12 g，茯苓12 g，细辛3 g，黄芩10 g，黄连3 g，红参10 g，干姜10 g，制附子10 g，天花粉12 g，藜芦1.5 g，生姜10 g，大枣20枚，炙甘草10 g。6剂，以水1 000~1 200 mL，浸泡30 min，大火烧开，小火煎煮50 min，去滓取药液，每日分早、中、晚3次服。

二诊：下肢冰冷略微减轻，仍口苦，以前方变黄连为6 g，6剂。

三诊：下肢冰冷较前又有减轻，仍口苦，以前方变黄连为10g，6剂。

四诊：下肢冰冷较前又有明显减轻，仍肢体麻木，以前方变藜芦为2.5 g，6剂。

五诊：间歇性跛行较前次数明显减少，仍倦怠乏力，血压基本正常，以前方变红参为12 g，6剂。

六诊：间歇性跛行较前次数又有明显减少，血压基本正常，下肢冰冷明显好转，仍口干，以前方变天花粉为24 g，6剂。

七诊：下肢溃烂完全愈合，又以前方治疗120余剂，诸症消除，经复查各项指标基本正常。

随访1年，一切尚好。

【用方体会】根据下肢冰冷，受凉加重辨为寒；再根据肢体酸困沉重辨为痰湿；因倦怠乏力、脉沉弱辨为气虚；又因肢体麻木辨为风；更因口干、舌质红辨为热伤阴津，以此辨为阳虚夹风，湿热夹痰证。方以赤丸温化寒痰；以半夏泻心汤清热燥湿，益气降逆；以附子天花粉汤清热益气化阴；以藜芦甘草汤益气息风化痰。方药相互为用，以取其效。

【特别提示】处方中藜芦与红参相互为用，旨在倍增益气息风化痰之功；藜芦与细辛相互为用，旨在倍增温通化痰之功；制川乌与生半夏相互为用，旨在倍增温通化瘀化痰之功；制附子与生半夏相互为用，旨在倍增温阳消癥化痰之功；制附子与天花粉相互为用，旨在倍增温阳化瘀、清热益阴之功；制川乌与天花粉相互为用，旨在倍增温通化瘀、清热益阴之功。

六、慢性心力衰竭

马某，男，57岁，河南人，有多年扩张型心肌病病史，3年前至今反复出现心力衰竭，服用中西药未能有效控制症状，近由病友介绍前来诊治。

刻诊：心悸，气喘，胸闷，腹胀，全身水肿，手足不温，恶心，呕吐，头晕目眩，大便溏泄，倦怠乏力，身体颤抖，舌质淡，苔白腻夹黄，脉沉弱。

［辨证施治］辨为心肺阳虚痰水证；治当温阳散寒，燥湿化痰。

［处方］给予茯苓四逆汤、小半夏加茯苓汤、附子栝楼汤与藜芦甘草汤合方：生附子5 g，干姜5 g，茯苓12 g，红参3 g，生半夏24 g，麻黄10 g，桂枝6 g，杏仁15 g，制附子10 g，全栝楼24 g，藜芦1.5 g，生姜24 g，大枣12枚，炙甘草10 g。6剂，以水1 000~1 200 mL，浸泡30 min，大火烧开，小火煎煮50 min，去滓取药液，每日分早、中、晚3次服。

二诊：水肿减轻，手足较前温和，仍倦怠乏力，以前方变红参为10 g，6剂。

三诊：水肿较前又有减轻，仍腹胀，以前方加陈皮30 g，6剂。

四诊：水肿基本消除，仍大便溏泄，以前方变干姜为10 g，6剂。

五诊：头晕目眩基本消除，仍气喘、胸闷，以前方变红参为12 g，全栝楼为30 g，6剂。

六诊：大便正常，水肿消退，仍腹胀，以前方变陈皮为50 g，6剂。

七诊：诸症基本消除，又以前方治疗100余剂，经检查慢性心力衰竭各科指标基本恢复正常。

余诊：以前方为基础方并加减变化继续调理扩张型心肌病。随访2年，一切尚好。

【用方体会】根据心悸、手足不温辨为阳虚；再根据恶心、呕吐辨为痰浊气逆；因倦怠乏力、脉沉弱辨为气虚；又因全身水肿辨为水气内停；更因头晕目眩、身体颤抖辨为风痰，以此辨为心肺阳虚痰水证。方以茯苓四逆汤益气安神，温阳散寒；以小半夏加茯苓汤温阳降逆，燥湿化痰；以附子栝楼汤温阳清热化痰；以藜芦甘草汤益气息风化痰。方药相互为用，以取其效。

【特别提示】处方中藜芦与红参相互为用，旨在倍增益气息风化痰之功；制附子与生半夏相互为用，旨在倍增温通化痰之功；生附子与生半夏相互为用，旨在倍增温阳消癥化痰之功；制附子与全栝楼相互为用，旨在倍增温阳化瘀、清热益阴之功；生附子与全栝楼相互为用，旨在倍增温通化阴之功。

七、病态窦房结综合征

郑某，女，67岁，河南人，有多年冠心病病史，2年前经检查又有病态窦房结综合征，服用中西药未能有效控制症状，近由病友介绍前来诊治。

刻诊：心悸，头晕，时有昏厥，失眠，健忘，手臂肌肤麻木，倦怠乏力，手足不温，急躁易怒，咽喉不利，小便不利，口苦，舌质淡，苔白腻夹黄，脉沉弱。

［辨证施治］辨为气虚夹郁，湿热夹风证；治当益气温阳，疏肝解

郁，清热燥湿，息风化痰。

［**处方**］给予小柴胡汤、桂枝加龙骨牡蛎汤、附子贝母汤与藜芦甘草汤合方：柴胡24 g，黄芩10 g，红参10 g，生半夏12 g，桂枝10 g，白芍10 g，龙骨30 g，牡蛎30 g，制附子10 g，浙贝母10 g，藜芦1.5 g，生姜10 g，大枣12枚，炙甘草10 g。6剂，以水1 000~1 200 mL，浸泡30 min，大火烧开，小火煎煮50 min，去滓取药液，每日分早、中、晚3次服。

二诊：心悸减轻，仍头晕，未再出现昏厥，以前方变红参为12 g，6剂。

三诊：心悸较前又有减轻，头晕好转，仍咽喉不利，以前方加桔梗24 g，6剂。

四诊：心悸、头晕较前明显减轻，仍手臂肌肤麻木，以前方变藜芦为2.5 g，6剂。

五诊：倦怠乏力基本消除，仍手温不足，以前方变制附子为12 g，6剂。

六诊：手臂肌肤麻木基本消除，仍口苦，以前方变黄芩为15 g，6剂。

七诊：诸症基本趋于缓解，又以前方治疗60余剂，诸症悉除。

随访1年，一切尚好。

【**用方体会**】根据心悸、头晕、倦怠乏力辨为气虚；再根据手足不温辨为寒；因急躁易怒、咽喉不利辨为痰气郁结；又因失眠、健忘辨为心肾不交；更因手臂肌肤麻木、苔腻辨为风痰，以此辨为气虚夹郁，湿热夹风证。方以小柴胡汤疏肝调气，清热温通；以桂枝加龙骨牡蛎汤交通心肾；以附子贝母汤温阳清热利咽；以藜芦甘草汤益气息风化痰。方药相互为用，以取其效。

【**特别提示**】处方中藜芦与红参相互为用，旨在倍增益气息风化痰之功；藜芦与白芍相互为用，旨在倍增补血通泄、息风化痰之功；制附子与浙贝母相互为用，旨在倍增温阳化瘀、通利化痰之功；制附子与生半夏相互为用，旨在倍增温阳化瘀化痰之功。

八、心内膜弹力纤维增生症

许某，女，42岁，河南人，有多年心内膜弹力纤维增生症病史，服用中西药未能有效控制症状，近由病友介绍前来诊治。

刻诊：心悸，心胸烦热，呼吸不利，咳嗽，气喘气急，烦躁不安，呕吐，不欲饮食，口唇暗紫，倦怠乏力，手足不温，怕冷，舌质淡红，苔腻黄白夹杂，脉沉弱。

［**辨证施治**］辨为湿热夹寒，郁瘀夹虚证；治当清热燥湿，行气化瘀，益气温阳。

［**处方**］给予半夏泻心汤、小柴胡汤、麻杏石甘汤、附子白蔹汤与藜芦甘草汤合方：黄连3 g，柴胡24 g，黄芩10 g，干姜10 g，红参10 g，生半夏12 g，麻黄12 g，杏仁10 g，石膏50 g，制附子10 g，白蔹6 g，藜芦1.5 g，生姜10 g，大枣12枚，炙甘草10 g。6剂，以水1 000~1 200 mL，浸泡30 min，大火烧开，小火煎煮50 min，去滓取药液，每日分早、中、晚3次服。

二诊：呼吸不利略有减轻，仍怕冷，以前方变干姜为15 g，6剂。

三诊：呼吸不利较前又有减轻，怕冷好转，仍心胸烦热，以前方变黄连为10 g，6剂。

四诊：怕冷、心胸较前减轻，仍倦怠乏力，以前方变红参为12 g，6剂。

五诊：倦怠乏力较前明显好转，仍有轻微咳嗽，以前方加桔梗24 g，6剂。

六诊：咳嗽、气喘明显好转，仍有轻微烦躁不安，以前方变白蔹为9 g，6剂。

七诊：诸症基本趋于缓解，又以前方治疗80余剂，诸症悉除。

余诊：以前方断断续续巩固治疗，随访3年，一切尚好。

【用方体会】根据心悸、心胸烦热、苔腻辨为湿热；再根据手足不温、怕冷辨为寒；因呕吐、不欲饮食辨为郁结脾胃；又因烦躁不安辨为郁热内结；更因口唇暗紫辨为寒瘀，以此辨为湿热夹寒，郁瘀夹虚证。方以半夏泻心汤清热燥湿，温阳散寒，益气降逆；以小柴胡汤疏肝调气，清热温通；以麻杏石甘汤宣肺降逆，清解郁热；以附子白蔹汤温阳化瘀，清解郁热；以藜芦甘草汤益气息风化痰。方药相互为用，以取其效。

【特别提示】处方中藜芦与红参相互为用，旨在倍增益气息风化痰之功；制附子与生半夏相互为用，旨在倍增温阳化瘀化痰之功；制附子与白蔹相互为用，旨在倍增温阳化瘀解热之功。

九、螺旋体感染性心内膜炎

詹某，男，34岁，河南人，1年前被诊断为螺旋体感染性心内膜炎，服用中西药未能有效控制症状，近由病友介绍前来诊治。

刻诊：发热，关节疼痛，胸痛，盗汗，不思饮食，倦怠乏力，全身酸困沉重，面色不荣，手足不温，怕冷，舌红少苔，脉沉弱。

［**辨证施治**］辨为湿热夹寒，气阴两虚证；治当清热燥湿，温阳散寒，益气滋阴。

［**处方**］给予半夏泻心汤、百合地黄汤、麻杏石甘汤与附子天花粉汤合方：黄连3 g，黄芩10 g，红参10 g，生半夏12 g，干姜10 g，麻黄12 g，杏仁10 g，石膏50 g，制附子10 g，天花粉12 g，生姜10 g，大枣12枚，炙甘草10 g。6剂，以水1 000~1 200 mL，浸泡30 min，大火烧开，小火煎煮50 min，去滓取药液，每日分早、中、晚3次服。

二诊：发热减轻，仍关节疼痛，以前方变天花粉为24 g，6剂。

三诊：发热较前又有减轻，关节疼痛好转，心胸烦热，以前方变黄连为10 g，6剂。

四诊：盗汗基本消除，仍不思饮食，以前方加山楂30 g，6剂。

五诊：发热、关节疼痛基本消除，仍手足不温，以前方变制附子为12 g，6剂。

六诊：全身酸困较前明显好转，仍有胸痛，以前方加川芎24 g，6剂。

七诊：胸痛明显减轻，诸症基本好转，又以前方治疗100余剂，诸症悉除；经复查各项指标基本正常。

随访1年，一切尚好。

【用方体会】根据发热、胸痛、舌红辨为心肺郁热；再根据盗汗、舌红少苔辨为阴虚；因手足不温、怕冷辨为寒；又因倦怠乏力辨为气虚；更因全身酸困沉重辨为湿着，以此辨为湿热夹寒，气阴两虚证。方以半夏泻心汤清热燥湿，温阳散寒，益气降逆；以百合地黄汤滋阴生津清热；以麻杏石甘汤宣肺降逆，清解郁热；以附子天花粉汤温阳散寒，清热益阴。方药相互为用，以取其效。

【特别提示】处方中制附子与生半夏相互为用，旨在倍增温阳化瘀化痰之功；制附子与天花粉相互为用，旨在倍增温阳化瘀、清热益阴之功。

十、扩张型心肌病

李某，女，56岁，河南人，有多年扩张型心肌病病史，服用中西药未能有效控制症状，近由病友介绍前来诊治。

刻诊：心悸，胸闷，气短，咳嗽，气喘，受凉加重，倦怠乏力，肢体水肿，手足麻木不温，怕冷，口渴欲饮热水，舌质淡红，苔白厚腻，脉沉弱。

［**辨证施治**］辨为阳虚痰湿夹热证；治当温阳散寒，燥湿化痰，清解郁热。

［**处方**］给予茯苓四逆汤、赤丸、麻黄汤与藜芦甘草汤合方：茯苓24 g，红参3 g，生附子5 g，干姜5 g，制川乌6 g，生半夏12 g，细辛3 g，麻黄10 g，杏仁15 g，桂枝10 g，藜芦1.5 g，生姜10 g，大枣12枚，炙甘草10 g。6剂，以水1 000~1 200 mL，浸泡30 min，大火烧开，小火煎煮50 min，去滓取药液，每日分早、中、晚3次服。

二诊：怕冷略有减轻，仍倦怠乏力，以前方变红参为10 g，6剂。

三诊：怕冷较前又有减轻，倦怠乏力好转，仍胸闷，以前方加陈皮30 g，6剂。

四诊：咳嗽基本消除，仍气喘，以前方变红参为12 g，6剂。

五诊：倦怠乏力较前明显好转，仍有肢体水肿，以前方加瞿麦24 g，6剂。

六诊：水肿较前基本消退，仍胸闷，以前方变陈皮为45 g，6剂。

七诊：诸症较前均有好转，又以前方治疗150余剂，诸症基本消除。

余诊：以前方变汤剂为散剂，每日分早、中、晚3次服，每次服用6 g。随访1年，一切尚好。

【用方体会】根据心悸、胸闷辨为痰湿阻滞；再根据咳嗽，受凉加重辨为寒；因肢体水肿辨为痰水郁结；又因倦怠乏力辨为气虚；再因手足麻木辨为风痰；更因口渴欲饮热水辨为寒夹热，以此辨为阳虚痰湿夹热证。方以茯苓四逆汤益气利水，温阳散寒；以赤丸温阳散寒，化痰降利；以麻黄汤宣肺降逆，平喘止咳；以藜芦甘草汤益气息风化痰。方药相互为用，以取其效。

【特别提示】处方中藜芦与红参相互为用，旨在倍增益气息风化痰之功；藜芦与细辛相互为用，旨在倍增温宣息风化痰之功；生附子与生半夏相互为用，旨在倍增温阳消癥化痰之功；制川乌与生半夏相互为用，旨在倍增温通化瘀化痰之功。

十一、肥厚型心肌病

程某，男，59岁，河南人，有多年肥厚型心肌病病史，服用中西药未能有效控制症状，近由病友介绍前来诊治。

刻诊：心悸，咳嗽，气喘，动则加重，活动后呼吸困难，心痛，气短，倦怠乏力，头晕，手足冰凉，怕冷，口渴欲饮热水，舌质淡，苔腻黄白夹杂，脉沉弱。

[辨证施治]辨为心肺阳虚夹热证；治当益气温阳，宣通心肺，清解郁热。

[处方]给予小青龙汤、藜芦芍药汤、茯苓四逆汤与附子天花粉汤合方：麻黄10 g，桂枝10 g，细辛10 g，干姜10 g，五味子12 g，生半夏12 g，白芍10 g，茯苓12 g，红参3 g，藜芦1.5 g，生附子5 g，干姜5 g，制附子10 g，天花粉12 g，生姜10 g，大枣12枚，炙甘草10 g。6剂，以水1 000~1 200 mL，浸泡30 min，大火烧开，小火煎煮50 min，去滓取药液，每日分早、中、晚3次服。

二诊：手足冰凉、怕冷减轻，仍倦怠乏力，以前方变红参为6g，6剂。

三诊：手足冰凉、怕冷较前又有减轻，仍倦怠乏力，以前方变红参为10 g，6剂。

四诊：咳嗽、气喘减轻，以前方变红参为12 g，6剂。

五诊：心悸、咳嗽、气喘基本缓解，仍口渴欲饮热水，以前方变天花粉为24 g，6剂。

六诊：口渴欲饮热水较前明显减轻，头晕基本消除，以前方6剂继服。

七诊：诸症较前基本趋于缓解，又以前方治疗200余剂，诸症基本消除。

余诊：以前方继续巩固治疗效果。随访3年，一切尚好。

【用方体会】根据心悸，咳嗽，气喘，动则加重辨为心肺气虚；再根据手足冰凉、怕冷辨为阳虚；因口渴欲饮热水辨为寒夹热；又因苔腻辨为痰，以此辨为心肺阳虚夹热证。方以小青龙汤温肺散寒，益心敛气；以茯苓四逆汤益气温阳散寒；以藜芦芍药汤补血息风化痰；以附子天花粉汤温阳散寒，益阴生津。方药相互为用，以取其效。

【特别提示】处方中藜芦与红参相互为用，旨在倍增益气息风化痰之功；藜芦与细辛相互为用，旨在倍增温宣息风化痰之功；藜芦与白芍相互为用，旨在倍增补血通泄、息风化痰之功；生附子与生半夏相互为用，旨在倍增温阳消癥化痰之功；制附子与生半夏相互为用，旨在倍增温阳化瘀化痰之功；生附子与天花粉相互为用，旨在倍增温阳消癥、清热益阴之功；制附子与天花粉相互为用，旨在倍增温阳化瘀、清热益阴之功。

十二、病毒性心肌炎

夏某，女，24岁，河南人，有5年病毒性心肌炎病史，服用中西药未能有效控制症状，近由病友介绍前来诊治。

刻诊：心悸，胸闷，时有心痛如针刺，全身肌肉关节麻木酸困疼痛，时有咽痛，时有恶心呕吐，大便干结，倦怠乏力，头晕，手足冰凉，怕冷，舌质暗红夹瘀紫，苔白腻夹黄，脉沉弱。

［**辨证施治**］辨为寒痰夹热，瘀阻夹风证；治当益气温阳，活血化瘀，息风化痰。

［**处方**］给予乌头汤、桃核承气汤、藜芦人参汤、附子栝楼汤与小半夏汤合方：制川乌10 g，麻黄10 g，白芍10 g，黄芪10 g，桃仁10 g，桂枝6 g，大黄12 g，芒硝（烊化冲服）6 g，生半夏24 g，制附子10 g，全栝楼24 g，红参10 g，藜芦1.5 g，生姜24 g，大枣12枚，炙甘草10 g。6剂，以水1 000~1 200 mL，浸泡30 min，大火烧开，小火煎煮50 min，去滓取药液，每日分早、中、晚3次服。

二诊：大便通畅，仍心痛，以前方加五灵脂10 g，6剂。

三诊：大便略溏泄，心痛较前减轻，以前方去芒硝，6剂。

四诊：大便正常，仍全身肌肉麻木，以前方变藜芦为2.5 g，6剂。

五诊：全身肌肉关节麻木酸困疼痛明显减轻，怕冷明显好转，仍恶心呕吐，以前方加陈皮30 g，6剂。

六诊：恶心、呕吐基本缓解，仍胸闷，以前方变陈皮为45 g，6剂。

七诊：手足冰凉、怕冷基本消除，以前方6剂继服。

八诊：诸症基本趋于缓解，又以前方治疗80余剂，诸症基本消除，经复查各项指标均在正常范围之内。

随访1年，一切尚好。

【**用方体会**】根据心悸、心痛如针刺辨为瘀；再根据手足冰凉、怕冷辨为寒；因舌质暗红辨为热；又因倦怠乏力辨为虚；复因肌肉麻木辨为风；更因苔黄腻白夹杂辨为寒痰夹热，以此辨为寒痰夹热，瘀阻夹风证。方以乌头汤益气温阳散寒，宣散通络；以桃核承气汤泻热祛瘀；以藜芦人参汤益气息风化痰；以附子栝楼汤温阳散寒，清热化痰；以小半夏汤降逆燥湿化痰。方药相互为用，以取其效。

【**特别提示**】处方中藜芦与红参相互为用，旨在倍增益气息风化痰之功；藜芦与白芍相互为用，旨在倍增补血通泄、息风化痰之功；制附子与生半夏相互为用，旨在倍增温阳化瘀化痰之功；制川乌与生半夏相互为用，旨在倍增温通化瘀化痰之功；制附子与全栝楼相互为用，旨在倍增温阳清热化痰之功；制川乌与全栝楼相互为用，旨在倍增温通清热化痰之功。

十三、高血压性心脏病

刘某，男，74岁，河南人，有多年高血压病史，5年前经检查又诊断为高血压性心脏病，服用中西药未能有效控制症状，近由病友介绍前来诊治。

刻诊：头痛，头晕，头沉，胸闷，气短气急，呼吸不利，心烦，急躁易怒，失眠多梦，肌肉颤抖，倦怠乏力，下肢水肿，小便短少，手足不温，怕冷，口苦，舌质红，苔黄腻夹白，脉沉弱。

［**辨证施治**］辨为郁热夹寒，水气夹风证；治当清热温阳，利水息风。

［**处方**］给予小柴胡汤、真武汤、藜芦人参汤与泽泻汤合方：柴胡24 g，黄芩10 g，红参10 g，生半夏12 g，制附子5 g，茯苓10 g，白芍10 g，白术12 g，泽泻15 g，藜芦1.5 g，生姜10 g，大枣12枚，炙甘草10 g。6剂，以水1 000~1 200 mL，浸泡30 min，大火烧开，小火煎煮50 min，去滓取药液，每日分早、中、晚3次服。

二诊：头痛、头晕略有减轻，仍下肢水肿，以前方变茯苓为20 g，泽泻为30 g，6剂。

三诊：头痛、头晕较前减轻，仍有下肢水肿，以前方变茯苓为30 g，泽泻为50 g，白术为20 g，6剂。

四诊：头痛基本消除，下肢水肿明显消退，仍急躁易怒，以前方变白芍为15 g，加枳实15 g，6剂。

五诊：呼吸通畅，心烦基本消除，仍手足不温，以前方变制附子为10 g，6剂。

六诊：下肢水肿消除，仍肌肉颤抖，以前方变藜芦为2.5 g，6剂。

七诊：胸闷、气急基本消除，仍有头晕，以前方变泽泻为60 g，白术为30 g，白芍为30 g，6剂。

八诊：诸症基本趋于缓解，又以前方治疗150余剂，诸症基本消除，血压正常，心脏症状消失。

随访2年，一切尚好。

【**用方体会**】根据头痛、头晕、舌质红辨为热；再根据手足不温、怕冷辨为寒；因下肢水肿辨为水气；又因倦怠乏力辨为虚；复因急躁易怒辨为郁；更因肌肉颤抖、苔腻辨为风痰，以此辨为郁热夹寒，水气夹风证。方以小柴胡汤清热温阳，调气益气；以真武汤益气温阳，利水敛阴；以藜芦人参汤益气息风化痰；以泽泻汤益气利湿。方药相互为用，以取其效。

【特别提示】处方中藜芦与红参相互为用，旨在倍增益气息风化痰之功；藜芦与白芍相互为用，旨在倍增补血通泄、息风化痰之功；制附子与生半夏相互为用，旨在倍增温阳化瘀化痰之功。

十四、慢性渗出性心包炎

徐某，男，44岁，河南人，有多年慢性渗出性心包炎病史，服用中西药未能有效控制症状，近由病友介绍前来诊治。

刻诊：胸痛如针刺，脘腹胀痛，心前区胀闷，呼吸困难，心烦急躁，面色苍白，倦怠乏力，下肢水肿，口唇发紫，颈部血管怒张，手足不温，怕冷，舌质淡红，苔黄夹白，脉沉弱。

［**辨证施治**］辨为郁瘀夹虚，水气夹痰证；治当行气活血，益气利水，温阳化痰。

［**处方**］给予小柴胡汤、赤丸、蒲灰散、麻黄汤与失笑散合方：柴胡24 g，黄芩10 g，红参10 g，生半夏12 g，制川乌6 g，茯苓12 g，细辛3 g，麻黄10 g，桂枝6 g，杏仁15 g，五灵脂10 g，蒲黄20 g，滑石10 g，生姜10 g，大枣12枚，炙甘草10 g。6剂，以水1 000~1 200 mL，浸泡30 min，大火烧开，小火煎煮50 min，去滓取药液，每日分早、中、晚3次服。

二诊：胸痛如针刺略有减轻，仍下肢水肿，以前方变茯苓、滑石为各20 g，6剂。

三诊：胸痛如针刺较前减轻，仍呼吸困难，以前方变细辛为10 g，6剂。

四诊：下肢水肿较前明显消退，仍面色苍白，以前方加阿胶珠10 g，6剂。

五诊：下肢水肿基本消退，面色苍白较前好转，仍手足不温，以前方变桂枝为15 g，6剂。

六诊：胸痛如针刺未再出现，口唇发紫明显减轻，以前方加藜芦2.5 g，6剂。

七诊：诸症基本趋于缓解，又以前方治疗80余剂，诸症基本消除，经复查渗出性心包炎痊愈。

余诊：又以前方巩固治疗30余剂。随访1年，一切尚好。

【用方体会】根据急躁易怒辨为郁；再根据胸痛如针刺、口唇发紫辨为瘀；因下肢水肿辨为水气；又因倦怠乏力辨为虚；复因手足不温辨为寒；再因苔黄夹白辨为寒热夹杂，以此辨为郁瘀夹虚，水气夹痰证。方以小柴胡汤清热温阳，调气益气；以赤丸益气温化寒痰；以蒲灰散活血散瘀，利水消肿；以麻黄汤宣利肺水，通调水道；以失笑散活血化瘀。方药相互为用，以取其效。

【特别提示】处方中制川乌与生半夏相互为用，旨在倍增温通化瘀化痰之功；红参与五灵脂相互为用，旨在倍增益气活血化瘀之功。

十五、大动脉炎（头臂动脉型）

詹某，女，47岁，河南人，5年前经检查诊断为大动脉炎，服用中西药未能有效控制症状，近由病友介绍前来诊治。

刻诊：头痛，头晕，记忆力减退，视力下降，手臂冰凉麻木沉重酸痛，手臂肌肉轻度萎缩抽搐颤抖，言语不利，情绪低落，心烦急躁，倦怠乏力，舌红少苔，脉沉细弱。

［辨证施治］辨为阴阳俱虚，气郁风痰证；治当温阳益气，行气解郁，息风化痰。

［处方］给予天雄散、百合地黄汤、小柴胡汤、附子天花粉汤与藜芦人参汤合方：制附子10 g，桂枝20 g，白术24 g，龙骨12 g，百合15 g，生地黄50 g，柴胡24 g，黄芩10 g，红参10 g，生半夏12 g，藜芦1.5 g，天花粉12 g，生姜10 g，大枣12枚，炙甘草10 g。6剂，以水1 000~1 200 mL，浸泡30 min，大火烧开，小火煎煮50 min，去滓取药液，每日分早、中、

晚3次服。

二诊：头痛、头晕减轻，仍心烦急躁，以前方变龙骨为30 g，加牡蛎30 g，6剂。

三诊：头痛、头晕较前减轻，仍手臂冰凉，以前方变制附子为12 g，6剂。

四诊：手臂冰凉好转，仍手臂麻木，以前方变藜芦为2.5 g，6剂。

五诊：情绪低落、心烦急躁明显好转，大便略溏，以前方变生地黄为40 g，6剂。

六诊：大便正常，仍倦怠乏力，以前方变红参为12 g，6剂。

七诊：诸症较前均有好转，又以前方治疗150余剂，诸症基本消除。

余诊：又以前方治疗120余剂，经复查各项指标正常。随访1年，一切尚好。

【用方体会】根据头痛、头晕、手臂冰凉辨为阳虚；再根据舌红少苔辨为阴虚；因手臂麻木、抽搐辨为风；又因倦怠乏力辨为虚；复因手臂沉重酸痛辨为痰湿；更因心烦急躁、情绪低落辨为郁，以此辨为阴阳俱虚，气郁风痰证。方以天雄散温阳益气；以百合地黄汤滋阴生津；以小柴胡汤清热温阳，调气益气；以附子天花粉汤温阳益阴；以藜芦人参汤益气息风化痰。方药相互为用，以取其效。

【特别提示】处方中藜芦与红参相互为用，旨在倍增益气息风化痰之功；制附子与生半夏相互为用，旨在倍增温阳化瘀化痰之功；制附子与天花粉相互为用，旨在倍增温阳化瘀、清热益阴之功。

十六、右下肢静脉血栓栓塞症

夏某，女，47岁，河南人，2年前经检查诊断为静脉血栓栓塞症，服用中西药未能有效控制症状，近由病友介绍前来诊治。

刻诊：右下肢疼痛、肿胀、麻木沉重，皮肤灼热，活动后疼痛加重，心悸，倦怠乏力，大便干结，口苦口腻，舌质淡，苔白厚腻，脉沉弱。

[辨证施治]辨为湿热夹寒，气虚夹痰证；治当益气清热，散寒化痰。

[处方]给予半夏泻心汤、附子泻心汤、赤丸、附子天花粉汤

与藜芦人参汤合方：黄连6 g，黄芩12 g，红参10 g，生半夏12 g，干姜10 g，制附子6 g，大黄6 g，制川乌6 g，茯苓12 g，细辛3 g，藜芦1.5 g，天花粉12 g，生姜10 g，大枣12枚，炙甘草10 g。6剂，以水1 000~1 200 mL，浸泡30 min，大火烧开，小火煎煮50 min，去滓取药液，每日分早、中、晚3次服。

二诊：右下肢疼痛略有减轻，仍皮肤灼热，以前方变黄连为10 g，黄芩为24 g，6剂。

三诊：右下肢疼痛较前又有减轻，仍大便干结，以前方变大黄为12 g，6剂。

四诊：右下肢肿胀减轻，仍麻木沉重，以前方变藜芦为2.5 g，天花粉为24 g，6剂。

五诊：大便通畅，右下肢疼痛、肿胀较前又有明显减轻，皮肤灼热好转，以前方变黄芩为20 g，6剂。

六诊：大便略溏泄，以前方变大黄为9 g，6剂。

七诊：诸症较前均有好转，又以前方治疗180余剂，诸症基本消除。

余诊：又以前方治疗50余剂，经复查各项指标基本正常。随访2年，一切尚好。

【用方体会】根据右下肢疼痛、肿胀，皮肤灼热辨为郁热；因右下肢麻木、沉重辨为风痰；又因倦怠乏力辨为虚；复因大便干结、口苦口腻辨为湿热内结；更因舌质淡、苔白厚腻辨为寒痰，以此辨为湿热夹寒，气虚夹痰证。方以半夏泻心汤清热燥湿，益气温通；以附子泻心汤温通泻热；以赤丸温化寒痰；以附子天花粉汤温阳清热益阴；以藜芦人参汤益气息风化痰。方药相互为用，以取其效。

【特别提示】处方中藜芦与红参相互为用，旨在倍增益气息风化痰之功；藜芦与细辛相互为用，旨在倍增温宣息风化痰之功；制附子与生半夏相互为用，旨在倍增温阳化瘀化痰之功；制川乌与生半夏相互为用，旨在倍增温通化瘀化痰之功；制川乌与天花粉相互为用，旨在倍增温通化瘀、清热益阴之功；制附子与天花粉相互为用，旨在倍增温阳化瘀、清热益阴之功。

十七、雷诺综合征

杨某，女，39岁，河南人，有多年雷诺综合征病史，服用中西药未能有效控制症状，近由病友介绍前来诊治。

刻诊：手指、手掌冰凉、麻木、时有疼痛、色苍白，触及凉水则手指拘急疼痛，倦怠乏力，大便干结，口苦口腻，舌质淡，苔白厚腻夹黄，脉沉弱。

［**辨证施治**］辨为血虚夹寒，痰湿夹风证；治当温阳补血，化痰息风。

［**处方**］给予当归四逆汤、四逆加人参汤、赤丸、附子天花粉汤与藜芦人参汤合方：当归10 g，白芍10 g，细辛10 g，桂枝10 g，通草6 g，生半夏12 g，制川乌6 g，茯苓12 g，生附子5 g，干姜5 g，红参10 g，藜芦1.5 g，天花粉12 g，生姜10 g，大枣25枚，炙甘草10 g。6剂，以水1 000~1 200 mL，浸泡30 min，大火烧开，小火煎煮50 min，去滓取药液，每日分早、中、晚3次服。

二诊：手指、手掌冰凉略有减轻，仍大便干结，以前方变当归为24 g，6剂。

三诊：手指、手掌色冰凉较前又有减轻，大便基本正常，仍手指麻木，以前方变桂枝、白芍为各15 g，6剂。

四诊：手指、手掌色苍白略有改善，仍有手掌冰凉，以前方变干姜为10 g，加吴茱萸12 g，6剂。

五诊：手指、手掌冰凉明显减轻，大便正常，仍手掌麻木，以前方变藜芦为3 g，6剂。

六诊：手指、手掌疼痛基本消除，仍不能触及凉水，以前方变生附子为6 g，6剂。

七诊：诸症较前均有明显减轻，又以前方治疗120余剂，诸症消除。

随访1年，一切尚好。

【**用方体会**】根据手指、手掌冰凉、疼痛辨为寒；再根据大便干结，手指、手掌色苍白辨为血虚；因手指、手掌麻木辨为风；又因口腻、苔腻辨为痰；复因大便干结、口腻辨为湿热内结；更因舌质淡、苔白厚腻辨为寒痰，以此辨为血虚夹寒，痰湿夹风证。方以当归四逆汤温阳补血，益气通脉；以四逆加人参汤益气壮阳散寒；以赤丸温化寒痰；以附子天花粉汤温阳清热；以藜芦人参汤益气息风化痰。方药相互为用，以取其效。

【特别提示】处方中藜芦与红参相互为用，旨在倍增益气息风化痰之功；藜芦与细辛相互为用，旨在倍增温宣息风化痰之功；藜芦与白芍相互为用，旨在倍增补血通泄、息风化痰之功；生附子与生半夏相互为用，旨在倍增温阳消癥化痰之功；生附子与天花粉相互为用，旨在倍增温阳消癥、清热益阴之功；制川乌与生半夏相互为用，旨在倍增温通化瘀化痰之功。

十八、血栓闭塞性脉管炎

田某，女，43岁，河南人，3年前经检查诊断为血栓闭塞性脉管炎，服用中西药未能有效控制症状，近由病友介绍前来诊治。

刻诊：左下肢趾端溃烂，溃烂肌肉灼热刺痛，溃烂皮肤怕冷，下垂时皮肤变暗红，上举时皮肤变苍白，足趾麻木，小腿肌肉水肿，倦怠乏力，大便溏泄，口苦，舌质淡，苔腻黄白夹杂，脉沉弱。

［**辨证施治**］辨为湿热夹寒，气虚风痰证；治当清热燥湿，益气温阳，息风化痰。

［**处方**］给予半夏泻心汤、黄连粉方、真武汤、附子白及汤与藜芦人参汤合方：黄连24 g，黄芩10 g，红参10 g，生半夏12 g，干姜10 g，茯苓12 g，制附子10 g，白术6 g，白芍10 g，白及3 g，藜芦1.5 g，生姜10 g，大枣25枚，炙甘草10 g。6剂，以水1 000~1 200 mL，浸泡30 min，大火烧开，小火煎煮50 min，去滓取药液，每日分早、中、晚3次服。

二诊：大便基本正常，仍肌肉灼热，以前方变黄连、黄芩为各30 g，6剂。

三诊：大便正常，灼热明显减轻，仍溃烂皮肤怕冷，以前方变制附子、干姜为各12 g，6剂。

四诊：溃烂皮肤怕冷较前减轻，仍足趾麻木，以前方变白芍为15 g，藜芦为3 g，6剂。

五诊： 溃烂皮肤怕冷较前又有减轻，足趾麻木较前减轻，小腿肌肉仍水肿，以前方变茯苓为30 g，6剂。

六诊： 趾端溃烂较前明显减轻，口苦消除，仍有怕冷，以前方变制附子、干姜为各18 g，6剂。

七诊： 诸症较前均有明显好转，又以前方治疗150余剂，诸症消除。

随访1年，一切尚好。

【用方体会】 根据足趾肌肉灼热辨为热；再根据足趾皮肤怕冷辨为寒；因足趾麻木辨为风；又因口苦、苔腻辨为湿热；复因倦怠乏力辨为气虚；更因小腿肌肉水肿辨为水气，以此辨为湿热夹寒，气虚风痰证。方以半夏泻心汤清热燥湿，益气温阳；以真武汤温阳利水消肿；以黄连粉方清热燥湿愈疮；以附子白及汤温阳化瘀生肌；以藜芦人参汤益气息风化痰。方药相互为用，以取其效。

【特别提示】 处方中藜芦与红参相互为用，旨在倍增益气息风化痰之功；藜芦与白芍相互为用，旨在倍增补血通泄、息风化痰之功；制附子与生半夏相互为用，旨在倍增温阳化瘀化痰之功；制附子与白及相互为用，旨在倍增温阳化瘀生新之功。

十九、心血管神经症

田某，女，43岁，河南人，3年前经检查诊断为心血管神经症，服用中西药未能有效控制症状，近由病友介绍前来诊治。

刻诊： 心痛，心悸，心烦，心中沉闷，咽中痰阻，呼吸不利，失眠，多梦，耳鸣，汗多，手足冰凉，手臂震颤，倦怠乏力，大便溏泄，舌红少苔，脉沉弱。

[辨证施治] 辨为阴阳俱虚，痰湿夹风证；治当滋阴生津，益气温阳，息风化痰。

[处方] 给予炙甘草汤、附子半夏汤与藜芦人参汤合方：桂枝10 g，红参6 g，阿胶珠6 g，生地黄50 g，麦冬12 g，麻仁12 g，制附子10 g，生半夏12 g，藜芦1.5 g，生姜10 g，大枣30枚，炙甘草12 g。6剂，以水1 000~1 200 mL，白酒20 mL，浸泡30 min，大火烧开，小火煎煮

50 min，去滓取药液，每日分早、中、晚3次服。

二诊：心悸减轻，仍心痛，以前方加五灵脂10 g，6剂。

三诊：心痛减轻，仍失眠、多梦，以前方加龙骨、牡蛎各30 g，6剂。

四诊：心悸、心痛、心烦基本消除，仍倦怠乏力，以前方变红参为10 g，6剂。

五诊：失眠、多梦好转，仍大便溏泄，以前方变生地黄为30 g，6剂。

六诊：手足温和，仍心中沉闷，以前方变生半夏为15 g，6剂。

七诊：诸症基本消除，又以前方治疗50余剂，诸症悉除。

随访1年，一切尚好。

【用方体会】根据心悸、手足冰凉辨为阳虚；再根据心痛、舌红少苔辨为阴虚；因心中沉闷、咽中痰阻辨为痰；又因手臂震颤辨为风；更因倦怠乏力辨为气虚，以此辨为阴阳俱虚，痰湿夹风证。方以炙甘草汤滋补阴津，益气温阳；以附子半夏汤温阳燥湿化痰；以藜芦人参汤益气息风化痰。方药相互为用，以取其效。

【特别提示】处方中藜芦与红参相互为用，旨在倍增益气息风化痰之功；制附子与生半夏相互为用，旨在倍增温阳化瘀化痰之功。

二十、β-受体过敏综合征

曹某，女，39岁，河南人，有5年β-受体过敏综合征病史，近由病友介绍前来诊治。

刻诊：心悸，胸闷，心痛如针刺，失眠多梦，急躁易怒，手足麻木、冰凉，气短，倦怠乏力，舌质淡，苔白腻，脉沉弱。

［**辨证施治**］辨为气血郁瘀，寒痰夹风证；治当益气温阳，行气活血，化痰息风。

［**处方**］给予当归四逆汤、四逆散、附子半夏汤与藜芦人参汤合方：当归10 g，白芍12 g，桂枝10 g，细辛10 g，通草6 g，柴胡12 g，枳实12 g，制附子10 g，生半夏12 g，藜芦1.5 g，红参10 g，生姜10 g，大枣25枚，炙甘草10 g。6剂，以水1 000~1 200 mL，浸泡30 min，大火烧开，小火煎煮50 min，去滓取药液，每日分早、中、晚3次服。

二诊：心痛减轻，仍胸闷，以前方加陈皮30 g，6剂。

三诊：心痛较前又有减轻，仍失眠多梦，以前方加龙骨、牡蛎为各30 g，6剂。

四诊：手足冰凉明显好转，仍手足麻木，以前方变藜芦为2.5 g，6剂。

五诊：手足麻木基本消除，仍急躁易怒，以前方变柴胡、枳实、白芍为各15 g，6剂。

六诊：急躁易怒减轻，手足冰凉基本消除，以前方6剂继服。

七诊：诸症基本消除，又以前方治疗60余剂，诸症悉除。

随访1年，一切尚好。

【用方体会】根据心痛如针刺辨为瘀；再根据急躁易怒辨为郁；因手足麻木辨为风；又因手足冰凉辨为寒；复因倦怠乏力辨为气虚；更因苔腻辨为痰，以此辨为气血郁瘀，寒痰夹风证。方以当归四逆汤活血补血，益气温阳；以四逆散疏理气机；以附子半夏汤温阳燥湿化痰；以藜芦人参汤益气息风化痰。方药相互为用，以取其效。

【特别提示】处方中藜芦与红参相互为用，旨在倍增益气息风化痰之功；藜芦与白芍相互为用，旨在倍增补血通泄、息风化痰之功；藜芦与细辛相互为用，旨在倍增温宣息风化痰之功；制附子与生半夏相互为用，旨在倍增温阳化瘀化痰之功。

二十一、主动脉瘤

许某，男，57岁，河南人，3年前经检查诊断为主动脉瘤，患者因手术风险大拒绝手术，近由病友介绍前来诊治。

刻诊：心胸肩背疼痛如刀割，胸闷，气喘，呼吸不利，咳嗽，声音嘶哑，吞咽不利，手足不温，怕冷，倦怠乏力，口苦，舌质淡红，苔腻黄白夹杂，脉沉弱。

［**辨证施治**］辨为寒凝瘀阻，气虚夹痰证；治当温阳活血，益气化痰。

［**处方**］给予当归四逆汤、乌头赤石脂丸与小陷胸汤合方：当归10 g，白芍12 g，桂枝10 g，细辛10 g，通草6 g，花椒6 g，制川乌2 g，制

附子3 g，干姜6 g，赤石脂6 g，生半夏12 g，黄连3 g，全栝楼30 g，大枣25枚，炙甘草10 g。6剂，以水1 000~1 200 mL，浸泡30 min，大火烧开，小火煎煮50 min，去滓取药液，每日分早、中、晚3次服。

二诊：心胸肩背痛略有减轻，仍倦怠乏力，以前方加红参10 g，6剂。

三诊：倦怠乏力较前好转，仍心胸肩背痛，以前方加五灵脂10 g，6剂。

四诊：心胸肩背痛较前又有减轻，仍声音嘶哑，以前方变生半夏为15 g，6剂。

五诊：声音嘶哑较有好转，仍手足不温，以前方变制附子、干姜为各10 g，6剂。

六诊：手足较前温和，仍咳嗽，以前方加麻黄10 g，6剂。

七诊：咳嗽较前减轻，诸症均有好转，又以前方治疗150余剂，诸症基本消除。继续以前方巩固治疗效果。

随访2年，一切尚好。

【用方体会】根据心痛如刀割辨为瘀；再根据手足不温、怕冷辨为寒；因胸闷、吞咽不利辨为痰；又因口苦、苔黄辨为寒夹痰热；更因倦怠乏力辨为气虚，以此辨为寒凝瘀阻，气虚夹痰证。方以当归四逆汤活血补血，益气温阳；以乌头赤石脂丸温通散寒，收敛止痛；以小陷胸汤清热化痰，兼以温化。方药相互为用，以取其效。

【特别提示】处方中制附子与生半夏相互为用，旨在倍增温阳化瘀化痰之功；制附子与全栝楼相互为用，旨在倍增温阳化瘀、清热化痰之功；制川乌与生半夏相互为用，旨在倍增温通化瘀化痰之功；制川乌与全栝楼相互为用，旨在倍增温通清热化痰之功。

二十二、低血压

龚某，男，51岁，河南人，有多年低血压病史，近由病友介绍前来诊治。

刻诊：头晕（血压72/54 mmHg），头昏，心悸，视物模糊，情绪低落，时有迷失方向，时有心胸背痛，肌肉震颤，大便干结，手足冰凉，口苦，舌质红，苔黄腻，脉沉弱。

［**辨证施治**］辨为寒热夹虚，气郁夹痰证；治当清热温阳，行气解郁，益气化痰。

［**处方**］给予小柴胡汤、大黄附子汤、附子栝楼汤与藜芦人参汤合方：柴胡24 g，黄芩10 g，生半夏12 g，红参10 g，大黄10 g，制附子15 g，细辛6 g，全栝楼24 g，藜芦1.5 g，生姜10 g，大枣12枚，炙甘草10 g。6剂，以水1 000~1 200 mL，浸泡30 min，大火烧开，小火煎煮50 min，去滓取药液，每日分早、中、晚3次服。

二诊：头晕减轻，仍情绪低落，以前方加枳实、白芍为各12g，6剂。

三诊：头晕较前减轻，大便通畅，仍肌肉震颤，以前方变藜芦为2.5 g，6剂。

四诊：头晕、头昏较前又有减轻，肌肉震颤明显好转，以前方6剂继服。

五诊：头晕、头昏较前又有明显好转，仍有心痛，以前方加五灵脂10 g，6剂。

六诊：心痛减轻，口苦基本消除，以前方6剂继服。

七诊：诸症基本趋于好转，又以前方治疗80余剂，血压正常（100/70 mmHg）。

随访1年，一切尚好。

【**用方体会**】根据头晕、口苦辨为热；再根据头昏、手足冰凉辨为寒；因情绪低落辨为郁；又因肌肉震颤辨为风；更因苔腻辨为痰，以此辨为寒热夹虚，气郁夹痰证。方以小柴胡汤清热温通，益气调气；以大黄附子汤温阳泻下；以附子栝楼汤温通阳气，清热化痰；以藜芦人参汤益气息风化痰。方药相互为用，以取其效。

【**特别提示**】处方中藜芦与红参相互为用，旨在倍增益气息风化痰之功；藜芦与细辛相互为用，旨在倍增温宣息风化痰之功；制附子与全栝楼相互为用，旨在倍增温阳化瘀、清热化痰之功；制附子与生半夏相互为用，旨在倍增温阳化瘀化痰之功。

二十三、心动过缓-心动过速综合征

马某，男，63岁，河南人，有多年心动过缓-心动过速综合征病史，近由病友介绍前来诊治。

刻诊：心悸（有时心率45次/min，有时心率120次/min），头晕目眩，时有昏厥，恶心，呕吐，耳鸣，胸闷，气短，倦怠乏力，面肌瞤动，手臂颤抖，手足不温，怕冷，口苦口腻，舌质红，苔黄厚腻，脉沉弱。

［辨证施治］辨为寒热夹虚，心肾不交，风痰阻滞证；治当益气温阳，清热燥湿，息风化痰。

［处方］给予茯苓四逆汤、黄连阿胶汤、小半夏汤、附子栝楼汤与藜芦人参汤合方：茯苓12 g，生附子5 g，干姜5 g，生半夏24 g，红参10 g，黄连12 g，黄芩6 g，白芍6 g，鸡子黄（冲服）2枚，阿胶珠6 g，全栝楼24 g，藜芦1.5 g，生姜24 g，大枣12枚，炙甘草10 g。6剂，以水1 000~1 200 mL，浸泡30 min，大火烧开，小火煎煮50 min，去滓取药液，每日分早、中、晚3次服。

二诊：心悸、头晕目眩减轻，仍手足不温，以前方变生附子、干姜为各6 g，6剂。

三诊：心悸、头晕目眩较前减轻，恶心、呕吐明显好转，仍倦怠乏力，以前方变红参为12 g，6剂。

四诊：心悸、头晕目眩较前又有明显减轻，仍口苦口腻，以前方变黄连、黄芩为各15 g，6剂。

五诊：心悸、头晕目眩基本消除，仍耳鸣，以前方变白芍为20 g，6剂。

六诊：手足温和，口苦口腻基本消除，以前方6剂继服。

七诊：诸症基本消除，又以前方治疗100余剂，诸症悉除，心率正常（76次/min）。

随访1年，一切尚好。

【用方体会】根据心悸、口苦口腻辨为湿热；再根据心悸、手足不温辨为寒；因倦怠乏力辨为气虚；又因面肌瞤动辨为风；更因苔黄腻辨为痰热，以此辨为寒热夹虚，心肾不交，风痰阻滞证。方以茯苓四逆汤益气温阳散寒；以黄连阿胶汤清热燥湿，滋补阴血；以小半夏汤降逆燥湿化痰；以附子栝楼汤温通阳气，清热化痰；以藜芦人参汤益气息风化痰。方药相互为用，以取其效。

【特别提示】处方中藜芦与红参相互为用，旨在倍增益气息风化痰之功；藜芦与白芍相互为用，旨在倍增补血通泄、息风化痰之功；生附子与全栝楼相互为用，旨在倍增温阳消癥、清热化痰之功；生附子与生半夏相互为用，旨在倍增温阳消癥化痰之功。

二十四、颈动脉斑块并狭窄

梁某，男，64岁，在2年前因头晕耳鸣加重，经医院检查诊断为颈动脉斑块并有多处狭窄，曾服用中西药1年余，经复查病变仍在，近由病友介绍前来诊治。

刻诊：头晕目眩，头昏，视物模糊，视力下降，头痛如针刺因受凉加重，上肢麻木，心烦急躁，情绪低落，手足不温，怕冷，大便干结，倦怠乏力，口苦口干，舌质红夹瘀紫，苔腻黄白夹杂，脉沉弱涩。

［**辨证施治**］辨为寒瘀夹热，虚郁风痰证；治当温化寒瘀，益气行气，清热除烦，息风化痰。

［**处方**］给予小柴胡汤、乌头汤、抵当汤、麻杏石甘汤与藜芦甘草汤合方：柴胡24 g，生半夏12 g，黄芩10 g，红参10 g，制川乌10 g，黄芪10 g，白芍10 g，麻黄12 g，杏仁10 g，石膏24 g，水蛭5 g，虻虫5 g，大黄10 g，桃仁5 g，藜芦1.5 g，生姜12 g，大枣10枚，炙甘草10 g。6剂，以水1 000~1 200 mL，浸泡30 min，大火烧开，小火煎煮50 min，去滓取药液，每日分早、中、晚3次服。

二诊：头晕目眩、头昏减轻，仍倦怠乏力，以前方变红参为12 g，6剂。

三诊：大便通畅，仍头痛如针刺因受凉加重，以前方变制川乌、大黄为各12 g，变白芍为30 g，6剂。

四诊：心烦急躁减轻，仍上肢麻木，以前方变藜芦为3 g，6剂。

五诊：诸症较前又有明显减轻，以前方巩固治疗200余剂，诸症消除。

余诊：又以前方治疗30余剂，经复查颈动脉斑块、颈动脉多处狭窄痊愈。随访1年，一切尚好。

【用方体会】根据头痛如针刺因受凉加重辨为寒瘀；再根据心烦急躁、口苦口干辨为热；因倦怠乏力辨为虚；又因情绪低落辨为郁；复因舌质红夹瘀紫辨为瘀热；更因上肢麻木、苔腻辨为风痰，以此辨为寒瘀夹热，虚郁风痰证。方以小柴胡汤益气行气，平调寒热；以乌头汤益气补血，通阳化瘀；以抵当汤泻热化瘀；以麻杏石甘汤益气温宣清热；以藜芦甘草汤益气息风化痰。方药相互为用，以取其效。

【特别提示】处方中藜芦与红参相互为用，旨在倍增益气息风化痰之功；藜芦与白芍相互为用，旨在倍增补血通泄、息风化痰之功；制川乌与生半夏相互为用，旨在倍增温通化瘀化痰之功。

第三节　经方合方“十八反”配伍辨治消化系病变

一、口腔溃疡

尚某，女，55岁，河南人，有10年口腔溃疡病史，近由病友介绍前来诊治。

刻诊：口腔多处溃烂，疼痛如针刺，溃烂中心色黄夹白，周围暗红，口水较多，食凉食热加重疼痛，大便干结，手足不温，倦怠乏力，口渴不欲饮水，口苦口腻，舌质淡红，苔腻黄白夹杂，脉沉弱。

［辨证施治］辨为寒热瘀夹虚证；治当清热燥湿，益气温阳，活血化瘀。

［处方］给予甘草泻心汤、黄连粉方、桃核承气汤、附子白及汤与藜芦人参汤合方：生半夏12 g，红参10 g，黄连24 g，黄芩10 g，干姜10 g，桃仁10 g，桂枝6 g，大黄12 g，芒硝（烊化冲服）9 g，制附子

10 g，白及3 g，藜芦1.5 g，生姜10 g，大枣12枚，炙甘草12 g。6剂，以水1 000~1 200 mL，浸泡30 min，大火烧开，小火煎煮50 min，去滓取药液，每日分早、中、晚3次服。

二诊：口腔溃疡减轻，大便正常，以前方6剂继服。

三诊：口腔溃疡基本消除，大便溏泄，以前方变芒硝为6 g，大黄为9 g，6剂。

四诊：口腔溃疡痊愈，大便正常，以前方6剂继服。

五诊：口腔溃疡未再复发，仍口苦，以前方变黄芩为15 g，6剂。

六诊：口腔溃疡未再发作，又以前方治疗30余剂，诸症悉除。

随访1年，一切尚好。

【用方体会】根据口腔溃疡、口苦口腻辨为湿热；再根据口腔溃疡、手足不温辨为寒；因倦怠乏力辨为气虚；又因口渴不欲饮水辨为寒热夹杂；更因疼痛如针刺辨为瘀，以此辨为寒热瘀夹虚证。方以甘草泻心汤清热燥湿，温阳散寒，益气补虚；以黄连粉方清热燥湿解毒；以桃核承气汤泻热化瘀；以附子白及汤温通阳气，生肌化瘀；以藜芦人参汤益气化痰。方药相互为用，以取其效。

【特别提示】处方中藜芦与红参相互为用，旨在倍增益气息风化痰之功；制附子与生半夏相互为用，旨在倍增温阳化瘀化痰之功；制附子与白及相互为用，旨在倍增温阳化瘀生新之功。

二、口腔溃疡（白塞氏病、贝赫切特综合征）

田某，女，56岁，河南人，有多年口腔溃疡（白塞氏病、贝赫切特综合征）病史，近由病友介绍前来诊治。

刻诊：口腔溃疡，大、小阴唇溃疡，眼眶周围疼痛，畏光流泪，恶心，呕吐，心烦急躁易怒，脘腹胀满，不思饮食，大便有时溏泄、有时干结，全身关节痛，手足不温，怕冷，口苦口腻，舌质红，苔黄厚腻，脉沉弱。

［辨证施治］辨为寒热郁夹虚证；治当清热燥湿，益气温阳，疏理气机。

［处方］给予甘草泻心汤、黄连粉方、苦参汤、小柴胡汤、乌头花粉汤、附子白及汤与藜芦人参汤合方：生半夏12 g，红参10 g，黄连24 g，黄芩10 g，干姜10 g，柴胡24 g，苦参12 g，天花粉24 g，制川乌6 g，制附子10 g，白及3 g，藜芦1.5 g，生姜10 g，大枣12枚，炙甘草12 g。6剂，以水1 000~1 200 mL，浸泡30 min，大火烧开，小火煎煮50 min，去滓取药液，每日分早、中、晚3次服。

二诊：口腔及大、小阴唇溃疡减轻，仍关节疼痛，以前方变制川乌为9 g，6剂。

三诊：口腔及大、小阴唇溃疡较前又有减轻，关节疼痛好转，仍恶心呕吐，以前方变生半夏为15 g，加大黄为9 g，6剂。

四诊：口腔及大、小阴唇溃疡较前又有减轻，关节疼痛较前明显好转，口腻口苦，以前方变黄芩为24 g，6剂。

五诊：口腔及大、小阴唇溃疡基本消除，口苦明显好转，以前方6剂继服。

六诊：口腔及大、小阴唇溃疡未再发作，全身关节疼痛消除，又以前方6剂继服。

七诊：诸症基本消除，又以前方治疗70余剂，诸症悉除。

随访2年，一切尚好。

【用方体会】根据口腔溃疡、口苦口腻辨为湿热；再根据口腔溃疡、手足不温辨为寒；因倦怠乏力辨为气虚；又因关节疼痛辨为寒热阻塞经脉；更因心烦急躁辨为郁，以此辨为寒热郁夹虚证。方以甘草泻心汤清热燥湿，温阳散寒，益气补虚；以小柴胡汤清热温通，调理气机；以黄连粉方、苦参汤清热燥湿解毒；以乌头花粉汤温通止痛，清热舒筋；以附子白及汤温通阳气，生肌化瘀；以藜芦人参汤益气化痰。方药相互为用，以取其效。

【特别提示】处方中藜芦与红参相互为用，旨在倍增益气息风化痰之功；藜芦与苦参相互为用，旨在倍增清热燥湿、息风化痰之功；制附子与生半夏相互为用，旨在倍增温阳化瘀化痰之功；制附子与天花粉相互为用，旨在倍增温阳化瘀、清热益阴之功；制附子与白及相互为用，旨在倍增温阳化瘀生新之功；制川乌与生半夏相互为用，旨在倍增温通化瘀化痰之功；制川乌与天花粉相互为用，旨在倍增温通化瘀、清热益阴之功；制川乌与白及相互为用，旨在倍增温通化瘀生新之功。

三、口腔扁平苔藓

夏某，女，53岁，河南人，有多年口腔扁平苔藓病史，近由病友介绍前来诊治。

刻诊：口腔两颊部呈灰白色线条网纹状丘疹糜烂，伴有痒、麻木、涩、烧灼，口干，因辛辣、热、酸、咸刺激加重，大便溏泄，手足不温，怕冷，倦怠乏力，口苦，舌质淡红，苔白厚腻，脉沉弱。

［**辨证施治**］辨为寒热痰夹虚证；治当清热燥湿，温阳化痰。

［**处方**］给予甘草泻心汤、黄连粉方、赤丸、附子白及汤与甘草海藻汤合方：生半夏12 g，红参10 g，黄连24 g，黄芩10 g，干姜10 g，制川乌6 g，茯苓12 g，细辛3 g，天花粉24 g，制附子10 g，白及3 g，海藻24 g，生姜10 g，大枣12枚，炙甘草12 g。6剂，以水1 000~1 200 mL，浸泡30 min，大火烧开，小火煎煮50 min，去滓取药液，每日分早、中、晚3次服。

二诊：口腔痒、麻木、涩略有减轻，仍有烧灼感，以前方变黄芩为20 g，6剂。

三诊：口腔痒、麻木、涩较前减轻，烧灼感明显好转，仍大便溏泄，以前方变茯苓为24 g，6剂。

四诊：口腔痒、麻木、涩、烧灼较前又有减轻，大便正常，手足温和，以前方变制附子为6 g，6剂。

五诊：口腔痒、麻木、涩、烧灼较前又有减轻，仍倦怠乏力，以前方变红参为12 g，6剂。

六诊：口腔痒、麻木、涩、烧灼较前又有明显减轻，又以前方6剂继服。

七诊：诸症基本趋于缓解，又以前方治疗100余剂，诸症基本消除。

余诊：之后，又以前方治疗60余剂，诸症悉除。并嘱患者饮食必须忌辛辣刺激性食物。随访1年，一切尚好。

【用方体会】根据口腔痒、麻木、涩，口苦辨为热夹风；再根据手足不温辨为寒；因倦怠乏力辨为气虚；又因苔白厚腻辨为寒痰，以此辨为寒热痰夹虚证。方以甘草泻心汤清热燥湿，温阳散寒，益气补虚；以赤丸温化寒痰；以黄连粉方清热燥湿解毒；以附子白及汤温通散结，活血生肌；以甘草海藻汤益气软坚散结。方药相互为用，以取其效。

【特别提示】处方中制附子与生半夏相互为用，旨在倍增温阳化瘀化痰之功；制附子与天花粉相互为用，旨在倍增温阳化瘀、清热益阴之功；制附子与白及相互为用，旨在倍增温阳化瘀生新之功；制川乌与生半夏相互为用，旨在倍增温通化瘀化痰之功；制川乌与天花粉相互为用，旨在倍增温通化瘀、清热益阴之功；制川乌与白及相互为用，旨在倍增温通化瘀生新之功；炙甘草与海藻相互为用，旨在倍增益气软坚散结之功。

四、反流性食管炎

徐某，男，39岁，河南人，有多年反流性食管炎病史，近由病友介绍前来诊治。

刻诊：胸脘胀满疼痛，胸骨后烧灼感，时有胸痛，频繁打嗝，咽喉不利，大便干结，手足不温，怕冷，倦怠乏力，口苦，舌质淡红，苔黄厚腻夹白，脉沉弱。

［**辨证施治**］辨为痰热虚夹寒证；治当清热化痰，益气温阳。

［**处方**］给予半夏泻心汤、桔梗汤、栀子豉汤、橘皮汤、附子泻心汤与附子栝楼汤合方：生半夏12 g，红参10 g，黄连6 g，黄芩12 g，大黄6 g，干姜10 g，桔梗10 g，栀子15 g，淡豆豉10 g，全栝楼24 g，制附子10 g，陈皮24 g，生姜10 g，大枣12枚，炙甘草10 g。6剂，以水1 000~1 200 mL，浸泡30 min，大火烧开，小火煎煮50 min，去滓取药液，每日分早、中、晚3次服。

二诊：胸脘疼痛减轻，仍胀满，以前方变陈皮为30 g，6剂。

三诊：胸脘胀满疼痛较前减轻，仍有胸骨后烧灼感，以前方变黄连为10 g，6剂。

四诊：胸脘疼痛基本消除，仍有胸骨后烧灼感，以前方变黄连、黄芩为各15 g，6剂。

五诊：胸骨后烧灼感明显减轻，仍打嗝，以前方变陈皮为40 g，生姜为15 g，6剂。

六诊：胸骨后烧灼感未再出现，仍有轻微咽喉不利，以前方变桔梗为20 g，6剂。

七诊：诸症基本消除，又以前方治疗50余剂，经复查反流性食管炎痊愈。

随访1年，一切尚好。

【用方体会】根据胸脘疼痛、烧灼辨为热；再根据怕冷、手足不温辨为寒；因倦怠乏力辨为气虚；又因苔黄厚腻夹白辨为痰热夹寒，以此辨为痰热虚夹寒证。方以半夏泻心汤清热燥湿，温阳散寒，益气补虚；以桔梗汤宣利咽喉；以栀子豉汤清宣郁热；以橘皮汤行气降气；以附子泻心汤温通泻热；以附子栝楼汤温通散结，清热化痰。方药相互为用，以取其效。

【特别提示】处方中制附子与生半夏相互为用，旨在倍增温阳化瘀化痰之功；制附子与全栝楼相互为用，旨在倍增温阳化瘀、清热化痰之功。

五、食管癌术后复发伴转移

赵某，男，59岁，河南人，1年前因食管癌手术，半年后复发伴转移，近由病友介绍前来诊治。

刻诊：胸骨后有灼热紧缩感、压迫疼痛，吞咽不利，咯吐黏稠痰液，情绪不稳，急躁易怒，手足不温，倦怠乏力，口苦，舌质淡红，苔黄厚腻夹白，脉沉弱。

［**辨证施治**］辨为寒热痰夹虚证；治当清热化痰，益气温阳，燥湿化痰。

［**处方**］给予半夏泻心汤、橘枳姜汤、枳术汤、附子半夏汤、藜芦人参汤与甘草海藻汤合方：生半夏12 g，红参10 g，黄连3 g，黄芩10 g，干姜10 g，制附子10 g，陈皮45 g，枳实10 g，白术10 g，藜芦1.5 g，海藻

24 g，生姜24 g，大枣12枚，炙甘草10 g。6剂，以水1 000~1 200 mL，浸泡30 min，大火烧开，小火煎煮50 min，去滓取药液，每日分早、中、晚3次服。

二诊：急躁易怒好转，仍胸骨后有灼热感，以前方变黄连为6 g，6剂。

三诊：急躁易怒基本消除，仍胸骨后有烧灼感，以前方变黄连、黄芩为各12 g，6剂。

四诊：吞咽不利略有好转，胸骨后烧灼感明显减轻，仍咯吐黏稠痰液，以前方变藜芦为3 g，6剂。

五诊：口苦基本消除，仍倦怠乏力，以前方变红参为12 g，6剂。

六诊：手足温和，仍胸骨紧压，以前方变海藻为30 g，6剂。

七诊：诸症基本趋于缓解，又以前方治疗160余剂，诸症基本消除。

余诊：经复查与前次检查对比复发及转移病灶均较前减小，继续以前方巩固治疗。随访5年，一切尚好。

【用方体会】根据胸骨后有烧灼感辨为热；再根据手足不温辨为寒；因倦怠乏力辨为气虚；又因咯吐黏稠痰液、苔黄厚腻夹白辨为痰夹寒热；复因急躁易怒辨为气滞，以此辨为寒热痰夹虚证。方以半夏泻心汤清热燥湿，温阳散寒，益气补虚；以橘枳姜汤行气降逆；以枳术汤益气行气；以附子半夏汤温阳破癥，燥湿化痰；以藜芦人参汤益气化痰；以甘草海藻汤益气软坚散结。方药相互为用，以取其效。

【特别提示】处方中藜芦与红参相互为用，旨在倍增益气息风化痰之功；制附子与生半夏相互为用，旨在倍增温阳化瘀化痰之功；炙甘草与海藻相互为用，旨在倍增益气软坚散结之功。

六、萎缩性胃炎伴糜烂，肠腺化生伴增生

孙某，男，68岁，河南人，有多年慢性胃炎病史，1年前经检查诊断为萎缩性胃炎伴肠腺化生，半年前又经复查诊断为萎缩性胃炎伴糜烂、肠腺化生伴增生，服用中西药未能有效控制病情发展，近由病友介绍前来诊治。

刻诊：胃脘胀闷痞硬，偶尔疼痛，烧心，不思饮食，食凉加重病情，手足不温，倦怠乏力，口苦，舌质淡红夹瘀紫，苔腻黄白夹杂，脉沉弱。

［**辨证施治**］辨为寒热痰夹虚证；治当清热温阳，益气化痰。

［**处方**］给予半夏泻心汤、黄连粉方、橘皮汤、桂枝人参汤、附子半夏汤、藜芦人参汤与甘草海藻汤合方：生半夏12 g，红参10 g，黄连15 g，黄芩10 g，干姜10 g，制附子10 g，陈皮12 g，白术10 g，桂枝12 g，藜芦1.5 g，海藻24 g，生姜24 g，大枣12枚，炙甘草12 g。6剂，以水1 000~1 200 mL，浸泡30 min，大火烧开，小火煎煮50 min，去滓取药液，每日分早、中、晚3次服。

二诊：手足较前温和，仍烧心，以前方变黄连为20 g，6剂。

三诊：烧心减轻，仍胃脘胀闷，以前方变陈皮为24 g，6剂。

四诊：胃脘胀闷减轻，仍口苦，以前方变黄芩为15 g，6剂。

五诊：烧心、口苦基本消除，饮食较前好转，仍胃脘胀闷，以前方变陈皮为40 g，6剂。

六诊：胃脘胀闷基本消除，仍胃脘痞硬，以前方变海藻为30 g，6剂。

七诊：诸症基本趋于缓解，又以前方治疗150余剂，诸症消除。

余诊：经复查萎缩性胃炎伴糜烂，肠腺化生伴增生痊愈。随访1年，一切尚好。

【**用方体会**】根据胃脘胀闷、烧心辨为热；再根据食凉加重病情辨为寒；因倦怠乏力辨为气虚；又因胃脘痞硬辨为痰结；复因舌质夹瘀紫辨为瘀，以此辨为寒热痰夹虚证。方以半夏泻心汤清热燥湿，温阳散寒，益气补虚；以黄连粉方清热燥湿；以橘皮汤行气降逆；以桂枝人参汤益气温阳；以附子半夏汤温阳消癥，燥湿化痰；以藜芦人参汤益气化痰；以甘草海藻汤益气软坚散结。方药相互为用，以取其效。

【**特别提示**】处方中藜芦与红参相互为用，旨在倍增益气息风化痰之功；制附子与生半夏相互为用，旨在倍增温阳化瘀化痰之功；炙甘草与海藻相互为用，旨在倍增益气软坚散结之功。

七、胃癌术后复发伴淋巴转移

郑某，女，57岁，河南人，1年前胃癌手术，半年前经复查胃癌术后复发伴淋巴转移，服用中西药未能有效控制病情发展，近由病友介绍前来诊治。

刻诊：胃脘胀痛痞硬，时时恶心，时时呕吐，倦怠乏力，手足心热，盗汗，潮热，大便干结，情绪低落，头晕，气短，喜食温热，口淡不渴，舌质暗淡夹瘀紫，苔白腻夹黄，脉沉弱。

［**辨证施治**］辨为阴虚湿热，气郁痰瘀证；治当滋阴清热，行气活血，软坚化痰。

［**处方**］给予麦门冬汤、半夏泻心汤、橘枳姜汤、附子半夏汤、藜芦人参汤与甘草海藻汤合方：麦冬170 g，生半夏24 g，红参10 g，黄连3 g，黄芩10 g，干姜10 g，制附子10 g，陈皮45 g，枳实10 g，藜芦1.5 g，海藻24 g，生姜24 g，大枣12枚，炙甘草10 g。6剂，以水1 000~1 200 mL，浸泡30 min，大火烧开，小火煎煮50 min，去滓取药液，每日分早、中、晚3次服。

二诊：大便通畅，仍胃脘胀痛，以前方加五灵脂10 g，6剂。

三诊：恶心、呕吐未再出现，大便略溏，以前方变麦冬为100 g，6剂。

四诊：胃脘胀痛减轻，大便仍溏，以前方变麦冬为80 g，6剂。

五诊：盗汗、潮热基本消除，仍倦怠乏力，以前方变红参为12 g，6剂。

六诊：胃脘胀痛基本消除，大便正常，以前方6剂继服。

七诊：诸症基本趋于好转，又以前方治疗150余剂，诸症消除。

余诊：经复查与前次检查对比复发及转移病灶较前减小，继续以前方巩固治疗。随访5年，一切尚好。

【**用方体会**】根据胃脘胀痛、盗汗、潮热辨为阴虚；再根据倦怠乏力辨为气虚；因喜食温热辨为寒；又因胃脘痞硬辨为痰结；复因舌质夹瘀紫辨为瘀；更因情绪低落辨为郁，以此辨为阴虚湿热，气郁痰瘀证。方以麦门冬汤滋阴益气，降逆调中；以半夏泻心汤清热燥湿，温阳散寒，益气补虚；以橘枳姜汤行气降逆温通；以附子半夏汤温阳消癥，燥湿化痰；以藜芦人参汤益气化痰；以甘草海藻汤益气软坚散结。方药相互为用，以取其效。

【特别提示】处方中藜芦与红参相互为用，旨在倍增益气息风化痰之功；制附子与生半夏相互为用，旨在倍增温阳化瘀化痰之功；炙甘草与海藻相互为用，旨在倍增益气软坚散结之功。

八、贲门癌术后复发伴淋巴转移

梁某，男，67岁，河南人，2年前做贲门癌手术，半年前经复查贲门癌术后复发伴淋巴转移，服用中西药未能有效控制病情发展，近由病友介绍前来诊治。

刻诊：胃上口闷痛沉重，进食吞咽不利，咽中痰多，恶心，呕吐，形体消瘦，倦怠乏力，声音嘶哑，胸闷，急躁易怒，呼吸不利，头晕，气短，口淡不渴，舌质暗淡夹瘀紫，苔腻黄白夹杂，脉沉弱。

[**辨证施治**] 辨为痰瘀郁虚证；治当燥湿化痰，行气活血，益气降逆。

[**处方**] 给予半夏厚朴汤、半夏泻心汤、四逆散、附子半夏汤、藜芦人参汤与甘草海藻汤合方：生半夏24 g，厚朴10 g，茯苓12 g，紫苏叶6 g，红参10 g，黄连3 g，黄芩10 g，干姜10 g，制附子10 g，柴胡15 g，枳实15 g，白芍15 g，藜芦1.5 g，海藻24 g，生姜15 g，大枣12枚，炙甘草10 g。6剂，以水1 000~1 200 mL，浸泡30 min，大火烧开，小火煎煮50 min，去滓取药液，每日分早、中、晚3次服。

二诊：恶心、呕吐好转，仍咽中痰多，以前方变生半夏为30 g，6剂。

三诊：恶心、呕吐较前又有好转，仍进食不利，以前方变厚朴为24 g，6剂。

四诊：恶心、呕吐较前又有好转，咽中痰多略有减少，仍声音嘶哑，以前方变紫苏叶为12 g，6剂。

五诊：急躁易怒基本消除，胸闷未再发作，仍呼吸不利，以前方变海藻为30 g，6剂。

六诊：声音嘶哑较前明显好转，吞咽较前略有好转，咽中痰明显减少，以前方变生半夏为24 g，6剂。

七诊：诸症基本趋于缓解，又以前方治疗180余剂，诸症基本消除。

余诊：经复查与前次检查对比复发及转移病灶较前减小，继续以前方巩固治疗。随访2年，一切尚好。

【用方体会】根据胃上口闷痛沉重辨为痰结；再根据咽中痰多、恶心、呕吐辨为痰阻气逆；因急躁易怒辨为气郁；又因吞咽不利、舌质瘀紫辨为痰瘀；复因苔腻黄白夹杂辨为寒热夹杂，以此辨为痰瘀郁虚证。方以半夏厚朴汤行气降逆，燥湿化痰；以半夏泻心汤清热燥湿，温阳散寒，益气补虚；以四逆散行气解郁；以附子半夏汤温阳消癥，燥湿化痰；以藜芦人参汤益气化痰；以甘草海藻汤益气软坚散结。方药相互为用，以取其效。

【特别提示】处方中藜芦与红参相互为用，旨在倍增益气息风化痰之功；制附子与生半夏相互为用，旨在倍增温阳化瘀化痰之功；炙甘草与海藻相互为用，旨在倍增益气软坚散结之功。

九、大肠癌术后复发伴骨转移

刘某，男，58岁，河南人，1年前做大肠癌（右半结肠癌）手术，半年前经复查大肠癌术后复发伴骨转移，服用中西药未能有效控制病情发展，近由病友介绍前来诊治。

刻诊：腹痛，不思饮食，恶心，呕吐，倦怠乏力，头晕目眩，气短，全身肌肉关节酸沉疼痛，手足不温，怕冷，口干不欲饮水，舌质红，苔黄略腻，脉沉弱。

［**辨证施治**］辨为寒热痰虚证；治当温阳筋脉，清热燥湿，益气降逆。

［**处方**］给予半夏泻心汤、乌头汤、附子天花粉汤、藜芦人参汤与甘草海藻汤合方：生半夏24 g，红参10 g，黄连3 g，黄芩10 g，干姜10 g，制川乌10 g，麻黄10 g，白芍10 g，黄芪10 g，制附子10 g，藜芦1.5 g，

海藻24 g，天花粉24 g，生姜15 g，大枣12枚，炙甘草10 g。6剂，以水1 000~1 200 mL，浸泡30 min，大火烧开，小火煎煮50 min，去滓取药液，每日分早、中、晚3次服。

二诊：倦怠乏力好转，仍腹痛，以前方变白芍为20 g，6剂。

三诊：腹痛减轻，仍手足不温，以前方变干姜为15 g，6剂。

四诊：腹痛较前又有好转，全身肌肉关节酸沉疼痛减轻，仍怕冷，以前方变制附子为12 g，6剂。

五诊：腹痛基本消除，倦怠乏力好转，仍不思饮食，以前方加山楂30 g，6剂。

六诊：全身肌肉关节酸沉疼痛明显减轻，仍口干，以前方变天花粉为30 g，6剂。

七诊：诸症基本趋于缓解，又以前方治疗150余剂，诸症基本消除。

余诊：经复查与前次检查对比复发及转移病灶较前减小，继续以前方巩固治疗。随访4年，一切尚好。

【用方体会】根据腹痛、手足不温辨为寒；再根据腹痛、舌质红辨为热；因倦怠乏力辨为气虚；又因全身肌肉关节酸沉疼痛辨为寒凝筋脉不通；复因苔黄略腻辨为痰，以此辨为寒热痰虚证。方以半夏泻心汤清热燥湿，温阳散寒，益气补虚；以乌头汤温阳散寒，益气消癥，补血通络；以附子天花粉汤温阳消癥，益阴生津；以藜芦人参汤益气化痰；以甘草海藻汤益气软坚散结。方药相互为用，以取其效。

【特别提示】处方中藜芦与红参相互为用，旨在倍增益气息风化痰之功；藜芦与白芍相互为用，旨在倍增补血通泄、息风化痰之功；制附子与生半夏相互为用，旨在倍增温阳化瘀化痰之功；制附子与天花粉相互为用，旨在倍增温阳化瘀、清热益阴之功；制川乌与生半夏相互为用，旨在倍增温通散寒化痰之功；制川乌与天花粉相互为用，旨在倍增温通化瘀、清热益阴之功；炙甘草与海藻相互为用，旨在倍增益气软坚散结之功。

十、直肠癌术后复发伴骨转移

谢某，男，63岁，洛阳人，1年前做直肠癌手术，9个月之前第2次术后复发，服用中西药未能有效控制病情发展及症状，近由病友介绍前来诊治。

刻诊： 腹痛，脓血便，有时大便干结，有时大便溏泄，里急后重，会阴疼痛，下肢水肿，倦怠乏力，气短，手足不温，怕冷，口苦，舌质暗红夹瘀紫，苔黄略腻，脉沉弱。

［**辨证施治**］辨为寒热痰瘀虚证；治当温阳散寒，清热燥湿，益气活血。

［**处方**］给予半夏泻心汤、桃核承气汤、附子半夏汤、藜芦人参汤与甘草海藻汤合方：生半夏12 g，红参10 g，黄连3 g，黄芩10 g，干姜10 g，桃仁10 g，桂枝6 g，大黄12 g，芒硝（烊化冲服）6 g，制附子10 g，藜芦1.5 g，海藻24 g，生姜15 g，大枣12枚，炙甘草10 g。6剂，以水1 000~1 200 mL，浸泡30 min，大火烧开，小火煎煮50 min，去滓取药液，每日分早、中、晚3次服。

二诊： 手足较前温和，仍腹痛，以前方加白芍24 g，6剂。

三诊： 手足温和，仍口苦，以前方变黄连为10 g，6剂。

四诊： 腹痛、口苦较前减轻，仍便脓血，以前方加茜草12 g，6剂。

五诊： 腹痛、口苦基本消除，仍倦怠乏力，以前方变红参为12 g，6剂。

六诊： 倦怠乏力好转，仍里急后重，以前方加薤白30 g，6剂。

七诊： 里急后重明显好转，大便基本正常，下肢水肿明显消退，以前方6剂继服。

八诊： 诸症基本趋于好转，又以前方治疗150余剂，诸症基本消除。

余诊： 经复查与前次检查对比复发及转移病灶较前减小，继续以前方巩固治疗。随访3年，一切尚好。

【**用方体会**】根据腹痛、便脓血、怕冷辨为寒；再根据腹痛、口苦辨为湿热；因倦怠乏力辨为气虚；又因舌质暗红夹瘀紫辨为瘀；复因苔黄略腻辨为痰，以此辨为寒热痰瘀虚证。方以半夏泻心汤清热燥湿，温阳散寒，益气补虚；以桃核承气汤泻热化瘀；以附子半夏汤温阳消癥，燥湿化痰；以藜芦人参汤益气化痰；以甘草海藻汤益气软坚散结。方药相互为用，以取其效。

【特别提示】处方中藜芦与红参相互为用，旨在倍增益气息风化痰之功；制附子与生半夏相互为用，旨在倍增温阳化瘀化痰之功；炙甘草与海藻相互为用，旨在倍增益气软坚散结之功。

十一、克罗恩病

徐某，男，38岁，河南人，5年前经检查诊断为克罗恩病，服用中西药未能有效控制病情发展，近由病友介绍前来诊治。

刻诊：腹痛受凉或食后加重，便后缓解，时而大便溏，时而大便干结，里急后重，腹中痞块不通，伴有膀胱瘘管，发热，倦怠乏力，头晕目眩，关节疼痛，口腔溃烂，胸闷，急躁易怒，情绪低落，手足不温，小便混浊，口苦，舌质暗淡夹瘀紫，苔腻黄白夹杂，脉沉弱。

［**辨证施治**］辨为寒热痰瘀郁虚证；治当清热散寒，活血化痰，行气益气。

［**处方**］给予半夏泻心汤、大黄附子汤、四逆散、藜芦人参汤与甘草海藻汤合方：生半夏12 g，红参10 g，黄连3 g，黄芩10 g，干姜10 g，制附子15 g，大黄10 g，细辛6 g，柴胡15 g，枳实15 g，白芍15 g，藜芦1.5 g，海藻24 g，生姜10 g，大枣12枚，炙甘草10 g。6剂，以水1 000~1 200 mL，浸泡30 min，大火烧开，小火煎煮50 min，去滓取药液，每日分早、中、晚3次服。

二诊：手足不温好转，仍情绪低落，以前方变柴胡、枳实、白芍为各18 g，6剂。

三诊：手足温和，仍腹痛，以前方加五灵脂10 g，6剂。

四诊：大便正常，仍倦怠乏力，以前方变红参为12 g，6剂。

五诊：大便略溏泄，腹痛减轻，仍胸闷，以前方变枳实为20 g，大黄为6 g，6剂。

六诊：腹痛较前又有减轻，小便混浊好转，仍口苦，以前方变黄芩为20 g，6剂。

七诊：诸症基本趋于缓解，又以前方治疗150余剂，诸症基本消除。

余诊：又以前方100余剂巩固治疗。随访1年，一切尚好。

【用方体会】根据腹痛受凉加重辨为寒；再根据里急后重辨为气郁；因口腔溃烂、口苦辨为热；又因倦怠乏力、脉沉弱辨为虚；复因舌质暗淡夹瘀紫辨为瘀；再因苔腻辨为痰，以此辨为寒热痰瘀郁虚证。方以半夏泻心汤清热燥湿，温阳散寒，益气补虚；以大黄附子汤温阳通泄，兼以清热；以四逆散行气解郁；以藜芦人参汤益气化痰；以甘草海藻汤益气软坚散结。方药相互为用，以取其效。

【特别提示】处方中藜芦与红参相互为用，旨在倍增益气息风化痰之功；藜芦与白芍相互为用，旨在倍增补血通泄、息风化痰之功；藜芦与细辛相互为用，旨在倍增温宣息风化痰之功；制附子与生半夏相互为用，旨在倍增温阳化瘀化痰之功；炙甘草与海藻相互为用，旨在倍增益气软坚散结之功。

十二、急性化脓性阑尾炎术后仍剧烈腹痛

周某，男，39岁，河南人，5年前行急性化脓性阑尾炎术后仍然剧烈腹痛，经多次检查未发现器质性病变，服用中西药未能有效控制症状，近由病友介绍前来诊治。

刻诊：腹痛剧烈如刀割，腹中痞硬如块状，受凉加重，大便干结，倦怠乏力，情绪低落，手足颤抖不温，口苦，舌质暗红夹瘀紫，苔腻黄白夹杂，脉沉弱。

［**辨证施治**］辨为寒热痰瘀虚郁风证；治当清热散寒，行气活血，息风化痰，补益中气。

［**处方**］给予附子粳米汤、大黄附子汤、四逆散、藜芦人参汤与甘草海藻汤合方：制附子15 g，生半夏12 g，大黄10 g，细辛6 g，柴胡12 g，枳实12 g，白芍12 g，红参10 g，藜芦1.5 g，海藻24 g，生姜10 g，大枣12枚，粳米12 g，炙甘草10 g。6剂，以水1 000~1 200 mL，浸泡30 min，大

火烧开，小火煎煮50 min，去滓取药液，每日分早、中、晚3次服。

二诊：腹痛减轻，仍手足颤抖，以前方变藜芦为3 g，6剂。

三诊：腹痛较前又有减轻，大便正常，仍口苦，以前方加黄连10 g，6剂。

四诊：腹痛未再发作，仍倦怠乏力，以前方变红参为12 g，6剂。

五诊：腹痛未再发作，以前方6剂继服。

六诊：诸症基本消除，又以前方治疗30余剂，诸症消除。

随访1年，一切尚好。

【用方体会】根据腹痛受凉加重辨为寒；再根据口苦辨为热；因情绪低落辨为郁；又因倦怠乏力、脉沉弱辨为虚；复因腹中痞硬如块状、苔腻辨为痰结；再因腹痛如刀割辨为瘀，以此辨为寒热痰瘀虚郁风证。方以附子粳米汤温阳散寒，益气化痰，通经止痛；以大黄附子汤温阳通泄，兼以清热；以四逆散行气解郁；以藜芦人参汤益气化痰；以甘草海藻汤益气软坚散结。方药相互为用，以取其效。

【特别提示】处方中藜芦与红参相互为用，旨在倍增益气息风化痰之功；藜芦与白芍相互为用，旨在倍增补血通泄、息风化痰之功；藜芦与细辛相互为用，旨在倍增温宣息风化痰之功；制附子与生半夏相互为用，旨在倍增温阳化瘀化痰之功；炙甘草与海藻相互为用，旨在倍增益气软坚散结之功。

十三、肠易激综合征

吴某，男，41岁，河南人，有多年肠易激综合征病史，近由病友介绍前来诊治。

刻诊：腹痛、腹胀便后缓解，时而大便干结，时而大便溏泄夹黏液，因受凉或情绪异常加重，恶心，呕吐，心悸，腰背麻木疼痛，倦怠乏力，手足不温，性功能减退，口苦，舌质红，苔黄腻夹白，脉沉弱。

［辨证施治］辨为寒热虚风痰证；治当清热化痰，温阳散寒，益气息风。

［处方］给予半夏泻心汤、天雄散、四逆散与藜芦人参汤合方：

生半夏12 g，黄连3 g，黄芩10 g，红参10 g，干姜10 g，制附子10 g，桂枝20 g，白术24 g，柴胡12 g，枳实12 g，白芍12 g，藜芦1.5 g，生姜10 g，大枣12枚，炙甘草10 g。6剂，以水1 000~1 200 mL，浸泡30 min，大火烧开，小火煎煮50 min，去滓取药液，每日分早、中、晚3次服。

二诊：腹痛、腹胀略有减轻，仍恶心、呕吐，以前方加陈皮30 g，6剂。

三诊：腹痛、腹胀较前又有减轻，恶心、呕吐基本消除，仍口苦，以前方变黄连为6 g，6剂。

四诊：腹痛、腹胀较前明显减轻，大便正常，性功能略有改善，仍心悸，以前方变白芍为20 g，6剂。

五诊：腹痛、腹胀未再发作，大便正常，腰背麻木疼痛基本消除，仍口苦，以前方变黄连为10 g，6剂。

六诊：诸症基本消除，又以前方治疗40余剂，诸症悉除。

随访1年，一切尚好。

【用方体会】根据腹痛、腹胀受凉加重辨为寒；再根据腹痛、腹胀因情绪异常加重辨为郁；因性功能减退、手足不温辨为阳虚；又因倦怠乏力、脉沉弱辨为虚；复因口苦、舌质红辨为热；再因腰背麻木、苔腻辨为风痰，以此辨为寒热虚风痰证。方以半夏泻心汤温阳散寒，清热燥湿，益气化痰；以天雄散益气补阳固精；以四逆散行气解郁；以藜芦人参汤益气化痰。方药相互为用，以取其效。

【特别提示】处方中藜芦与红参相互为用，旨在倍增益气息风化痰之功；藜芦与白芍相互为用，旨在倍增补血通泄、息风化痰之功；制附子与生半夏相互为用，旨在倍增温阳化瘀化痰之功。

十四、慢性非酒精性脂肪性肝病

尚某，男，54岁，河南人，有多年慢性非酒精性脂肪性肝病病史，近由病友介绍前来诊治。

刻诊：肝区隐痛痞硬，脘腹满闷，倦怠乏力，情绪低落，急躁易怒，面肌抽动，不思饮食，手足烦热，心烦，口苦，舌质暗淡夹瘀紫，苔白腻夹黄，脉沉弱。

［**辨证施治**］辨为寒热虚瘀痰风证；治当清热燥湿，温阳散寒，益气化痰，活血化瘀。

［**处方**］给予小柴胡汤、桂枝茯苓丸、甘草海藻汤与藜芦人参汤合方：生半夏12 g，柴胡24 g，黄芩10 g，红参10 g，桂枝15 g，茯苓15 g，桃仁15 g，牡丹皮15 g，白芍15 g，海藻24 g，藜芦1.5 g，生姜10 g，大枣12枚，炙甘草10 g。6剂，以水1 000~1 200 mL，浸泡30 min，大火烧开，小火煎煮50 min，去滓取药液，每日分早、中、晚3次服。

二诊：情绪低落好转，仍肝区隐痛，以前方变白芍为24 g，6剂。

三诊：情绪低落较前又有好转，肝区隐痛减轻，仍肝区痞硬，以前方变海藻为30 g，6剂。

四诊：手足烦热减轻，仍面肌抽动，以前方变白芍为30 g，藜芦为2.5 g，6剂。

五诊：口苦减轻，仍不思饮食，以前方加山楂30 g，6剂。

六诊：诸症较前趋于好转，又以前方治疗80余剂，诸症悉除，经复查各项指标基本正常。

随访1年，一切尚好。

【**用方体会**】根据肝区隐痛、口苦辨为热；再根据舌质暗淡、苔白腻辨为寒；因情绪低落辨为郁；又因倦怠乏力、脉沉弱辨为虚；复因面肌抽动、苔腻辨为风痰；再因舌质暗淡夹瘀紫辨为瘀，以此辨为寒热虚瘀痰风证。方以小柴胡汤清热调气，益气温通；以桂枝茯苓丸活血化瘀；以甘草海藻汤益气软坚化痰；以藜芦人参汤益气息风化痰。方药相互为用，以取其效。

【**特别提示**】处方中藜芦与红参相互为用，旨在倍增益气息风化痰之功；藜芦与白芍相互为用，旨在倍增补血通泄、息风化痰之功；炙甘草与海藻相互为用，旨在倍增益气软坚散结之功。

十五、自身免疫性肝炎

仝某，女，49岁，河南人，有多年自身免疫性肝炎病史，近由病友介绍前来诊治。

刻诊：肝区痞闷不舒，时时隐隐作痛，不思饮食，脘腹胀满，倦怠乏力，身目发黄，皮肤瘙痒，大便干结，手足不温、怕冷，情绪低落，急躁易怒，心烦，口苦，舌质红，苔黄腻，脉沉弱。

［**辨证施治**］辨为寒热虚痰风证；治当清热利湿，温阳散结，益气息风。

［**处方**］给予小柴胡汤、茵陈蒿汤、附子半夏汤、甘草海藻汤与藜芦人参汤合方：柴胡24 g，生半夏12 g，黄芩10 g，红参10 g，茵陈20 g，栀子15 g，大黄6 g，制附子10 g，海藻24 g，藜芦1.5 g，生姜10 g，大枣12枚，炙甘草10 g。6剂，以水1 000~1 200 mL，浸泡30 min，大火烧开，小火煎煮50 min，去滓取药液，每日分早、中、晚3次服。

二诊：大便正常，仍皮肤瘙痒，以前方变藜芦为2.5 g，6剂。

三诊：倦怠乏力好转，仍身目发黄，以前方变茵陈为30 g，6剂。

四诊：手足较前温和，仍身目发黄，以前方变茵陈为40 g，6剂。

五诊：身目发黄基本消除，仍情绪低落，以前方加枳实、白芍各12 g，6剂。

六诊：脘腹胀满基本消除，仍不思饮食，以前方加麦芽30 g，6剂。

七诊：诸症较前趋于好转，又以前方治疗60余剂，诸症悉除，经复查肝功各项指标恢复正常。

余诊：又以前方继续巩固治疗60余剂。随访1年，一切尚好。

【**用方体会**】根据肝区痞闷不舒、口苦辨为热；再根据身目发黄、脘腹胀满辨为湿；因情绪低落辨为郁；又因倦怠乏力、脉沉弱辨为虚；复因皮肤瘙痒辨为风；再因手足不温、怕冷辨为寒，以此辨为寒热虚痰风证。方以小柴胡汤清热调气，益气温通；以茵陈蒿汤清热利湿退黄；以附子半夏汤温阳散寒，燥湿化痰；以甘草海藻汤益气软坚化痰；以藜芦人参汤益气息风，化痰止痒。方药相互为用，以取其效。

【**特别提示**】处方中藜芦与红参相互为用，旨在倍增益气息风化痰之功；制附子与生半夏相互为用，旨在倍增温阳化瘀化痰之功；炙甘草与海藻相互为用，旨在倍增益气软坚散结之功。

十六、原发性胆汁性肝硬化

赵某，女，46岁，河南人，有多年原发性胆汁性肝硬化病史，2年来病情渐渐加重，服用中西药未能有效控制病情，近由病友介绍前来诊治。

刻诊：肝区不舒，隐隐作痛，不思饮食，胸胁脘腹痞硬胀满，倦怠乏力，形体消瘦，手足抽搐，肢体沉重，手足不温、怕冷，大便溏泄如油脂状，情绪低落，淡漠人生，心烦，口苦，舌质暗红夹瘀紫，苔黄略腻，脉沉弱。

［**辨证施治**］辨为肝郁血瘀，风痰夹虚证；治当行气化瘀，补益中气，息风化痰。

［**处方**］给予小柴胡汤、桂枝茯苓丸、附子半夏汤、甘草海藻汤与藜芦人参汤合方：柴胡24 g，生半夏12 g，黄芩10 g，红参10 g，桂枝15 g，茯苓15 g，桃仁15 g，牡丹皮15 g，白芍15 g，制附子10 g，海藻24 g，藜芦1.5 g，生姜10 g，大枣12枚，炙甘草10 g。6剂，以水1 000~1 200 mL，浸泡30 min，大火烧开，小火煎煮50 min，去滓取药液，每日分早、中、晚3次服。

二诊：手足较前温和，仍不思饮食，以前方加山楂30 g，6剂。

三诊：饮食基本正常，仍大便溏泄，以前方加白术15 g，6剂。

四诊：手足温和，大便正常，仍手足抽搐，以前方变藜芦为3 g，6剂。

五诊：手足抽搐好转，仍口苦，以前方变黄芩为20 g，6剂。

六诊：肝区隐隐作痛明显好转，仍胸胁脘腹痞硬胀满，以前方变海藻为30 g，6剂。

七诊：诸症较前趋于缓解，又以前方治疗150余剂，诸症悉除，经复查肝功各项指标恢复正常。

余诊：又以前方继续巩固治疗100余剂，又经复查肝脏硬度指数由原来24 kPa减为11.9 kPa，仍以前方因病情变化酌情加减继续巩固治疗。随访6年，一切尚好。

【**用方体会**】根据肝区不舒、情绪低落辨为郁；再根据胸胁脘腹痞硬胀满、舌质瘀紫辨为瘀；因手足抽搐辨为风；又因倦怠乏力、脉沉弱辨为虚；复因手足不温辨为寒；再因肢体沉重、苔腻辨为痰，以此辨为肝郁血瘀，风痰夹虚证。方以小柴胡汤清热调气，益气温通；以桂枝茯苓丸活血化瘀；以附子半夏汤温阳消癥，燥湿化痰；以甘草海藻汤益气软坚，散结化痰；以藜芦人参汤益气息风化痰。方药相互为用，以取其效。

【特别提示】处方中藜芦与红参相互为用，旨在倍增益气息风化痰之功；藜芦与白芍相互为用，旨在倍增补血通泄、息风化痰之功；制附子与生半夏相互为用，旨在倍增温阳化瘀化痰之功；炙甘草与海藻相互为用，旨在倍增益气软坚散结之功。

十七、慢性胆囊炎、胆结石、胆囊息肉

司某，女，53岁，河南人，有多年慢性胆囊炎、胆结石、胆囊息肉病史，1年来症状加重，服用中西药未能有效控制症状，近由病友介绍前来诊治。

刻诊：胆结石（0.4 mm × 0.3 mm）、胆囊息肉（多发性），右侧脘腹疼痛如针刺，时时发热，时时怕冷，不思饮食，食油腻大便溏泄加重，倦怠乏力，肢体沉重，手足不温，心烦急躁，口苦，舌质淡红夹瘀紫，苔腻黄白夹杂，脉沉弱。

［**辨证施治**］辨为肝郁血瘀，痰湿夹虚证；治当行气化瘀，补益中气，息风化痰。

［**处方**］给予小柴胡汤、桂枝茯苓丸、附子半夏汤、甘草海藻汤与失笑散合方：柴胡24 g，生半夏12 g，黄芩10 g，红参10 g，桂枝15 g，茯苓15 g，桃仁15 g，牡丹皮15 g，白芍15 g，制附子10 g，海藻24 g，五灵脂10 g，蒲黄10 g，生姜10 g，大枣12枚，炙甘草10 g。6剂，以水1 000~1 200 mL，浸泡30 min，大火烧开，小火煎煮50 min，去滓取药液，每日分早、中、晚3次服。

二诊：脘腹疼痛减轻，仍口苦，以前方变黄芩为20 g，6剂。

三诊：脘腹疼痛较前又有减轻，仍大便溏泄，以前方加白术15 g，

6剂。

四诊：时时发热、时时怕冷未再出现，大便正常，仍肢体沉重，以前方变茯苓、桂枝为各20 g，6剂。

五诊：脘腹疼痛基本消除，仍手足不温，以前方变制附子为12 g，6剂。

六诊：饮食基本正常，仍倦怠乏力，以前方变红参为12 g，6剂。

七诊：病情基本趋于缓解，又以前方治疗120余剂，诸症悉除，经复查胆结石、胆囊息肉较前明显减小。

余诊：之后，又以前方继续巩固治疗80余剂，又经复查胆结石、胆囊息肉基本消除。随访6年，一切尚好。

【用方体会】根据脘腹疼痛如针刺辨为瘀；再根据心烦急躁辨为郁；因肢体沉重辨为痰湿；又因倦怠乏力、脉沉弱辨为虚；复因手足不温辨为寒；再因口苦辨为热，以此辨为肝郁血瘀，痰湿夹虚证。方以小柴胡汤清热调气，益气温通；以桂枝茯苓丸活血化瘀；以附子半夏汤温阳消癥，燥湿化痰；以甘草海藻汤益气软坚，散结化痰；以失笑散活血化瘀止痛。方药相互为用，以取其效。

【特别提示】处方中红参与五灵脂相互为用，旨在倍增益气活血化瘀之功；制附子与生半夏相互为用，旨在倍增温阳化瘀化痰之功；炙甘草与海藻相互为用，旨在倍增益气软坚散结之功。

十八、肝性脑病

苗某，男，64岁，河南人，有2年慢性肝性脑病病史，1年来病情加重，服用中西药未能有效控制症状，近由病友介绍前来诊治。

刻诊：焦虑抑郁，说话不清，语无伦次，有时无意识地大小便，有时无意识地摆弄东西，睡眠无规律，视物模糊，记忆力减退，耳鸣，肌肉震颤，步态不稳，口腔有大蒜味，倦怠乏力，手足不温，心烦急躁，口苦，舌质淡红，苔腻黄白夹杂，脉沉弱。

［辨证施治］辨为心肝郁滞，心肾不交，痰风内动证；治当调理心肝，交通心肾，息风化痰。

［处方］给予小柴胡汤、天雄散、黄连粉方、桂枝加龙骨牡蛎汤、藜芦人参汤与失笑散合方：柴胡24 g，生半夏12 g，黄芩10 g，红参10 g，制附子10 g，桂枝20 g，白术24 g，白芍10 g，龙骨30 g，牡蛎30 g，黄连12 g，藜芦1.5 g，生姜10 g，五灵脂10 g，蒲黄10 g，大枣12枚，炙甘草10 g。6剂，以水1 000~1 200 mL，浸泡30 min，大火烧开，小火煎煮50 min，去滓取药液，每日分早、中、晚3次服。

二诊：手足较前温和，仍口苦，以前方变黄连为20 g，6剂。

三诊：手足不温较前明显好转，仍肌肉震颤，以前方变藜芦为2.5 g，6剂。

四诊：焦虑抑郁较前减轻，手足温和，仍心烦急躁，以前方变龙骨、牡蛎为各40 g，6剂。

五诊：心烦急躁较前明显好转，仍倦怠乏力，以前方变红参为12 g，6剂。

六诊：口腔大蒜味减轻，仍步态不稳，以前方变藜芦为3 g，白芍为30 g，制附子为12 g，6剂。

七诊：说话不清略有好转，肌肉震颤较前又有好转，又以前方治疗150余剂，诸症悉除。

余诊：又以前方继续巩固治疗。随访1年，一切尚好。

【用方体会】根据焦虑抑郁、心烦急躁辨为心肝气郁；再根据记忆力减退、耳鸣辨为心肾不交；因手足不温辨为寒；又因倦怠乏力、脉沉弱辨为虚；复因肌肉震颤辨为风；再因口苦、苔腻辨为痰，以此辨为心肝郁滞，心肾不交，痰风内动证。方以小柴胡汤清热调气，益气温通；以天雄散益气温阳，固涩通窍；以黄连粉方清热燥湿；以桂枝加龙骨牡蛎汤交通心肾，潜阳安神；以藜芦人参汤益气息风化痰；以失笑散活血化瘀止痛。方药相互为用，以取其效。

【特别提示】处方中藜芦与红参相互为用，旨在倍增益气息风化痰之功；藜芦与白芍相互为用，旨在倍增补血通泄、息风化痰之功；红参与五灵脂相互为用，旨在倍增益气活血化瘀之功；制附子与生半夏相互为用，旨在倍增温阳化瘀化痰之功。

十九、原发性肝癌术后复发伴转移

党某，男，58岁，河南人，2年前做肝癌手术，1年后术后复发，服用中西药未能有效控制病情发展及症状，近由病友介绍前来诊治。

刻诊：胁肋疼痛如针刺，脘腹胀满，身体发黄，身痒如虫行状，不思饮食，恶心，呕吐，大便溏泄，腹水，下肢水肿，倦怠乏力，头晕目眩，心烦急躁，情绪低落，形体消瘦，身体发热，手足不温，怕冷，口苦，舌质暗红夹瘀紫，苔黄略腻，脉沉弱。

［**辨证施治**］辨为寒热郁瘀，水气痰虚证；治当温阳散寒，清热燥湿，行气活血，息风化痰。

［**处方**］给予小柴胡汤、桂枝茯苓丸、橘皮汤、附子半夏汤、藜芦人参汤与甘草海藻汤合方：生半夏12 g，红参10 g，柴胡24 g，黄芩10 g，茯苓15 g，桃仁15 g，桂枝15 g，牡丹皮15 g，白芍15 g，陈皮24 g，制附子10 g，藜芦1.5 g，海藻24 g，生姜10 g，大枣12枚，炙甘草10 g。6剂，以水1 000~1 200 mL，浸泡30 min，大火烧开，小火煎煮50 min，去滓取药液，每日分早、中、晚3次服。

二诊：恶心、呕吐减轻，仍胁肋疼痛，以前方加五灵脂10 g，6剂。

三诊：恶心、呕吐基本消除，仍脘腹胀满，以前方变陈皮为40 g，6剂。

四诊：脘腹胀满较前减轻，仍心烦急躁，以前方变白芍为24 g，6剂。

五诊：脘腹胀满较前又有减轻，仍下肢水肿，以前方变茯苓为24 g，6剂。

六诊：腹水较前减轻，仍倦怠乏力，以前方变红参为15 g，6剂。

七诊：腹水较前又有减轻，手足较前温和，身体仍痒，以前方变藜芦为3 g，6剂。

八诊：诸症较前均有好转，又以前方治疗180余剂，诸症基本消除。

余诊：经复查与前次检查对比复发及转移病灶较前减小，继续以前方巩固治疗。随访4年，一切尚好。

【**用方体会**】根据胁肋疼痛如针刺、舌质暗红夹瘀紫辨为瘀；再根据心烦急躁、情绪低落辨为郁；因倦怠乏力、形体消瘦辨为气虚；又因腹水、下肢水肿辨为水；复因苔黄腻辨为痰；更因身体痒辨为风，以此辨为寒热郁瘀，水气痰虚证。方以小柴胡汤清热温通，行气散结，益气补虚；以桂枝茯苓丸活血化瘀；以橘皮汤行气和中；以附子半夏汤温阳消癥，燥湿化痰；以藜芦人参汤益气化痰；以甘草海藻汤益气软坚散结。方药相互为用，以取其效。

【特别提示】处方中藜芦与红参相互为用，旨在倍增益气息风化痰之功；藜芦与白芍相互为用，旨在倍增补血通泄、息风化痰之功；炙甘草与海藻相互为用，旨在倍增益气软坚散结之功；制附子与生半夏相互为用，旨在倍增温阳化瘀化痰之功。

二十、慢性红斑性胃炎伴糜烂、十二指肠球部溃疡

李某，男，62岁，河南人，有多年慢性红斑性胃炎伴糜烂及十二指肠球部溃疡病史，服用多种中西药未能有效控制症状，近由病友介绍前来诊治。

刻诊：脘腹疼痛剧烈难忍，食凉或受凉疼痛加重，恶心，呕吐，胸胁胀满，大便溏泄，夜间小腿抽筋频繁，倦怠乏力，面色不荣，情绪低落，急躁易怒，手足不温，口苦，口干不欲饮水，舌质淡红，苔腻黄白夹杂，脉沉弱。

［**辨证施治**］辨为寒热夹虚，气郁夹风证；治当温阳散寒，清热燥湿，行气解郁，息风化痰。

［**处方**］给予附子粳米汤、小柴胡汤、小建中汤、附子天花粉汤、甘草海藻汤与藜芦人参汤合方：制附子10 g，生半夏12 g，红参10 g，柴胡24 g，黄芩10 g，桂枝10 g，白芍20 g，胶饴30 g，天花粉12 g，藜芦1.5 g，海藻24 g，粳米12 g，生姜10 g，大枣12枚，炙甘草10 g。6剂，以水1 000~1 200 mL，浸泡30 min，大火烧开，小火煎煮50 min，去滓取药液，每日分早、中、晚3次服。

二诊：腹痛减轻，仍恶心、呕吐，以前方变生半夏为15 g，6剂。

三诊：腹痛较前又有减轻，恶心、呕吐明显好转，仍大便溏泄，以

前方变粳米为20 g，6剂。

四诊：腹痛基本消除，仍口苦，以前方加黄连6 g，6剂。

五诊：急躁易怒基本消除，仍有小腿抽筋，以前方变藜芦为3 g，6剂。

六诊：诸症基本消除，以前方6剂继服。

七诊：诸症消除，又以前方巩固治疗20余剂。

随访1年，一切尚好。

【用方体会】根据腹痛剧烈，受凉加重辨为寒凝；再根据急躁易怒辨为郁；因倦怠乏力、脉沉弱辨为气虚；又因恶心、呕吐辨为气逆；复因苔腻辨为痰；更因小腿抽筋辨为风，以此辨为寒热夹虚，气郁夹风证。方以附子粳米汤温阳散寒，燥湿降逆，益气止痛；以小柴胡汤清热温通，行气散结，益气补虚；以小建中汤温补气血，缓急止痛；以附子天花粉汤温阳止痛，益阴缓急；以甘草海藻汤益气软坚；以藜芦人参汤益气息风止痉。方药相互为用，以取其效。

【特别提示】处方中藜芦与红参相互为用，旨在倍增益气息风化痰之功；藜芦与白芍相互为用，旨在倍增补血通泄、息风化痰之功；炙甘草与海藻相互为用，旨在倍增益气软坚散结之功；制附子与生半夏相互为用，旨在倍增温阳化瘀化痰之功；制附子与天花粉相互为用，旨在倍增温阳化瘀、清热益阴之功。

二十一、慢性溃疡性结肠炎

孙某，男，32岁，河南人，有多年慢性溃疡性结肠炎病史，服用中西药未能有效控制症状，近由病友介绍前来诊治。

刻诊：腹痛因食凉或受凉加重，大便溏泄夹血，每天10余次，里急后重，腹胀，恶心，呕吐，形体消瘦，手足不温，小腿抽筋，倦怠乏力，怕冷，口腔溃烂，口苦，口渴喜饮热水，时时眼结膜溃烂，全身关节疼痛，情绪低落，急躁易怒，舌质淡红，苔腻黄白夹杂，脉沉弱。

［辨证施治］辨为寒热夹虚，气郁夹风证；治当温阳散寒，清热燥湿，行气解郁，息风化痰。

［**处方**］给予乌梅丸、附子半夏汤、附子天花粉汤与藜芦芍药汤合方：乌梅25 g，黄连10 g，细辛4 g，干姜6 g，当归3 g，黄柏4 g，桂枝4 g，红参4 g，制附子10 g，花椒3 g，生半夏12 g，天花粉12 g，白芍10 g，藜芦1.5 g，生姜10 g，大枣12枚，炙甘草10 g。6剂，以水1 000~1 200 mL，浸泡30 min，大火烧开，小火煎煮50 min，去滓取药液，每日分早、中、晚3次服。

二诊：腹痛减轻，仍小腿抽筋，以前方变藜芦为3 g，6剂。

三诊：大便溏泄减轻，仍口苦，以前方变黄连、黄柏为各12 g，6剂。

四诊：腹痛、大便溏泄较前减轻，仍关节疼痛，以前方变桂枝、附子为各6 g，6剂。

五诊：腹痛、大便溏泄较前又有减轻，仍倦怠乏力，以前方变红参为10 g，6剂。

六诊：腹痛、大便溏泄较前又有明显减轻，以前方6剂继服。

七诊：诸症基本趋于缓解，又以前方巩固治疗90余剂，诸症悉除。随访2年，一切尚好。

【**用方体会**】根据腹痛，受凉加重辨为寒；再根据情绪低落辨为郁；因倦怠乏力、脉沉弱辨为气虚；又因恶心、呕吐辨为气逆；复因口腔溃烂、口苦辨为痰热；更因小腿抽筋辨为风，以此辨为寒热夹虚，气郁夹风证。方以乌梅丸温阳清热，益气补血；以附子半夏汤温阳降逆；以附子天花粉汤温阳滋阴；以藜芦芍药汤益血缓急，息风止痉。方药相互为用，以取其效。

【**特别提示**】处方中藜芦与红参相互为用，旨在倍增益气息风化痰之功；藜芦与细辛相互为用，旨在倍增温宣息风化痰之功；附子与天花粉相互为用，旨在倍增温阳化瘀、清热益阴之功；附子与生半夏相互为用，旨在倍增温阳化瘀化痰之功。

二十二、胰腺癌术后复发

郑某，女，65岁，河南人，1年前做胰腺癌手术，半年后复发，服用中西药未能有效控制病情发展及症状，近由病友介绍前来诊治。

刻诊：脘腹胀满痞硬疼痛如针刺，身体发黄，不思饮食，恶心，呕吐，时而大便溏泄，时而大便干结，形体消瘦，倦怠乏力，抑郁焦虑，心烦急躁易怒，腹水，手足不温，怕冷，全身肌肉时时蠕动，口苦，舌质暗红夹瘀紫，苔腻黄白夹杂，脉沉弱。

［**辨证施治**］辨为寒热郁瘀，痰风夹虚证；治当温阳散寒，清热燥湿，行气活血，息风化痰，补益中气。

［**处方**］给予小柴胡汤、桂枝茯苓丸、甘草甘遂汤、附子半夏汤、藜芦人参汤与甘草海藻汤合方：生半夏12 g，红参10 g，柴胡24 g，黄芩10 g，茯苓15 g，桃仁15 g，桂枝15 g，牡丹皮15 g，白芍15 g，甘遂3 g，制附子10 g，藜芦1.5 g，海藻24 g，生姜10 g，大枣12枚，炙甘草10 g。6剂，以水1 000~1 200 mL，浸泡30 min，大火烧开，小火煎煮50 min，去滓取药液，每日分早、中、晚3次服。

二诊：手足不温好转，仍身体发黄，以前方加茵陈30 g，6剂。

三诊：手足不温较前又有好转，仍腹痛，以前方变白芍为30 g，加五灵脂10 g，6剂。

四诊：腹痛减轻，仍恶心、呕吐，以前方变生半夏为15 g，6剂。

五诊：腹痛较前又有减轻，仍腹水，以前方变甘遂为5 g，6剂。

六诊：腹水减轻，仍倦怠乏力，以前方变红参为12 g，6剂。

七诊：腹水较前又有减轻，大便正常，脘腹痞硬，以前方变海藻为30 g，6剂。

八诊：诸症基本趋于缓解，又以前方治疗150余剂，诸症基本消除。

余诊：经复查与前次检查对比复发病灶较前减小，继续以前方巩固治疗。随访1年，一切尚好。

【**用方体会**】根据腹痛如针刺、舌质暗红夹瘀紫辨为瘀；再根据抑郁焦虑辨为郁；因倦怠乏力、形体消瘦辨为气虚；又因腹水辨为水；复因手足不温辨为寒；更因全身肌肉时时蠕动辨为风，以此辨为寒热郁瘀，痰风夹虚证。方以小柴胡汤清热温通，行气散结，益气补虚；以桂枝茯苓丸活血化瘀；以甘草甘遂汤益气逐水；以附子半夏汤温阳消癥，燥湿化痰；以藜芦人参汤益气化痰；以甘草海藻汤益气软坚散结。方药相互为用，以取其效。

【**特别提示**】处方中藜芦与红参相互为用，旨在倍增益气息风化痰之功；藜芦与白芍相互为用，旨在倍增补血通泄、息风化痰之功；炙甘草与海藻相互为用，旨在倍增益气软坚散结之功；制附子与生半夏相互为用，旨在倍增温阳化瘀化痰之功；炙甘草与甘遂相互为用，旨在倍增益气逐水之功。

二十三、慢性胰腺炎

詹某，女，60岁，河南人，有多年慢性胰腺炎病史，服用中西药未能有效控制症状，近由病友介绍前来诊治。

刻诊：脘腹胁肋疼痛牵引腰背，恶心，呕吐，腹胀，大便干结，手足不温，怕冷，倦怠乏力，时时发热，时时怕冷，口苦，情绪低落，舌质淡红夹瘀紫，苔腻黄白夹杂，脉沉弱。

［**辨证施治**］辨为寒热夹虚，郁瘀夹痰证；治当温阳散寒，清热燥湿，行气活血，息风化痰。

［**处方**］给予小柴胡汤、桂枝茯苓丸、附子半夏汤、甘草海藻汤与藜芦芍药汤合方：柴胡20 g，黄芩10 g，生半夏12 g，红参10 g，桂枝15 g，茯苓15 g，桃仁15 g，牡丹皮15 g，白芍15 g，制附子10 g，海藻24 g，藜芦1.5 g，生姜10 g，大枣12枚，炙甘草10 g。6剂，以水1 000~1 200 mL，浸泡30 min，大火烧开，小火煎煮50 min，去滓取药液，每日分早、中、晚3次服。

二诊：脘腹胁肋疼痛减轻，仍恶心、呕吐、腹胀，以前方加陈皮30 g，6剂。

三诊：脘腹胁肋疼痛较前又有减轻，仍大便干结，以前方加土瓜根3 g，6剂。

四诊：脘腹胁肋疼痛较前又有减轻，大便略溏，以前方变土瓜根为1.5 g，6剂。

五诊：脘腹胁肋疼痛较前又有减轻，大便正常，仍口苦，以前方变黄芩为15 g，6剂。

六诊：脘腹胁肋疼痛基本消除，仍怕冷，以前方变制附子为12 g，6剂。

七诊：诸症基本趋于缓解，又以前方巩固治疗100余剂，诸症悉除，经复查各项指标均正常。

随访2年，一切尚好。

【用方体会】根据腹痛、手足不温辨为寒；再根据情绪低落辨为郁；因倦怠乏力、脉沉弱辨为气虚；又因恶心、呕吐辨为气逆；复因苔腻、口苦辨为痰热；更因舌质夹瘀紫辨为瘀，以此辨为寒热夹虚，郁瘀夹痰证。方以小柴胡汤清热温通，调气益气；以桂枝茯苓丸活血化瘀；以附子半夏汤温阳降逆；以甘草海藻汤益气软坚散结；以藜芦芍药汤益血缓急，息风止痉。方药相互为用，以取其效。

【特别提示】处方中藜芦与红参相互为用，旨在倍增益气息风化痰之功；藜芦与白芍相互为用，旨在倍增补血通泄、息风化痰之功；炙甘草与海藻相互为用，旨在倍增益气软坚散结之功；制附子与生半夏相互为用，旨在倍增温阳化瘀化痰之功。

第四节　经方合方“十八反”配伍辨治泌尿系病变

一、慢性肾衰竭、肾萎缩

马某，男，67岁，河南人，有多年慢性肾炎病史，2年前经复查又诊断为慢性肾衰竭、肾萎缩，服用中西药未能有效控制症状，近由病友介绍前来诊治。

刻诊：小便短少，全身水肿，头晕目眩（血压165/113 mmHg），不思饮食，脘腹胀满，恶心，呕吐，面色苍白，肢体沉重，手足不温，怕冷，倦怠乏力，大便干结，口干不欲饮水，口苦，舌红少苔，脉沉细弱。

［辨证施治］辨为阴阳俱虚，痰湿水气证；治当滋补阴阳，利水化痰。

［**处方**］给予肾气丸、半夏泻心汤、附子天花粉汤与胶姜汤合方：生地黄24 g，山药12 g，山茱萸12 g，茯苓10 g，泽泻10 g，牡丹皮10 g，制附子10 g，桂枝3 g，生半夏12 g，红参10 g，黄连3 g，黄芩10 g，干姜10 g，天花粉12 g，阿胶珠10 g，生姜10 g，大枣12枚，炙甘草10 g。6剂，以水1 000~1 200 mL，浸泡30 min，大火烧开，小火煎煮50 min，去滓取药液，每日分早、中、晚3次服。

二诊：仍小便短少，以前方变泽泻、茯苓为各30 g，6剂。

三诊：小便短少略有改善，仍全身水肿，以前方变泽泻为60 g，6剂。

四诊：小便短少、全身水肿较前又有改善，仍手足不温，以前方变桂枝为10 g，6剂。

五诊：手足较前为温，仍口苦，以前方变黄连为6 g，6剂。

六诊：血压正常，仍脘腹胀满，以前方变生半夏为15 g，6剂。

七诊：诸症基本趋于缓解，又以前方巩固治疗150余剂，血压正常，经复查治疗前右肾84 mm、左肾84 mm，治疗后右肾96 mm、左肾97 mm。

余诊：之后，仍继续以前方巩固治疗。随访5年，一切尚好。

【**用方体会**】根据小便短少、手足不温辨为阳虚；再根据舌红少苔辨为阴虚；因倦怠乏力、脉沉弱辨为气虚；又因恶心呕吐、口苦辨为湿热；复因肢体沉重、水肿辨为痰浊水气；更因口干不欲饮水辨为寒热夹杂，以此辨为阴阳俱虚，痰湿水气证。方以肾气丸滋补阴津，温补阳气，渗利水湿；以半夏泻心汤清热燥湿，温通降逆；以附子天花粉汤温阳化阴；以胶姜汤温阳补血。方药相互为用，以取其效。

【**特别提示**】处方中制附子与生半夏相互为用，旨在倍增温阳化瘀化痰之功；制附子与天花粉相互为用，旨在倍增温阳化瘀、清热益阴之功。

二、肾衰竭、肾移植、糖尿病、高血压、冠心病、前列腺增生

赵某，男，64岁，河南人，有多年慢性肾炎、糖尿病、冠心病、高血压、前列腺增生病史，2年前因肾衰竭做肾移植，服用中西药未能有效

控制症状，近由病友介绍前来诊治。

刻诊：小便短少，全身水肿，头晕目眩（血压170/123 mmHg），口渴，盗汗，夜尿多（血糖15.9 mmol/L），尿急，尿等待，胸闷，心痛，不思饮食，脘腹胀满，恶心，呕吐，倦怠乏力，面色苍白，肢体沉重，手足不温，怕冷，倦怠乏力，大便干结，口干欲饮水，口苦，舌质红夹瘀紫，苔黄腻，脉沉细弱。

［**辨证施治**］辨为阴阳俱虚，痰湿瘀水证；治当滋补阴阳，清热燥湿，利水化痰。

［**处方**］给予肾气丸、黄连粉方、小半夏汤、附子天花粉汤与藜芦人参汤合方：生地黄24 g，山药12 g，山茱萸12 g，茯苓10 g，泽泻10 g，牡丹皮10 g，制附子10 g，桂枝3 g，黄连24 g，生半夏24 g，红参10 g，天花粉12 g，藜芦1.5 g，生姜24 g，大枣6枚，炙甘草10 g。6剂，以水1 000~1 200 mL，浸泡30 min，大火烧开，小火煎煮50 min，去滓取药液，每日分早、中、晚3次服。

二诊：仍尿等待，以前方变泽泻、茯苓、牡丹皮为各30 g，6剂。

三诊：全身水肿减轻，仍口渴、口苦，以前方变黄连、天花粉为各30 g，6剂。

四诊：尿等待略有好转，全身水肿较前又有减轻，仍手足不温，以前方变桂枝为10 g，6剂。

五诊：血压正常，恶心、呕吐基本消除，仍大便干结，以前方加大黄9 g，6剂。

六诊：血压正常，血糖7.3 mmol/L，大便正常，怕冷基本消除，尿等待较前又有明显好转，仍心痛，以前方变制附子、桂枝为各12 g，6剂。

七诊：诸症基本趋于缓解，又以前方巩固治疗150余剂，血压正常、血糖正常。

余诊：经复查肾功能各项指标基本正常，仍继续以前方巩固治疗。随访2年，一切尚好。

【**用方体会**】根据小便短少、手足不温辨为阳虚；再根据盗汗、舌质红辨为阴虚；因倦怠乏力、脉沉弱辨为气虚；又因恶心呕吐、口苦辨为湿热；复因肢体沉重、水肿辨为痰浊水气；更因舌质夹瘀紫辨为瘀，以此辨为阴阳俱虚，痰湿瘀水证。方以肾气丸滋补阴津，温补阳气，渗利水湿；以黄连粉方清热燥湿；以小半夏汤燥湿化痰降逆；以附子天花粉汤温阳消癥，化阴化水；以藜芦人参汤益气化痰。方药相互为用，以取其效。

【特别提示】处方中藜芦与红参相互为用，旨在倍增益气息风化痰之功；制附子与生半夏相互为用，旨在倍增温阳化瘀化痰之功；制附子与天花粉相互为用，旨在倍增温阳化瘀、清热益阴之功。

三、肾病综合征

案一

许某，男，63岁，河南人，有多年肾病综合征病史，3年来病情加重，服用中西药未能有效控制症状，近由病友介绍前来诊治。

刻诊：小便不利，下肢水肿，头沉头紧头麻，头晕目眩（血压150/112 mmHg），恶心，呕吐，倦怠乏力，手足不温，怕冷，面色不荣，大便溏泄，口渴不欲饮水，舌红少苔，脉沉细弱。

［**辨证施治**］辨为阳虚夹水，阴虚气逆证；治当滋补阴阳，降逆化痰，利水消肿。

［**处方**］给予真武汤、猪苓汤、小半夏汤、附子天花粉汤与藜芦人参汤合方：制附子10 g，茯苓20 g，白术10 g，白芍6 g，猪苓10 g，泽泻10 g，滑石10 g，阿胶珠10 g，生半夏24 g，红参10 g，天花粉12 g，藜芦1.5 g，生姜24 g，大枣12枚，炙甘草10 g。6剂，以水1 000~1 200 mL，浸泡30 min，大火烧开，小火煎煮50 min，去滓取药液，每日分早、中、晚3次服。

二诊：大便溏泄减轻，仍下肢水肿，以前方变泽泻、茯苓、滑石为各30 g，6剂。

三诊：下肢水肿较前又有减轻，仍头晕目眩，以前方变泽泻为50 g，白术为20 g，白芍为40 g，6剂。

四诊：血压较前降低，小便不利减轻，仍头沉头紧头麻，以前方变藜芦为2.5 g，6剂。

五诊：血压正常，手足不温、怕冷基本消除，仍倦怠乏力，以前方变红参为12 g，6剂。

六诊：下肢水肿完全消除，大便基本正常，舌红少苔，以前方变天花粉为24 g，变阿胶珠为15 g，6剂。

七诊：诸症基本趋于缓解，又以前方巩固治疗120余剂。

余诊：经复查肾功能各项指标基本正常，仍继续以前方巩固治疗。随访5年，一切尚好。

【用方体会】根据小便不利、下肢水肿、手足不温辨为阳虚夹水气；再根据小便不利、下肢水肿、舌红少苔辨为阴虚夹水气；因倦怠乏力、脉沉弱辨为气虚；又因口渴不欲饮水辨为寒热夹杂；复因头沉头紧头麻、头晕目眩辨为风痰；更因恶心、呕吐辨为水气上逆，以此辨为阳虚夹水，阴虚气逆证。方以真武汤温阳利水；以猪苓汤补血利水；以小半夏汤燥湿化痰降逆；以附子天花粉汤温阳消癥，化阴化水；以藜芦人参汤益气息风化痰。方药相互为用，以取其效。

【特别提示】处方中藜芦与红参相互为用，旨在倍增益气息风化痰之功；藜芦与白芍相互为用，旨在倍增补血通泄、息风化痰之功；制附子与生半夏相互为用，旨在倍增温阳化瘀化痰之功；制附子与天花粉相互为用，旨在倍增温阳化瘀、清热益阴之功。

案二

钱某，男，38岁，河南人，有多年肾病综合征病史，3年来病情加重，服用中西药未能有效控制症状，近由病友介绍前来诊治。

刻诊：小便不利，眼睑水肿，头晕目眩（血压170/121 mmHg），时时发热，时时怕冷，下肢水肿，手足不温，心烦，情绪低落，倦怠乏力，汗出较多，面色不荣，大便干结，口苦，舌质红，苔腻黄白夹杂，脉沉弱。

[辨证施治]辨为气郁阳虚，痰水夹热证；治当调气温阳，利水化痰，清热降泄。

[处方]给予小柴胡汤、大黄附子汤、防己黄芪汤、甘草海藻汤与藜芦人参汤合方：柴胡24 g，黄芩10 g，生半夏12 g，红参10 g，制附子15 g，大黄10 g，白术30 g，黄芪10 g，防己3 g，细辛6 g，海藻24 g，藜芦

1.5 g，生姜20 g，大枣12枚，炙甘草10 g。6剂，以水1 000~1 200 mL，浸泡30 min，大火烧开，小火煎煮50 min，去滓取药液，每日分早、中、晚3次服。

二诊：大便通畅，仍小便不利，以前方加茯苓30 g，6剂。

三诊：大便正常，手足较前温和，仍眼睑、下肢水肿，以前方加泽泻50 g，6剂。

四诊：水肿较前明显消退，小便基本通利，仍口苦，以前方变黄芩为20 g，6剂。

五诊：血压基本正常，手足温和，仍头晕目眩，以前方变红参为12 g，变藜芦为3 g，6剂。

六诊：眼睑水肿消退，小便基本正常，以前方6剂继服。

七诊：诸症基本趋于平稳，又以前方巩固治疗150余剂。

余诊：经复查肾功能各项指标基本正常，继续以前方巩固治疗。随访2年，一切尚好。

【用方体会】根据小便不利、心烦、口苦辨为郁热；再根据眼睑水肿、汗出、头晕目眩辨为风水夹虚；因倦怠乏力、脉沉弱辨为气虚；又因情绪低落辨为气郁；复因手足不温、大便干结辨为寒结，以此辨为气郁阳虚，痰水夹热证。方以小柴胡汤清热调气，温通降逆；以大黄附子汤温阳通泄；以防己黄芪汤益气发汗，利水消肿；以甘草海藻汤益气软坚，利水消肿；以藜芦人参汤益气息风化痰。方药相互为用，以取其效。

【特别提示】处方中藜芦与红参相互为用，旨在倍增益气息风化痰之功；藜芦与细辛相互为用，旨在倍增温宣息风化痰之功；制附子与生半夏相互为用，旨在倍增温阳化瘀化痰之功；炙甘草与海藻相互为用，旨在倍增益气软坚散结之功。

四、膜性肾小球肾炎

李某，男，41岁，河南人，有多年膜性肾小球肾炎病史，服用中西药未能有效控制症状，近由病友介绍前来诊治。

刻诊：腰酸腰困，小便不利，尿中隐血，眼睑水肿，手足不温，怕冷，倦怠乏力，无汗，面色不荣，大便溏泄，口腻，舌质淡红，苔白厚腻夹黄，脉沉弱。

［**辨证施治**］辨为阳虚水气，痰浊夹热证；治当温阳利水，化痰清热。

［**处方**］给予天雄散、五苓散、麻黄汤、赤丸与藜芦人参汤合方：制附子10 g，桂枝20 g，白术24 g，龙骨24 g，泽泻12 g，茯苓10 g，猪苓10 g，制川乌6 g，生半夏12 g，细辛3 g，麻黄10 g，杏仁15 g，红参10 g，藜芦1.5 g，生姜10 g，大枣12枚，炙甘草10 g。6剂，以水1 000~1 200 mL，浸泡30 min，大火烧开，小火煎煮50 min，去滓取药液，每日分早、中、晚3次服。

二诊：眼睑水肿减轻，仍大便溏泄，以前方变白术、茯苓为各30 g，6剂。

三诊：眼睑水肿较前又有减轻，大便基本正常，仍腰酸，以前方变制附子为12 g，6剂。

四诊：眼睑水肿基本消退，手足温和，仍口腻，以前方变生半夏为15 g，6剂。

五诊：大便、小便基本正常，仍有尿中隐血，以前方加阿胶珠10 g，6剂。

六诊：倦怠乏力好转，未再出现水肿，以前方6剂继服。

七诊：诸症明显减轻，经复查尿蛋白由原来（+++）转变为（+），尿隐血由原来（+++）转为阴性；又以前方巩固治疗100余剂。

余诊：经复查肾功能各项指标基本正常，继续以前方巩固治疗。随访1年，一切尚好。

【**用方体会**】根据小便不利、怕冷辨为阳虚；再根据眼睑水肿、无汗辨为风水夹实；因倦怠乏力、脉沉弱辨为气虚；又因口腻、苔腻辨为痰湿；复因大便溏泄辨为气虚湿盛，以此辨为阳虚水气，痰浊夹热证。方以天雄散益气壮阳，温通固涩；以五苓散益气清利温化；以麻黄汤发汗利水消肿；以赤丸温化痰浊；以藜芦人参汤益气息风化痰。方药相互为用，以取其效。

【**特别提示**】处方中藜芦与红参相互为用，旨在倍增益气息风化痰之功；藜芦与细辛相互为用，旨在倍增温宣息风化痰之功；制附子与生半夏相互为用，旨在倍增温阳化瘀化痰之功；制川乌与生半夏相互为用，旨在倍增温通散寒化痰之功。

五、IgA肾病

蒋某，男，52岁，河南人，有多年IgA肾病病史，服用中西药未能有效控制症状，近由病友介绍前来诊治。

刻诊：小便不畅，腰酸腰痛，腹胀腹痛，身体发热（体温37.2 ℃左右），手足心热，下肢水肿，情绪低落，心烦意乱，倦怠乏力，头晕目眩，口苦，口腻，舌质淡红夹瘀紫，苔白厚腻夹黄，脉沉弱。

［**辨证施治**］辨为郁热夹虚，水气夹瘀证；治当清解郁热，行气化瘀，利水消肿。

［**处方**］给予小柴胡汤、四逆散、桂枝茯苓丸、蒲灰散与附子天花粉汤合方：柴胡24 g，生半夏12 g，红参10 g，黄芩10 g，枳实15 g，白芍15 g，桂枝15 g，茯苓15 g，桃仁15 g，牡丹皮15 g，滑石10 g，蒲黄20 g，制附子10 g，天花粉12 g，生姜10 g，大枣12枚，炙甘草10 g。6剂，以水1 000~1 200 mL，浸泡30 min，大火烧开，小火煎煮50 min，去滓取药液，每日分早、中、晚3次服。

二诊：情绪低落略有好转，仍腰酸腰痛，以前方变制附子、天花粉为各15 g，6剂。

三诊：情绪低落较前又有好转，仍下肢水肿，以前方变茯苓、滑石为各30 g，6剂。

四诊：下肢水肿明显消退，手足温和，仍口苦，以前方变黄芩为20 g，6剂。

五诊：身体发热、手足心热基本消退，仍有轻微腹胀腹痛，以前方变枳实、白芍为各30 g，6剂。

六诊：小便基本正常，未再出现水肿，仍倦怠乏力，以前方变红参为12 g，6剂。

七诊：诸症明显趋于缓解，经复查尿蛋白由原来（+++）转变为（++），尿隐血由原来（+++）转为阴性；又以前方巩固治疗80余剂。

余诊：经复查肾功能各项指标基本正常，继续以前方巩固治疗。随访1年，一切尚好。

【用方体会】根据小便不畅、情绪低落辨为气郁；再根据舌质夹瘀紫辨为瘀；因倦怠乏力、脉沉弱辨为气虚；又因口苦、苔腻辨为痰热；复因下肢水肿辨为水气，以此辨为郁热夹虚，水气夹瘀证。方以小柴胡汤清解郁热，益气通阳；以四逆散疏利气机；以桂枝茯苓丸活血化瘀消肿；以蒲灰散活血利水消肿；以附子天花粉汤温阳散结，化阴利水。方药相互为用，以取其效。

【特别提示】处方中制附子与生半夏相互为用，旨在倍增温阳化瘀化痰之功；制附子与天花粉相互为用，旨在倍增温阳化瘀、清热益阴之功。

六、过敏性紫癜性肾炎

马某，女，19岁，河南人，有4年过敏性紫癜性肾炎病史，服用中西药未能有效控制症状，近由病友介绍前来诊治。

刻诊：小便不畅［尿蛋白（+++）、尿隐血（++）］，下肢及下腹部多处皮疹，时时多发性游走性关节疼痛，时时脐周疼痛如针刺，情绪低落，急躁易怒，倦怠乏力，面色苍白，身热，口苦，口干不欲饮水，舌质淡，苔薄黄白夹杂，脉沉弱。

［辨证施治］辨为郁热血虚夹瘀证；治当清解郁热，益气补血，行气化瘀。

［处方］给予小柴胡汤、胶艾汤、蒲灰散与附子天花粉汤合方：柴胡24 g，生半夏12 g，红参10 g，黄芩10 g，阿胶珠6 g，艾叶10 g，川芎6 g，白芍12 g，当归10 g，生地黄20 g，滑石10 g，蒲黄20 g，制附子10 g，天花粉12 g，生姜10 g，大枣12枚，炙甘草10 g。6剂，以水1 000~1 200 mL，浸泡30 min，大火烧开，小火煎煮50 min，去滓取药液，每日分早、中、晚3次服。

二诊：仍口苦，以前方变黄芩为15 g，6剂。

三诊： 口苦减轻，仍口干不欲饮水，以前方变天花粉为24 g，6剂。

四诊： 倦怠乏力好转，仍有皮疹，以前方变生地黄为30 g，6剂。

五诊： 皮疹减少，仍关节疼痛，以前方变制附子为12 g，白芍为24 g，6剂。

六诊： 小便正常，脐周疼痛未再发作，情绪明显好转，仍有轻微倦怠乏力，以前方变红参为12 g，6剂。

七诊： 诸症基本趋于缓解，经复查尿蛋白（-）、尿隐血（+），又以前方巩固治疗120余剂，经复查肾功能各项指标基本正常。

随访1年，一切尚好。

【用方体会】 根据小便不畅、身热、口苦辨为热；再根据舌质淡辨为寒；因倦怠乏力、面色苍白、脉沉弱辨为气血虚；又因情绪低落辨为郁；复因脐周疼痛如针刺辨为瘀；更因口干不欲饮水辨为热伤阴夹寒，以此辨为郁热血虚夹瘀证。方以小柴胡汤清解郁热，益气通阳；以胶艾汤补血止血，益气活血；以蒲灰散活血利水；以附子天花粉汤温阳散结，化阴利水。方药相互为用，以取其效。

【特别提示】 处方中制附子与生半夏相互为用，旨在倍增温阳化瘀化痰之功；制附子与天花粉相互为用，旨在倍增温阳化瘀、清热益阴之功。

七、慢性间质性肾炎

胡某，男，60岁，河南人，有多年慢性间质性肾炎病史，服用中西药未能有效控制症状，近由病友介绍前来诊治。

刻诊： 小便多［尿蛋白（++）、尿隐血（++）］，夜间小便5~6次，口渴饮水多，倦怠乏力，四肢沉重软弱，时时发热，手足烦热，盗汗，时时关节疼痛，口苦，舌质淡，苔白厚腻，脉沉弱。

［辨证施治］ 辨为阳虚伤阴夹痰证；治当温阳化阴，调理寒热，温化寒痰。

［处方］ 给予栝楼瞿麦丸、半夏泻心汤、天雄散与赤丸合方：制附子10 g，天花粉6 g，瞿麦3 g，茯苓12 g，山药12 g，黄连3 g，生半夏12 g，红参10 g，黄芩10 g，干姜10 g，制川乌6 g，细辛3 g，龙骨12 g，

桂枝20 g，白术24 g，生姜10 g，大枣12枚，炙甘草10 g。6剂，以水1 000~1 200 mL，浸泡30 min，大火烧开，小火煎煮50 min，去滓取药液，每日分早、中、晚3次服。

二诊：小便多略有减少，仍手足烦热，以前方变天花粉为12 g，6剂。

三诊：小便多较前又减少，仍口苦，以前方变黄连为6 g，6剂。

四诊：小便多较前又有减少，仍倦怠乏力，以前方变红参为12 g，6剂。

五诊：小便较前又有减少，仍四肢软弱，以前方变红参为15 g，6剂。

六诊：小便基本正常，盗汗基本消除，手足仍烦热，以前方变黄连为10 g，6剂。

七诊：诸症基本趋于平稳，以前方治疗120余剂，诸症基本消除。

余诊：之后，又以前方因病情变化酌情加减用药巩固治疗。随访3年，一切尚好。

【用方体会】根据小便多、手足烦热辨为阴虚；再根据小便多、舌质淡、脉弱辨为阳虚；因四肢沉重软弱辨为气虚夹痰；又因时时发热、时时关节疼痛辨为郁热内结；复因舌质淡、苔白厚腻辨为寒痰；更因口渴饮水多辨为阳虚伤阴，以此辨为阳虚伤阴夹痰证。方以栝楼瞿麦丸滋阴温阳，益气利水；以半夏泻心汤清热燥湿，益气温通；以天雄散益气温阳，通经固涩；以赤丸温化寒痰。方药相互为用，以取其效。

【特别提示】处方中制附子与生半夏相互为用，旨在倍增温阳化瘀化痰之功；制附子与天花粉相互为用，旨在倍增温阳化瘀、清热益阴之功；制川乌与生半夏相互为用，旨在倍增温通散寒化痰之功；制川乌与天花粉相互为用，旨在倍增温通化瘀、清热益阴之功。

八、肾动脉狭窄

毛某，女，53岁，河南人，有多年肾动脉狭窄病史，服用中西药未能有效控制症状，近由病友介绍前来诊治。

刻诊：腰痛如针刺，腰酸，夜间小便多［尿蛋白（++）、尿隐血（++）］，倦怠乏力，头晕目眩，手足不温，怕冷，时时发热，时时怕冷，口苦，舌质淡红夹瘀紫，苔薄黄白夹杂，脉沉弱。

［**辨证施治**］辨为阳虚瘀血夹热证；治当温阳化瘀，固肾清热。

［**处方**］给予天雄散、桂枝茯苓丸、蒲灰散、藜芦人参汤与甘草海藻汤合方加味：炮天雄10 g，桂枝20 g，白术24 g，龙骨12 g，茯苓15 g，桃仁15 g，牡丹皮15 g，白芍15 g，滑石10 g，蒲黄20 g，藜芦1.5 g，红参10 g，水蛭5 g，虻虫10 g，海藻24 g，生姜10 g，大枣12枚，炙甘草10 g。6剂，以水1 000~1 200 mL，浸泡30 min，大火烧开，小火煎煮50 min，去滓取药液，每日分早、中、晚3次服。

二诊：腰痛减轻，仍小便多，以前方变龙骨为30 g，6剂。

三诊：腰痛较前又减轻，仍小便多，以前方变制附子为12 g，6剂。

四诊：小便多较前又有减少，仍头晕目眩，以前方变茯苓、滑石为各30 g，6剂。

五诊：腰痛未再发作，手足温和，小便多较前又有减少，仍腰酸，以前方变茯苓、桃仁、牡丹皮、白芍为各20 g，6剂。

六诊：小便多较前又有减少，头晕目眩止，仍口苦，以前方变牡丹皮为30 g，6剂。

七诊：诸症基本趋于缓解，以前方治疗150余剂，诸症基本消除。

余诊：经复查肾动脉狭窄较前明显好转，继续巩固治疗。随访1年，一切尚好。

【**用方体会**】根据小便多、腰痛如针刺辨为瘀；再根据小便多、手足不温、怕冷辨为阳虚；因倦怠乏力辨为气虚；又因口苦辨为寒夹热，以此辨为阳虚瘀血夹热证。方以天雄散温补阳气，通经固涩；以桂枝茯苓丸活血化瘀，利水清热；以蒲灰散活血化瘀，利水清热；以藜芦人参汤益气化痰通窍；以甘草海藻汤益气软坚散结；加水蛭、虻虫活血化瘀散结。方药相互为用，以取其效。

【**特别提示**】处方中藜芦与红参相互为用，旨在倍增益气息风化痰之功；藜芦与白芍相互为用，旨在倍增补血通泄、息风化痰之功；炙甘草与海藻相互为用，旨在倍增益气软坚散结之功。

九、小动脉性肾硬化症

程某，女，58岁，河南人，有多年小动脉性肾硬化症病史，1年前至今经常尿血，服用中西药未能有效控制症状，近由病友介绍前来诊治。

刻诊：腰痛腰沉，腰酸腰困，小便多［尿蛋白（+）］，尿血［尿隐血（+++）］，倦怠乏力，手足不温，下肢肌肉抽动，大便干结，口干，舌质淡，苔白厚腻，脉沉弱。

［**辨证施治**］辨为阳虚伤阴风痰证；治当益气温阳，补血化阴，息风化痰。

［**处方**］给予黄土汤、赤丸、藜芦人参汤与附子天花粉汤合方：制附子10 g，灶心黄土24 g，白术10 g，黄芩10 g，生地黄10 g，阿胶珠10 g，制川乌6 g，生半夏12 g，茯苓12 g，细辛3 g，藜芦1.5 g，红参10 g，天花粉12 g，生姜10 g，大枣12枚，炙甘草10 g。6剂，以水1 000~1 200 mL，浸泡30 min，大火烧开，小火煎煮50 min，去滓取药液，每日分早、中、晚3次服。

二诊：尿血减少，仍大便干结，以前方变生地黄为30 g，6剂。

三诊：尿血较前又减少，仍有大便干结，以前方变生地黄为45 g，6剂。

四诊：尿血基本消除，大便正常，仍下肢肌肉抽动，以前方变藜芦为3 g，6剂。

五诊：尿血未再出现，手足较前温和，仍腰沉，以前方变白术为30 g，6剂。

六诊：腰痛、酸、困、沉基本消除，尿血未再出现，仍口干，以前方变天花粉为24 g，6剂。

七诊：尿血未再出现，为了巩固疗效，以前方治疗100余剂，诸症消除。

余诊：经复查小动脉性肾硬化较前好转，继续巩固治疗。随访1年，一切尚好。

【**用方体会**】根据小便多、尿血、手足不温辨为阳虚；再根据口干、大便干结辨为阳虚伤阴；因倦怠乏力辨为气虚；又因苔腻、下肢肌肉抽动辨为风痰，以此辨为阳虚伤阴风痰证。方以黄土汤益气温阳，补血止血，化生阴血；以赤丸温化寒痰；以藜芦人参汤益气息风化痰；以附子天花粉汤温阳散结，清热化阴。方药相互为用，以取其效。

【特别提示】处方中藜芦与红参相互为用，旨在倍增益气息风化痰之功；藜芦与细辛相互为用，旨在倍增温宣息风化痰之功；制附子与生半夏相互为用，旨在倍增温阳化瘀化痰之功；制附子与天花粉相互为用，旨在倍增温阳化瘀、清热益阴之功；制川乌与生半夏相互为用，旨在倍增温通散寒化痰之功；制川乌与天花粉相互为用，旨在倍增温通化瘀、清热益阴之功。

十、肾下垂

朱某，女，47岁，河南人，有多年肾下垂病史，服用中西药未能有效控制症状，近由病友介绍前来诊治。

刻诊：腰痛腰沉，尿频，尿急，手足不温，脘腹胀满，不思饮食，时时恶心呕吐，失眠多梦，倦怠乏力，头晕目眩，舌质淡夹瘀紫，苔白厚腻，脉沉弱。

[**辨证施治**] 辨为阳虚痰瘀证；治当益气温阳，降逆化痰。

[**处方**] 给予天雄散、小半夏加茯苓汤、蒲灰散、桂枝人参汤与藜芦人参汤合方：炮天雄10 g，桂枝20 g，白术24 g，龙骨10 g，生半夏12 g，红参10 g，干姜10 g，茯苓12 g，滑石10 g，蒲黄20 g，藜芦1.5 g，生姜24 g，大枣12枚，炙甘草10 g。6剂，以水1 000~1 200 mL，浸泡30 min，大火烧开，小火煎煮50 min，去滓取药液，每日分早、中、晚3次服。

二诊：腰痛腰沉略有减轻，仍尿急，以前方变茯苓、滑石为各30 g，6剂。

三诊：腰痛腰沉较前又有减轻，尿急好转，仍失眠多梦，以前方变龙骨为40 g，6剂。

四诊：腰痛腰沉较前又有减轻，仍头晕目眩，以前方变红参为12 g，6剂。

五诊：腰痛腰沉基本消除，体温正常，仍恶心呕吐，以前方变生半夏为15 g，6剂。

六诊：恶心呕吐止，仍不思饮食，以前方加陈皮24 g，6剂。

七诊：诸症基本趋于好转，以前方治疗150余剂，诸症消除，经复查肾下垂基本接近正常。

随访1年，一切尚好。

【用方体会】根据腰痛腰沉、手足不温辨为寒；再根据尿频、倦怠乏力辨为阳虚；因脘腹胀满、恶心呕吐辨为痰浊气逆；又因舌质夹瘀紫辨为瘀，以此辨为阳虚痰瘀证。方以天雄散益气温阳，通经固涩；以小半夏加茯苓汤益气降浊化痰；以蒲灰散活血利水；以桂枝人参汤益气温阳；以藜芦人参汤益气息风化痰。方药相互为用，以取其效。

【特别提示】处方中藜芦与红参相互为用，旨在倍增益气息风化痰之功；炮天雄与生半夏相互为用，旨在倍增壮阳化痰之功。

十一、隐匿型肾小球肾炎

杨某，女，47岁，河南人，有多年隐匿型肾小球肾炎病史，服用中西药未能有效控制症状，近由病友介绍前来诊治。

刻诊：腰酸腰困，小便正常［尿蛋白（++）、尿隐血（++）］，手足心热，大便干结，轻微盗汗，倦怠乏力，面肌蠕动，口淡不渴，舌质暗红夹瘀紫，苔薄白，脉沉弱。

［辨证施治］辨为阴阳俱虚夹瘀证；治当益气温阳，滋阴生津。

［处方］给予肾气丸、桂枝茯苓丸、蒲灰散与藜芦人参汤合方：制附子3 g，桂枝15 g，生地黄24 g，山药12 g，山茱萸12 g，茯苓15 g，泽泻10 g，牡丹皮15 g，滑石10 g，蒲黄20 g，桃仁15 g，白芍15 g，红参10 g，藜芦1.5 g，生姜24 g，大枣12枚，炙甘草10 g。6剂，以水1 000~1 200 mL，浸泡30 min，大火烧开，小火煎煮50 min，去滓取药液，每日分早、中、晚3次服。

二诊：腰酸腰困好转，仍手足心热，以前方变生地黄为30 g，6剂。

三诊：腰酸腰困较前又有明显减轻，仍大便干结，以前方变生地黄为40 g，6剂。

四诊：腰酸腰困基本消除，仍面肌蠕动，以前方变藜芦为2.5 g，6剂。

五诊：腰酸腰困未再出现，盗汗止，仍倦怠乏力，以前方变红参为12 g，6剂。

六诊：大便正常，面肌蠕动明显减少，以前方变藜芦为3 g，6剂。

七诊：诸症基本趋于缓解，以前方治疗120余剂，诸症消除，经复查肾功能各项指标均正常。

随访1年，一切尚好。

【用方体会】根据腰酸腰困、手足心热辨为阴虚；再根据口淡不渴、倦怠乏力辨为阳虚；因舌质夹瘀紫辨为瘀，以此辨为阴阳俱虚夹瘀证。方以肾气丸滋补肾阴，温补肾阳；以桂枝茯苓丸活血化瘀；以蒲灰散活血利水；以藜芦人参汤益气息风化痰。方药相互为用，以取其效。

【特别提示】处方中藜芦与红参相互为用，旨在倍增益气息风化痰之功；藜芦与白芍相互为用，旨在倍增补血通泄、息风化痰之功。

十二、肾癌术后复发伴转移

朱某，男，68岁，河南人，1年前做肾癌手术，半年后复发伴转移，服用中西药未能有效控制病情发展及症状，近由病友介绍前来诊治。

刻诊：腰痛，小便不畅［尿蛋白（+++）、尿隐血（++）］，头晕目眩，倦怠乏力，形体消瘦，时时发热，时时怕冷，肌肉抽动，关节疼痛，情绪低落，心烦急躁，手足不温，怕冷，口干，口苦，舌质淡红，苔腻黄白夹杂，脉沉弱。

［辨证施治］辨为寒热郁虚夹痰证；治当温阳散寒，清热利湿，行气化痰。

［处方］给予小柴胡汤、猪苓汤、附子天花粉汤、藜芦人参汤与甘草海藻汤合方：柴胡24 g，生半夏12 g，红参10 g，黄芩10 g，茯苓10 g，猪苓10 g，泽泻10 g，阿胶珠10 g，滑石10 g，制附子10 g，天花粉12 g，藜芦1.5 g，海藻24 g，生姜10 g，大枣12枚，炙甘草10 g。6剂，以

水1 000~1 200 mL，浸泡30 min，大火烧开，小火煎煮50 min，去滓取药液，每日分早、中、晚3次服。

二诊： 腰痛略有减轻，仍口苦，以前方变黄芩为15 g，6剂。

三诊： 腰痛较前又有减轻，仍肌肉抽动，以前方变藜芦为2.5 g，6剂。

四诊： 腰痛较前又有减轻，时时发热、时时怕冷未再出现，仍关节疼痛，以前方变制附子为12 g，6剂。

五诊： 腰痛基本消除，仍倦怠乏力，以前方变红参为12 g，6剂。

六诊： 情绪低落、心烦急躁基本消除，仍口干，以前方变天花粉为20 g，6剂。

七诊： 腰痛未再发作，尿蛋白（+），尿隐血仍（++），以前方变阿胶珠为15 g，6剂。

八诊： 诸症基本趋于平稳，又以前方治疗150余剂，诸症基本消除。

余诊： 经复查与前次检查对比复发及转移病灶较前减小，继续以前方巩固治疗。随访2年，一切尚好。

【用方体会】 根据腰痛、手足不温辨为寒；再根据口苦辨为热；因倦怠乏力、形体消瘦辨为气虚；又因情绪低落辨为郁；复因苔腻辨为痰；更因肌肉抽动辨为风，以此辨为寒热郁虚夹痰证。方以小柴胡汤清热温通，行气散结，益气补虚；以猪苓汤清热利水，补血止血；以附子天花粉汤温阳消癥，益阴散结；以藜芦人参汤益气化痰；以甘草海藻汤益气软坚散结。方药相互为用，以取其效。

【特别提示】 处方中藜芦与红参相互为用，旨在倍增益气息风化痰之功；制附子与生半夏相互为用，旨在倍增温阳化瘀化痰之功；制附子与天花粉相互为用，旨在倍增温阳化瘀、清热益阴之功；炙甘草与海藻相互为用，旨在倍增益气软坚散结之功。

十三、膀胱腺癌术后复发伴转移

钱某，男，59岁，河南人，1年前做膀胱腺癌手术，半年后复发伴转移，服用中西药未能有效控制病情发展及症状，近由病友介绍前来诊治。

刻诊：尿血，尿频，尿急，尿痛如针刺，少腹冷痛，全身肌肉抽动疼痛，情绪低落，心烦急躁，倦怠乏力，手足不温，口干不欲饮水，口苦，舌质暗淡夹紫，苔白厚腻，脉沉弱。

［**辨证施治**］辨为郁瘀虚夹痰证；治当行气化瘀，消癥化痰，益气止血。

［**处方**］给予四逆散、桂枝茯苓丸、胶姜汤、附子半夏汤、藜芦人参汤与甘草海藻汤合方：柴胡15 g，枳实15 g，白芍24 g，桂枝24 g，茯苓24 g，桃仁24 g，牡丹皮24 g，阿胶珠10 g，干姜10 g，制附子10 g，生半夏12 g，藜芦1.5 g，红参10 g，海藻24 g，生姜10 g，大枣12枚，炙甘草10 g。6剂，以水1 000~1 200 mL，浸泡30 min，大火烧开，小火煎煮50 min，去滓取药液，每日分早、中、晚3次服。

二诊：尿痛略有减轻，仍尿血，以前方变阿胶珠为15 g，6剂。

三诊：尿痛较前又有减轻，尿血减少，仍尿急，以前方变茯苓、牡丹皮为各30 g，6剂。

四诊：尿痛较前又有减轻，尿血基本消除，仍肌肉抽动，以前方变藜芦为3 g，6剂。

五诊：尿痛未再发作，手足温和，仍口苦，以前方加黄芩10 g，6剂。

六诊：情绪低落、心烦急躁明显好转，仍少腹疼痛，以前方变白芍为30 g，6剂。

七诊：情绪低落、心烦急躁基本消除，以前方6剂继服。

八诊：诸症基本趋于缓解，又以前方治疗120余剂，诸症基本消除。

余诊：经复查与前次检查对比复发及转移病灶较前减小，继续以前方巩固治疗。随访2年，一切尚好。

【**用方体会**】根据尿血、尿痛如针刺辨为瘀；再根据情绪低落辨为郁；因倦怠乏力辨为气虚；又因口苦、口干不欲饮水辨为寒热夹杂；复因苔白厚腻辨为寒痰；更因肌肉抽动辨为风，以此辨为郁瘀虚夹痰证。方以四逆散调理气机；以桂枝茯苓丸活血化瘀消癥；以附子半夏汤温阳消癥，燥湿化痰；以藜芦人参汤益气息风化痰；以甘草海藻汤益气软坚散结。方药相互为用，以取其效。

【特别提示】处方中藜芦与红参相互为用，旨在倍增益气息风化痰之功；藜芦与白芍相互为用，旨在倍增补血通泄、息风化痰之功；制附子与生半夏相互为用，旨在倍增温阳化瘀化痰之功；炙甘草与海藻相互为用，旨在倍增益气软坚散结之功。

十四、肾结石、肾积水

刘某，男，32岁，河南人，4年前经检查诊断为肾结石（多发，大者约3 mm × 4 mm，小者约1 mm × 1.5 mm），碎石后多次复发，服用中西药未能有效控制病情发展及症状，近由病友介绍前来诊治。

刻诊：腰腹疼痛如针刺，小便不利，尿频，尿急，尿血，倦怠乏力，手足不温，怕冷，口干欲饮热水，舌质淡红夹瘀紫，苔白厚腻夹黄，脉沉弱。

［**辨证施治**］辨为瘀结痰阻水气证；治当活血化瘀，燥湿化痰，利水消癥。

［**处方**］给予桂枝茯苓丸、蒲灰散、附子天花粉汤、附子半夏汤与甘草海藻汤合方：桂枝15 g，茯苓15 g，桃仁15 g，牡丹皮15 g，白芍15 g，滑石10 g，蒲黄20 g，制附子10 g，天花粉12 g，生半夏12 g，海藻24 g，生姜10 g，大枣12枚，炙甘草10 g。6剂，以水1 000~1 200 mL，浸泡30 min，大火烧开，小火煎煮50 min，去滓取药液，每日分早、中、晚3次服。

二诊：腰痛减轻，仍小便不利，以前方变茯苓、滑石为各30 g，6剂。

三诊：腰痛较前减轻，小便较前略有通畅，仍口干，以前方变天花粉为24 g，6剂。

四诊：尿频、尿急基本消除，仍有腰痛，以前方变桂枝、茯苓、桃仁、牡丹皮、白芍为各20 g，6剂。

五诊：腰痛基本消除，手足较前温和，仍倦怠乏力，以前方加红参10 g，6剂。

六诊：诸症基本消除，又以前方治疗100余剂，经复查肾结石消失。随访1年，一切尚好。

【用方体会】根据腰痛如针刺辨为瘀；再根据腰痛、手足不温辨为阳虚；因倦怠乏力辨为虚；又因口干欲饮热水辨为阴伤；复因尿频、尿急辨为水气，以此辨为瘀结痰阻水气证。方以桂枝茯苓丸活血化瘀消癥；以蒲灰散活血利水排石；以附子天花粉汤温阳消癥，益阴散结；以附子半夏汤温阳消癥，燥湿化痰；以甘草海藻汤益气软坚，利水散结。方药相互为用，以取其效。

【特别提示】处方中制附子与生半夏相互为用，旨在倍增温阳化瘀化痰之功；制附子与天花粉相互为用，旨在倍增温阳化瘀、清热益阴之功；炙甘草与海藻相互为用，旨在倍增益气软坚散结之功。

十五、肾结核

齐某，男，39岁，河南人，有3年肾结核病史（对所有抗结核类西药均产生耐药性），服用中药未能有效控制病情发展及症状，近由病友介绍前来诊治。

刻诊：尿血，尿频，尿急（不能等待，等待即尿裤），尿痛，尿液呈米汤样脓尿，时时发热（体温37.6℃左右），时时怕冷，不思饮食，倦怠乏力，手足心热，盗汗，口苦，舌质淡，苔黄腻夹白，脉沉弱。

［**辨证施治**］辨为郁热阴虚伤阳夹痰血证；治当清解郁热，滋补阴津，温化阳气，利水化痰。

［**处方**］给予百合地黄汤、小柴胡汤、附子天花粉汤、蜀漆散与甘草海藻汤合方：百合15 g，生地黄50 g，柴胡24 g，黄芩10 g，生半夏12 g，红参10 g，制附子10 g，天花粉12 g，蜀漆3 g，云母10 g，龙骨10 g，海藻24 g，生姜10 g，大枣12枚，炙甘草10 g。6剂，以水1 000~1 200 mL，浸泡30 min，大火烧开，小火煎煮50 min，去滓取药液，每日分早、中、晚3次服。

二诊：尿血减少，仍时时发热、时时怕冷，以前方变蜀漆、云母、龙骨为各15 g，6剂。

三诊：尿血较前减少，仍口苦，以前方变黄芩为20 g，6剂。

四诊：尿急较前明显好转，仍盗汗，以前方变龙骨为30 g，6剂。

五诊：尿血基本消除，盗汗明显减轻，仍不思饮食，以前方加山楂30 g，6剂。

六诊：饮食明显好转，盗汗止，仍手足心热，以前方变天花粉为24 g，6剂。

七诊：诸症较前趋于缓解，又以前方治疗180余剂，经复查结核杆菌弱阳性。

余诊：之后，又以前方治疗100余剂，经复查结核杆菌阴性，又以前方因病情变化酌情加减60余剂巩固治疗效果。随访3年，一切尚好。

【用方体会】根据尿血、口苦辨为郁热伤血；再根据尿血、盗汗辨为阴虚；因倦怠乏力辨为虚；又因时时发热、时时怕冷、苔腻辨为郁热痰浊；复因舌质淡辨为阳伤，以此辨为郁热阴虚伤阳夹痰血证。方以百合地黄汤滋阴凉血止血；以小柴胡汤清解郁热，益气温通，调理气机；以附子天花粉汤温阳消癥，益阴散结；以蜀漆散清解郁热；以甘草海藻汤益气软坚，涤痰散结。方药相互为用，以取其效。

【特别提示】处方中制附子与生半夏相互为用，旨在倍增温阳化瘀化痰之功；制附子与天花粉相互为用，旨在倍增温阳化瘀、清热益阴之功；炙甘草与海藻相互为用，旨在倍增益气软坚散结之功。

十六、肾盂肾炎

许某，女，45岁，河南人，有多年肾盂肾炎病史，服用中药未能有效控制症状，近由病友介绍前来诊治。

刻诊：小便多，夜间小便4~5次，时时小便热痛，时时腰痛腰酸，时时发热（体温37.1 ℃左右），下肢水肿，腹胀，不思饮食，倦怠乏力，手足心热，盗汗，口苦，口渴欲饮热水，舌质淡，苔腻黄白夹杂，脉沉弱。

［辨证施治］辨为郁热伤阴，阳虚水气证；治当清解郁热，温化阳气，渗利水湿。

［处方］给予小柴胡汤、牡蛎泽泻散、附子天花粉汤与橘皮汤合方：柴胡24 g，黄芩10 g，生半夏12 g，红参10 g，牡蛎15 g，泽泻15 g，天花粉15 g，海藻15 g，葶苈子15 g，商陆15 g，蜀漆15 g，制附子10 g，橘皮24 g，生姜24 g，大枣12枚，炙甘草10 g。6剂，以水1 000~1 200 mL，浸泡30 min，大火烧开，小火煎煮50 min，去滓取药液，每日分早、中、晚3次服。

二诊：下肢水肿减轻，仍小便多，以前方变制附子为15 g，6剂。

三诊：下肢水肿明显减轻，仍口苦，以前方变黄芩为15 g，6剂。

四诊：下肢水肿基本消退，仍不思饮食，以前方加陈皮40 g，6剂。

五诊：饮食较前好转，仍盗汗，以前方变牡蛎为40 g，6剂。

六诊：饮食基本正常，仍手足心热，以前方变天花粉为24 g，6剂。

七诊：诸症较前趋于缓解，又以前方治疗60余剂，诸症悉除，经复查尿常规各项指标均恢复正常。

随访1年，一切尚好。

【用方体会】根据小便多、小便热痛辨为郁热；再根据小便多、舌质淡辨为阳虚；因倦怠乏力辨为气虚；又因口渴欲饮热水、盗汗辨为郁热伤阴；复因下肢水肿辨为水气，以此辨为郁热伤阴，阳虚水气证。方以小柴胡汤清解郁热，益气温通，调理气机；以牡蛎泽泻散清热利水，软坚散结；以附子天花粉汤温阳消癥，益阴散结；以橘皮汤行气除胀消食。方药相互为用，以取其效。

【特别提示】处方中制附子与生半夏相互为用，旨在倍增温阳化瘀化痰之功；制附子与天花粉相互为用，旨在倍增温阳化瘀、清热益阴之功；炙甘草与海藻相互为用，旨在倍增益气软坚散结之功。

十七、慢性尿道炎

蒋某，女，50岁，河南人，有多年慢性尿道炎病史，服用中药未能有效控制症状，近由病友介绍前来诊治。

刻诊：尿频，尿急，尿痛，尿血，尿道口红肿夹黏液，大便干结，倦怠乏力，手足不温，自汗，口苦，舌质红夹瘀紫，苔黄腻夹白，脉沉弱。

［**辨证施治**］辨为湿热阳虚夹瘀证；治当清热燥湿，温化阳气，利水化瘀。

［**处方**］给予半夏泻心汤、桃核承气汤、蒲灰散、附子天花粉汤与甘草海藻汤合方：黄连3 g，黄芩10 g，生半夏12 g，红参10 g，干姜10 g，桃仁10 g，桂枝6 g，大黄12 g，芒硝（烊化冲服）5 g，制附子10 g，天花粉12 g，海藻12 g，蒲黄20 g，滑石10 g，生姜10 g，大枣12枚，炙甘草10 g。6剂，以水1 000~1 200 mL，浸泡30 min，大火烧开，小火煎煮50 min，去滓取药液，每日分早、中、晚3次服。

二诊：大便通畅，仍尿急，以前方变滑石为30 g，6剂。

三诊：大便溏泄，尿血止，仍口苦，以前方变黄连为10 g，去芒硝，6剂。

四诊：大便正常，仍尿道口红肿，以前方变天花粉为24 g，6剂。

五诊：尿频、尿急、尿痛基本消除，仍手足不温，以前方变制附子为12 g，6剂。

六诊：手足温和，仍倦怠乏力，以前方变红参为12 g，6剂。

七诊：诸症基本消除，又以前方治疗50余剂，诸症悉除。

随访1年，一切尚好。

【**用方体会**】根据尿频、尿道口红肿夹黏液辨为湿热；再根据尿频、手足不温辨为阳虚；因倦怠乏力辨为气虚；又因大便干结、舌质红夹瘀紫辨为瘀热；复因口苦、苔腻辨为湿热，以此辨为湿热阳虚夹瘀证。方以半夏泻心汤清热燥湿，温通降逆，益气和中；以桃核承气汤泻热祛瘀；以蒲灰散化瘀利水；以附子天花粉汤温阳消癥，益阴利水；以甘草海藻汤益气软坚利水。方药相互为用，以取其效。

【**特别提示**】处方中制附子与生半夏相互为用，旨在倍增温阳化瘀化痰之功；制附子与天花粉相互为用，旨在倍增温阳化瘀、清热益阴之功；炙甘草与海藻相互为用，旨在倍增益气软坚散结之功。

十八、腺性膀胱炎

夏某，女，57岁，河南人，5年前因小便不利经检查诊断为慢性腺性膀胱炎，服用中药未能有效控制症状，近由病友介绍前来诊治。

刻诊：尿频，尿急，尿痛，尿血，排尿不利，大便溏泄，倦怠乏力，小腹肌肉抽动，手足不温，口腻，舌质暗淡夹瘀紫，苔白厚腻，脉沉弱。

［**辨证施治**］辨为阳虚出血夹瘀证；治当温阳止血，活血化瘀。

［**处方**］给予黄土汤、苓桂术甘汤、蒲灰散、附子半夏汤、藜芦人参汤与甘草海藻汤合方：灶心黄土24 g，生地黄10 g，白术10 g，制附子10 g，阿胶珠10 g，黄芩10 g，茯苓12 g，桂枝10 g，滑石10 g，蒲黄20 g，生半夏12 g，红参10 g，藜芦1.5 g，海藻12 g，生姜10 g，大枣12枚，炙甘草10 g。6剂，以水1 000~1 200 mL，浸泡30 min，大火烧开，小火煎煮50 min，去滓取药液，每日分早、中、晚3次服。

二诊：尿频减少，仍尿血，以前方变阿胶珠为15 g，6剂。

三诊：尿血减少，仍口腻，以前方变茯苓为24 g，6剂。

四诊：大便正常，仍倦怠乏力，以前方变红参为12 g，6剂。

五诊：尿频、尿急、尿痛明显好转，仍排尿不利，以前方变茯苓、滑石为各30 g，6剂。

六诊：排尿不利明显好转，仍小腹肌肉抽动，以前方变藜芦为3 g，6剂。

七诊：诸症基本趋于缓解，又以前方治疗80余剂，诸症基本消除。

余诊：又以前方治疗60余剂，诸症悉除，经复查腺性膀胱炎基本消除。随访1年，一切尚好。

【**用方体会**】根据尿血、倦怠乏力、手足不温辨为阳虚出血；再根据尿频、舌质暗淡夹瘀紫辨为瘀；因小腹肌肉抽动辨为风；又因排尿不利、口腻、苔腻辨为痰阻，以此辨为阳虚出血夹瘀证。方以黄土汤益气温阳，补血止血；以苓桂术甘汤益气温阳利水；以蒲灰散化瘀利水；以附子半夏汤温阳消癥，燥湿化痰；以藜芦人参汤益气息风化痰；以甘草海藻汤益气软坚利水。方药相互为用，以取其效。

【**特别提示**】处方中藜芦与红参相互为用，旨在倍增益气息风化痰之功；制附子与生半夏相互为用，旨在倍增温阳化瘀化痰之功；炙甘草与海藻相互为用，旨在倍增益气软坚散结之功。

十九、非特异性尿道炎

詹某，女，26岁，河南人，3年前经检查诊断为非特异性尿道炎，服用中药未能有效控制症状，近由病友介绍前来诊治。

刻诊：尿频，尿急，小便灼热疼痛如针刺，尿血，排尿不利，倦怠乏力，手足不温，小腿抽动，口苦，舌质暗红夹瘀紫，苔厚腻黄白夹杂，脉沉弱。

［**辨证施治**］辨为湿热阳虚，风痰夹瘀证；治当清热温阳，活血化瘀，息风化痰。

［**处方**］给予牡蛎泽泻散、蒲灰散、附子半夏汤、藜芦人参汤与甘草海藻汤合方：牡蛎15 g，泽泻15 g，海藻15 g，天花粉15 g，葶苈子15 g，蜀漆15 g，商陆15 g，滑石10 g，蒲黄20 g，制附子10 g，生半夏12 g，红参10 g，藜芦1.5 g，海藻12 g，生姜10 g，大枣12枚，炙甘草10 g。6剂，以水1 000~1 200 mL，浸泡30 min，大火烧开，小火煎煮50 min，去滓取药液，每日分早、中、晚3次服。

二诊：尿频减少，仍小便灼热，以前方变滑石为30 g，6剂。

三诊：尿血未再出现，仍手足不温，以前方变制附子为12 g，6剂。

四诊：小便灼热基本消除，仍小腿抽筋，以前方变藜芦为3 g，6剂。

五诊：小腿抽筋基本消除，仍排尿不利，以前方变泽泻、海藻为各30 g，6剂。

六诊：尿频基本消除，仍倦怠乏力，以前方变红参为12 g，6剂。

七诊：倦怠乏力基本消除，仍苔腻，以前方变生半夏为15 g，6剂。

八诊：诸症基本消除，又以前方治疗60余剂，诸症悉除。

随访2年，一切尚好。

【**用方体会**】根据尿频、口苦辨为湿热；再根据手足不温辨为阳虚；因小腿抽动辨为风；又因小便疼痛如针刺辨为瘀；更因苔腻辨为痰，以此辨为湿热阳虚，风痰夹瘀证。方以牡蛎泽泻散清热利湿，软坚散结；以蒲灰散清热利湿，活血利水；以附子半夏汤温阳通结，燥湿化痰；以藜芦人参汤益气息风化痰；以甘草海藻汤益气软坚利水。方药相互为用，以取其效。

【**特别提示**】处方中藜芦与红参相互为用，旨在倍增益气息风化痰之功；制附子与生半夏相互为用，旨在倍增温阳化瘀化痰之功；制附子与天花粉相互为用，旨在倍增温阳化瘀、清热益阴之功；炙甘草与海藻相互为用，旨在倍增益气软坚散结之功。

二十、腹腔结核乳糜尿

许某，女，59岁，河南人，2年前经检查诊断为腹腔结核乳糜尿，服用中药未能有效控制症状，近由病友介绍前来诊治。

刻诊：小便混浊似乳汁，时时腰痛，时时腹痛，手心烦热，盗汗，倦怠乏力，两足不温，小腹肌肉如虫行状，口渴欲饮热水，舌质暗淡夹瘀紫，苔厚腻黄白夹杂，脉沉弱。

[**辨证施治**] 辨为阴虚湿浊，阳虚夹瘀证；治当滋阴利湿，温阳化瘀，息风化痰。

[**处方**] 给予百合地黄汤、天雄散、蒲灰散、附子天花粉汤、藜芦人参汤与甘草海藻汤合方：百合15 g，生地黄50 g，炮天雄10 g，制附子10 g，桂枝20 g，白术24 g，龙骨12 g，蒲黄20 g，滑石10 g，天花粉12 g，红参10 g，藜芦1.5 g，海藻12 g，生姜10 g，大枣12枚，炙甘草10 g。6剂，以水1 000~1 200 mL，浸泡30 min，大火烧开，小火煎煮50 min，去滓取药液，每日分早、中、晚3次服。

二诊：腰痛、腹痛略有减轻，仍口渴欲饮热水，以前方变天花粉为24 g，6剂。

三诊：口渴减轻，仍小便混浊，以前方变滑石为30 g，6剂。

四诊：腰痛、腹痛较前又有减轻，仍手足烦热，以前方变百合为24 g，6剂。

五诊：口渴基本消除，仍倦怠乏力，以前方变红参为12 g，6剂。

六诊：腰痛、腹痛基本消除，小腹肌肉仍如虫行状，以前方变藜芦为3 g，6剂。

七诊：小腹肌肉如虫行状基本消除，倦怠乏力明显好转，以前方6剂继服。

八诊：诸症基本趋于缓解，又以前方治疗160余剂，诸症悉除，经复查腹腔结核转阴，乳糜尿痊愈。

随访1年，一切尚好。

【用方体会】根据小便混浊、盗汗辨为阴虚；再根据两足不温辨为阳虚；因小腹肌肉如虫行状、苔腻辨为风痰；又因舌质暗淡夹瘀紫辨为瘀；更因口渴欲饮热水辨为寒热夹杂伤阴，以此辨为阴虚湿浊，阳虚夹瘀证。方以百合地黄汤滋阴清热；以天雄散温壮阳气，固涩精气；以蒲灰散清热利湿；以附子天花粉汤温阳通结，滋阴生津；以藜芦人参汤益气息风化痰；以甘草海藻汤益气软坚利水。方药相互为用，以取其效。

【特别提示】处方中藜芦与红参相互为用，旨在倍增益气息风化痰之功；炮天雄与天花粉相互为用，旨在倍增温阳清热益阴之功；制附子与天花粉相互为用，旨在倍增温阳化瘀、清热益阴之功；炙甘草与海藻相互为用，旨在倍增益气软坚散结之功。

第五节　经方合方“十八反”配伍辨治血液系病变

一、特发性血小板减少性紫癜

案一

蒋某，女，28岁，河南人，有3年特发性血小板减少性紫癜病史，服用中药未能有效控制症状，近由病友介绍前来诊治。

刻诊：全身各部出现紫癜，下肢为甚，时时鼻腔、牙龈、口腔黏膜出血，月经量多，手足不温，四肢肌肉如虫行状，倦怠乏力，口渴欲饮热水，舌质淡红，苔白厚腻，脉沉弱。

［辨证施治］辨为阳虚出血夹风痰证；治当温阳止血，息风化痰。

［处方］给予黄土汤、赤丸、附子天花粉汤与藜芦人参汤合方：灶心黄土24 g，生地黄10 g，制附子10 g，阿胶珠10 g，白术10 g，黄芩10 g，制川乌6 g，生半夏12 g，天花粉12 g，红参10 g，藜芦1.5 g，生姜

10 g，大枣12枚，炙甘草10 g。6剂，以水1 000~1 200 mL，浸泡30 min，大火烧开，小火煎煮50 min，去滓取药液，每日分早、中、晚3次服。

二诊：紫癜略有减轻，仍牙龈出血，以前方变阿胶珠为15 g，6剂。

三诊：紫癜较前又有减轻，仍倦怠乏力，以前方变红参为12 g，6剂。

四诊：紫癜较前又有减轻，牙龈未再出血，仍月经量多，以前方加艾叶24 g，6剂。

五诊：紫癜基本消除，仍手足不温，以前方变制附子为12 g，6剂。

六诊：诸症基本趋于缓解，倦怠乏力明显好转，以前方6剂继服。

七诊：诸症基本消除，又以前方治疗100余剂，诸症悉除，经复查血常规各项指标恢复正常。

随访1年，一切尚好。

【用方体会】根据紫癜、手足不温辨为阳虚；再根据四肢肌肉如虫行状辨为风；因苔厚腻辨为痰；又因口渴欲饮热水辨为寒热夹杂，以此辨为阳虚出血夹风痰证。方以黄土汤益气温阳止血；以赤丸温阳利湿化痰；以附子天花粉汤温阳通结，滋阴生津；以藜芦人参汤益气息风化痰。方药相互为用，以取其效。

【特别提示】处方中藜芦与红参相互为用，旨在倍增益气息风化痰之功；制附子与天花粉相互为用，旨在倍增温阳化瘀、清热益阴之功；制附子与生半夏相互为用，旨在倍增温阳化瘀化痰之功；制川乌与生半夏相互为用，旨在倍增温通散寒化痰之功；制川乌与天花粉相互为用，旨在倍增温通化瘀、清热益阴之功。

案二

詹某，女，32岁，河南人，有多年特发性血小板减少性紫癜病史，服用中药未能有效控制症状，近由病友介绍前来诊治。

刻诊：全身各部出现紫癜，下肢为甚，时时鼻腔、牙龈、口腔黏膜出血，月经量多，手足心热，盗汗，大便干结，四肢沉重且肌肉如虫行状，面色不荣，倦怠乏力，口渴欲饮热水，舌质红，苔黄厚腻，脉沉弱。

［辨证施治］辨为阴虚湿热夹风痰证；治当滋阴止血，清热燥湿，

息风化痰。

[**处方**] 给予百合地黄汤、胶艾汤、泻心汤、附子天花粉汤与藜芦人参汤合方：百合15 g，生地黄50 g，阿胶珠6 g，当归10 g，艾叶6 g，白芍12 g，川芎6 g，当归10 g，大黄6 g，黄连3 g，黄芩6 g，制附子10 g，天花粉12 g，红参10 g，藜芦1.5 g，生姜10 g，大枣12枚，炙甘草10 g。6剂，以水1 000~1 200 mL，浸泡30 min，大火烧开，小火煎煮50 min，去滓取药液，每日分早、中、晚3次服。

二诊：手足心热、盗汗减轻，仍有紫癜，以前方变阿胶珠为15 g，艾叶为20 g，6剂。

三诊：手足心热、盗汗明显减轻，仍大便干结，以前方变大黄为9 g，6剂。

四诊：紫癜明显减轻，大便正常，四肢肌肉仍如虫行状，以前方变藜芦为3 g，6剂。

五诊：紫癜较前又有明显减轻，仍苔厚腻，以前方变黄连、黄芩为各10 g，6剂。

六诊：紫癜基本消除，苔厚腻明显减少，仍月经量多，以前方变艾叶为24 g，6剂。

七诊：诸症基本缓解，又以前方治疗100余剂，诸症悉除，经复查血常规各项指标恢复正常。

随访1年，一切尚好。

【**用方体会**】根据紫癜、手足心热、盗汗辨为阴虚；再根据四肢肌肉如虫行状辨为风；因苔黄厚腻辨为湿热；又因口渴欲饮热水辨为寒热夹杂，以此辨为阴虚湿热夹风痰证。方以百合地黄汤滋阴补血止血；以胶艾汤补血止血，益气清热；以泻心汤清热燥湿通便；以附子天花粉汤温阳通结，滋阴生津；以藜芦人参汤益气息风化痰。方药相互为用，以取其效。

【**特别提示**】处方中藜芦与红参相互为用，旨在倍增益气息风化痰之功；藜芦与白芍相互为用，旨在倍增补血通泄、息风化痰之功；制附子与天花粉相互为用，旨在倍增温阳化瘀、清热益阴之功。

二、缺铁性贫血

案一

詹某，女，41岁，河南人，有多年缺铁性贫血病史，服用中药未能有效控制症状，近由病友介绍前来诊治。

刻诊：心悸，头晕目眩，耳鸣，月经量多，心烦急躁，情绪低落，手足心热，盗汗，大便干结，手指颤抖，面色不荣，倦怠乏力，舌质淡，苔白厚腻夹黄，脉沉弱。

［**辨证施治**］辨为阴虚气郁，风痰夹寒证；治当滋阴凉血，行气解郁，息风化痰。

［**处方**］给予百合地黄汤、小柴胡汤、胶姜汤、附子半夏汤与藜芦人参汤合方：百合15 g，生地黄50 g，柴胡24 g，黄芩10 g，红参10 g，制附子10 g，生半夏12 g，阿胶珠10 g，干姜10 g，藜芦1.5 g，生姜10 g，大枣12枚，炙甘草10 g。6剂，以水1 000~1 200 mL，浸泡30 min，大火烧开，小火煎煮50 min，去滓取药液，每日分早、中、晚3次服。

二诊：大便较前通畅，仍手指颤抖，以前方变藜芦为3 g，6剂。

三诊：手足颤抖减轻，仍心烦急躁、情绪低落，以前方加白芍、枳实各15 g，6剂。

四诊：大便正常，仍倦怠乏力，以前方变红参为12 g，6剂。

五诊：月经量基本正常，仍盗汗，以前方变白芍为30 g，6剂。

六诊：心悸、头晕目眩基本消除，仍月经量多，以前方变阿胶珠为15 g，6剂。

七诊：诸症基本趋于缓解，又以前方治疗140余剂，诸症悉除，经复查血常规各项指标正常。

随访1年，一切尚好。

【**用方体会**】根据心悸、手足心热、盗汗辨为阴虚；再根据舌质淡、苔白厚腻辨为寒痰；因情绪低落辨为气郁；又因手指颤抖辨为风，以此辨为阴虚气郁，风痰夹寒证。方以百合地黄汤滋阴补血凉血；以小柴胡汤清热解郁，益气通阳；以胶姜汤温阳补血止血；以附子半夏汤温阳通结，燥湿化痰；以藜芦人参汤益气息风化痰。方药相互为用，以取其效。

【特别提示】处方中藜芦与红参相互为用，旨在倍增益气息风化痰之功；制附子与生半夏相互为用，旨在倍增温阳化瘀化痰之功。

案二

曹某，女，35岁，河南人，有多年缺铁性贫血病史，服用中药未能有效控制症状，近由病友介绍前来诊治。

刻诊：心悸，头晕目眩，月经量多，心烦急躁，情绪低落，手足不温，怕冷，自汗，大便溏泄，手指颤抖，面色不荣，倦怠乏力，舌质淡，苔白厚腻夹黄，脉沉弱。

［**辨证施治**］辨为阳虚气郁夹风痰证；治当益气温阳，行气解郁，息风化痰。

［**处方**］给予茯苓四逆汤、四逆散、胶姜汤、附子半夏汤与藜芦人参汤合方：茯苓12 g，生附子5 g，干姜10 g，红参10 g，柴胡15 g，枳实15 g，白芍15 g，制附子10 g，阿胶珠10 g，生半夏12 g，藜芦1.5 g，生姜10 g，大枣12枚，炙甘草10 g。6剂，以水1 000 ~1 200 mL，浸泡30 min，大火烧开，小火煎煮50 min，去滓取药液，每日分早、中、晚3次服。

二诊：心悸减轻，仍自汗，以前方变白芍为30 g，6剂。

三诊：大便正常，仍心烦急躁、情绪低落，以前方变柴胡、白芍、枳实、炙甘草为各20 g，6剂。

四诊：月经量基本正常，心悸较前又有好转，仍手足不温，以前方变制附子为9 g，6剂。

五诊：心悸、头晕目眩基本消除，仍手指颤抖，以前方变藜芦为3 g，6剂。

六诊：手足不温、怕冷基本消除，以前方6剂继服。

七诊：诸症基本消除，又以前方治疗150余剂，诸症悉除，经复查血常规各项指标正常。

随访1年，一切尚好。

【**用方体会**】根据心悸、手足不温、自汗辨为阳虚；再根据舌质淡、苔白厚腻辨为寒痰；因情绪低落辨为气郁；又因手指颤抖辨为风，以此辨为阳虚气郁夹风痰证。方以茯苓四逆汤益气温阳安神；以四逆散疏理气机；以胶姜汤温阳补血止血；以附子半夏汤温阳通结，燥湿化痰；以藜芦人参汤益气息风化痰。方药相互为用，以取其效。

【**特别提示**】处方中藜芦与红参相互为用，旨在倍增益气息风化痰之功；藜芦与白芍相互为用，旨在倍增补血通泄、息风化痰之功；制附子与生半夏相互为用，旨在倍增温阳化瘀化痰之功；生附子与生半夏相互为用，旨在倍增温阳消癥化痰之功。

三、溶血性贫血

徐某，男，75岁，河南人，有多年溶血性贫血病史，服用中药未能有效控制症状，近由病友介绍前来诊治。

刻诊：心悸，头晕目眩，失眠，多梦，耳鸣，不思饮食，心烦急躁，情绪低落，手足不温，怕冷，夜间小便多，大便溏泄，手指颤抖，面色苍白，倦怠乏力，口苦，舌质红，苔腻黄白夹杂，脉沉弱。

［**辨证施治**］辨为心肾不交，寒热夹虚，气郁夹痰证；治当交通心肾，平调寒热，行气化痰。

［**处方**］给予黄连阿胶汤、小柴胡汤、附子半夏汤与藜芦人参汤合方：黄连12 g，黄芩10 g，阿胶珠10 g，白芍6 g，鸡子黄（冲服）2枚，柴胡24 g，生半夏12 g，红参10 g，制附子10 g，藜芦1.5 g，生姜10 g，大枣12枚，炙甘草10 g。6剂，以水1 000 ~1 200 mL，浸泡30 min，大火烧开，小火煎煮50 min，去滓取药液，每日分早、中、晚3次服。

二诊：心悸减轻，仍失眠、多梦、耳鸣，以前方加龙骨、牡蛎各30 g，6剂。

三诊：心悸、失眠、多梦、耳鸣较前又有减轻，仍头晕目眩，以前方变白芍、阿胶珠为各15 g，6剂。

四诊：心悸、失眠、多梦、耳鸣较前又有减轻，仍口苦，以前方变黄芩为12 g，6剂。

五诊：心悸、失眠、多梦、耳鸣较前又有减轻，饮食好转，仍倦怠乏力，以前方变红参为15 g，6剂。

六诊：倦怠乏力好转，仍手足不温，以前方变制附子为15 g，6剂。

七诊：心悸、失眠、多梦、耳鸣较前又有减轻，手足较前温和，夜间小便仅1次，大便仍溏泄，以前方加白术24 g，6剂。

八诊：诸症基本趋于缓解，又以前方治疗120余剂，诸症悉除。

余诊：之后，又以前方治疗50余剂，经复查各项指标正常。随访1年，一切尚好。

【用方体会】根据心悸、多梦、耳鸣辨为心肾不交；再根据心烦急躁、情绪低落辨为气郁；因手足不温、怕冷辨为寒；又因手指颤抖、苔腻辨为风痰；更因口苦、舌质红辨为热，以此辨为心肾不交，寒热夹虚，气郁夹痰证。方以黄连阿胶汤清热补血；以小柴胡汤调理气机，平调寒热，益气和中；以附子半夏汤温阳通结，燥湿化痰；以藜芦人参汤益气息风化痰。方药相互为用，以取其效。

【特别提示】处方中藜芦与红参相互为用，旨在倍增益气息风化痰之功；藜芦与白芍相互为用，旨在倍增补血通泄、息风化痰之功；制附子与生半夏相互为用，旨在倍增温阳化瘀化痰之功。

四、小儿溶血性贫血

徐某，女，12岁，河南人，有4年溶血性贫血病史，服用中药未能有效控制症状，近由病友介绍前来诊治。

刻诊：贫血（心悸、头晕目眩、面色苍白、倦怠乏力、动则气喘），黄疸（手足发黄、面目发黄），脾大，手足心热，盗汗，大便干结，肌肉颤抖，口淡不渴，舌质淡，苔白厚腻，脉沉弱。

［辨证施治］辨为阴虚血热，阳虚风痰证；治当滋阴凉血，益气温阳，息风化痰。

［处方］给予百合地黄汤、桂枝人参汤、胶姜汤、附子半夏汤与藜芦人参汤合方：百合15 g，生地黄50 g，桂枝12 g，红参10 g，白术10 g，干姜10 g，阿胶珠10 g，制附子10 g，生半夏12 g，藜芦1.5 g，生姜10 g，大枣12枚，炙甘草12 g。6剂，以水1 000 ~1 200 mL，浸泡30 min，大火烧开，小火煎煮50 min，去滓取药液，每日分早、中、晚3次服。

二诊：手足心热减轻，仍盗汗，以前方加五味子12 g，6剂。

三诊：手足心热较前又有减轻，盗汗减少，仍心悸，以前方变红参、阿胶珠为各12 g，6剂。

四诊：手足心热基本消除，盗汗明显减少，仍黄疸，以前方加茵陈30 g，6剂。

五诊：盗汗基本消除，面色苍白好转，仍大便干结，以前方变生地黄为60 g，6剂。

六诊：心悸、头晕目眩基本消除，仍肌肉颤抖，以前方变藜芦为2.5 g，6剂。

七诊：大便正常，身体发黄明显好转，以前方6剂继服。

八诊：诸症基本消除，又以前方治疗120余剂，经复查各项指标基本正常。

余诊：之后，又以前方治疗100余剂，经复查各项指标正常。随访2年，一切尚好。

【用方体会】根据心悸、盗汗、手足心热辨为阴虚；再根据面色苍白、倦怠乏力辨为气血虚；因口淡不渴、脉沉弱辨为阳虚；又因肌肉颤抖、苔腻辨为风痰，以此辨为阴虚血热，阳虚风痰证。方以百合地黄汤滋阴凉血；以桂枝人参汤益气温阳；以胶姜汤温阳补血；以附子半夏汤温阳通结，燥湿化痰；以藜芦人参汤益气息风化痰。方药相互为用，以取其效。

【特别提示】处方中藜芦与红参相互为用，旨在倍增益气息风化痰之功；制附子与生半夏相互为用，旨在倍增温阳化瘀化痰之功。

五、营养性巨幼红细胞贫血

孙某，女，3岁，河南人，1年前经检查诊断为营养性巨幼红细胞贫血，近由病友介绍前来诊治。

刻诊：面色萎黄，嗜睡，反应迟钝，表情呆滞，身体颤抖，肌肉紧张，大便溏泄，口腔溃烂，手足冰凉，舌质红，苔腻黄，脉沉弱。

［辨证施治］辨为寒热虚夹风痰证；治当温阳清热，息风化痰。

［处方］给予小柴胡汤、黄连粉方、胶姜汤、附子天花粉汤与藜芦人参汤合方：柴胡24 g，黄芩10 g，生半夏12 g，红参10 g，制附子10 g，

天花粉12 g，阿胶珠10 g，干姜10 g，黄连12 g，藜芦1.5 g，生姜10 g，大枣12枚，炙甘草10 g。6剂，以水1 000 ~1 200 mL，浸泡30 min，大火烧开，小火煎煮50 min，去滓取药上浮液200 mL，每日分5次服。

二诊： 手足冰凉好转，仍身体颤抖，以前方变藜芦为2 g，6剂。

三诊： 手足冰凉较前又有好转，仍肌肉紧张，以前方加白芍15 g，6剂。

四诊： 手足冰凉较前又有好转，仍大便溏泄，以前方加白术15 g，6剂。

五诊： 手足冰凉基本消除，仍口腔溃烂，以前方变黄连为15 g，6剂。

六诊： 口腔溃烂基本消除，嗜睡明显好转，仍反应迟钝，以前方变红参为12 g，6剂。

七诊： 大便正常，仍肌肉紧张，以前方变白芍为30 g，6剂。

八诊： 诸症基本消除，又以前方治疗100余剂，经复查各项指标基本正常。

余诊： 之后，又以前方治疗80余剂，经复查各项指标正常。随访1年，一切尚好。

【用方体会】 根据嗜睡、手足冰凉辨为寒；再根据口腔溃烂、舌质红辨为热；因反应迟钝、脉沉弱辨为气虚；又因身体颤抖、苔腻辨为风痰，以此辨为寒热虚夹风痰证。方以小柴胡汤清热温通，益气和中；以黄连粉方清热燥湿；以胶姜汤温阳补血；以附子天花粉汤温阳通结，清热益阴；以藜芦人参汤益气息风化痰。方药相互为用，以取其效。

【特别提示】 处方中藜芦与红参相互为用，旨在倍增益气息风化痰之功；制附子与生半夏相互为用，旨在倍增温阳化瘀化痰之功；制附子与天花粉相互为用，旨在倍增温阳化瘀、清热益阴之功。

六、再生障碍性贫血

案一

郑某，女，65岁，河南人，有3年再生障碍性贫血病史，近由病友介绍前来诊治。

刻诊：心悸，失眠，多梦，头晕目眩，耳鸣，健忘，牙龈出血，不思饮食，心烦急躁，情绪低落，倦怠乏力，手足不温，怕冷，身体颤抖，大便干结，舌红少苔，脉沉细弱。

［**辨证施治**］辨为阴阳俱虚，心肾不交，气郁风痰证；治当滋补阴血，温补阳气，交通心肾，行气息风。

［**处方**］给予茯苓四逆汤、小柴胡汤、胶姜汤、桂枝加龙骨牡蛎汤与藜芦人参汤合方：茯苓12 g，生附子5 g，干姜10 g，柴胡24 g，黄芩10 g，生半夏12 g，红参10 g，桂枝10 g，白芍10 g，龙骨24 g，牡蛎24 g，阿胶珠10 g，藜芦1.5 g，生姜10 g，大枣12枚，炙甘草10 g。6剂，以水1000～1 200 mL，浸泡30 min，大火烧开，小火煎煮50 min，去滓取药液，每日分早、中、晚3次服。

二诊：心悸好转，仍失眠、多梦，以前方变龙骨、牡蛎为各30 g，6剂。

三诊：心悸、失眠较前好转，仍耳鸣，以前方变龙骨、牡蛎为各40 g，6剂。

四诊：心悸、失眠较前又有好转，耳鸣减轻，仍大便干结，以前方加土瓜根1.5 g，6剂。

五诊：手足较前温和，仍牙龈出血，以前方变阿胶珠为15 g，6剂。

六诊：耳鸣较前减轻，仍倦怠乏力，以前方变红参为12 g，6剂。

七诊：失眠、多梦基本消除，倦怠乏力好转，仍身体颤抖，以前方变藜芦为2.5 g，白芍为40 g，6剂。

八诊：诸症基本趋于缓解，又以前方治疗150余剂，经复查各项指标基本正常。

余诊：又以前方治疗150余剂，经复查各项指标基本正常。随访1年，一切尚好。

【**用方体会**】根据心悸、舌红少苔辨为阴虚；再根据心悸、怕冷辨为阳虚；因耳鸣、健忘辨为心肾不交；又因身体颤抖辨为风；更因情绪低落辨为郁，以此辨为阴阳俱虚，心肾不交，气郁风痰证。方以茯苓四逆汤益气温阳，宁心安神；以小柴胡汤清热温通，益气和中；以胶姜汤温阳补血；以桂枝加龙骨牡蛎汤交通心肾；以藜芦人参汤益气息风化痰。方药相互为用，以取其效。

【**特别提示**】处方中藜芦与红参相互为用，旨在倍增益气息风化痰之功；藜芦与白芍相互为用，旨在倍增补血通泄、息风化痰之功；生附子与生半夏相互为用，旨在倍增温阳消癥化痰之功。

案二

许某，男，59岁，河南人，有5年再生障碍性贫血病史，1年前至今症状加重，近由病友介绍前来诊治。

刻诊：心悸，失眠，多梦，头晕目眩，耳鸣，健忘，牙龈出血，倦怠乏力，五心烦热，盗汗，身体颤抖，大便干结，身体沉重，口渴不欲饮水，口苦，舌质红夹瘀紫，少苔，脉沉细弱。

［**辨证施治**］辨为阴虚夹瘀，心肾不交，风痰肆虐证；治当滋补阴血，活血化瘀，息风化痰。

［**处方**］给予百合地黄汤、桂枝茯苓丸、黄连阿胶汤、附子天花粉汤与藜芦人参汤合方：百合15 g，生地黄50 g，桂枝20 g，茯苓20 g，桃仁20 g，牡丹皮20 g，白芍20 g，阿胶珠6 g，鸡子黄（冲服）2枚，黄连12 g，黄芩6 g，制附子10 g，天花粉12 g，红参10 g，藜芦1.5 g，生姜10 g，大枣12枚，炙甘草10 g。6剂，以水1 000 ~1 200 mL，浸泡30 min，大火烧开，小火煎煮50 min，去滓取药液，每日分早、中、晚3次服。

二诊：失眠、多梦减轻，仍五心烦热、盗汗，以前方变白芍为30 g，6剂。

三诊：失眠、多梦较前又有减轻，五心烦热、盗汗好转，仍口苦，以前方变黄连、黄芩为各20 g，6剂。

四诊：五心烦热、盗汗基本消除，仍大便干结，以前方变生地黄为60 g，6剂。

五诊：大便正常，牙龈出血未再出现，仍身体颤抖，以前方变藜芦为2.5 g，6剂。

六诊：耳鸣较前明显减轻，仍有头晕目眩，以前方变红参为12 g，6剂。

七诊：头晕目眩基本消除，大便正常，以前方6剂继服。

八诊： 诸症基本趋于缓解，又以前方治疗180余剂，经复查各项指标基本正常。

余诊： 之后，又以前方治疗150余剂，经复查各项指标仍基本正常。随访1年，一切尚好。

【用方体会】 根据心悸、舌红少苔辨为阴虚；再根据舌质夹瘀紫辨为瘀；因耳鸣、健忘辨为心肾不交；又因身体颤抖、身体沉重辨为风痰；更因口渴不欲饮水辨为阴虚伤阳，以此辨为阴虚夹瘀，心肾不交，风痰肆虐证。方以百合地黄汤滋阴凉血；以桂枝茯苓丸活血化瘀；以黄连阿胶汤清热育阴，交通心肾；以附子天花粉汤温阳益阴；以藜芦人参汤益气息风化痰。方药相互为用，以取其效。

【特别提示】 处方中藜芦与红参相互为用，旨在倍增益气息风化痰之功；藜芦与白芍相互为用，旨在倍增补血通泄、息风化痰之功；制附子与天花粉相互为用，旨在倍增温阳化瘀、清热益阴之功。

七、白细胞减少症

案一

马某，男，48岁，河南人，有3年白细胞减少症病史，服用中西药未能有效控制症状，近由病友介绍前来诊治。

刻诊： 心悸，失眠，多梦，头晕目眩，全身酸困沉重，肌肉颤抖，倦怠乏力，面色不荣，头痛，肌肉关节疼痛，动则气喘，手足不温，怕冷，口腻口苦，舌质暗红夹瘀紫，苔腻黄白夹杂，脉沉弱。

［辨证施治］ 辨为寒热夹瘀，风痰夹虚证；治当温阳散寒，活血化瘀，息风化痰，益气补血。

［处方］ 给予半夏泻心汤、乌头汤、胶姜汤、附子白及汤与藜芦人参汤合方：生半夏12 g，黄连3 g，黄芩10 g，红参10 g，干姜10 g，制乌头10 g，白芍10 g，麻黄10 g，黄芪10 g，阿胶珠10 g，制附子10 g，白及3 g，藜芦1.5 g，生姜10 g，大枣12枚，炙甘草10 g。6剂，以水1 000 ~1 200 mL，浸泡30 min，大火烧开，小火煎煮50 min，去滓取药液，每日分早、中、晚3次服。

二诊：头晕目眩减轻，仍倦怠乏力，以前方变红参为12 g，6剂。

三诊：头晕目眩较前又有减轻，倦怠乏力较前好转，仍头痛，以前方变白芍为24 g，6剂。

四诊：手足不温、怕冷较前减轻，仍口苦口腻，以前方变黄连为10 g，6剂。

五诊：心悸减轻，头痛、肌肉关节疼痛明显好转，仍动则气喘，以前方变红参为15 g，6剂。

六诊：心悸较前明显减轻，仍肌肉颤抖，以前方变藜芦为2.5 g，6剂。

七诊：头晕目眩、心悸基本消除，身体沉重，以前方变麻黄为12 g，6剂。

八诊：诸症基本趋于缓解，又以前方治疗120余剂，诸症消除；经复查各项指标基本正常。

余诊：之后，又以前方治疗120余剂，经复查各项指标仍基本正常。随访1年，一切尚好。

【用方体会】根据心悸、手足不温辨为寒；再根据口苦、舌质红辨为热；因倦怠乏力、面色不荣辨为气血虚；又因肌肉颤抖、全身酸困沉重辨为风痰；更因舌质暗红夹瘀紫辨为瘀，以此辨为寒热夹瘀，风痰夹虚证。方以半夏泻心汤清热温阳，益气和中；以乌头汤温通经脉，补益气血；以胶姜汤温阳补血；以附子白及汤温阳化瘀生肌；以藜芦人参汤益气息风化痰。方药相互为用，以取其效。

【特别提示】处方中藜芦与红参相互为用，旨在倍增益气息风化痰之功；藜芦与白芍相互为用，旨在倍增补血通泄、息风化痰之功；制附子与生半夏相互为用，旨在倍增温阳化瘀化痰之功；制附子与白及相互为用，旨在倍增温阳化瘀生新之功；制乌头与生半夏相互为用，旨在倍增温通散寒化痰之功；制乌头与白及相互为用，旨在倍增温通化瘀生新之功。

案二

夏某，女，55岁，河南人，有2年白细胞减少症病史，服用中西药未能有效控制症状，近由病友介绍前来诊治。

刻诊：心悸，失眠，做噩梦，头晕目眩，全身酸困沉重，肌肉颤抖，倦怠乏力，面色潮红，头痛，肌肉关节疼痛，动则气喘，大便干结，手足烦热，盗汗，口渴，舌质暗淡夹瘀紫，苔白腻夹黄，脉沉弱。

［**辨证施治**］辨为阴虚夹瘀，气虚风痰证；治当滋阴化瘀，息风化痰，补益中气。

［**处方**］给予麦门冬汤、酸枣仁汤、百合知母汤、附子白及汤与藜芦人参汤合方：麦冬170 g，生半夏24 g，红参10 g，粳米12 g，酸枣仁45 g，茯苓12 g，川芎6 g，百合10 g，知母10 g，制附子10 g，白及3 g，藜芦1.5 g，生姜10 g，大枣12枚，炙甘草10 g。6剂，以水1 000 ~1 200 mL，浸泡30 min，大火烧开，小火煎煮50 min，去滓取药液，每日分早、中、晚3次服。

二诊：做噩梦减少，仍肌肉颤抖，以前方变藜芦为3 g，6剂。

三诊：做噩梦较前又有减少，大便正常，仍头晕目眩，以前方变红参、川芎为各12 g，6剂。

四诊：做噩梦较前明显减少，大便溏泄，以前方变麦冬为100 g，6剂。

五诊：手足烦热减轻，仍头痛、肌肉关节疼痛，以前方变制附子为12 g，川芎为30 g，6剂。

六诊：大便正常，肌肉颤抖明显减轻，失眠明显好转，以前方6剂继服。

七诊：诸症基本趋于缓解，又以前方治疗150余剂，诸症消除；经复查各项指标基本正常。

余诊：之后，又以前方治疗120余剂，经复查各项指标基本正常。随访1年，一切尚好。

【**用方体会**】根据心悸、手足烦热、盗汗辨为阴虚；再根据舌质暗淡夹瘀紫辨为瘀；因倦怠乏力、脉沉弱辨为虚；又因肌肉颤抖、全身酸困沉重辨为风痰；更因苔腻辨为痰，以此辨为阴虚夹瘀，气虚风痰证。方以麦门冬汤滋阴益气，降泄浊逆；以酸枣仁汤补益心肝，行血安神；以百合知母汤清热益阴；以附子白及汤温阳化瘀生肌；以藜芦人参汤益气息风化痰。方药相互为用，以取其效。

【**特别提示**】处方中藜芦与红参相互为用，旨在倍增益气息风化痰

之功；藜芦与白芍相互为用，旨在倍增补血通泄、息风化痰之功；制附子与生半夏相互为用，旨在倍增温阳化瘀化痰之功；制附子与白及相互为用，旨在倍增温阳化瘀生新之功。

八、白细胞减少症和粒细胞缺乏症

詹某，女，56岁，河南人，有多年白细胞减少症和粒细胞缺乏症病史，服用中西药未能有效控制症状，近由病友介绍前来诊治。

刻诊：头晕目眩，头昏，头沉，头胀，肌肉痉挛颤抖，下肢沉重，时时发热，时时怕冷，倦怠乏力，面色苍白，动则气喘，手足不温，自汗，盗汗，口苦，口干不欲饮水，舌质淡红，苔白腻夹黄，脉沉弱。

［**辨证施治**］辨为寒热虚夹痰证；治当清热滋阴，壮阳散寒，息风化痰。

［**处方**］给予小柴胡汤、百合地黄汤、附子天花粉汤、附子白蔹汤、附子白及汤与藜芦芍药汤合方：柴胡24 g，黄芩10 g，生半夏12 g，红参10 g，百合15 g，生地黄50 g，制附子10 g，天花粉12 g，白蔹6 g，白及3 g，藜芦1.5 g，白芍24 g，生姜10 g，大枣12枚，炙甘草10 g。6剂，以水1 000~1 200 mL，浸泡30 min，大火烧开，小火煎煮50 min，去滓取药液，每日分早、中、晚3次服。

二诊：头沉、头胀减轻，仍肌肉痉挛颤抖，以前方变藜芦为3 g，白蔹为10 g，6剂。

三诊：头沉、头胀较前又有减轻，肌肉痉挛颤抖较前好转，仍下肢沉重，以前方加白术24 g，6剂。

四诊：头沉、头胀基本消除，仍头晕目眩，以前方变红参为12 g，6剂。

五诊：时时发热、时时怕冷未再发作，仍动则气喘，以前方变红参为15 g，6剂。

六诊：自汗、盗汗基本消除，仍面色苍白，以前方加阿胶珠12 g，6剂。

七诊：头晕目眩未再发作，仍有手足不温，以前方变制附子为

15 g，6剂。

八诊：诸症基本趋于缓解，又以前方治疗150余剂，诸症消除；经复查各项指标基本正常。

余诊：之后，又以前方治疗80余剂，经复查各项指标基本正常。随访1年，一切尚好。

【用方体会】根据头晕目眩、口苦辨为郁热；再根据头沉、手足不温、自汗辨为寒；因倦怠乏力、脉沉弱辨为虚；又因肌肉痉挛颤抖、下肢沉重、苔腻辨为风痰；更因口干不欲饮水、舌质淡红辨为寒热夹杂，以此辨为寒热虚夹痰证。方以小柴胡汤清热温通，益气调气；以百合地黄汤滋阴凉血；以附子白蔹汤温通清热；以附子天花粉汤温通阳气，生津化阴；以附子白及汤温阳化瘀生肌；以藜芦芍药汤益血息风化痰。方药相互为用，以取其效。

【特别提示】处方中藜芦与红参相互为用，旨在倍增益气息风化痰之功；藜芦与白芍相互为用，旨在倍增补血通泄、息风化痰之功；制附子与生半夏相互为用，旨在倍增温阳化瘀化痰之功；制附子与白及相互为用，旨在倍增温阳化瘀生新之功；制附子与白蔹相互为用，旨在倍增温阳化瘀解热之功；制附子与天花粉相互为用，旨在倍增温阳化瘀、清热益阴之功。

九、慢性粒细胞白血病

案一

郑某，女，47岁，河南人，2年前经检查诊断为慢性粒细胞白血病，服用中西药未能有效控制症状，近由病友介绍前来诊治。

刻诊：发热，倦怠乏力，面色不荣，形体消瘦，动则气喘，全身肌肉酸困沉重，关节僵硬疼痛，牙龈、鼻腔出血，肌肉痉挛颤抖，手足不温，怕冷，自汗，口干不欲饮水，舌质淡红夹瘀紫，苔白腻夹黄，脉沉弱。

［辨证施治］辨为阳虚血少，风痰夹瘀证；治当益气温阳，补血养血，息风化痰。

［**处方**］给予桂枝人参汤、赤丸、胶姜汤、附子天花粉汤、附子白及汤、甘草海藻汤与藜芦人参汤合方：桂枝12 g，干姜10 g，白术10 g，红参10 g，制川乌6 g，生半夏12 g，茯苓12 g，细辛6 g，阿胶珠10 g，制附子10 g，天花粉12 g，白及3 g，海藻24 g，藜芦1.5 g，生姜10 g，大枣12枚，炙甘草10 g。6剂，以水1 000~1 200 mL，浸泡30 min，大火烧开，小火煎煮50 min，去滓取药液，每日分早、中、晚3次服。

二诊：发热减轻，仍牙龈、鼻腔出血，以前方变阿胶珠为15 g，白及为5 g，6剂。

三诊：发热较前又有减轻，牙龈、鼻腔出血减少，仍倦怠乏力，以前方变红参为12 g，6剂。

四诊：发热基本消除，动则气喘好转，仍关节疼痛，以前方变制川乌为9 g，6剂。

五诊：发热未再发作，手足较前温和，肌肉仍痉挛颤抖，以前方变藜芦为2.5 g，6剂。

六诊：自汗止，仍关节僵硬，以前方变桂枝为15 g，海藻为30 g，6剂。

七诊：牙龈、鼻腔未再出血，仍肌肉酸困沉重，以前方变白术为24 g，6剂。

八诊：诸症基本趋于缓解，又以前方治疗150余剂，诸症基本消除。

余诊：之后，又以前方继续巩固治疗，经多次复查各项指标基本正常。随访2年，一切尚好。

【**用方体会**】根据发热、手足不温、自汗辨为阳虚；再根据面色不荣、倦怠乏力辨为气血虚；因肌肉酸困沉重、关节僵硬辨为痰湿；又因肌肉痉挛颤抖辨为风；复因口干不欲饮水、舌质淡红辨为寒热夹杂；更因舌质夹瘀紫辨为瘀，以此辨为阳虚血少，风痰夹瘀证。方以桂枝人参汤益气温阳；以赤丸温阳燥湿化痰；以胶姜汤温阳补血止血；以附子天花粉汤温通阳气，兼清郁热；以附子白及汤温阳化瘀生肌；以甘草海藻汤益气软坚散结；以藜芦人参汤益气息风化痰。方药相互为用，以取其效。

【**特别提示**】处方中藜芦与红参相互为用，旨在倍增益气息风化痰

之功；藜芦与细辛相互为用，旨在倍增温宣息风化痰之功；制附子与生半夏相互为用，旨在倍增温阳化瘀化痰之功；制附子与白及相互为用，旨在倍增温阳化瘀生新之功；制附子与天花粉相互为用，旨在倍增温阳化瘀、清热益阴之功；制川乌与生半夏相互为用，旨在倍增温通散寒化痰之功；制川乌与白及相互为用，旨在倍增温通化瘀生新之功；制川乌与天花粉相互为用，旨在倍增温通化瘀、清热益阴之功；炙甘草与海藻相互为用，旨在倍增益气软坚散结之功。

案二

徐某，男，60岁，河南人，1年前经检查诊断为慢性粒细胞白血病，服用中西药未能有效控制症状，近由病友介绍前来诊治。

刻诊：发热，倦怠乏力，面色潮红，形体消瘦，动则气喘，全身肌肉酸困沉重，关节僵硬疼痛，牙龈、鼻腔出血，肌肉痉挛颤抖，手足烦热，盗汗，口干不欲饮水，舌质暗红夹瘀紫，苔黄腻夹白，脉沉细弱。

［**辨证施治**］辨为阴虚血少，风痰夹瘀证；治当滋补清热，补血养血，活血化瘀，息风化痰。

［**处方**］给予百合地黄汤、胶艾汤、附子天花粉汤、附子白及汤、甘草海藻汤与藜芦人参汤合方：百合15 g，生地黄50 g，阿胶珠6 g，艾叶6 g，川芎6 g，当归10 g，白芍10 g，制附子10 g，天花粉12 g，白及3 g，海藻24 g，红参10 g，藜芦1.5 g，生姜10 g，大枣12枚，炙甘草10 g。6剂，以水1 000~1 200 mL，浸泡30 min，大火烧开，小火煎煮50 min，去滓取药液，每日分早、中、晚3次服。

二诊：发热减轻，仍盗汗，以前方加五味子12 g，6剂。

三诊：发热、盗汗减轻，仍牙龈、鼻腔出血，以前方变生地黄为60 g，阿胶珠为10 g，6剂。

四诊：发热较前又有减轻，牙龈、鼻腔出血减少，仍口干不欲饮水，以前方变天花粉为24 g，6剂。

五诊：发热基本消除，仍动则气喘，以前方变红参为12 g，6剂。

六诊：口干不欲饮水好转，仍关节僵硬疼痛，以前方加桂枝15 g，变制附子为12 g，海藻为30 g，6剂。

七诊：手足烦热基本消除，仍肌肉痉挛颤抖，以前方变藜芦为

2.5 g，6剂。

八诊：诸症基本趋于缓解，又以前方治疗120余剂，诸症基本消除。

余诊：之后，又以前方继续巩固治疗，经多次复查各项指标仍基本正常。随访2年，一切尚好。

【用方体会】根据发热、手足烦热、盗汗辨为阴虚；再根据动则气喘、倦怠乏力辨为气血虚；因肌肉酸困沉重、关节僵硬辨为痰湿；又因肌肉痉挛颤抖辨为风；复因口干不欲饮水、舌质暗红辨为寒热夹杂；更因舌质夹瘀紫辨为瘀，以此辨为阴虚血少，风痰夹瘀证。方以百合地黄汤滋阴凉血；以胶艾汤补血活血，凉血止血；以附子天花粉汤温通阳气，兼清郁热；以附子白及汤温阳化瘀生肌；以甘草海藻汤益气软坚散结；以藜芦人参汤益气息风化痰。方药相互为用，以取其效。

【特别提示】处方中藜芦与红参相互为用，旨在倍增益气息风化痰之功；藜芦与白芍相互为用，旨在倍增补血通泄、息风化痰之功；制附子与白及相互为用，旨在倍增温阳化瘀生新之功；制附子与天花粉相互为用，旨在倍增温阳化瘀、清热益阴之功；炙甘草与海藻相互为用，旨在倍增益气软坚散结之功。

案三

马某，男，46岁，河南人，2年前经检查诊断为慢性粒细胞白血病，服用中西药未能有效控制症状，近由病友介绍前来诊治。

刻诊：发热，倦怠乏力，面色不荣，形体消瘦，动则气喘，全身肌肉酸困沉重，关节僵硬冷痛，牙龈、鼻腔出血，肌肉痉挛颤抖，手足不温，怕冷，口腻口苦，舌质暗红夹瘀紫，苔黄腻夹白，脉沉细弱。

［**辨证施治**］辨为湿热阳虚，风痰夹瘀证；治当清热燥湿，温阳通经，活血化瘀，息风化痰。

［**处方**］给予半夏泻心汤、乌头汤、胶姜汤、附子天花粉汤、附子白及汤、甘草海藻汤与藜芦人参汤合方：生半夏12 g，红参10 g，干姜10 g，黄连3 g，黄芩10 g，制川乌10 g，白芍10 g，黄芪10 g，阿胶珠10 g，制附子10 g，天花粉12 g，白及3 g，海藻24 g，藜芦1.5 g，生姜10 g，大枣12枚，炙甘草10 g。6剂，以水1 000~1 200 mL，浸泡30 min，大火烧开，小火煎煮50 min，去滓取药液，每日分早、中、晚3次服。

二诊：手足不温好转，仍发热，以前方加柴胡24 g，6剂。

三诊：发热减轻，仍口苦口腻，以前方变黄连为10 g，6剂。

四诊：手足温和，发热较前又有减轻，牙龈、鼻腔仍出血，以前方变白及为5 g，6剂。

五诊：发热较前明显减轻，仍关节冷痛，以前方变制附子、干姜为各12 g，6剂。

六诊：肌肉痉挛颤抖基本消除，仍动则气喘，以前方变红参为12 g，6剂。

七诊：体重略有增加，仍关节僵硬，以前方变白芍、海藻为各30 g，6剂。

八诊：诸症基本趋于缓解，又以前方治疗150余剂，诸症基本消除。

余诊：之后，又以前方继续巩固治疗，经多次复查各项指标仍基本正常。随访2年，一切尚好。

【用方体会】根据发热、口苦口腻辨为湿热；再根据手足不温、怕冷辨为阳虚；因肌肉酸困沉重、关节僵硬辨为痰湿；又因肌肉痉挛颤抖辨为风；复因舌质暗红夹瘀紫辨为瘀，以此辨为湿热阳虚，风痰夹瘀证。方以半夏泻心汤清热燥湿，益气温通；以乌头汤温通散寒，补益气血；以胶姜汤温阳补血；以附子天花粉汤温通阳气，兼清郁热；以附子白及汤温阳化瘀生肌；以甘草海藻汤益气软坚散结；以藜芦人参汤益气息风化痰。方药相互为用，以取其效。

【特别提示】处方中藜芦与红参相互为用，旨在倍增益气息风化痰之功；藜芦与白芍相互为用，旨在倍增补血通泄、息风化痰之功；制附子与生半夏相互为用，旨在倍增温阳化瘀化痰之功；制附子与白及相互为用，旨在倍增温阳化瘀生新之功；制附子与天花粉相互为用，旨在倍增温阳化瘀、清热益阴之功；制川乌与生半夏相互为用，旨在倍增温通散寒化痰之功；制川乌与白及相互为用，旨在倍增温通化瘀生新之功；制川乌与天花粉相互为用，旨在倍增温通化瘀、清热益阴之功；炙甘草与海藻相互为用，旨在倍增益气软坚散结之功。

十、骨髓增生异常综合征

案一

尚某，女，51岁，河南人，1年前经检查诊断为骨髓增生异常综合征，服用中西药未能有效控制症状，近由病友介绍前来诊治。

刻诊：头晕目眩，耳鸣，倦怠乏力，面色不荣，情绪低落，急躁易怒，动则气喘，牙龈、鼻腔出血，皮肤紫癜，肌肉颤抖，手足烦热，盗汗，口渴不欲饮水，舌质暗淡夹瘀紫，苔白厚腻夹黄，脉沉细弱。

［**辨证施治**］辨为阴阳俱虚，风痰夹瘀证；治当滋阴温阳，活血化瘀，息风化痰。

［**处方**］给予天雄散、百合地黄汤、四逆散、附子天花粉汤、附子白及汤与藜芦人参汤合方：制附子10 g，桂枝20 g，白术24 g，龙骨12 g，百合15 g，生地黄50 g，柴胡15 g，枳实15 g，白芍15 g，天花粉12 g，白及3 g，红参10 g，藜芦1.5 g，生姜10 g，大枣12枚，炙甘草10 g。6剂，以水1 000~1 200 mL，浸泡30 min，大火烧开，小火煎煮50 min，去滓取药液，每日分早、中、晚3次服。

二诊：头晕目眩好转，仍耳鸣，以前方变龙骨为30 g，6剂。

三诊：头晕目眩较前又有好转，仍有耳鸣，以前方变龙骨为40 g，6剂。

四诊：耳鸣较前略有减轻，仍情绪低落，以前方变柴胡、枳实、白芍、炙甘草为各18 g，6剂。

五诊：耳鸣较前又有减轻，仍倦怠乏力，以前方变红参为12 g，6剂。

六诊：动则气喘减轻，仍肌肉颤抖，以前方变藜芦为2.5 g，6剂。

七诊：头晕目眩基本消除，仍牙龈、鼻腔出血，以前方变生地黄为60 g，6剂。

八诊：诸症基本趋于缓解，又以前方治疗120余剂，诸症基本消除。

余诊：之后，又以前方继续巩固治疗，经多次复查各项指标仍基本正常。随访1年，一切尚好。

【**用方体会**】根据头晕目眩、盗汗辨为阴虚；再根据舌质淡、脉沉细弱辨为阳虚；因肌肉颤抖、苔腻辨为痰湿；又因情绪低落、急躁易怒辨为气郁；复因口渴不欲饮水辨为寒热夹杂；更因舌质暗淡夹瘀紫辨为瘀，以此辨为阴阳俱虚，风痰夹瘀证。方以天雄散温阳通经，益气固涩；以百合地黄汤滋补阴血；以四逆散疏肝理气，调理气机；以附子天花粉汤温通阳气，兼清郁热；以附子白及汤温阳化瘀生肌；以藜芦人参汤益气息风化痰。方药相互为用，以取其效。

【特别提示】处方中藜芦与红参相互为用，旨在倍增益气息风化痰之功；藜芦与白芍相互为用，旨在倍增补血通泄、息风化痰之功；制附子与白及相互为用，旨在倍增温阳化瘀生新之功；制附子与天花粉相互为用，旨在倍增温阳化瘀、清热益阴之功。

案二

贾某，男，74岁，河南人，2年前经检查诊断为骨髓增生异常综合征，服用中西药未能有效控制症状，近由病友介绍前来诊治。

刻诊：头晕目眩，倦怠乏力，面色不荣，情绪低落，急躁易怒，不思饮食，脘腹胀满，全身关节酸困沉重疼痛，皮肤紫癜，肌肉颤抖，手足不温，口苦口腻，舌质淡红，苔腻黄白夹杂，脉沉弱。

［**辨证施治**］辨为气虚湿热，气郁风痰证；治当益气清热，行气解郁，息风化痰。

［**处方**］给予半夏泻心汤、乌头汤、四逆散、附子天花粉汤与藜芦人参汤合方：生半夏12 g，黄连3 g，黄芩10 g，红参10 g，干姜10 g，制川乌10 g，麻黄10 g，黄芪10 g，柴胡15 g，枳实15 g，白芍15 g，制附子10 g，天花粉12 g，藜芦1.5 g，生姜10 g，大枣12枚，炙甘草10 g。6剂，以水1 000~1 200 mL，浸泡30 min，大火烧开，小火煎煮50 min，去滓取药液，每日分早、中、晚3次服。

二诊：头晕目眩好转，仍脘腹胀满，以前方加陈皮30 g，6剂。

三诊：头晕目眩较前又有好转，脘腹胀满减轻，仍手足不温，以前方变干姜、制附子为各12 g，6剂。

四诊：头晕目眩基本消除，仍倦怠乏力，以前方变红参为12 g，6剂。

五诊：倦怠乏力好转，仍关节疼痛，以前方变天花粉为24 g，6剂。

六诊：饮食正常，仍口苦口腻，以前方变黄连为10 g，6剂。

七诊：口苦口腻基本消除，仍急躁易怒，以前方变柴胡、枳实、白芍、炙甘草为各18 g，6剂。

八诊：诸症基本趋于缓解，又以前方治疗150余剂，诸症基本消除。

余诊：之后，又以前方继续巩固治疗，经多次复查各项指标仍基本正常。随访1年，一切尚好。

【用方体会】根据头晕目眩、倦怠乏力辨为气虚；再根据口苦口腻辨为湿热；因情绪低落、急躁易怒辨为气郁；又因不思饮食、脘腹胀满辨为浊气壅滞；更因肌肉颤抖、苔腻辨为风痰，以此辨为气虚湿热，气郁风痰证。方以半夏泻心汤清热燥湿，益气温阳；以乌头汤温通散结，补益气血；以四逆散疏肝理气，调理气机；以附子天花粉汤温通阳气，兼清郁热；以藜芦人参汤益气息风化痰。方药相互为用，以取其效。

【特别提示】处方中藜芦与红参相互为用，旨在倍增益气息风化痰之功；藜芦与白芍相互为用，旨在倍增补血通泄、息风化痰之功；制附子与生半夏相互为用，旨在倍增温阳化瘀化痰之功；制附子与天花粉相互为用，旨在倍增温阳化瘀、清热益阴之功；制川乌与生半夏相互为用，旨在倍增温通散寒化痰之功；制川乌与天花粉相互为用，旨在倍增温通化瘀、清热益阴之功。

十一、非霍奇金淋巴瘤

李某，男，52岁，河南人，2年前经检查诊断为非霍奇金淋巴瘤，服用中西药未能有效控制症状，近由病友介绍前来诊治。

刻诊：发热，盗汗，颈部、锁骨部、腋下淋巴结肿胀疼痛，耳鸣，失眠，咽痛，声音嘶哑，皮肤丘疹样瘙痒，腹胀，腹痛，不思饮食，大便干结，手足不温，怕冷，盗汗，倦怠乏力，舌红少苔，脉沉细弱。

［辨证施治］辨为阴阳俱虚，心肾不交，气虚风痰证；治当滋补阴阳，交通心肾，息风化痰。

［**处方**］给予肾气丸、橘皮汤、桔梗汤、附子天花粉汤、甘草海藻汤与藜芦人参汤合方：生地黄24 g，山药12 g，山茱萸12 g，茯苓10 g，泽泻10 g，牡丹皮10 g，桂枝3 g，陈皮24 g，桔梗12 g，制附子10 g，天花粉12 g，海藻24 g，红参10 g，藜芦1.5 g，生姜24 g，大枣12枚，生甘草24 g。6剂，以水1 000~1 200 mL，浸泡30 min，大火烧开，小火煎煮50 min，去滓取药液，每日分早、中、晚3次服。

二诊：咽痛减轻，仍腹胀，以前方变陈皮为40 g，6剂。

三诊：咽痛基本消除，腹胀减轻，仍大便干结，以前方变生地黄为50 g，6剂。

四诊：大便基本正常，仍耳鸣，以前方变山药、山茱萸为各24 g，6剂。

五诊：咽痛消除，腹胀明显减轻，饮食好转，仍倦怠乏力，以前方变红参为12 g，6剂。

六诊：声音嘶哑好转，仍盗汗，以前方变天花粉为24 g，6剂。

七诊：腹胀、腹痛基本消除，仍皮肤瘙痒，以前方变海藻、天花粉为各30 g，6剂。

八诊：诸症基本趋于缓解，又以前方治疗120余剂，诸症基本消除。

余诊：之后，又以前方继续巩固治疗，经多次复查各项指标基本正常。随访2年，一切尚好。

【**用方体会**】根据发热、淋巴结胀痛、舌红少苔辨为阴虚；再根据发热、手足不温、怕冷辨为阳虚；因失眠、耳鸣辨为心肾不交；又因不思饮食、腹胀辨为脾胃气滞；更因皮肤丘疹样瘙痒辨为风痰，以此辨为阴阳俱虚，心肾不交，气虚风痰证。方以肾气丸滋补阴津，温补阳气；以橘皮汤行气消胀；以桔梗汤清热利咽止痛；以附子天花粉汤温通阳气，兼清郁热；以甘草海藻汤益气软坚散结；以藜芦人参汤益气息风化痰。方药相互为用，以取其效。

【**特别提示**】处方中藜芦与红参相互为用，旨在倍增益气息风化痰之功；制附子与天花粉相互为用，旨在倍增温阳化瘀、清热益阴之功；生甘草与海藻相互为用，旨在倍增益气软坚散结之功。

十二、霍奇金淋巴瘤

许某，男，29岁，河南人，2年前经检查诊断为霍奇金淋巴瘤，服用中西药未能有效控制症状，近由病友介绍前来诊治。

刻诊：发热，盗汗，颈部淋巴结肿大，饮酒后疼痛如针刺，咽痛，声音嘶哑，皮肤丘疹样瘙痒，情绪低落，心烦急躁，倦怠乏力，手足不温，怕冷，舌质暗红夹瘀紫，少苔，脉沉细弱。

［**辨证施治**］辨为郁瘀夹虚，风痰夹寒证；治当行气化瘀，益气清热，息风化痰。

［**处方**］给予四逆散、桂枝茯苓丸、桔梗汤、附子白及汤、甘草海藻汤与藜芦人参汤合方：柴胡15 g，枳实15 g，白芍20 g，桂枝20 g，茯苓20 g，桃仁20 g，牡丹皮20 g，桔梗12 g，制附子10 g，白及3 g，海藻24 g，红参10 g，藜芦1.5 g，生姜10 g，大枣12枚，生甘草24 g。6剂，以水1 000~1 200 mL，浸泡30 min，大火烧开，小火煎煮50 min，去滓取药液，每日分早、中、晚3次服。

二诊：发热减轻，仍咽痛，以前方变桔梗为30 g，6剂。

三诊：发热、咽痛较前减轻，仍盗汗，以前方变白芍、牡丹皮为各30 g，6剂。

四诊：盗汗止，仍皮肤瘙痒，以前方变藜芦为3 g，生甘草为30 g，6剂。

五诊：发热、咽痛基本消除，仍手足不温，以前方变制附子为12 g，6剂。

六诊：倦怠乏力好转，仍情绪低落，以前方变柴胡、枳实为各20 g，6剂。

七诊：情绪低落、心烦急躁较前好转，仍倦怠乏力，以前方变红参为15 g，6剂。

八诊：诸症基本趋于缓解，又以前方治疗150余剂，诸症基本消除。

余诊：之后，又以前方继续巩固治疗，经多次复查各项指标基本正常。随访1年，一切尚好。

【用方体会】根据发热、情绪低落辨为郁；再根据发热、舌质夹瘀紫辨为瘀；因咽痛、舌红辨为郁热；又因手足不温、怕冷辨为寒；更因皮肤丘疹样瘙痒辨为风痰，以此辨为郁瘀夹虚，风痰夹寒证。方以四逆散疏理气机；以桂枝茯苓丸活血化瘀；以桔梗汤清热利咽止痛；以附子白及汤温通阳气，化瘀生新；以甘草海藻汤益气软坚散结；以藜芦人参汤益气息风化痰。方药相互为用，以取其效。

【特别提示】处方中藜芦与红参相互为用，旨在倍增益气息风化痰之功；制附子与白及相互为用，旨在倍增温阳化瘀生新之功；生甘草与海藻相互为用，旨在倍增益气软坚散结之功。

十三、多发性骨髓瘤化疗后复发

蒋某，男，48岁，河南人，3年前经检查诊断为多发性骨髓瘤，化疗后又复发，服用中西药未能有效控制症状，近由病友介绍前来诊治。

刻诊：腰骶、胸骨、肋骨痛如针刺，头痛，头晕目眩，视力减退，嗜睡，小便不利，四肢软弱抽动，倦怠乏力，手足不温，怕冷，口苦口腻，舌质暗红夹瘀紫，苔黄厚腻，脉沉弱。

［辨证施治］辨为寒热夹虚，风痰夹瘀证；治当清热散寒，益气化瘀，息风化痰。

［处方］给予半夏泻心汤、乌头汤、附子白及汤、甘草海藻汤与藜芦人参汤合方：黄连3 g，黄芩10 g，生半夏12 g，红参10 g，干姜10 g，制川乌10 g，麻黄10 g，白芍10 g，制附子10 g，白及3 g，海藻24 g，藜芦1.5 g，生姜10 g，大枣12枚，生甘草10 g。6剂，以水1 000~1 200 mL，浸泡30 min，大火烧开，小火煎煮50 min，去滓取药液，每日分早、中、晚3次服。

二诊：手足不温好转，仍口苦口腻，以前方变黄连为10 g，6剂。

三诊：怕冷较前减轻，仍腰骶、胸骨、肋骨疼痛，以前方变白芍为30 g，加五灵脂10 g，6剂。

四诊：手足不温、怕冷较前又有明显好转，仍四肢软弱，以前方变红参为15 g，6剂。

五诊：嗜睡明显好转，仍视力减退，以前方变白及为5 g，6剂。

六诊：头晕目眩基本消除，仍四肢抽动，以前方变藜芦为3 g，白芍为40 g，生甘草为24 g，6剂。

七诊：倦怠乏力较前又有明显好转，四肢软弱较前减轻，以前方6剂继服。

八诊：诸症基本趋于缓解，又以前方治疗120余剂，诸症基本消除。

余诊：之后，又以前方继续巩固治疗，经多次复查各项指标基本正常。随访1年，一切尚好。

【用方体会】根据腰骶、胸骨、肋骨疼痛如针刺辨为瘀；再根据怕冷辨为寒；因舌质红辨为热；又因头晕目眩、倦怠乏力辨为虚；更因四肢抽动、苔腻辨为风痰，以此辨为寒热夹虚，风痰夹瘀证。方以半夏泻心汤清热温通，益气降逆；以乌头汤温阳消癥，益气补血；以附子白及汤温通消癥，化瘀生新；以甘草海藻汤益气软坚散结；以藜芦人参汤益气息风化痰。方药相互为用，以取其效。

【特别提示】处方中藜芦与红参相互为用，旨在倍增益气息风化痰之功；藜芦与白芍相互为用，旨在倍增补血通泄、息风化痰之功；制附子与生半夏相互为用，旨在倍增温阳化瘀化痰之功；制附子与白及相互为用，旨在倍增温阳化瘀生新之功；制川乌与生半夏相互为用，旨在倍增温通散寒化痰之功；制川乌与白及相互为用，旨在倍增温通化瘀生新之功；生甘草与海藻相互为用，旨在倍增益气软坚散结之功。

十四、血管性血友病

夏某，女，39岁，河南人，有多年血管性血友病病史，服用中西药未能有效控制症状，近由病友介绍前来诊治。

刻诊：流鼻血、牙龈出血反复出现，月经量比较多，时时淋漓不断，面色苍白，倦怠乏力，头晕目眩，四肢肌肉蠕动，手足不温，怕冷，口干不欲饮水，舌质淡红，苔白厚腻，脉沉弱。

［辨证施治］辨为血虚夹寒，风痰夹热证；治当补血散寒，息风化

痰，兼清郁热。

［**处方**］给予胶艾汤、黄土汤、附子白及汤与藜芦人参汤合方：阿胶珠10 g，川芎6 g，艾叶10 g，白芍12 g，生地黄20 g，当归10 g，灶心黄土24 g，黄芩10 g，制附子10 g，白术10 g，红参10 g，白及3 g，藜芦1.5 g，生姜10 g，大枣12枚，生甘草10 g。6剂，以水1 000~1 200 mL，浸泡30 min，大火烧开，小火煎煮50 min，去滓取药液，每日分早、中、晚3次服。

二诊：头晕目眩减轻，仍流鼻血、牙龈出血，以前方变阿胶珠为15 g，生地黄为30 g，6剂。

三诊：流鼻血、牙龈出血较前减少，仍倦怠乏力，以前方变红参为12 g，6剂。

四诊：头晕目眩基本消除，仍四肢肌肉蠕动，以前方变藜芦为2.5 g，6剂。

五诊：月经量较前减少，仍手足不温、怕冷，以前方变制附子为12 g，6剂。

六诊：未再出现流鼻血、牙龈出血，仍面色苍白，以前方变红参为15 g，6剂。

七诊：诸症基本消除，又以前方治疗100余剂，诸症消除。

余诊：之后，又以前方继续巩固治疗100余剂，经复查各项指标基本正常。随访1年，一切尚好。

【**用方体会**】根据出血、面色苍白辨为血虚；再根据手足不温辨为寒；因口干不欲饮水、舌质淡红辨为寒热夹杂；又因头晕目眩、倦怠乏力辨为气虚；更因四肢肌肉蠕动、苔腻辨为风痰，以此辨为血虚夹寒，风痰夹热证。方以胶艾汤补血止血，益气凉血；以黄土汤温阳止血，益气补血；以附子白及汤温通散寒，化瘀生新；以藜芦人参汤益气息风化痰。方药相互为用，以取其效。

【**特别提示**】处方中藜芦与红参相互为用，旨在倍增益气息风化痰之功；藜芦与白芍相互为用，旨在倍增补血通泄、息风化痰之功；制附子与白及相互为用，旨在倍增温阳化瘀生新之功。

十五、维生素K缺乏症

谢某，女，33岁，河南人，有多年维生素K缺乏症病史，经多次检查原因不明，服用中西药未能有效控制症状，近由病友介绍前来诊治。

刻诊：反复出现皮肤紫癜和瘀斑、流鼻血、牙龈出血，月经量比较多，面色潮红，五心烦热，盗汗，大便干结，倦怠乏力，头晕目眩，四肢沉重、肌肉蠕动，口渴欲饮热水，舌质淡红，苔薄黄白夹杂，脉沉弱。

［**辨证施治**］辨为阴虚夹瘀，风痰夹寒证；治当滋阴凉血，益气化瘀，息风化痰。

［**处方**］给予百合地黄汤、百合知母汤、胶艾汤、附子白及汤与藜芦人参汤合方：百合30 g，知母10 g，阿胶珠10 g，川芎6 g，艾叶10 g，白芍12 g，生地黄50 g，当归10 g，制附子10 g，红参10 g，白及3 g，藜芦1.5 g，生姜10 g，大枣12枚，生甘草10 g。6剂，以水1 000~1 200 mL，浸泡30 min，大火烧开，小火煎煮50 min，去滓取药液，每日分早、中、晚3次服。

二诊：五心烦热减轻，仍头晕目眩，以前方变阿胶珠、红参为各12 g，6剂。

三诊：皮肤紫癜瘀斑、流鼻血、牙龈出血略有好转，仍四肢肌肉蠕动，以前方变藜芦为2.5 g，6剂。

四诊：皮肤紫癜瘀斑、流鼻血、牙龈出血较前又有好转，仍四肢肌肉蠕动，以前方变藜芦为3 g，6剂。

五诊：月经量基本正常，仍盗汗，以前方加五味子12 g，6剂。

六诊：皮肤紫癜瘀斑、流鼻血、牙龈出血未再出现，大便略溏，以前方变生地黄为30 g，6剂。

七诊：诸症基本消除，又以前方治疗80余剂，诸症消除。

余诊：之后，又以前方继续巩固治疗60余剂，经复查各项指标正常。随访1年，一切尚好。

【**用方体会**】根据出血、面色潮红、盗汗辨为阴虚；再根据皮肤瘀斑辨为阴虚夹瘀；因口渴欲饮热水、舌质淡红辨为阴虚伤阳；又因苔薄黄白夹杂辨为寒热夹杂；更因四肢肌肉蠕动辨为风痰，以此辨为阴虚夹瘀，风痰夹寒证。方以百合地黄汤滋阴凉血止血；以百合知母汤滋阴清热；以胶艾汤补血止血，益气凉血；以附子白及汤温阳通经，化瘀生血；以藜芦人参汤益气息风化痰。方药相互为用，以取其效。

【特别提示】处方中藜芦与红参相互为用，旨在倍增益气息风化痰之功；藜芦与白芍相互为用，旨在倍增补血通泄、息风化痰之功；制附子与白及相互为用，旨在倍增温阳化瘀生新之功。

十六、弥散性血管内凝血

马某，女，32岁，河南人，2年前因右小腿外伤引起弥散性血管内凝血，服用中西药未能有效控制症状，近由病友介绍前来诊治。

刻诊：皮肤紫癜、瘀斑，右小腿伤口部位不断渗出血液，右足及趾溃烂潮湿，肌肉抽搐，手足不温，怕冷，倦怠乏力，口渴欲饮热水，舌红少苔，脉沉细弱。

［**辨证施治**］辨为阴阳俱虚，风痰夹瘀证；治当滋阴凉血，益气温阳，化瘀生肌，息风化痰。

［**处方**］给予天雄散、百合地黄汤、百合知母汤、胶姜汤、附子白及汤与藜芦人参汤合方：制附子10 g，桂枝20 g，白术24 g，龙骨12 g，百合30 g，生地黄50 g，知母10 g，阿胶珠10 g，干姜10 g，红参10 g，白及3 g，藜芦1.5 g，生姜10 g，大枣12枚，生甘草10 g。6剂，以水1 000~1 200 mL，浸泡30 min，大火烧开，小火煎煮50 min，去滓取药液，每日分早、中、晚3次服。

二诊：手足不温好转，仍伤口渗血，以前方变阿胶珠为15 g，白及为5 g，6剂。

三诊：伤口渗血减少，皮肤紫癜、瘀斑较前好转，仍倦怠乏力，以前方变红参为12 g，6剂。

四诊：皮肤紫癜、瘀斑较前又有好转，溃烂减轻，仍足趾潮湿，以前方变白术为30 g，6剂。

五诊：皮肤紫癜、瘀斑基本消除，仍有轻微怕冷，以前方变干姜、制附子为各12 g，6剂。

六诊：手足温和，怕冷消除，足趾潮湿明显好转，以前方6剂继服。

七诊：诸症基本趋于平稳，又以前方治疗80余剂，诸症基本消除。

余诊：之后，又以前方继续巩固治疗60余剂，经复查各项指标正常。随访1年，一切尚好。

【用方体会】根据皮肤紫癜、手足不温辨为阳虚夹瘀；再根据皮肤瘀斑、舌红少苔辨为阴虚夹瘀；因口渴欲饮热水辨为寒热夹杂；又因足趾溃烂潮湿辨为痰；更因肌肉抽搐辨为风，以此辨为阴阳俱虚，风痰夹瘀证。方以天雄散温阳通经，益气固涩；以百合地黄汤滋阴凉血止血；以百合知母汤滋阴清热；以胶姜汤温阳补血止血；以附子白及汤温阳通经，化瘀生血；以藜芦人参汤益气息风化痰。方药相互为用，以取其效。

【特别提示】处方中藜芦与红参相互为用，旨在倍增益气息风化痰之功；制附子与白及相互为用，旨在倍增温阳化瘀生新之功。

第六节　经方合方“十八反”配伍辨治运动系病变

一、风湿性关节炎

案一

詹某，女，43岁，河南人，有多年风湿性关节炎病史，服用中西药未能有效控制症状，近由病友介绍前来诊治。

刻诊：腕、肩、踝、膝关节游走性疼痛，天气异常变化加重，全身肌肉酸困沉重，倦怠乏力，气短，心烦急躁，情绪低落，手足不温，怕冷，口苦，口干不欲饮水，舌质淡红，苔黄腻夹白，脉沉弱。

［**辨证施治**］辨为风寒湿郁夹虚证；治当益气温阳，行气解郁，息风化痰。

［**处方**］给予小柴胡汤、乌头汤、附子天花粉汤与藜芦人参汤合方：柴胡24 g，黄芩10 g，红参10 g，生半夏12 g，制川乌10 g，麻黄10 g，白芍10 g，黄芪10 g，制附子10 g，天花粉12 g，红参10 g，藜芦

1.5 g，生姜10 g，大枣12枚，炙甘草10 g。6剂，以水1 000~1 200 mL，浸泡30 min，大火烧开，小火煎煮50 min，去滓取药液，每日分早、中、晚3次服。

二诊：关节疼痛略有减轻，仍全身肌肉酸困沉重，以前方加白术15 g，6剂。

三诊：关节疼痛较前又有减轻，全身肌肉酸困沉重好转，仍手足不温，以前方加桂枝15 g，6剂。

四诊：关节疼痛较前又有减轻，仍口苦，以前方变黄芩为15g，6剂。

五诊：关节疼痛基本消除，情绪低落明显好转，仍倦怠乏力，以前方变红参为12 g，6剂。

六诊：关节疼痛未再发作，全身肌肉酸困沉重明显好转，以前方6剂继服。

七诊：诸症基本消除，又以前方治疗50余剂，诸症消除。

余诊：之后，又以前方治疗40余剂。随访1年，一切尚好。

【用方体会】根据关节疼痛，天气异常变化加重辨为寒；再根据全身肌肉酸困沉重辨为湿；因游走性疼痛辨为风；又因情绪低落辨为郁；复因倦怠乏力辨为气虚；更因口干不欲饮水、苔黄腻夹白辨为寒热夹痰，以此辨为风寒湿郁夹虚证。方以小柴胡汤清热温通，行气解郁；以乌头汤温阳通经，益气补血，缓急止痛；以附子天花粉汤温通阳气，清热益阴；以藜芦人参汤益气息风化痰。方药相互为用，以取其效。

【特别提示】处方中藜芦与红参相互为用，旨在倍增益气息风化痰之功；藜芦与白芍相互为用，旨在倍增补血通泄、息风化痰之功；制附子与生半夏相互为用，旨在倍增温阳化瘀化痰之功；制附子与天花粉相互为用，旨在倍增温阳化瘀、清热益阴之功；制川乌与生半夏相互为用，旨在倍增温通散寒化痰之功；制川乌与天花粉相互为用，旨在倍增温通化瘀、清热益阴之功。

案二

夏某，男，39岁，河南人，有多年风湿性关节炎病史，服用中西药未能有效控制症状，近由病友介绍前来诊治。

刻诊：腕、肩、踝、膝关节游走性疼痛，天气异常变化加重，全身肌肉酸困沉重，倦怠乏力，气短，手足心热，盗汗，口干不欲饮水，舌红少苔，脉沉细弱。

［**辨证施治**］辨为风寒湿夹阴虚证；治当益气温阳，息风化痰，滋阴生津。

［**处方**］给予乌头汤、麦门冬汤、附子天花粉汤与藜芦人参汤合方：制川乌10 g，麻黄10 g，白芍10 g，黄芪10 g，麦冬170 g，红参10 g，生半夏12 g，制附子10 g，天花粉12 g，红参10 g，藜芦1.5 g，粳米12 g，生姜10 g，大枣12枚，炙甘草10 g。6剂，以水1 000~1 200 mL，浸泡30 min，大火烧开，小火煎煮50 min，去滓取药液，每日分早、中、晚3次服。

二诊：关节疼痛略有减轻，大便溏泄，以前方变麦冬为100 g，6剂。

三诊：关节疼痛较前又有减轻，手足心热、盗汗明显减轻，仍全身肌肉酸困沉重，以前方加白术15 g，6剂。

四诊：关节疼痛较前又有减轻，大便正常，仍倦怠乏力，以前方变红参为12 g，6剂。

五诊：关节疼痛较前又有减轻，仍有盗汗，以前方变天花粉为24 g，白芍为30 g，6剂。

六诊：关节疼痛基本消除，盗汗止，大便溏泄，以前方变麦冬为80 g，6剂。

七诊：诸症基本消除，大便正常，又以前方治疗60余剂，诸症消除。

余诊：之后，又以前方治疗60余剂。随访1年，一切尚好。

【**用方体会**】根据关节疼痛，天气异常变化加重辨为寒；再根据全身肌肉酸困沉重辨为湿；因游走性疼痛辨为风；又因手足心热、盗汗辨为阴虚；复因倦怠乏力辨为气虚；更因口干不欲饮水辨为寒热夹痰，以此辨为风寒湿夹阴虚证。方以麦门冬汤滋阴清热温通，益气降逆；以乌头汤温阳通经，益气补血，缓急止痛；以附子天花粉汤温通阳气，清热益阴；以藜芦人参汤益气息风化痰。方药相互为用，以取其效。

【**特别提示**】处方中藜芦与红参相互为用，旨在倍增益气息风化痰之功；藜芦与白芍相互为用，旨在倍增补血通泄、息风化痰之功；制附子与生半夏相互为用，旨在倍增温阳化瘀化痰之功；制附子与天花粉相互为用，旨在倍增温阳化瘀、清热益阴之功；制川乌与生半夏相互为用，旨在倍增温通散寒化痰之功；制川乌与天花粉相互为用，旨在倍增温通化瘀、清热益阴之功。

案三

孙某，男，61岁，河南人，有20余年风湿性关节炎病史，服用中西药未能有效控制症状，近由病友介绍前来诊治。

刻诊：腕、肩、踝、膝关节游走性疼痛如针刺，天气异常变化加重，全身肌肉酸困沉重，倦怠乏力，气短，手足不温，怕冷，口淡不渴，舌质淡红，苔薄黄白夹杂，脉沉弱。

［**辨证施治**］辨为风寒湿夹瘀证；治当益气温阳，活血化瘀，息风化痰。

［**处方**］给予当归四逆汤、乌头汤、附子半夏汤、附子天花粉汤与藜芦人参汤合方：当归10 g，白芍10 g，细辛10 g，桂枝10 g，通草6 g，制川乌10 g，麻黄10 g，黄芪10 g，制附子10 g，天花粉12 g，生半夏12 g，红参10 g，藜芦1.5 g，粳米12 g，生姜10 g，大枣25枚，炙甘草10 g。6剂，以水1 000~1 200 mL，浸泡30 min，大火烧开，小火煎煮50 min，去滓取药液，每日分早、中、晚3次服。

二诊：关节疼痛减轻，仍全身肌肉酸困沉重，以前方加白术15 g，6剂。

三诊：关节疼痛较前又有减轻，倦怠乏力，以前方变红参为12 g，6剂。

四诊：关节疼痛基本消除，仍手足不温，以前方变制附子为12 g，6剂。

五诊：关节疼痛未再发作，仍怕冷，以前方变制附子为15 g，加干姜15 g，6剂。

六诊：手足温和，怕冷消除，以前方6剂继服。

七诊：诸症基本消除，又以前方治疗50余剂，诸症消除。

余诊：之后，又以前方60余剂巩固疗效。随访1年，一切尚好。

【用方体会】根据关节疼痛，天气异常变化加重辨为寒；再根据全身肌肉酸困沉重辨为湿；因游走性疼痛辨为风；又因关节疼痛如针刺辨为瘀；复因倦怠乏力辨为气虚；更因口淡不渴辨为寒热夹痰，以此辨为风寒湿夹瘀证。方以当归四逆汤温阳通经，益气补血；以乌头汤温阳通经，益气补血，缓急止痛；以附子半夏汤温阳燥湿；以附子天花粉汤温通阳气，清热益阴；以藜芦人参汤益气息风化痰。方药相互为用，以取其效。

【特别提示】处方中藜芦与红参相互为用，旨在倍增益气息风化痰之功；藜芦与白芍相互为用，旨在倍增补血通泄、息风化痰之功；藜芦与细辛相互为用，旨在倍增温宣息风化痰之功；制附子与生半夏相互为用，旨在倍增温阳化瘀化痰之功；制附子与天花粉相互为用，旨在倍增温阳化瘀、清热益阴之功；制川乌与生半夏相互为用，旨在倍增温通散寒化痰之功；制川乌与天花粉相互为用，旨在倍增温通化瘀、清热益阴之功。

二、类风湿关节炎

案一

马某，女，53岁，河南人，有多年类风湿关节炎病史，服用中西药未能有效控制症状，近由病友介绍前来诊治。

刻诊：手指关节肿胀变形疼痛如针刺，天气异常变化加重，接触凉水即加重疼痛，倦怠乏力，心烦急躁，情绪低落，手指冰凉发痒如虫行状，怕冷，口干不欲饮水，舌质淡红，苔白厚腻，脉沉弱。

[辨证施治]辨为寒瘀气郁，风痰夹虚证；治当益气温阳，行气活血，息风化痰。

[处方]给予当归四逆汤、赤丸、四逆散、附子天花粉汤与藜芦人参汤合方：当归10 g，白芍12 g，桂枝10 g，细辛10 g，通草6 g，制川乌6 g，生半夏12 g，茯苓12 g，柴胡12 g，枳实12 g，制附子10 g，天花粉12 g，红参10 g，藜芦1.5 g，生姜10 g，大枣25枚，炙甘草12 g。6剂，以水1 000~1 200 mL，浸泡30 min，大火烧开，小火煎煮50 min，去滓取药液，每日分早、中、晚3次服。

二诊：手指关节肿胀减轻，仍疼痛如针刺，以前方加川芎24 g，6剂。

三诊：手指关节肿胀较前又有减轻，手指疼痛如针刺略有好转，仍手指冰凉，以前方变桂枝、制附子为各12 g，6剂。

四诊：手指关节肿胀较前又有明显减轻，仍手指冰凉，以前方变桂枝、制附子为各15 g，6剂。

五诊：手指冰凉较前好转，仍情绪低落，以前方变柴胡、枳实、白芍为各15 g，6剂。

六诊：手指关节肿胀基本消除，手指疼痛较前明显好转，仍倦怠乏力，以前方变红参为12 g，6剂。

七诊：诸症基本趋于缓解，又以前方治疗60余剂，诸症基本消除。

余诊：之后，又以前方治疗100余剂，关节肿胀变形较前有明显恢复。随访1年，一切尚好。

【用方体会】根据关节疼痛，天气异常变化加重辨为寒；再根据疼痛如针刺辨为瘀；因情绪低落辨为郁；又因手指肿胀、苔腻、手指痒如虫行状辨为风痰；复因倦怠乏力辨为气虚；更因口干不欲饮水辨为寒郁伤阴，以此辨为寒瘀气郁，风痰夹虚证。方以当归四逆汤活血补血，温阳通经，缓急止痛；以赤丸温阳散寒，燥湿化痰；以四逆散疏利气机；以附子天花粉汤温通阳气，清热益阴；以藜芦人参汤益气息风化痰。方药相互为用，以取其效。

【特别提示】处方中藜芦与红参相互为用，旨在倍增益气息风化痰之功；藜芦与白芍相互为用，旨在倍增补血通泄、息风化痰之功；藜芦与细辛相互为用，旨在倍增温宣息风化痰之功；制附子与生半夏相互为用，旨在倍增温阳化瘀化痰之功；制附子与天花粉相互为用，旨在倍增温阳化瘀、清热益阴之功；制川乌与生半夏相互为用，旨在倍增温通散寒化痰之功；制川乌与天花粉相互为用，旨在倍增温通化瘀、清热益阴之功。

案二

仝某，女，35岁，河南人，有多年类风湿关节炎病史，近由病友介绍前来诊治。

刻诊：手指关节肿胀变形，疼痛如针刺，天气异常变化症状加重，接触凉水疼痛加重，倦怠乏力，手指冰凉发痒如虫行状，怕冷，口苦口腻，舌质红，苔黄厚腻夹白，脉沉弱。

［**辨证施治**］辨为寒瘀湿热，风痰夹虚证；治当益气温阳，清热活血，息风化痰。

［**处方**］给予当归四逆汤、半夏泻心汤、乌头花粉汤与藜芦人参汤合方：当归10 g，白芍12 g，桂枝10 g，细辛10 g，通草6 g，黄连3 g，黄芩10 g，红参10 g，生半夏12 g，制川乌6 g，天花粉12 g，红参10 g，藜芦1.5 g，生姜10 g，大枣25枚，炙甘草12 g。6剂，以水1 000~1 200 mL，浸泡30 min，大火烧开，小火煎煮50 min，去滓取药液，每日分早、中、晚3次服。

二诊：手指关节肿胀减轻，仍口苦，以前方变黄连为10 g，6剂。

三诊：手指关节肿胀较前又有减轻，口苦基本消除，以前方变黄连为6 g，6剂。

四诊：手指关节肿胀较前又有明显减轻，仍倦怠乏力，以前方变红参为12 g，6剂。

五诊：手指疼痛如针刺较前明显减轻，仍怕冷，以前方变制川乌为10 g，6剂。

六诊：手指疼痛如针刺基本消除，仍手指发痒，以前方变藜芦为3 g，6剂。

七诊：诸症基本趋于缓解，又以前方治疗70余剂，诸症基本消除。

余诊：之后，又以前方治疗100余剂，关节肿胀变形较前均有明显恢复。随访1年，一切尚好。

【**用方体会**】根据关节疼痛，天气异常变化症状加重辨为寒；再根据疼痛如针刺辨为瘀；因口苦、苔黄腻辨为湿热；又因手指痒如虫行状辨为风；更因倦怠乏力辨为气虚，以此辨为寒瘀湿热，风痰夹虚证。方以当归四逆汤活血补血，温阳通经，缓急止痛；以半夏泻心汤清热燥湿，益气温通；以乌头花粉汤温通散结，清热益阴；以藜芦人参汤益气息风化痰。方药相互为用，以取其效。

【**特别提示**】处方中藜芦与红参相互为用，旨在倍增益气息风化痰之功；藜芦与白芍相互为用，旨在倍增补血通泄、息风化痰之功；藜芦与细辛相互为用，旨在倍增温宣息风化痰之功；制川乌与生半夏相互为用，旨在倍增温通散寒化痰之功；制川乌与天花粉相互为用，旨在倍增温通化瘀、清热益阴之功。

案三

钱某，女，27岁，河南人，有多年类风湿关节炎病史，近由病友介绍前来诊治。

刻诊：手指关节肿胀变形、疼痛如针刺，天气异常变化症状加重，接触凉水疼痛加重，倦怠乏力，手指冰凉瘙痒如虫行状，月经推迟且量少夹血块，经期腹痛，怕冷，口干欲饮热水，舌质淡红，苔白厚腻夹黄，脉沉弱。

［**辨证施治**］辨为寒瘀虚痰夹热证；治当温阳活血，益气清热，息风化痰。

［**处方**］给予温经汤、附子天花粉汤与藜芦人参汤合方：吴茱萸10 g，当归6 g，川芎6 g，白芍6 g，红参10 g，桂枝6 g，阿胶珠6 g，牡丹皮6 g，生半夏12 g，麦冬24 g，制附子10 g，天花粉12 g，藜芦1.5 g，生姜10 g，大枣12枚，炙甘草12 g。6剂，以水1 000~1 200 mL，浸泡30 min，大火烧开，小火煎煮50 min，去滓取药液，每日分早、中、晚3次服。

二诊：手指关节疼痛减轻，仍冰凉，以前方变制附子为12 g，6剂。

三诊：手指关节疼痛较前又有减轻，仍冰凉，以前方加生附子3 g，6剂。

四诊：手指关节疼痛较前又有明显减轻，经期腹痛明显减轻，血块减少，手指冰凉明显好转，仍手指瘙痒，以前方变藜芦为3 g，6剂。

五诊：倦怠乏力明显减轻，仍口干欲饮热水，以前方变天花粉为24 g，牡丹皮为12 g，6剂。

六诊：手指疼痛如针刺较前又有明显减轻，仍倦怠乏力，以前方变红参为12 g，6剂。

七诊：诸症基本趋于好转，又以前方治疗100余剂，诸症基本消除。

余诊：之后，又以前方治疗100余剂，关节肿胀变形较前均有明显恢复。随访1年，一切尚好。

【**用方体会**】根据关节疼痛，天气异常变化症状加重辨为寒；再根据手指疼痛如针刺辨为瘀；因口干欲饮热水辨为寒郁化热伤阴；又因手指瘙痒如虫行状辨为风；更因苔白厚腻辨为痰，以此辨为寒瘀虚痰夹热证。方以温经汤温经散寒，活血补血，益气清热，缓急止痛；以附子天花粉汤温通散结，清热益阴；以藜芦人参汤益气息风化痰。方药相互为用，以取其效。

【特别提示】处方中藜芦与红参相互为用，旨在倍增益气息风化痰之功；藜芦与白芍相互为用，旨在倍增补血通泄、息风化痰之功；制附子与生半夏相互为用，旨在倍增温阳化瘀化痰之功；制附子与天花粉相互为用，旨在倍增温阳化瘀、清热益阴之功。

三、强直性脊柱炎

案一

梁某，男，28岁，河南人，有多年强直性脊柱炎病史，近由病友介绍前来诊治。

刻诊：腰背、颈椎疼痛如针刺，夜间或天气异常变化加重，晨起肌肉关节僵硬，腰背胸颈活动受限，关节周围肌肉时有痉挛抽搐，怕冷，手足不温，倦怠乏力，形体消瘦，不思饮食，头晕目眩，口苦口腻，舌质红，苔厚腻黄白夹杂，脉沉弱。

[**辨证施治**]辨为寒瘀湿热风痰证；治当温阳活血，清热燥湿，息风化痰。

[**处方**]给予当归四逆汤、半夏泻心汤、附子白蔹汤与藜芦人参汤合方：当归10 g，白芍10 g，桂枝10 g，细辛10 g，通草6 g，黄连3 g，黄芩10 g，生半夏12 g，红参10 g，干姜10 g，制附子10 g，白蔹6 g，藜芦1.5 g，生姜10 g，大枣25枚，炙甘草12 g。6剂，以水1 000~1 200 mL，浸泡30 min，大火烧开，小火煎煮50 min，去滓取药液，每日分早、中、晚3次服。

二诊：晨起肌肉关节僵硬略有减轻，仍疼痛，以前方变白芍为24 g，制附子为12 g，6剂。

三诊：晨起肌肉关节僵硬又有减轻，仍口苦口腻，以前方变黄连为6 g，6剂。

四诊：晨起肌肉关节僵硬明显减轻，疼痛较前好转，仍肌肉关节活动受限，以前方变白芍为30 g，制附子为15 g，6剂。

五诊：怕冷基本消除，仍不思饮食，以前方加山楂24 g，6剂。

六诊：晨起肌肉关节僵硬基本消除，仍有肌肉痉挛抽搐，以前方变白蔹为9 g，藜芦为3 g，6剂。

七诊：肌肉痉挛抽搐较前明显减轻，仍有轻微口苦口腻，以前方变黄芩为12 g，6剂。

八诊：诸症基本趋于缓解，又以前方治疗120余剂，诸症基本消除。

余诊：之后，又以前方100余剂巩固疗效。随访2年，一切尚好。

【用方体会】根据关节疼痛，天气异常变化加重辨为寒；再根据疼痛如针刺辨为瘀；因口苦口腻辨为寒郁化热伤阴；又因关节周围肌肉时有痉挛抽搐辨为风；更因苔厚腻辨为痰，以此辨为寒瘀湿热风痰证。方以当归四逆汤温经散寒，活血补血，益气通脉，缓急止痛；以半夏泻心汤清热温通，益气通降；以附子白蔹汤温通散结，解痉缓解；以藜芦人参汤益气息风化痰。方药相互为用，以取其效。

【特别提示】处方中藜芦与红参相互为用，旨在倍增益气息风化痰之功；藜芦与白芍相互为用，旨在倍增补血通泄、息风化痰之功；藜芦与细辛相互为用，旨在倍增温宣息风化痰之功；制附子与生半夏相互为用，旨在倍增温阳化瘀化痰之功；制附子与白蔹相互为用，旨在倍增温阳化瘀解热之功。

案二

李某，女，33岁，北京人，有多年强直性脊柱炎病史，近由病友介绍前来诊治。

刻诊：腰背、颈椎疼痛如针刺，夜间或天气异常变化加重，晨起肌肉关节僵硬疼痛，腰背、胸颈活动受限，关节周围肌肉时有痉挛抽搐，情绪低落，心烦急躁，身体发热，盗汗，倦怠乏力，形体消瘦，大便干结，口苦，舌红少苔，脉沉细弱。

［辨证施治］辨为寒瘀阴虚，气郁风痰证；治当温阳活血，滋阴清热，行气解郁，息风化痰。

［处方］给予乌头汤、小柴胡汤、百合地黄汤、附子天花粉汤与藜芦人参汤合方：制川乌10 g，白芍10 g，黄芪10 g，麻黄10 g，柴胡24 g，

黄芩10 g，生半夏12 g，红参10 g，百合15 g，生地黄50 g，制附子10 g，天花粉12 g，藜芦1.5 g，生姜10 g，大枣12枚，炙甘草12 g。6剂，以水1 000~1 200 mL，浸泡30 min，大火烧开，小火煎煮50 min，去滓取药液，每日分早、中、晚3次服。

二诊：大便基本正常，仍身体发热，以前方变百合为20 g，6剂。

三诊：关节疼痛略有好转，大便略溏，以前方变生地黄为40 g，6剂。

四诊：关节僵硬疼痛较前又有减轻，大便正常，仍盗汗，以前方加牡蛎30 g，6剂。

五诊：关节僵硬疼痛较前又有减轻，身体发热、盗汗基本消除，以前方变百合为24 g，生地黄为30 g，牡蛎为24 g，6剂。

六诊：情绪低落、心烦急躁基本消除，仍倦怠乏力，以前方变红参为12 g，6剂。

七诊：体重较前增加，仍有关节活动受限，以前方变制附子为12 g，6剂。

八诊：诸症基本趋于平稳，又以前方治疗150余剂，诸症基本消除。

余诊：之后，又以前方120余剂巩固疗效。随访1年，一切尚好。

【用方体会】根据关节疼痛，天气异常变化加重辨为寒；再根据疼痛如针刺辨为瘀；因盗汗、舌红少苔辨为阴虚；又因关节周围肌肉时有痉挛抽搐辨为风；更因倦怠乏力辨为虚，以此辨为寒瘀阴虚，气郁风痰证。方以乌头汤温通阳气，益气补血，缓急止痛；以小柴胡汤清热调气，益气通降；以附子天花粉汤温通散结，清热益阴；以百合地黄汤清热益阴；以藜芦人参汤益气息风化痰。方药相互为用，以取其效。

【特别提示】处方中藜芦与红参相互为用，旨在倍增益气息风化痰之功；藜芦与白芍相互为用，旨在倍增补血通泄、息风化痰之功；制附子与生半夏相互为用，旨在倍增温阳化瘀化痰之功；制附子与天花粉相互为用，旨在倍增温阳化瘀、清热益阴之功；制川乌与生半夏相互为用，旨在倍增温通散寒化痰之功；制川乌与天花粉相互为用，旨在倍增温通化瘀、清热益阴之功。

四、骨关节炎

许某，男，49岁，河南人，有多年骨关节炎病史，近由病友介绍前来诊治。

刻诊：全身关节肿胀疼痛如针刺，活动后或天气异常变化加重，晨起关节僵硬，关节活动受限，肌肉时时如虫行状，手足不温，自汗，倦怠乏力，大便溏泄，口淡不渴，舌质淡红夹瘀紫，苔白厚腻夹黄，脉沉弱。

［**辨证施治**］辨为阳虚寒瘀夹风痰证；治当益气温阳，活血化瘀，息风化痰。

［**处方**］给予乌头汤、桂枝人参汤、赤丸、附子天花粉汤与藜芦人参汤合方：制川乌10 g，白芍10 g，黄芪10 g，麻黄10 g，桂枝12 g，干姜10 g，白术10 g，红参10 g，生半夏12 g，茯苓12 g，细辛3 g，制附子10 g，天花粉12 g，藜芦1.5 g，生姜10 g，大枣12枚，炙甘草12 g。6剂，以水1 000~1 200 mL，浸泡30 min，大火烧开，小火煎煮50 min，去滓取药液，每日分早、中、晚3次服。

二诊：关节肿胀疼痛减轻，仍晨起僵硬，以前方变细辛为6 g，天花粉为24 g，6剂。

三诊：关节肿胀疼痛较前又有减轻，仍自汗，以前方变白术、白芍为各20 g，6剂。

四诊：关节肿胀疼痛较前又有减轻，仍大便溏泄，以前方变白术、茯苓为各24 g，6剂。

五诊：关节肿胀疼痛较前又有减轻，关节僵硬基本消除，仍倦怠乏力，以前方变红参为12 g，6剂。

六诊：大便正常，仍倦怠乏力，以前方变红参为15 g，6剂。

七诊：倦怠乏力明显好转，以前方6剂继服。

八诊：诸症基本趋于缓解，又以前方治疗130余剂，诸症基本消除。

余诊：之后，又以前方150余剂巩固疗效。随访1年，一切尚好。

【**用方体会**】根据关节疼痛，天气异常变化加重辨为寒；再根据疼痛如针刺辨为瘀；因手足不温、自汗辨为阳虚；又因肌肉时时如虫行状辨为风；更因倦怠乏力辨为虚，以此辨为阳虚寒瘀夹风痰证。方以乌头汤温通阳气，益气补血，缓急止痛；以桂枝人参汤益气温阳通经；以赤丸温化寒痰；以附子天花粉汤温通散结，兼清郁热益阴；以藜芦人参汤益气息风化痰。方药相互为用，以取其效。

【特别提示】处方中藜芦与红参相互为用，旨在倍增益气息风化痰之功；藜芦与白芍相互为用，旨在倍增补血通泄、息风化痰之功；藜芦与细辛相互为用，旨在倍增温宣息风化痰之功；制附子与生半夏相互为用，旨在倍增温阳化瘀化痰之功；制附子与天花粉相互为用，旨在倍增温阳化瘀、清热益阴之功；制川乌与生半夏相互为用，旨在倍增温通散寒化痰之功；制川乌与天花粉相互为用，旨在倍增温通化瘀、清热益阴之功。

五、复发性耳鼻软骨炎

薛某，女，51岁，河南人，有多年复发性耳鼻软骨炎病史，近由病友介绍前来诊治。

刻诊：外耳轮及鼻软骨塌陷，耳鼻发热肿胀疼痛，听力下降，嗅觉不敏感，头晕目眩，恶心，呕吐，手足不温，怕冷，倦怠乏力，情绪低落，大便干结，口苦，舌质淡红，苔腻黄白夹杂，脉沉弱。

［**辨证施治**］辨为寒热郁虚夹痰证；治当清热温阳，行气通结，益气化痰。

［**处方**］给予小柴胡汤、麻杏石甘汤、大黄附子汤、橘皮汤与附子白及汤合方：柴胡24 g，黄芩10 g，红参10 g，生半夏12 g，大黄10 g，制附子15 g，细辛6 g，麻黄12 g，杏仁10 g，石膏24 g，陈皮24 g，白及3 g，生姜24 g，大枣12枚，炙甘草12 g。6剂，以水1 000~1 200 mL，浸泡30 min，大火烧开，小火煎煮50 min，去滓取药液，每日分早、中、晚3次服。

二诊：手足不温、怕冷好转，仍恶心、呕吐，以前方变生半夏为15 g，陈皮为30 g，6剂。

三诊：恶心、呕吐明显减轻，仍耳鼻发热肿胀疼痛，以前方变石膏为50 g，加蒲公英、紫花地丁各50 g，6剂。

四诊：情绪低落好转，仍大便干结，以前方变大黄为12 g，6剂。

五诊：耳鼻发热肿胀疼痛较前明显减轻，仍倦怠乏力，以前方变红参为12 g，6剂。

六诊：听力、嗅觉略有改善，仍倦怠乏力，以前方变红参为15 g，6剂。

七诊：耳鼻发热肿胀疼痛基本消除，仍口苦，以前方变黄芩为24 g，6剂。

八诊：诸症基本消除，又以前方治疗80余剂，耳鼻塌陷较前减轻。

余诊：之后，又以前方治疗120余剂，耳鼻塌陷较前又有明显好转。随访1年，一切尚好。

【用方体会】根据耳鼻发热肿胀疼痛、口苦辨为热；再根据耳鼻塌陷、手足不温辨为寒；因情绪低落辨为气郁；又因舌质淡红、苔腻黄白夹杂辨为寒热夹痰；更因倦怠乏力辨为虚，以此辨为寒热郁虚夹痰证。方以小柴胡汤清热调气，益气温降；以麻杏石甘汤宣透郁热；以大黄附子汤温阳通泄；以附子白及汤温通散结，化瘀生新；以橘皮汤行气降逆和中。方药相互为用，以取其效。

【特别提示】处方中制附子与生半夏相互为用，旨在倍增温阳化瘀化痰之功；制附子与白及相互为用，旨在倍增温阳化瘀生新之功。

六、感染性膝关节炎

案一

孙某，女，57岁，河南人，有2年感染性膝关节炎病史，服用中西药未能有效控制症状，近由病友介绍前来诊治。

刻诊：膝关节肿胀热痛（体温38.9 ℃左右）、有烧灼感，活动受限，关节僵硬，时有肌肉痉挛，大便干结，倦怠乏力，口渴欲饮水，舌质淡红夹瘀紫，苔腻黄白夹杂，脉沉弱。

［**辨证施治**］辨为瘀热气虚，风痰夹寒证；治当泻热祛瘀，益气温通，息风化痰。

［处方］给予桃核承气汤、白虎汤、附子半夏汤、附子天花粉汤与藜芦人参汤合方：桃仁10 g，桂枝6 g，大黄12 g，芒硝（冲服）6 g，石膏50 g，知母20 g，制附子10 g，生半夏12 g，天花粉12 g，藜芦1.5 g，红参10 g，生姜10 g，大枣12枚，炙甘草12 g。6剂，以水1 000~1 200 mL，浸泡30 min，大火烧开，小火煎煮50 min，去滓取药液，每日分早、中、晚3次服。

二诊：热痛减轻，仍关节僵硬，以前方变天花粉为24 g，6剂。

三诊：大便正常，仍倦怠乏力，以前方变红参为12 g，6剂。

四诊：热痛较前又有减轻，仍关节活动受限，以前方变生半夏为15 g，制附子为12 g，6剂。

五诊：关节活动受限较前减轻，大便略溏，以前方变大黄为9 g，6剂。

六诊：关节热痛基本消除，体温正常，仍口渴，以前方变天花粉为30 g，6剂。

七诊：关节热痛未再发作，体温正常，仍肌肉痉挛，以前方变石膏为24 g，知母为10 g，藜芦为3 g，6剂。

八诊：诸症基本消除，又以前方治疗60余剂，诸症悉除。

余诊：之后，又以前方30余剂巩固治疗效果。随访1年，一切尚好。

【用方体会】根据关节肿胀疼痛、口渴辨为热；再根据肌肉痉挛、苔腻辨为风痰；因大便干结、舌质淡红夹瘀紫辨为瘀热；又因舌质淡红、苔腻黄白夹杂辨为寒热夹痰；更因倦怠乏力辨为虚，以此辨为瘀热气虚，风痰夹寒证。方以桃核承气汤泻热祛瘀，益气通经；以白虎汤清泻郁热；以附子半夏汤温通燥湿化痰；以附子天花粉汤温通散结，清热益阴；以藜芦人参汤益气息风化痰。方药相互为用，以取其效。

【特别提示】处方中藜芦与红参相互为用，旨在倍增益气息风化痰之功；制附子与生半夏相互为用，旨在倍增温阳化瘀化痰之功；制附子与天花粉相互为用，旨在倍增温阳化瘀、清热益阴之功。

案二

周某，男，42岁，河南人，有1年余感染性膝关节炎病史，服用中西药未能有效控制症状，近由病友介绍前来诊治。

刻诊：膝关节肿胀热痛（体温39.3 ℃左右）、有烧灼感，活动受限，关节僵硬，时有肌肉痉挛，大便干结，手足不温，怕冷，倦怠乏力，口渴欲饮热水，舌质淡夹瘀紫，苔白厚腻，脉沉弱。

［辨证施治］辨为寒瘀气虚，风痰夹热证；治当温阳活血，益气清热，息风化痰。

［处方］给予当归四逆汤、大黄附子汤、赤丸、乌头半夏汤、乌头花粉汤与藜芦人参汤合方：当归10 g，桂枝10 g，白芍10 g，细辛10 g，通草6 g，大黄10 g，制附子15 g，制川乌6 g，生半夏12 g，茯苓12 g，天花粉12 g，藜芦1.5 g，红参10 g，生姜10 g，大枣12枚，炙甘草20 g。6剂，以水1 000~1 200 mL，浸泡30 min，大火烧开，小火煎煮50 min，去滓取药液，每日分早、中、晚3次服。

二诊：关节热痛、有烧灼感减轻，仍肌肉痉挛，以前方变藜芦为3 g，白芍为30 g，6剂。

三诊：关节热痛、有烧灼感较前又有减轻，仍关节僵硬，以前方变桂枝为15 g，天花粉为24 g，6剂。

四诊：关节热痛、有烧灼感较前又有明显减轻，仍倦怠乏力，以前方变红参为12 g，6剂。

五诊：关节热痛、有烧灼感基本消除，体温正常，手足不温、怕冷明显好转，仍口渴欲饮热水，以前方变天花粉为30 g，6剂。

六诊：关节热痛、有烧灼感未再发作，手足温和，怕冷消除，仍倦怠乏力，以前方变红参为15 g，6剂。

七诊：诸症基本消除，又以前方治疗80余剂，诸症悉除。

余诊：之后，又以前方30余剂巩固治疗效果。随访1年，一切尚好。

【用方体会】根据关节肿胀热痛、手足不温、怕冷辨为寒；再根据舌质淡夹瘀紫辨为寒瘀；因肌肉痉挛、苔腻辨为风痰；又因舌质淡、苔白厚腻辨为热痰；更因倦怠乏力、脉沉弱辨为气虚，以此辨为寒瘀气虚，风痰夹热证。方以当归四逆汤益气温通，活血补血；以大黄附子汤温阳通泄；以赤丸温阳化痰；以乌头半夏汤温通燥湿化痰；以乌头花粉汤温通散结，清热益阴；以藜芦人参汤益气息风化痰。方药相互为用，以取其效。

【特别提示】处方中藜芦与红参相互为用，旨在倍增益气息风化痰之功；藜芦与白芍相互为用，旨在倍增补血通泄、息风化痰之功；藜芦与细辛相互为用，旨在倍增温宣息风化痰之功；制附子与生半夏相互为用，旨在倍增温阳化瘀化痰之功；制附子与天花粉相互为用，旨在倍增温阳化瘀、清热益阴之功；制川乌与生半夏相互为用，旨在倍增温通散寒化痰之功；制川乌与天花粉相互为用，旨在倍增温通化瘀、清热益阴之功。

七、银屑病性关节炎

周某，男，42岁，河南人，有多年银屑病性关节炎病史，服用中西药未能有效控制症状，近由病友介绍前来诊治。

刻诊：全身关节红肿疼痛，四肢、面部、腹部、背部散在丘疹色红，有的融合成斑片，表面覆盖糠皮样银白色鳞屑，瘙痒，大便干结，手足烦热，倦怠乏力，口苦，舌质淡红夹瘀紫，苔白厚腻，脉沉弱。

［**辨证施治**］辨为寒热夹瘀，气虚风痰证；治当清热温阳，益气活血，息风化痰。

［**处方**］给予白虎加桂枝汤、桃核承气汤、黄连粉方、乌头半夏汤、乌头花粉汤与藜芦人参汤合方：石膏50 g，知母20 g，桃仁10 g，桂枝10 g，芒硝（烊化）6 g，大黄10 g，黄连15 g，制川乌6 g，生半夏12 g，天花粉12 g，藜芦1.5 g，红参10 g，粳米12 g，生姜10 g，大枣12枚，炙甘草12 g。6剂，以水1 000~1 200 mL，浸泡30 min，大火烧开，小火煎煮50 min，去滓取药液，每日分早、中、晚3次服。

二诊：关节疼痛减轻，仍红肿，以前方变石膏为60 g，知母为30 g，6剂。

三诊：关节疼痛较前又有减轻，仍口苦，以前方变黄连为24 g，6剂。

四诊：关节红肿疼痛较前又有减轻，皮肤丘疹好转，仍大便干结，以前方变大黄为15 g，芒硝为9 g，6剂。

五诊：关节红肿疼痛较前又有明显减轻，大便正常，仍倦怠乏力，以前方变炙甘草为15 g，6剂。

六诊：关节红肿疼痛基本消除，丘疹较前好转，仍有瘙痒，以前方变藜芦为3 g，6剂。

七诊：诸症基本趋于好转，又以前方治疗100余剂，诸症悉除。

余诊：之后，又以前方70余剂巩固治疗效果。随访1年，一切尚好。

【用方体会】根据关节红肿疼痛、手足烦热辨为热；再根据苔白厚腻辨为寒痰；因丘疹色红、白色鳞屑辨为寒热夹杂；又因舌质淡红夹瘀紫辨为瘀；更因倦怠乏力、脉沉弱辨为气虚，以此辨为寒热夹瘀，气虚风痰证。方以白虎加桂枝汤清热温通；以桃核承气汤泻热祛瘀；以黄连粉方清热燥湿；以乌头半夏汤温通燥湿化痰；以乌头花粉汤温通散结，清热益阴；以藜芦人参汤益气息风化痰。方药相互为用，以取其效。

【特别提示】处方中藜芦与红参相互为用，旨在倍增益气息风化痰之功；制川乌与生半夏相互为用，旨在倍增温通散寒化痰之功；制川乌与天花粉相互为用，旨在倍增温通化瘀、清热益阴之功。

八、肠胃性关节炎（慢性溃疡性结肠炎、风湿性关节炎）

程某，男，57岁，河南人，有多年肠胃性关节炎病史，服用中西药未能有效控制症状，近由病友介绍前来诊治。

刻诊：膝肘腰背关节疼痛，受凉加重，腹痛，腹胀，大便溏泄（6~7次/d），食凉加重，时时大便夹脓血，手足不温，时时抽搐，怕冷，倦怠乏力，口干欲饮热水，舌质淡红，苔厚腻黄白夹杂，脉沉弱。

［辨证施治］辨为寒夹郁热，气虚风痰证；治当温阳清热，益气行气，息风化痰。

［处方］给予半夏泻心汤、乌头汤、橘皮汤、附子半夏汤、附子天花粉汤与藜芦人参汤合方：生半夏12 g，黄芩10 g，红参10 g，黄连3 g，制川乌10 g，黄芪10 g，白芍10 g，麻黄10 g，制附子10 g，天花粉12 g，陈皮24 g，藜芦1.5 g，生姜24 g，大枣12枚，炙甘草12 g。6剂，以水1 000~1 200 mL，浸泡30 min，大火烧开，小火煎煮50 min，去滓取药液，每日分早、中、晚3次服。

二诊：关节疼痛减轻，仍腹痛，以前方变白芍为15 g，6剂。

三诊：关节疼痛较前又有减轻，仍腹胀，以前方变陈皮为30 g，6剂。

四诊：关节疼痛较前又有减轻，腹痛、腹胀好转，仍大便溏泄，以前方加乌梅24 g，6剂。

五诊：关节疼痛较前又有减轻，大便脓血未再出现，仍手足抽搐，以前方变藜芦为3 g，6剂。

六诊：关节疼痛较前又有明显减轻，仍有大便夹脓血，以前方变白芍、乌梅为各30 g，6剂。

七诊：诸症基本趋于缓解，又以前方治疗100余剂，诸症悉除。

余诊：之后，又以前方100余剂巩固治疗效果。随访1年，一切尚好。

【用方体会】根据关节疼痛，大便溏泄，受凉加重辨为寒；再根据口干欲饮热水辨为寒夹热；因腹胀辨为气郁；又因手足时时抽搐、苔腻辨为风痰；更因倦怠乏力、脉沉弱辨为气虚，以此辨为寒夹郁热，气虚风痰证。方以半夏泻心汤清热温通，益气降逆；以乌头汤温阳通经，补益气血，缓急止痛；以橘皮汤行气除胀；以附子半夏汤温通燥湿化痰；以附子天花粉汤温通散结，清热和阴；以藜芦人参汤益气息风化痰。方药相互为用，以取其效。

【特别提示】处方中藜芦与红参相互为用，旨在倍增益气息风化痰之功；藜芦与白芍相互为用，旨在倍增补血通泄、息风化痰之功；制附子与生半夏相互为用，旨在倍增温阳化瘀化痰之功；制附子与天花粉相互为用，旨在倍增温阳化瘀、清热益阴之功；制川乌与生半夏相互为用，旨在倍增温通散寒化痰之功；制川乌与天花粉相互为用，旨在倍增温通化瘀、清热益阴之功。

九、腰椎骨质增生、增生性颈椎炎

程某，男，57岁，河南人，有多年腰椎骨质增生、增生性颈椎炎病史，服用中西药未能有效控制症状，近由病友介绍前来诊治。

刻诊：腰困、腰酸、腰沉，左下肢灼热、麻木、疼痛，时时抽搐，颈背疼痛，手指麻木，四肢无力，行走活动受限，恶心，呕吐，食凉加重，手足不温，时时抽搐，怕冷，倦怠乏力，口苦，舌质淡红，苔厚腻黄白夹杂，脉沉弱。

［**辨证施治**］辨为湿热夹寒，气虚风痰证；治当清热燥湿，温阳散寒，益气降逆，息风化痰。

［**处方**］给予半夏泻心汤、乌头汤、黄连粉方、附子半夏汤、附子天花粉汤与藜芦人参汤合方：生半夏12 g，黄芩10 g，红参10 g，黄连24 g，制川乌10 g，黄芪10 g，白芍10 g，麻黄10 g，制附子10 g，天花粉12 g，藜芦1.5 g，生姜10 g，大枣12枚，炙甘草12 g。6剂，以水1 000~1 200 mL，浸泡30 min，大火烧开，小火煎煮50 min，去滓取药液，每日分早、中、晚3次服。

二诊：腰困、腰酸、颈背疼痛减轻，仍左下肢灼热，以前方变黄芩为20 g，6剂。

三诊：腰困、腰酸、颈背疼痛较前又有减轻，左下肢灼热好转，仍抽搐，以前方变藜芦为3 g，白芍为30 g，6剂。

四诊：腰困、腰酸基本消除，口苦减轻，仍四肢无力，以前方变红参为12 g， 6剂。

五诊：手指麻木较前减轻，仍恶心、呕吐，以前方变生半夏为15 g，6剂。

六诊：手指麻木较前又有减轻，手足较前温和，行走活动受限较前明显好转，以前方继服6剂。

七诊：诸症基本趋于缓解，又以前方治疗120余剂，诸症悉除。

余诊：之后，又以前方100余剂巩固治疗效果。随访1年，一切尚好。

【**用方体会**】根据腰困、腰酸、腰沉、左下肢灼热辨为湿热郁结；再根据手足不温、怕冷辨为寒；因恶心、呕吐辨为气逆；又因手指麻木、抽搐、苔腻辨为风痰；更因倦怠乏力、脉沉弱辨为气虚，以此辨为湿热夹寒，气虚风痰证。方以半夏泻心汤清热温通，益气降逆；以乌头汤温阳通经，补益气血，缓急止痛；以黄连粉方清热燥湿；以附子半夏汤温通燥湿化痰；以附子天花粉汤温通散结，清热和阴；以藜芦人参汤益气息风化痰。方药相互为用，以取其效。

【**特别提示**】处方中藜芦与红参相互为用，旨在倍增益气息风化

痰之功；藜芦与白芍相互为用，旨在倍增补血通泄、息风化痰之功；制附子与生半夏相互为用，旨在倍增温阳化瘀化痰之功；制附子与天花粉相互为用，旨在倍增温阳化瘀、清热益阴之功；制川乌与生半夏相互为用，旨在倍增温通散寒化痰之功；制川乌与天花粉相互为用，旨在倍增温通化瘀、清热益阴之功。

十、颈椎管狭窄症

案一

夏某，男，38岁，河南人，有多年颈椎管狭窄症病史，服用中西药未能有效控制症状，近由病友介绍前来诊治。

刻诊：上肢麻木疼痛，时时全身皮肤瘙痒，四肢无力，全身僵硬不灵活，肌肉沉重，行走不利，大小便无力，夜间尿频，手足不温，倦怠乏力，口苦，舌质淡，苔白厚腻，脉沉弱。

［**辨证施治**］辨为寒痰夹虚，风痰夹热证；治当温阳化痰，益气降逆，息风化痰。

［**处方**］给予赤丸、乌头汤、黄连粉方、附子天花粉汤与藜芦人参汤合方：制川乌10 g，生半夏12 g，茯苓12 g，细辛3 g，黄芪10 g，白芍10 g，麻黄10 g，黄连12 g，制附子10 g，天花粉12 g，红参10 g，藜芦1.5 g，生姜10 g，大枣12枚，炙甘草12 g。6剂，以水1 000~1 200 mL，浸泡30 min，大火烧开，小火煎煮50 min，去滓取药液，每日分早、中、晚3次服。

二诊：上肢麻木疼痛减轻，仍全身皮肤瘙痒，以前方变藜芦为3 g，6剂。

三诊：上肢麻木疼痛较前又有减轻，仍四肢无力，以前方变红参为12 g，6剂。

四诊：上肢麻木疼痛较前又有减轻，仍肌肉沉重，以前方加白术24 g，6剂。

五诊：上肢麻木疼痛较前又有明显减轻，仍大小便无力，以前方变制附子为12 g，6剂。

六诊：上肢麻木疼痛基本消除，口苦明显减轻，仍全身僵硬，以前方变天花粉为24 g，6剂。

七诊：诸症基本趋于平稳，又以前方治疗150余剂，诸症悉除。

余诊：之后，又以前方120余剂巩固治疗效果。随访2年，一切尚好。

【用方体会】根据上肢麻木、手足不温辨为寒；再根据全身僵硬、肌肉沉重辨为湿；因苔白厚腻辨为痰；又因全身皮肤瘙痒、苔腻辨为风痰；复因倦怠乏力、脉沉弱辨为气虚；更因口苦辨为热，以此辨为寒痰夹虚，风痰夹热证。方以赤丸温化寒痰；以乌头汤温阳通经，补益气血，缓急止痛；以黄连粉方清热燥湿；以附子天花粉汤温通散结，清热和阴；以藜芦人参汤益气息风化痰。方药相互为用，以取其效。

【特别提示】处方中藜芦与红参相互为用，旨在倍增益气息风化痰之功；藜芦与白芍相互为用，旨在倍增补血通泄、息风化痰之功；制附子与生半夏相互为用，旨在倍增温阳化瘀化痰之功；制附子与天花粉相互为用，旨在倍增温阳化瘀、清热益阴之功；制川乌与生半夏相互为用，旨在倍增温通散寒化痰之功；制川乌与天花粉相互为用，旨在倍增温通化瘀、清热益阴之功。

案二

谢某，男，50岁，河南人，有多年颈椎管狭窄症病史，服用中西药未能有效控制症状，近由病友介绍前来诊治。

刻诊：颈项僵硬、拘急不利，上肢皮肤瘙痒、麻木、沉重、疼痛，倦怠乏力，行走活动不利，夜间尿频，手足烦热，盗汗，大便干结，口干舌燥，舌质淡，苔白厚腻，脉沉弱。

［**辨证施治**］辨为阴虚夹寒痰证；治当滋阴清热，温化寒痰，益气息风。

［**处方**］给予麦门冬汤、百合地黄汤、乌头汤、赤丸、附子天花粉汤与藜芦人参汤合方：麦冬170 g，百合15 g，生地黄50 g，制川乌10 g，生半夏12 g，茯苓12 g，细辛3 g，黄芪10 g，白芍10 g，麻黄10 g，制附子10 g，天花粉12 g，红参10 g，藜芦1.5 g，生姜10 g，大枣12枚，炙甘草10 g。6剂，以水1 000~1 200 mL，浸泡30 min，大火烧开，小火煎煮50 min，去滓取药液，每日分早、中、晚3次服。

二诊：大便基本正常，仍颈项僵硬，以前方加葛根24 g，6剂。

三诊：大便正常，颈项僵硬略有减轻，仍上肢麻木、沉重，以前方变藜芦为3 g，天花粉为24 g，茯苓为20 g，6剂。

四诊：大便溏泄，颈项僵硬较前又有减轻，仍倦怠乏力，以前方变红参为12 g，麦冬为100 g，6剂。

五诊：大便正常，颈项僵硬较前又有明显减轻，仍夜间尿频，以前方变制附子为12 g，6剂。

六诊：颈项僵硬较前又有明显减轻，仍皮肤瘙痒，以前方变细辛为10 g，6剂。

七诊：诸症基本趋于缓解，又以前方治疗150余剂，诸症悉除。

余诊：之后，又以前方150余剂巩固治疗效果。随访1年，一切尚好。

【用方体会】根据颈项僵硬、手足烦热、盗汗辨为阴虚生热；再根据夜间尿频、舌质淡辨为寒；因上肢皮肤瘙痒、麻木、沉重辨为风痰；又因苔白厚腻辨为寒痰；更因倦怠乏力、脉沉弱辨为气虚，以此辨为阴虚夹寒痰证。方以麦门冬汤滋阴清热，益气和中；以百合地黄汤滋阴凉血；以乌头汤温阳通经，补益气血，缓急止痛；以赤丸温化寒痰；以附子天花粉汤温通散结，清热和阴；以藜芦人参汤益气息风化痰。方药相互为用，以取其效。

【特别提示】处方中藜芦与红参相互为用，旨在倍增益气息风化痰之功；藜芦与白芍相互为用，旨在倍增补血通泄、息风化痰之功；制附子与生半夏相互为用，旨在倍增温阳化瘀化痰之功；制附子与天花粉相互为用，旨在倍增温阳化瘀、清热益阴之功；制川乌与生半夏相互为用，旨在倍增温通散寒化痰之功；制川乌与天花粉相互为用，旨在倍增温通化瘀、清热益阴之功。

十一、股骨头缺血性坏死

郑某，女，49岁，河南人，有多年股骨头缺血性坏死病史，服用中西药未能有效控制症状，近由病友介绍前来诊治。

刻诊：髋关节大腿近侧及膝关节僵硬疼痛如针刺，骶髂关节活动受限，手足不温，脚麻木，倦怠乏力，怕冷，不思饮食，大便溏泄，口干欲饮热水，舌质淡红夹瘀紫，苔腻黄白夹杂，脉沉弱。

［**辨证施治**］辨为寒痰夹瘀，气虚夹风证；治当温化寒痰，活血化瘀，益气息风，兼清郁热。

［**处方**］给予当归四逆汤、乌头汤、附子半夏汤、附子天花粉汤与藜芦人参汤合方：当归10 g，白芍10 g，桂枝10 g，细辛10 g，通草6 g，制川乌10 g，麻黄10 g，黄芪10 g，生半夏12 g，制附子10 g，天花粉12 g，红参10 g，藜芦1.5 g，生姜10 g，大枣25枚，炙甘草10 g。6剂，以水1 000~1 200 mL，浸泡30 min，大火烧开，小火煎煮50 min，去滓取药液，每日分早、中、晚3次服。

二诊：髋关节僵硬疼痛略有减轻，仍不思饮食，以前方加山楂24 g，6剂。

三诊：髋关节僵硬疼痛又有减轻，仍怕冷，以前方变制附子为12 g，6剂。

四诊：髋关节僵硬疼痛较前又有减轻，仍大便溏泄，以前方变红参为12 g，6剂。

五诊：髋关节僵硬疼痛较前又有减轻，仍不思饮食，以前方变山楂为30 g，6剂。

六诊：髋关节僵硬疼痛较前又有减轻，仍有轻微疼痛如针刺，以前方变白芍、桂枝为各15 g，6剂。

七诊：诸症基本趋于缓解，又以前方治疗150余剂，诸症悉除。

余诊：之后，又以前方继续巩固治疗效果。随访1年，一切尚好。

【**用方体会**】根据髋关节僵硬疼痛、手足不温、怕冷辨为寒；再根据关节僵硬、苔腻辨为痰；因疼痛如针刺辨为瘀；又因不思饮食、大便溏泄辨为气虚；更因倦怠乏力、脉沉弱辨为气虚，以此辨为寒痰夹瘀，气虚夹风证。方以当归四逆汤温阳通经，益气补血，缓急止痛；以乌头汤温阳散寒，益气补血，缓急止痛；以附子半夏汤温阳化痰；以附子天花粉汤温通散结，兼清郁热；以藜芦人参汤益气息风化痰。方药相互为用，以取其效。

【**特别提示**】处方中藜芦与红参相互为用，旨在倍增益气息风化

痰之功；藜芦与白芍相互为用，旨在倍增补血通泄、息风化痰之功；制附子与生半夏相互为用，旨在倍增温阳化瘀化痰之功；制附子与天花粉相互为用，旨在倍增温阳化瘀、清热益阴之功；制川乌与生半夏相互为用，旨在倍增温通散寒化痰之功；制川乌与天花粉相互为用，旨在倍增温通化瘀、清热益阴之功。

十二、骨关节结核

孙某，女，49岁，河南人，有多年骨关节结核病史，服用中西药未能有效控制症状，近由病友介绍前来诊治。

刻诊：髋、膝、肘关节沉重疼痛，按之则痛甚，肌肉痉挛抽搐，关节僵硬，活动受限，倦怠乏力，下午低热（体温37.4 ℃左右），盗汗，手足烦热，大便干结，口干欲饮热水，舌质淡红夹瘀紫，苔腻黄白夹杂，脉沉弱。

［**辨证施治**］辨为阴虚夹瘀，气虚风痰证；治当滋阴凉血，活血化瘀，益气息风。

［**处方**］给予百合地黄汤、当归四逆汤、甘草海藻汤、附子半夏汤、附子天花粉汤与藜芦人参汤合方：百合15 g，生地黄50 g，当归10 g，白芍10 g，桂枝10 g，细辛10 g，通草6 g，生半夏12 g，制附子10 g，天花粉12 g，红参10 g，藜芦1.5 g，海藻24 g，生姜10 g，大枣25枚，炙甘草10 g。6剂，以水1 000~1 200 mL，浸泡30 min，大火烧开，小火煎煮50 min，去滓取药液，每日分早、中、晚3次服。

二诊：髋、膝、肘关节沉重疼痛减轻，仍盗汗，以前方变白芍为30 g，百合为24 g，6剂。

三诊：髋、膝、肘关节沉重疼痛又有减轻，仍大便干结，以前方变生地黄为60 g，6剂。

四诊：髋、膝、肘关节沉重疼痛较前又有减轻，大便正常，仍盗汗，以前方变天花粉为24 g，6剂。

五诊：髋、膝、肘关节沉重疼痛较前又有减轻，仍关节僵硬，以前方变桂枝、制附子为各12 g，6剂。

六诊：髋、膝、肘关节沉重疼痛较前又有减轻，体温基本正常，仍倦怠乏力，以前方变红参为12 g，6剂。

七诊：诸症基本趋于缓解，又以前方治疗120余剂，诸症悉除。

余诊：之后，又以前方150余剂继续巩固治疗效果。随访1年，一切尚好。

【用方体会】根据髋、膝、肘关节沉重疼痛，手足烦热，盗汗辨为阴虚；再根据关节僵硬、苔腻辨为痰；因按之痛甚辨为瘀；又因肌肉痉挛抽搐、苔腻辨为风痰；更因倦怠乏力、脉沉弱辨为气虚，以此辨为阴虚夹瘀，气虚风痰证。方以百合地黄汤滋阴凉血；以当归四逆汤温阳通经，益气补血，缓急止痛；以甘草海藻汤益气软坚；以附子天花粉汤温通散结，兼清郁热；以附子半夏汤温阳化瘀化痰；以藜芦人参汤益气息风化痰。方药相互为用，以取其效。

【特别提示】处方中藜芦与红参相互为用，旨在倍增益气息风化痰之功；藜芦与白芍相互为用，旨在倍增补血通泄、息风化痰之功；制附子与生半夏相互为用，旨在倍增温阳化瘀化痰之功；制附子与天花粉相互为用，旨在倍增温阳化瘀、清热益阴之功。

十三、右小腿骨肿瘤术后复发并转移

郑某，女，65岁，河南人，1年前发现右小腿骨肿瘤并进行手术等治疗，半年后复发并转移，近由病友介绍前来诊治。

刻诊：右小腿怕冷、肿胀、疼痛，肌肉萎缩，右脚脚趾抽筋，失眠，多梦，心烦急躁，倦怠乏力，面色不荣，形体消瘦，不思饮食，口苦口腻，舌质淡红夹瘀紫，苔腻黄白夹杂，脉沉弱。

［**辨证施治**］辨为阳虚夹瘀，湿热风痰证；治当温阳清热，益气活血，软坚散结，息风化痰。

［**处方**］给予天雄散、半夏泻心汤、甘草海藻汤、乌头白及汤与藜芦人参汤合方：炮天雄10 g，桂枝20 g，白术24 g，龙骨10 g，红参10 g，黄芩10 g，黄连3 g，生半夏12 g，干姜10 g，海藻24 g，制川乌6 g，白及3 g，藜芦1.5 g，生姜10 g，大枣12枚，炙甘草10 g。6剂，以水

1 000~1 200 mL，浸泡30 min，大火烧开，小火煎煮50 min，去滓取药液，每日分早、中、晚3次服。

二诊：右小腿疼痛略有减轻，仍失眠、多梦、心烦急躁，以前方变龙骨为30 g，加牡蛎30 g，6剂。

三诊：右小腿疼痛较前又有减轻，仍右小腿怕冷，以前方变炮天雄、干姜为各12 g，6剂。

四诊：右小腿疼痛较前又有减轻，失眠、多梦、心烦急躁较前又有好转，仍倦怠乏力，以前方变红参为12 g，6剂。

五诊：右小腿疼痛较前又有减轻，仍右脚脚趾抽筋，以前方变藜芦为3 g，6剂。

六诊：右小腿疼痛较前又有减轻，仍肿胀，以前方变海藻为30 g，6剂。

七诊：诸症基本趋于缓解，又以前方治疗150余剂，诸症基本消除。

余诊：之后，又以前方继续巩固治疗效果。随访2年，一切尚好。

【用方体会】根据右小腿怕冷、疼痛辨为阳虚；再根据右小腿肿胀、苔腻辨为痰湿；因舌质夹瘀紫辨为瘀；又因肌肉萎缩、面色不荣辨为虚；更因脚趾抽筋辨为风，以此辨为阳虚夹瘀，湿热风痰证。方以天雄散温阳散寒，益气固涩；以半夏泻心汤平调寒热，益气散结；以甘草海藻汤益气软坚散结；以乌头白及汤温通散结，化瘀生新；以藜芦人参汤益气息风化痰。方药相互为用，以取其效。

【特别提示】处方中藜芦与红参相互为用，旨在倍增益气息风化痰之功；炮天雄与生半夏相互为用，旨在倍增壮阳化痰之功；炮天雄与白及相互为用，旨在倍增壮阳化瘀生新之功；制川乌与生半夏相互为用，旨在倍增温通散寒化痰之功；制川乌与白及相互为用，旨在倍增温通化瘀生新之功；炙甘草与海藻相互为用，旨在倍增益气软坚散结之功。

十四、膝关节滑膜炎

夏某，男，39岁，河南人，有多年膝关节滑膜炎病史，服用中西药未能有效控制症状，近由病友介绍前来诊治。

刻诊：膝关节发热、肿胀、疼痛如针刺，受凉加重，活动受限，夜间小腿抽筋，肌肉萎缩，倦怠乏力，怕冷，口干不欲饮水，舌质淡夹瘀紫，苔白厚腻，脉沉弱。

［**辨证施治**］辨为阳虚伤阴，瘀夹风痰证；治当温阳益阴，益气活血，息风化痰。

［**处方**］给予当归四逆汤、乌头汤、附子半夏汤、附子天花粉汤与藜芦人参汤合方：当归10 g，桂枝10 g，白芍10 g，细辛10 g，通草6 g，制川乌10 g，麻黄10 g，黄芪10 g，制附子10 g，生半夏12 g，天花粉12 g，红参10 g，藜芦1.5 g，生姜10 g，大枣25枚，炙甘草10 g。6剂，以水1 000~1 200 mL，浸泡30 min，大火烧开，小火煎煮50 min，去滓取药液，每日分早、中、晚3次服。

二诊：疼痛略有减轻，仍夜间小腿抽筋，以前方变白芍为30 g，藜芦为3 g，炙甘草为15 g，6剂。

三诊：疼痛、抽筋较前减轻，仍倦怠乏力，以前方变红参为12 g，6剂。

四诊：疼痛、抽筋较前又有减轻，仍关节发热，以前方变天花粉为24 g，6剂。

五诊：疼痛、抽筋较前又有减轻，肿胀基本消除，仍关节发热，以前方变天花粉为30 g，6剂。

六诊：疼痛、抽筋较前又有减轻，发热基本消除，仍怕冷，以前方变桂枝为20 g，6剂。

七诊：诸症基本趋于缓解，又以前方治疗80余剂，诸症基本消除。

余诊：之后，又以前方50余剂继续巩固治疗，诸症悉除。随访1年，一切尚好。

【**用方体会**】根据膝关节疼痛、受凉加重辨为阳虚；再根据膝关节肿胀、苔腻辨为痰湿；因膝关节疼痛如针刺、舌质夹瘀紫辨为瘀；又因肌肉萎缩辨为虚；复因小腿抽筋辨为风；更因膝关节发热、口干不欲饮水辨为阳虚伤阴，以此辨为阳虚伤阴，瘀夹风痰证。方以当归四逆汤温阳通经，益气补血，缓急止痛；以乌头汤温阳散寒，益气补血；以附子半夏汤温阳燥湿化痰；以附子天花粉汤温通散结，益阴清热；以藜芦人参汤益气息风化痰。方药相互为用，以取其效。

【**特别提示**】处方中藜芦与红参相互为用，旨在倍增益气息风化痰之功；藜芦与白芍相互为用，旨在倍增补血通泄、息风化痰之功；藜芦与细辛相互为用，旨在倍增温宣息风化痰之功；制附子与生半夏相互为用，旨在倍增温阳化瘀化痰之功；制附子与天花粉相互为用，旨在倍增温阳化瘀、清热益阴之功；制川乌与生半夏相互为用，旨在倍增温通散寒化痰之功；制川乌与天花粉相互为用，旨在倍增温通化瘀、清热益阴之功。

十五、屈指肌腱狭窄性腱鞘炎

马某，女，38岁，河南人，有多年屈指肌腱狭窄性腱鞘炎病史，服用中西药未能有效控制症状，近由病友介绍前来诊治。

刻诊：手指关节疼痛如针刺，受凉加重，手指关节肿胀僵硬，手指屈伸不灵活，时时抽筋，倦怠乏力，怕冷，口苦口腻，舌质淡红夹瘀紫，苔腻黄白夹杂，脉沉弱。

[**辨证施治**] 辨为阳虚湿热，瘀夹风痰证；治当温阳清热，益气活血，软坚散结，息风化痰。

[**处方**] 给予当归四逆汤、半夏泻心汤、甘草海藻汤、乌头花粉汤与藜芦人参汤合方：当归10 g，桂枝10 g，白芍10 g，细辛10 g，通草6 g，生半夏12 g，红参10 g，黄连3 g，黄芩10 g，干姜10 g，制川乌6 g，天花粉12 g，海藻24 g，藜芦1.5 g，生姜10 g，大枣25枚，炙甘草10 g。6剂，以水1 000~1 200 mL，浸泡30 min，大火烧开，小火煎煮50 min，去滓取药液，每日分早、中、晚3次服。

二诊：疼痛略有减轻，手指仍时时抽筋，以前方变白芍为30 g，藜芦为3 g，炙甘草为15 g，6剂。

三诊：疼痛较前减轻，手指抽筋明显好转，仍口苦，以前方变黄连为6 g，6剂。

四诊：疼痛较前又有减轻，仍口苦，以前方变黄连为10 g，黄芩为15 g，6剂。

五诊： 疼痛较前又有减轻，手指抽筋基本消除，手指关节仍肿胀僵硬，以前方变海藻为30g，6剂。

六诊： 疼痛基本消除，仍倦怠乏力，以前方变红参为12g，6剂。

七诊： 诸症基本趋于缓解，又以前方治疗60余剂，诸症基本消除。

余治： 之后，又以前方继续巩固治疗80余剂，诸症悉除。随访1年，一切尚好。

【用方体会】 根据手指关节疼痛如针刺辨为瘀；再根据手指关节肿胀、僵硬、苔腻辨为痰湿；因口苦口腻辨为湿热；又因关节疼痛，受凉加重辨为寒；更因手指时时抽筋辨为风，以此辨为阳虚湿热，瘀夹风痰证。方以当归四逆汤温阳通经，益气补血，缓急止痛；以半夏泻心汤清热燥湿，温通降逆，益气和中；以甘草海藻汤益气软坚散结；以乌头花粉汤温通散结，益阴清热；以藜芦人参汤益气息风化痰。方药相互为用，以取其效。

【特别提示】 处方中藜芦与红参相互为用，旨在倍增益气息风化痰之功；藜芦与白芍相互为用，旨在倍增补血通泄、息风化痰之功；藜芦与细辛相互为用，旨在倍增温宣息风化痰之功；制川乌与生半夏相互为用，旨在倍增温通散寒化痰之功；制川乌与天花粉相互为用，旨在倍增温通化瘀、清热益阴之功；炙甘草与海藻相互为用，旨在倍增益气软坚散结之功。

十六、风湿热

詹某，女，44岁，河南人，有多年风湿热病史，服用中西药未能有效控制症状，近由病友介绍前来诊治。

刻诊： 膝、踝、肩、肘、腕关节游走性红肿热痛，活动受限，受凉加重，大腿内侧皮疹时隐时现，倦怠乏力，时时发热，时时怕冷，口苦口腻，舌质淡红夹瘀紫，苔腻黄白夹杂，脉沉弱。

［辨证施治］ 辨为湿热夹寒，瘀夹风痰证；治当清热温阳，益气活血，息风化痰。

［处方］ 给予白虎加桂枝汤、桂枝芍药知母汤、黄连粉方、附子

半夏汤、附子天花粉汤与藜芦人参汤合方：石膏50 g，知母20 g，桂枝12 g，当归10 g，白芍10 g，麻黄6 g，白术15 g，防风12 g，制附子10 g，生半夏12 g，天花粉12 g，红参10 g，黄连12 g，藜芦1.5 g，粳米15 g，生姜15 g，大枣12枚，炙甘草10 g。6剂，以水1 000~1 200 mL，浸泡30 min，大火烧开，小火煎煮50 min，去滓取药液，每日分早、中、晚3次服。

二诊：皮疹略有减轻，仍红肿热痛，以前方变石膏为80 g，天花粉为24 g，6剂。

三诊：红肿热痛较前减轻，皮疹较前明显好转，仍口苦，以前方变黄连为15 g，6剂。

四诊：红肿热痛较前又有减轻，仍倦怠乏力，以前方变红参为12 g，6剂。

五诊：红肿热痛较前又有减轻，仍口苦，以前方变黄连为20 g，6剂。

六诊：红肿热痛较前又有明显减轻，仍时时怕冷，以前方变制附子为12 g，6剂。

七诊：诸症基本趋于平稳，又以前方治疗100余剂，诸症基本消除。

余诊：之后，又以前方继续巩固治疗60余剂，诸症悉除，经复查各项指标均恢复正常。随访1年，一切尚好。

【用方体会】根据关节红肿热痛、口苦口腻辨为湿热；再根据关节疼痛，受凉加重辨为湿热夹寒；因关节疼痛呈游走性、苔腻辨为风痰；又因倦怠乏力辨为虚；更因舌质夹瘀紫辨为瘀，以此辨为湿热夹寒，瘀夹风痰证。方以白虎加桂枝汤清泻郁热，缓急止痛；以桂枝芍药知母汤清热温通，益气止痛；以黄连粉方清热燥湿；以附子半夏汤温阳散结，燥湿化痰；以附子天花粉汤温通散结，益阴清热；以藜芦人参汤益气息风化痰。方药相互为用，以取其效。

【特别提示】处方中藜芦与红参相互为用，旨在倍增益气息风化痰之功；藜芦与白芍相互为用，旨在倍增补血通泄、息风化痰之功；制附子与生半夏相互为用，旨在倍增温阳化瘀化痰之功；制附子与天花粉相互为用，旨在倍增温阳化瘀、清热益阴之功。

十七、脚跟痛

赵某，女，53岁，河南人，有多年脚跟痛病史，服用中西药未能有效控制症状，近由病友介绍前来诊治。

刻诊：脚跟痛如针刺，活动受限，下肢沉重，受凉加重，手足不温，怕冷，倦怠乏力，口渴欲饮热水，舌质淡，苔白厚腻，脉沉弱。

［**辨证施治**］辨为寒瘀痰虚证；治当温阳散寒，益气活血，燥湿化痰。

［**处方**］给予温经汤、附子白及汤与附子天花粉汤合方：吴茱萸10 g，桂枝6 g，当归6 g，川芎6 g，白芍6 g，阿胶珠6 g，生半夏12 g，红参6 g，牡丹皮6 g，麦冬24 g，制附子10 g，白及3 g，天花粉12 g，生姜10 g，大枣12枚，炙甘草10 g。6剂，以水1 000~1 200 mL，浸泡30 min，大火烧开，小火煎煮50 min，去滓取药液，每日分早、中、晚3次服。

二诊：脚跟痛略有减轻，仍下肢沉重，以前方变桂枝、川芎为各12 g，6剂。

三诊：脚跟痛较前减轻，仍怕冷，以前方变制附子为12 g，6剂。

四诊：脚跟痛较前又有减轻，仍有疼痛如针刺，以前方变当归、白芍、川芎为各20 g，6剂。

五诊：脚跟痛较前又有减轻，口渴欲饮热水，以前方变天花粉为24 g，6剂。

六诊：脚跟痛较前又有减轻，仍倦怠乏力，以前方变红参为10 g，6剂。

七诊：诸症基本趋于缓解，又以前方治疗80余剂，诸症基本消除。

余诊：之后，又以前方继续巩固治疗60余剂，诸症悉除。随访1年，一切尚好。

【**用方体会**】根据脚跟痛，受凉加重辨为寒；再根据脚跟痛如针刺辨为瘀；因下肢沉重、苔腻辨为痰；又因倦怠乏力辨为虚；更因口渴欲饮热水辨为寒郁夹热，以此辨为寒瘀痰虚证。方以温经汤温经散寒，活血化瘀，益气补血；以附子白及汤温阳散结，燥湿化痰；以附子天花粉汤温通散结，益阴清热。方药相互为用，以取其效。

【特别提示】处方中制附子与生半夏相互为用，旨在倍增温阳化瘀化痰之功；制附子与天花粉相互为用，旨在倍增温阳化瘀、清热益阴之功；制附子与白及相互为用，旨在倍增温阳化瘀生新之功。

十八、成人斯蒂尔病

李某，男，64岁，河南人，有多年成人斯蒂尔病病史，服用中西药未能有效控制症状，近由病友介绍前来诊治。

刻诊：全身肌肉关节疼痛，活动受限，午后发热，时时怕冷，手足不温，头痛，咽痛，心悸，胸闷，咳嗽，恶心，呕吐，大便溏泄，倦怠乏力，面色不荣，口苦口腻，舌质淡红，苔腻黄白夹杂，脉沉弱。

［**辨证施治**］辨为寒热夹虚证；治当温阳散寒，清热燥湿，益气化痰。

［**处方**］给予半夏泻心汤、乌头汤、附子白及汤与附子天花粉汤合方：生半夏12 g，黄连3 g，黄芩10 g，干姜10 g，红参10 g，制川乌10 g，麻黄10 g，白芍10 g，黄芪10 g，制附子10 g，白及3 g，天花粉12 g，生姜10 g，大枣12枚，炙甘草10 g。6剂，以水1 000~1 200 mL，浸泡30 min，大火烧开，小火煎煮50 min，去滓取药液，每日分早、中、晚3次服。

二诊：手足不温好转，仍肌肉关节疼痛，以前方变天花粉、制附子为各15 g，6剂。

三诊：手足不温较前又有好转，仍口苦口腻，以前方变黄连为10 g，6剂。

四诊：手足不温基本消除，仍心悸，以前方变红参、白芍为各12 g，6剂。

五诊：头痛减轻，仍心悸、咳嗽，以前方变白芍为40 g，加杏仁15 g，6剂。

六诊：咳嗽较前又有减轻，仍恶心、呕吐，以前方变生半夏为15 g，6剂。

七诊：咳嗽基本消除，仍咽痛，以前方加桔梗24 g，6剂。

八诊：诸症基本趋于缓解，又以前方治疗100余剂，诸症消除。

余诊： 之后，又以前方继续巩固治疗70余剂，诸症悉除。随访1年，一切尚好。

【用方体会】 根据肌肉关节疼痛、手足不温辨为寒；再根据口苦口腻辨为湿热痰；因恶心呕吐、大便溏泄辨为脾胃不和；又因倦怠乏力辨为虚；更因胸闷辨为浊气内结，以此辨为寒热夹虚证。方以半夏泻心汤平调寒热，益气通阳，燥湿降逆；以乌头汤温通经脉，补益气血；以附子白及汤温阳散结，化瘀生新；以附子天花粉汤温通散结，益阴清热。方药相互为用，以取其效。

【特别提示】 处方中制附子与生半夏相互为用，旨在倍增温阳化瘀化痰之功；制附子与天花粉相互为用，旨在倍增温阳化瘀、清热益阴之功；制附子与白及相互为用，旨在倍增温阳化瘀生新之功；制川乌与生半夏相互为用，旨在倍增温通散寒化痰之功；制川乌与天花粉相互为用，旨在倍增温通化瘀、清热益阴之功；制川乌与白及相互为用，旨在倍增温通化瘀生新之功。

十九、多发性肌炎

闫某，女，39岁，河南人，有多年多发性肌炎病史，服用中西药未能有效控制症状，近由病友介绍前来诊治。

刻诊： 四肢无力，关节疼痛，肌肉压痛，手足抽搐，抬头困难，吞咽不利，呼吸不利，大便溏泄，倦怠乏力，手足不温，怕冷，面色不荣，口苦口腻，舌质淡红，苔腻黄白夹杂，脉沉弱。

［**辨证施治**］辨为阳虚湿热，血虚风痰证；治当益气温阳，清热燥湿，息风化痰。

［**处方**］给予桂枝人参汤、半夏泻心汤、附子白及汤、附子天花粉汤、藜芦芍药汤与藜芦人参汤合方：桂枝12 g，红参10 g，白术10 g，干姜10 g，生半夏12 g，黄连3 g，黄芩10 g，制附子10 g，白及3 g，天花粉12 g，白芍10 g，藜芦1.5 g，生姜10 g，大枣12枚，炙甘草10 g。6剂，以水1 000~1 200 mL，浸泡30 min，大火烧开，小火煎煮50 min，去滓取药液，每日分早、中、晚3次服。

二诊：关节疼痛略有减轻，仍四肢无力，以前方变红参为12 g，6剂。

三诊：关节疼痛较前又有减轻，仍四肢无力，以前方变红参为15 g，6剂。

四诊：关节疼痛较前又有减轻，四肢无力好转，仍手足抽搐，以前方变白芍为24 g，藜芦为3 g，6剂。

五诊：关节疼痛较前又有减轻，四肢无力较前又有好转，手足抽搐较前好转，仍手足不温、怕冷，以前方变制附子、干姜为各12 g，6剂。

六诊：关节疼痛基本消除，大便正常，四肢无力较前又有好转，仍口苦口腻，以前方变黄连为10 g，6剂。

七诊：关节疼痛未再发作，四肢无力较前又有好转，仍呼吸不利，以前方加麻黄10 g，6剂。

八诊：诸症基本趋于缓解，又以前方治疗80余剂，诸症消除。

余诊：之后，又以前方继续巩固治疗100余剂，诸症悉除。随访1年，一切尚好。

【用方体会】根据关节疼痛、手足不温、怕冷辨为阳虚；再根据四肢无力、口苦口腻辨为湿热；因倦怠乏力、大便溏泄辨为气虚；又因手足抽搐、苔腻辨为风痰；更因面色不荣辨为血虚，以此辨为阳虚湿热，血虚风痰证。方以桂枝人参汤健脾益气，温阳散寒；以半夏泻心汤平调寒热，益气和中；以附子白及汤温阳散结，化瘀生新；以藜芦芍药汤补血息风化痰；以藜芦人参汤益气息风化痰；以附子天花粉汤温通散结，益阴清热。方药相互为用，以取其效。

【特别提示】处方中藜芦与红参相互为用，旨在倍增益气息风化痰之功；藜芦与白芍相互为用，旨在倍增补血通泄、息风化痰之功；制附子与生半夏相互为用，旨在倍增温阳化瘀化痰之功；制附子与天花粉相互为用，旨在倍增温阳化瘀、清热益阴之功；制附子与白及相互为用，旨在倍增温阳化瘀生新之功。

二十、未分化结缔组织病

许某，男，59岁，河南人，有多年未分化结缔组织病病史，服用中西药未能有效控制症状，近由病友介绍前来诊治。

刻诊：头面部红色丘疹，大小不等，形态不一，口眼干燥，肌肉关节疼痛，四肢困重无力，头痛，手足抽搐，手足不温，怕冷，面色不荣，口渴欲饮热水，舌红少苔，脉沉弱。

［**辨证施治**］辨为阳虚湿热，阴虚风痰证；治当益气温阳，清热燥湿，息风化痰，滋补阴津。

［**处方**］给予天雄散、半夏泻心汤、百合地黄汤、附子天花粉汤与藜芦芍药汤合方：炮天雄10 g，制附子10 g，桂枝20 g，白术24 g，龙骨12 g，生半夏12 g，黄连3 g，黄芩10 g，红参10 g，干姜10 g，百合15 g，生地黄50 g，天花粉12 g，白芍10 g，藜芦1.5 g，生姜10 g，大枣12枚，炙甘草10 g。6剂，以水1 000~1 200 mL，浸泡30 min，大火烧开，小火煎煮50 min，去滓取药液，每日分早、中、晚3次服。

二诊：口眼干燥略有减轻，仍有头面丘疹，以前方变黄连为10 g，6剂。

三诊：口眼干燥较前又有减轻，头面丘疹较前略有减少，仍肌肉关节疼痛，以前方变制附子为12 g，天花粉为24 g，6剂。

四诊：口眼干燥、肌肉关节疼痛较前又有减轻，仍手足抽搐，以前方变白芍为24 g，藜芦为3 g，6剂。

五诊：口眼干燥、肌肉关节疼痛较前又有减轻，仍四肢无力，以前方变红参为12 g，6剂。

六诊：口眼干燥、肌肉关节疼痛较前又有明显减轻，头面丘疹基本消除，手足温和，仍有四肢无力，以前方变红参为15 g，6剂。

七诊：诸症基本趋于缓解，又以前方治疗100余剂，诸症消除。

余诊：之后，又以前方继续巩固治疗60余剂，诸症悉除。随访1年，一切尚好。

【**用方体会**】根据肌肉关节疼痛、手足不温、怕冷辨为阳虚；再根据口眼干燥、舌红少苔辨为阴虚；因四肢无力、脉沉弱辨为气虚；又因手足抽搐、四肢困重辨为风痰，以此辨为阳虚湿热，阴虚风痰证。方以天雄散益气温阳，通经固涩；以百合地黄汤滋补阴津，凉血补血；以半夏泻心汤清热燥湿，益气温阳；以附子天花粉汤温通散结，益阴清热；以藜芦芍药汤息风化痰，补血柔筋。方药相互为用，以取其效。

【特别提示】处方中藜芦与红参相互为用，旨在倍增益气息风化痰之功；藜芦与白芍相互为用，旨在倍增补血通泄、息风化痰之功；炮天雄与生半夏相互为用，旨在倍增壮阳化痰之功；炮天雄与天花粉相互为用，旨在倍增壮阳清热益阴之功；制附子与生半夏相互为用，旨在倍增温阳化瘀化痰之功；制附子与天花粉相互为用，旨在倍增温阳化瘀、清热益阴之功。

二十一、嗜酸性粒细胞性筋膜炎

贾某，男，64岁，河南人，有多年嗜酸性粒细胞性筋膜炎病史，服用中西药未能有效控制症状，近由病友介绍前来诊治。

刻诊：皮肤肌肉肿胀、肥厚、僵硬、疼痛、呈橘皮样，四肢肌肉关节疼痛，手足挛缩，倦怠乏力，手足不温，怕冷，大便干结，口苦口腻，舌质暗淡夹瘀紫，苔黄腻，脉沉弱。

[辨证施治]辨为湿热寒瘀夹风痰证；治当清热燥湿，温阳化瘀，息风化痰。

[处方]给予半夏泻心汤、当归四逆汤、大黄附子汤、附子白蔹汤与藜芦芍药汤合方：生半夏12 g，黄连3 g，黄芩10 g，红参10 g，干姜10 g，当归10 g，桂枝10 g，白芍10 g，细辛10 g，通草6 g，大黄10 g，制附子15 g，白蔹6 g，藜芦1.5 g，生姜10 g，大枣12枚，炙甘草10 g。6剂，以水1 000~1 200 mL，浸泡30 min，大火烧开，小火煎煮50 min，去滓取药液，每日分早、中、晚3次服。

二诊：手足不温、怕冷好转，仍口苦口腻，以前方变黄连、黄芩为各12 g，6剂。

三诊：四肢肌肉关节疼痛减轻，仍手足挛缩，以前方变白芍为24 g，白蔹为9 g，6剂。

四诊：四肢肌肉关节疼痛较前又有减轻，仍大便干结，以前方变大黄为15 g，6剂。

五诊：四肢肌肉关节疼痛较前又有减轻，仍肿胀僵硬，以前方加天花粉24 g，6剂。

六诊：四肢肌肉关节疼痛较前又有明显减轻，大便正常，仍有倦怠乏力，以前方变红参为12 g，6剂。

七诊：诸症基本趋于平稳，又以前方治疗150余剂，诸症消除。

余诊：之后，又以前方继续巩固治疗100余剂，诸症悉除。随访1年，一切尚好。

【用方体会】根据四肢肌肉关节疼痛、口苦口腻辨为湿热；再根据手足不温、舌质暗淡夹瘀紫辨为寒瘀；因倦怠乏力、脉沉弱辨为气虚；又因手足挛缩、苔黄腻辨为风痰，以此辨为湿热寒瘀夹风痰证。方以半夏泻心汤清热燥湿，益气温阳；以当归四逆汤温阳补血，益气活血；以大黄附子汤温阳通泄；以附子白蔹汤温通散结，柔筋缓急；以藜芦芍药汤息风缓急，补血柔筋。方药相互为用，以取其效。

【特别提示】处方中藜芦与红参相互为用，旨在倍增益气息风化痰之功；藜芦与白芍相互为用，旨在倍增补血通泄、息风化痰之功；藜芦与细辛相互为用，旨在倍增温宣息风化痰之功；制附子与生半夏相互为用，旨在倍增温阳化瘀化痰之功；制附子与白蔹相互为用，旨在倍增温阳化瘀解热之功。

二十二、硬皮病

孙某，女，34岁，河南人，有多年硬皮病病史，服用中西药未能有效控制症状，近由病友介绍前来诊治。

刻诊：右侧手臂皮肤绷紧发亮，皮肤瘙痒，肌肉关节疼痛，心悸，胸痛，腹胀，腹痛，情绪低落，急躁易怒，大便干结，倦怠乏力，手足心热，盗汗，口渴欲饮热水，舌质红夹瘀紫，苔腻黄白夹杂，脉沉弱。

［辨证施治］辨为阴虚瘀热，气郁风痰证；治当滋阴凉血，行气化瘀，息风化痰。

［**处方**］给予百合地黄汤、桃核承气汤、四逆散、附子半夏汤与藜芦人参汤合方：百合15 g，生地黄50 g，桃仁10 g，桂枝6 g，大黄12 g，芒硝（烊化，冲服）6 g，柴胡12 g，白芍12 g，枳实12 g，制附子10 g，生半夏12 g，红参10 g，藜芦1.5 g，生姜10 g，大枣12枚，炙甘草10 g。6剂，以水1 000~1 200 mL，浸泡30 min，大火烧开，小火煎煮50 min，去滓取药液，每日分早、中、晚3次服。

二诊：大便通畅，仍皮肤瘙痒，以前方变藜芦为3 g，6剂。

三诊：大便略溏，仍心悸，以前方变红参为12 g，6剂。

四诊：皮肤瘙痒较前明显减轻，仍关节疼痛，以前方变桂枝、制附子为各12 g，6剂。

五诊：胸痛、腹痛基本消除，心悸明显好转，仍情绪低落，以前方变柴胡、白芍、枳实、炙甘草为各15 g，6剂。

六诊：皮肤绷紧略有减轻，仍盗汗，以前方加五味子12 g，6剂。

七诊：诸症基本趋于平稳，又以前方治疗180剂，诸症消除。

余诊：之后，又以前方继续巩固治疗100余剂，诸症悉除。随访1年，一切尚好。

【**用方体会**】根据皮肤绷紧，手足心热，盗汗辨为阴虚；又根据舌质红夹瘀紫辨为瘀热；因情绪低落辨为气郁；又因倦怠乏力、脉沉弱辨为气虚；更因皮肤瘙痒、苔腻辨为风痰，以此辨为阴虚瘀热，气郁风痰证。方以百合地黄汤滋阴凉血；以桃核承气汤泻热化瘀，益气通经；以四逆散疏利气机；以附子半夏汤温通散结，燥湿化痰；以藜芦人参汤燥湿化痰息风缓急，补血柔筋。方药相互为用，以取其效。

【**特别提示**】处方中藜芦与红参相互为用，旨在倍增益气息风化痰之功；藜芦与白芍相互为用，旨在倍增补血通泄、息风化痰之功；制附子与生半夏相互为用，旨在倍增温阳化瘀化痰之功。

二十三、系统性红斑狼疮

詹某，女，29岁，河南人，有多年系统性红斑狼疮病史，服用中西药未能有效控制症状，近由病友介绍前来诊治。

刻诊：面部蝶形红斑，颜面瘙痒，口腔溃烂，肌肉关节疼痛，倦怠乏力，不思饮食，恶心，呕吐，大便干结，手足心热，盗汗，口苦，舌质淡夹瘀紫，苔白腻夹黄，脉沉弱。

［**辨证施治**］辨为湿热迫血，气虚风痰证；治当清热燥湿，益气凉血，温通阳气，息风化痰。

［**处方**］给予升麻鳖甲汤、半夏泻心汤、百合地黄汤、附子白及汤与藜芦芍药汤合方：升麻12 g，鳖甲20 g，当归12 g，花椒6 g，黄连3 g，黄芩10 g，干姜10 g，生半夏12 g，红参10 g，百合15 g，生地黄50 g，制附子10 g，白及3 g，白芍10 g，藜芦1.5 g，生姜10 g，大枣12枚，炙甘草12 g。6剂，以水1 000~1 200 mL，浸泡30 min，大火烧开，小火煎煮50 min，去滓取药液，每日分早、中、晚3次服。

二诊：倦怠乏力好转，仍口腔溃烂，以前方变黄连为10 g，6剂。

三诊：口腔溃烂基本消除，仍瘙痒，以前方变藜芦为3 g，升麻为24 g，6剂。

四诊：皮肤瘙痒较前明显减轻，仍恶心、呕吐，以前方变生半夏为15 g，6剂。

五诊：面部蝶形红斑减轻，大便正常，仍肌肉关节疼痛，以前方变制附子为12 g，白芍为30 g，6剂。

六诊：面部蝶形红斑较前又有减轻，仍盗汗，以前方变百合为20 g，6剂。

七诊：诸症基本趋于平稳，又以前方治疗200剂，诸症消除。

余诊：之后，又以前方继续巩固治疗。随访1年，一切尚好。

【**用方体会**】根据面部蝶形红斑、口苦、手足心热、盗汗辨为湿热迫血；又根据倦怠乏力、脉沉弱辨为气虚；因舌质淡夹瘀紫辨为血热夹瘀；又因瘙痒、苔腻辨为风痰；更因不思饮食、恶心辨为浊气上逆，以此辨为湿热迫血，气虚风痰证。方以升麻鳖甲汤透热益阴，补血活血；以百合地黄汤滋阴凉血；以半夏泻心汤益气平调寒热；以附子白及汤温通散结，化瘀生新；以藜芦芍药汤息风缓急，柔筋缓急。方药相互为用，以取其效。

【**特别提示**】处方中藜芦与红参相互为用，旨在倍增益气息风化痰

之功；藜芦与白芍相互为用，旨在倍增补血通泄、息风化痰之功；制附子与生半夏相互为用，旨在倍增温阳化瘀化痰之功；制附子与白及相互为用，旨在倍增温阳化瘀生新之功。

二十四、干燥综合征

案一

马某，男，33岁，河南人，有多年干燥综合征病史，服用中西药未能有效控制症状，近由病友介绍前来诊治。

刻诊：口干咽燥，眼睛干涩，舌头干痛，关节酸困沉痛，低热，四肢出现红色丘疹，丘疹消退呈褐色色素沉着，不思饮食，倦怠乏力，大便干结，手足不温，口渴欲饮热水，舌质淡，苔白厚腻，脉沉弱。

［**辨证施治**］辨为阳虚痰湿夹阴伤证；治当温阳散寒，燥湿化痰，兼益阴津。

［**处方**］给予桂枝人参汤、大黄附子汤、赤丸、附子天花粉汤与藜芦芍药汤合方：桂枝12 g，红参10 g，白术10 g，干姜10 g，大黄10 g，制附子15 g，细辛6 g，制川乌6 g，生半夏12 g，茯苓12 g，天花粉12 g，白芍10 g，藜芦1.5 g，生姜10 g，大枣12枚，炙甘草12 g。6剂，以水1 000~1 200 mL，浸泡30 min，大火烧开，小火煎煮50 min，去滓取药液，每日分早、中、晚3次服。

二诊：低热减轻，仍口干咽燥，以前方变天花粉为24 g，6剂。

三诊：低热基本消除，仍大便干结，以前方变大黄为15 g，6剂。

四诊：口干咽燥较前减轻，丘疹减少，仍不思饮食，以前方加山楂24 g，6剂。

五诊：舌头干痛减轻，大便基本正常，仍倦怠乏力，以前方变红参、白术为各12 g，6剂。

六诊：关节酸痛较前减轻，仍眼睛干涩，以前方加桑叶30 g，6剂。

七诊：诸症基本趋于缓解，又以前方治疗120剂，诸症消除。

余诊：之后，又以前方继续巩固治疗。随访1年，一切尚好。

【用方体会】根据口干咽燥、眼睛干涩、手足不温、舌质淡辨为阳虚；又根据倦怠乏力、脉沉弱辨为气虚；因丘疹消退后呈褐色色素沉着辨为寒郁夹瘀；又因关节酸困沉痛辨为痰；更因口渴欲饮热水辨为寒郁化热伤阴，以此辨为阳虚痰湿夹阴伤证。方以桂枝人参汤益气温阳，温化水津；以大黄附子汤温阳通泄；以附子天花粉汤温通散结，清热生津；以藜芦芍药汤息风缓急，柔筋缓急。方药相互为用，以取其效。

【特别提示】处方中藜芦与红参相互为用，旨在倍增益气息风化痰之功；藜芦与白芍相互为用，旨在倍增补血通泄、息风化痰之功；藜芦与细辛相互为用，旨在倍增温宣息风化痰之功；制附子与生半夏相互为用，旨在倍增温阳化瘀化痰之功；制附子与天花粉相互为用，旨在倍增温阳化瘀、清热益阴之功；制川乌与生半夏相互为用，旨在倍增温通散寒化痰之功；制川乌与天花粉相互为用，旨在倍增温通化瘀、清热益阴之功。

案二

李某，女，41岁，河南人，有多年干燥综合征病史，服用中西药未能有效控制症状，近由病友介绍前来诊治。

刻诊：口干咽燥，眼睛干涩，舌头热痛，关节酸困沉痛，脚趾抽筋，四肢出现红色丘疹，丘疹消退呈褐色色素沉着，不思饮食，倦怠乏力，大便干结，肛门灼热，手足心热，盗汗，口渴欲饮热水，舌质淡红夹瘀紫，少苔，脉沉细弱。

［**辨证施治**］辨为阴虚痰湿夹阳伤证；治当滋阴凉血，泻热化瘀，燥湿化痰，兼益阳气。

［**处方**］给予麦门冬汤、百合地黄汤、桃核承气汤、附子天花粉汤与藜芦芍药汤合方：麦冬170 g，红参10 g，生半夏12 g，百合15 g，生地黄50 g，大黄12 g，芒硝（烊化，冲服）6 g，桃仁10 g，桂枝6 g，制附子10 g，天花粉12 g，白芍10 g，藜芦1.5 g，粳米15 g，生姜10 g，大枣12枚，炙甘草10 g。6剂，以水1 000~1 200 mL，浸泡30 min，大火烧开，小火煎煮50 min，去滓取药液，每日分早、中、晚3次服。

二诊：口干咽燥、眼睛干涩略有减轻，仍脚趾抽筋，以前方变白芍为24 g，藜芦为2.5 g，6剂。

三诊：口干咽燥、眼睛干涩较前又有减轻，大便正常，仍关节酸困沉痛，以前方变生半夏为15 g，制附子为12 g，6剂。

四诊：口干咽燥、眼睛干涩较前又有减轻，大便溏泄，以前方去芒硝，变麦冬为100 g，6剂。

五诊：口干咽燥、眼睛干涩较前又有减轻，大便基本正常，仍不思饮食，以前方加山楂30 g，6剂。

六诊：饮食好转，大便正常，仍倦怠乏力，以前方变红参为12 g，6剂。

七诊：诸症基本趋于缓解，又以前方治疗150剂，诸症基本消除。

余诊：之后，又以前方继续巩固治疗100余剂，诸症悉除。随访1年，一切尚好。

【用方体会】根据口干咽燥、眼睛干涩、手足心热、盗汗辨为阴虚；又根据倦怠乏力、脉沉弱辨为气虚；因丘疹消退后呈褐色色素沉着、舌质夹瘀紫辨为瘀；又因关节酸困沉痛辨为痰；更因口渴欲饮热水辨为阴虚伤阳，以此辨为阴虚痰湿夹阳伤证。方以麦门冬汤益气滋阴，降泄浊逆；以百合地黄汤滋阴凉血；以桃核承气汤泻热通经化瘀；以附子天花粉汤温化消癥，清热益阴；以藜芦芍药汤息风缓急，柔筋缓急。方药相互为用，以取其效。

【特别提示】处方中藜芦与红参相互为用，旨在倍增益气息风化痰之功；藜芦与白芍相互为用，旨在倍增补血通泄、息风化痰之功；制附子与生半夏相互为用，旨在倍增温阳化瘀化痰之功；制附子与天花粉相互为用，旨在倍增温阳化瘀、清热益阴之功。

二十五、神经肌肉接头疾病（肌无力综合征）

徐某，男，40岁，河南人，有4年神经肌肉接头疾病病史，服用中西药未能有效控制症状，近由病友介绍前来诊治。

刻诊：四肢近端及躯干肌肉无力，下肢比较明显，肌肉酸困胀痛，步态不稳，上睑下垂，小便不利，大便干结，小腿抽筋，倦怠乏力，手足不温，自汗，阳痿，口苦，舌质淡红夹瘀紫，苔腻黄白夹杂，脉沉弱。

［辨证施治］辨为阳虚痰热夹瘀证；治当温阳散寒，清热燥湿，利水化瘀。

[**处方**] 给予桂枝人参汤、乌头汤、大黄黄连泻心汤、蒲灰散、附子半夏汤与藜芦芍药汤合方：桂枝12 g，红参10 g，白术10 g，干姜10 g，制川乌10 g，白芍10 g，黄芪10 g，麻黄10 g，大黄12 g，黄连6 g，滑石10 g，蒲黄20 g，生半夏12 g，制附子10 g，藜芦1.5 g，生姜10 g，大枣12枚，炙甘草10 g。6剂，以水1 000~1 200 mL，浸泡30 min，大火烧开，小火煎煮50 min，去滓取药液，每日分早、中、晚3次服。

二诊：大便通畅，仍小便不利，以前方变滑石为30 g，6剂。

三诊：小便较前通畅，大便基本正常，仍口苦，以前方变黄连为10 g，6剂。

四诊：口苦明显减轻，仍肌肉无力，以前方变红参为12 g，6剂。

五诊：手足较前温和，仍肌肉无力，以前方变红参为15 g，6剂。

六诊：肌肉酸困胀痛较前好转，仍自汗，以前方变白芍为24 g，6剂。

七诊：肌肉酸困胀痛较前又有减轻，仍小腿抽筋，以前方变白芍为30 g，藜芦为3 g，6剂。

八诊：诸症基本趋于缓解，又以前方治疗150剂，诸症基本消除。

余诊：之后，又以前方继续巩固治疗60余剂，诸症悉除。随访1年，一切尚好。

【用方体会】根据四肢肌肉无力、手足不温辨为阳虚；又根据肌肉酸困胀痛、口苦、苔腻辨为痰热；因舌质淡红夹瘀紫辨为瘀；又因倦怠乏力辨为气虚；更因舌质淡红、苔黄白夹杂辨为寒热夹杂，以此辨为阳虚痰热夹瘀证。方以桂枝人参汤益气温阳；以乌头汤温阳通经，益气补血；以大黄黄连泻心汤清泻郁热内结；以蒲灰散清热利湿；以附子半夏汤温化消癥，燥湿化痰；以藜芦芍药汤息风缓急，柔筋缓急。方药相互为用，以取其效。

【特别提示】处方中藜芦与红参相互为用，旨在倍增益气息风化痰之功；藜芦与白芍相互为用，旨在倍增补血通泄、息风化痰之功；制附子与生半夏相互为用，旨在倍增温阳化瘀化痰之功；制川乌与生半夏相互为用，旨在倍增温通化瘀化痰之功。

二十六、颈肩肌筋膜炎

谢某，女，35岁，河南人，有多年颈肩肌筋膜炎病史，服用中西药未能有效控制症状，近由病友介绍前来诊治。

刻诊：颈肩背麻木、僵硬、疼痛，活动受限，情绪低落，心烦，急躁易怒，倦怠乏力，手足不温，自汗，口苦，舌质红，苔黄略腻，脉沉弱。

［**辨证施治**］辨为郁热夹寒，气虚风痰证；治当行气解郁，益气清热，息风化痰。

［**处方**］给予小柴胡汤、乌头汤、桂枝加葛根汤、附子天花粉汤与藜芦芍药汤合方：柴胡24 g，红参10 g，黄芩10 g，生半夏12 g，制川乌10 g，白芍10 g，黄芪10 g，麻黄10 g，桂枝6 g，葛根12 g，制附子10 g，天花粉12 g，藜芦1.5 g，生姜10 g，大枣12枚，炙甘草10 g。6剂，以水1 000~1 200 mL，浸泡30 min，大火烧开，小火煎煮50 min，去滓取药液，每日分早、中、晚3次服。

二诊：颈肩背疼痛减轻，仍僵硬，以前方变天花粉为24 g，桂枝为12 g，6剂。

三诊：颈肩背疼痛较前又有减轻，情绪明显好转，仍口苦，以前方变黄芩为15 g，6剂。

四诊：颈肩背疼痛基本消除，口苦基本消除，仍倦怠乏力，以前方变红参为12 g，6剂。

五诊：颈肩背疼痛未再发作，手足温和，以前方6剂继服。

六诊：诸症基本消除，又以前方治疗60剂，诸症悉除。

随访1年，一切尚好。

【**用方体会**】根据颈肩背麻木、口苦辨为热；又根据颈肩背僵硬、手足不温辨为寒；因情绪低落辨为郁；又因倦怠乏力辨为气虚；更因苔黄略腻辨为湿热，以此辨为郁热夹寒，气虚风痰证。方以小柴胡汤清热调气，温通降逆；以乌头汤温阳通经，益气补血；以桂枝加葛根汤解肌舒筋；以附子天花粉汤温化消癥，益阴柔筋；以藜芦芍药汤息风缓急，柔筋缓急。方药相互为用，以取其效。

【**特别提示**】处方中藜芦与红参相互为用，旨在倍增益气息风化

痰之功；藜芦与白芍相互为用，旨在倍增补血通泄、息风化痰之功；制附子与生半夏相互为用，旨在倍增温阳化瘀化痰之功；制附子与天花粉相互为用，旨在倍增温阳化瘀、清热益阴之功；制川乌与生半夏相互为用，旨在倍增温通化瘀化痰之功；制川乌与天花粉相互为用，旨在倍增温通化瘀、清热益阴之功。

二十七、小腿和脚趾肌肉痉挛

赵某，男，63岁，河南人，有多年小腿和脚趾肌肉痉挛病史，服用中西药未能有效控制症状，近由病友介绍前来诊治。

刻诊：小腿和脚趾肌肉抽筋、疼痛，夜间甚于白天，情绪低落，心烦急躁，倦怠乏力，面色不荣，头晕目眩，手足不温，口干苦，不欲饮水，舌质红，苔腻黄白夹杂，脉沉弱。

［**辨证施治**］辨为血虚夹寒，风痰夹郁证；治当益气补血，温阳散寒，息风化痰，行气解郁。

［**处方**］给予当归四逆汤、小柴胡汤、附子天花粉汤与藜芦芍药汤合方：当归10 g，白芍20 g，桂枝10 g，细辛10 g，通草6 g，柴胡24 g，红参10 g，黄芩10 g，生半夏12 g，制附子10 g，天花粉12 g，藜芦1.5 g，生姜10 g，大枣12枚，炙甘草10 g。6剂，以水1 000~1 200 mL，浸泡30 min，大火烧开，小火煎煮50 min，去滓取药液，每日分早、中、晚3次服。

二诊：小腿和脚趾疼痛减轻，仍抽筋，以前方变藜芦为3 g，天花粉为24 g，6剂。

三诊：小腿和脚趾抽筋、疼痛较前又有减轻，仍手足不温，以前方变桂枝、制附子为各12 g，6剂。

四诊：小腿和脚趾抽筋、疼痛基本消除，仍口苦，以前方变黄芩为15 g，6剂。

五诊：小腿和脚趾抽筋、疼痛未再发作，仍有轻微头晕目眩，以前方加川芎24 g，6剂。

六诊：诸症基本消除，又以前方治疗30剂，诸症悉除。

随访1年，一切尚好。

【用方体会】根据小腿和脚趾抽筋、疼痛，手足不温辨为阳虚夹风；又根据小腿和脚趾抽筋、疼痛，面色不荣辨为血虚夹风；因情绪低落辨为郁；又因倦怠乏力辨为气虚；复因口干苦、不欲饮水、苔腻黄白夹杂辨为寒郁化热伤阴；更因舌质红、口干辨为郁热伤阴，以此辨为血虚夹寒，风痰夹郁证。方以当归四逆汤补益气血，温通经脉；以小柴胡汤调理气机，温通清热；以附子天花粉汤温化消癥，益阴柔筋；以藜芦芍药汤息风缓急，柔筋缓急。方药相互为用，以取其效。

【特别提示】处方中藜芦与红参相互为用，旨在倍增益气息风化痰之功；藜芦与白芍相互为用，旨在倍增补血通泄、息风化痰之功；藜芦与细辛相互为用，旨在倍增温宣息风化痰之功；制附子与生半夏相互为用，旨在倍增温阳化瘀化痰之功；制附子与天花粉相互为用，旨在倍增温阳化瘀、清热益阴之功。

二十八、脊髓性肌肉萎缩症

郑某，男，8岁，河南人，2年前经检查诊断为脊髓性肌肉萎缩症，服用中西药未能有效控制症状，近由病友介绍前来诊治。

刻诊：步态不稳，身体颤抖，四肢肌肉软弱无力，下肢甚于上肢，面色潮红，盗汗，倦怠乏力，手足不温，自汗，口渴不欲饮水，舌质红夹瘀紫，苔腻黄白夹杂，脉沉弱。

［**辨证施治**］辨为阴阳俱虚，瘀血风痰证；治当滋补阴阳，活血化瘀，息风化痰。

［**处方**］给予天雄散、百合地黄汤、桂枝茯苓丸、附子半夏汤、附子白及汤与藜芦人参汤合方：炮天雄10 g，制附子10 g，桂枝20 g，白术24 g，龙骨10 g，百合15 g，生地黄50 g，茯苓20 g，桃仁20 g，牡丹皮20 g，白芍20 g，生半夏12 g，白及3 g，藜芦1.5 g，红参10 g，生姜10 g，大枣12枚，炙甘草10 g。6剂，以水1 000~1 200 mL，浸泡30 min，大火烧开，小火煎煮50 min，去滓取上层药液300 mL，每日分早、中、晚3次服。

二诊：面色潮红减轻，仍倦怠乏力，以前方变红参为12 g，6剂。

三诊：面色潮红较前又有减轻，仍盗汗、自汗，以前方变百合、龙骨、白芍为各30 g，6剂。

四诊：面色潮红基本消除，盗汗较前减少，仍自汗，以前方变制附子为15 g，6剂。

五诊：盗汗、自汗较前减少，仍四肢肌肉无力，以前方变红参为15 g，6剂。

六诊：手足较前温和，四肢肌肉软弱无力略有好转，又以前方治疗150余剂，四肢肌肉软弱无力较前又有恢复。

余诊：之后又以前方因病情变化酌情加减治疗150余剂，四肢肌肉软弱无力较前又有明显恢复，继续以前方巩固疗效。随访5年，一切尚好。

【用方体会】根据四肢肌肉软弱无力、手足不温、自汗辨为阳虚；又根据面色潮红、盗汗辨为阴虚；因舌质红夹瘀紫辨为瘀；又因倦怠乏力辨为气虚；更因身体颤抖、苔腻黄白夹杂辨为风痰，以此辨为阴阳俱虚，瘀血风痰证。方以天雄散温阳散寒，益气固涩；以百合地黄汤滋阴凉血补血；以桂枝茯苓丸活血化瘀；以附子白及汤温化消癥，化瘀生新；以附子半夏汤温阳化痰；以藜芦人参汤益气息风化痰。方药相互为用，以取其效。

【特别提示】处方中藜芦与红参相互为用，旨在倍增益气息风化痰之功；藜芦与白芍相互为用，旨在倍增补血通泄、息风化痰之功；炮天雄与生半夏相互为用，旨在倍增壮阳化痰之功；炮天雄与白及相互为用，旨在倍增壮阳化瘀生新之功；制附子与生半夏相互为用，旨在倍增温阳化瘀化痰之功；制附子与白及相互为用，旨在倍增温阳化瘀生新之功。

二十九、腰背肌筋膜炎

马某，男，48岁，河南人，有多年腰背肌筋膜炎病史，服用中西药未能有效控制症状，近由病友介绍前来诊治。

刻诊：腰背酸痛胀痛，劳累或阴雨天气加重，弯腰直腰受限，拍打腰背酸痛胀痛减轻，小腿麻木抽筋，倦怠乏力，手足不温，怕冷，心烦急躁，情绪低落，舌质暗淡夹瘀紫，苔白厚腻，脉沉弱。

［**辨证施治**］辨为阳虚痰瘀证；治当温阳散寒，活血化瘀，燥湿化痰。

［**处方**］给予赤丸、四逆散、桂枝茯苓丸、附子半夏汤与藜芦人参汤合方：制川乌6 g，生半夏12 g，茯苓20 g，细辛3 g，柴胡15 g，枳实15 g，桂枝20 g，白芍12 g，桃仁20 g，牡丹皮20 g，制附子10 g，藜芦1.5 g，红参10 g，生姜10 g，大枣12枚，炙甘草10 g。6剂，以水1 000~1 200 mL，浸泡30 min，大火烧开，小火煎煮50 min，每日分早、中、晚3次服。

二诊：倦怠乏力好转，仍小腿麻木抽筋，以前方变藜芦为3 g，6剂。

三诊：小腿抽筋减轻，仍腰背酸痛胀痛，以前方变制川乌为10 g，6剂。

四诊：腰背酸痛胀痛较前减轻，仍情绪低落，以前方变柴胡、枳实、炙甘草为各20 g，6剂。

五诊：情绪低落好转，仍倦怠乏力，以前方变红参为12 g，6剂。

六诊：诸症基本消除，又以前方治疗60余剂，诸症悉除。

随访1年，一切尚好。

【**用方体会**】根据腰背酸痛胀痛，劳累加重辨为气虚；又根据腰背酸痛胀痛，阴雨天气加重辨为寒湿；因舌质暗淡夹瘀紫辨为瘀；又因倦怠乏力辨为气虚；复因小腿抽筋、苔腻辨为风痰；更因情绪低落辨为郁，以此辨为阳虚痰瘀证。方以赤丸温阳燥湿化痰；以四逆散疏利气机；以桂枝茯苓丸活血化瘀；以附子半夏汤温化消癥，燥湿化痰；以藜芦人参汤益气息风化痰。方药相互为用，以取其效。

【**特别提示**】处方中藜芦与红参相互为用，旨在倍增益气息风化痰之功；藜芦与白芍相互为用，旨在倍增补血通泄、息风化痰之功；藜芦与细辛相互为用，旨在倍增温宣息风化痰之功；制附子与生半夏相互为用，旨在倍增温阳化瘀化痰之功；制川乌与生半夏相互为用，旨在倍增温通化瘀化痰之功。

三十、POEMS综合征

詹某，女，44岁，河南人，有多年POEMS综合征病史，服用中西药未能有效控制症状，近由病友介绍前来诊治。

刻诊：四肢无力，肌肉麻木不仁，四肢痛如针刺，自汗，全身皮肤色素沉着，月经无规律且量非常少，大便溏泄，倦怠乏力，手足不温，指甲凹陷，怕冷，口渴欲饮热水，口苦，舌质暗红夹瘀紫，苔腻黄白夹杂，脉沉弱。

［**辨证施治**］辨为寒热夹虚，痰瘀夹风证；治当温阳清热，益气活血，息风化痰。

［**处方**］给予半夏泻心汤、桂枝人参汤、桂枝茯苓丸、附子天花粉汤与藜芦人参汤合方：生半夏12 g，红参10 g，黄连3 g，黄芩10 g，干姜10 g，桂枝15 g，白术10 g，桃仁15 g，牡丹皮15 g，茯苓15 g，白芍15 g，制附子10 g，天花粉12 g，藜芦1.5 g，生姜10 g，大枣12枚，炙甘草10 g。6剂，以水1 000~1 200 mL，浸泡30 min，大火烧开，小火煎煮50 min，每日分早、中、晚3次服。

二诊：大便溏泄好转，仍四肢无力，以前方变红参为12 g，6剂。

三诊：大便正常，四肢痛如针刺减轻，仍肌肉麻木，以前方变藜芦为3 g，桂枝为20 g，6剂。

四诊：四肢无力好转，月经来潮、经量较前略有增多，仍怕冷，以前方变制附子、干姜为各12 g，6剂。

五诊：怕冷好转，仍口苦，以前方变黄连为10 g，6剂。

六诊：口苦减轻，仍有四肢无力，以前方变红参为15 g，6剂。

七诊：诸症基本趋于缓解，又以前方治疗100余剂，诸症基本消除。

余诊：又以前方治疗120余剂，诸症悉除。随访1年，一切尚好。

【**用方体会**】根据四肢无力、怕冷辨为寒；又根据四肢无力、口苦辨为热；因舌质暗红夹瘀紫辨为瘀；又因倦怠乏力辨为气虚；复因肌肉麻木不仁、苔腻辨为风痰；更因口渴欲饮热水辨为寒热夹杂，以此辨为寒热夹虚，痰瘀夹风证。方以半夏泻心汤清热温通，益气降逆；以桂枝人参汤温阳散寒，健脾益气；以桂枝茯苓丸活血化瘀；以附子天花粉汤温化消癥，益阴清热；以藜芦人参汤益气息风化痰。方药相互为用，以取其效。

【特别提示】处方中藜芦与红参相互为用，旨在倍增益气息风化痰之功；藜芦与白芍相互为用，旨在倍增补血通泄、息风化痰之功；制附子与生半夏相互为用，旨在倍增温阳化瘀化痰之功；制附子与天花粉相互为用，旨在倍增温阳化瘀、清热益阴之功。

三十一、赖特综合征

曹某，女，38岁，河南人，有多年赖特综合征病史，服用中西药未能有效控制症状，近由病友介绍前来诊治。

刻诊：膝、踝、脚趾关节变形、红肿热痛，肌肉萎缩，眼睑瘙痒红肿，尿频，尿急，尿痛，尿不利，尿灼热，带下量多色黄，倦怠乏力，手足不温，怕冷，口腻口苦，舌质淡红，苔腻黄白夹杂，脉沉弱。

［**辨证施治**］辨为湿热夹寒，气虚风痰证；治当清热燥湿，温阳散寒，益气通淋，息风化痰。

［**处方**］给予半夏泻心汤、牡蛎泽泻散、附子天花粉汤与藜芦人参汤合方：生半夏12 g，红参10 g，黄连3 g，黄芩10 g，干姜10 g，牡蛎15 g，泽泻15 g，海藻15 g，天花粉15 g，商陆15 g，葶苈子15 g，蜀漆15 g，制附子10 g，藜芦1.5 g，生姜10 g，大枣12枚，炙甘草10 g。6剂，以水1 000~1 200 mL，浸泡30 min，大火烧开，小火煎煮50 min，每日分早、中、晚3次服。

二诊：手足较前温和，仍口苦口腻，以前方变黄连为10 g，6剂。

三诊：小便较前通畅，仍关节红肿热痛，以前方加石膏50 g，6剂。

四诊：关节红肿热痛较前减轻，仍倦怠乏力，以前方变红参为12 g，6剂。

五诊：倦怠乏力好转，仍眼睑瘙痒红肿，以前方变藜芦为3 g，黄连、黄芩为各12 g，6剂。

六诊：口苦口腻基本消除，肌肉萎缩较前略有好转，眼睑红肿基本消除，仍带下色黄，以前方变黄芩为30 g，6剂。

七诊：诸症基本趋于缓解，又以前方治疗120余剂，诸症消除。

余诊：又以前方治疗80余剂，诸症悉除。随访1年，一切尚好。

【用方体会】根据关节红肿热痛、口苦口腻辨为湿热；又根据肌肉萎缩、怕冷辨为寒；因尿灼热、带下色黄辨为湿热下注；又因倦怠乏力辨为气虚；复因眼睑瘙痒、苔腻辨为风痰；更因苔黄白夹杂辨为寒热夹杂，以此辨为湿热夹寒，气虚风痰证。方以牡蛎泽泻散清热利湿；以半夏泻心汤清热温通，益气降逆；以附子天花粉汤温化消癥，益阴清热；以藜芦人参汤益气息风化痰。方药相互为用，以取其效。

【特别提示】处方中藜芦与红参相互为用，旨在倍增益气息风化痰之功；制附子与生半夏相互为用，旨在倍增温阳化瘀化痰之功；制附子与天花粉相互为用，旨在倍增温阳化瘀、清热益阴之功；炙甘草与海藻相互为用，旨在倍增益气软坚散结之功。

三十二、慢性疲劳综合征

党某，男，40岁，河南人，有多年慢性疲劳综合征病史，服用中西药未能有效控制症状，近由病友介绍前来诊治。

刻诊：全身肌肉关节酸困、沉重、疼痛（经多家省级医院检查未发现器质性病变），四肢无力，夜间手脚抽筋，心悸，耳鸣，情绪低落，急躁易怒，注意力不集中，胡思乱想，手足不温，怕冷，口干不欲饮水，倦怠乏力，舌质淡红，苔白略黄，脉沉弱。

［**辨证施治**］辨为阳虚气郁，心肾不交，风痰夹热证；治当温阳散寒，行气解郁，息风化痰，兼清郁热。

［**处方**］给予茯苓四逆汤、小柴胡汤、桂枝加龙骨牡蛎汤、附子天花粉汤与藜芦人参汤合方：生附子5 g，茯苓12 g，干姜5 g，生半夏12 g，红参10 g，柴胡24 g，黄芩10 g，桂枝10 g，白芍10 g，龙骨12 g，牡蛎12 g，制附子10 g，天花粉12 g，藜芦1.5 g，生姜20 g，大枣12枚，炙甘草20 g。6剂，以水1 000~1 200 mL，浸泡30 min，大火烧开，小火煎煮50 min，每日分早、中、晚3次服。

二诊：情绪低落略有好转，仍全身肌肉关节酸困、沉重、疼痛，以前方变茯苓为24 g，桂枝为15 g，白芍为24 g，制附子为12 g，天花粉为24 g，6剂。

三诊：全身肌肉关节酸困、沉重、疼痛较前好转，仍心悸、耳鸣，以前方变龙骨、牡蛎为各30 g，6剂。

四诊：情绪低落、急躁易怒较前好转，仍手足不温，以前方变干姜为10 g，6剂。

五诊：全身肌肉关节酸困、沉重、疼痛较前又有好转，仍四肢无力，以前方变红参为12 g，6剂。

六诊：全身肌肉关节酸困、沉重、疼痛较前又有好转，仍四肢无力，以前方变红参为15 g，6剂。

七诊：全身肌肉关节酸困、沉重、疼痛较前明显好转，手足温和，仍有夜间手脚抽筋，以前方变藜芦为3 g，6剂。

八诊：诸症基本趋于平稳，又以前方治疗60余剂，诸症消除。

随访1年，一切尚好。

【用方体会】根据全身肌肉关节酸困、沉重、疼痛，怕冷辨为阳虚；又根据心悸、耳鸣辨为心肾不交；因情绪低落、急躁易怒辨为气郁；又因倦怠乏力辨为气虚；复因手脚抽筋、肌肉沉重辨为风痰；更因口干不欲饮水、舌质淡红辨为阳虚夹热，以此辨为阳虚气郁，心肾不交，风痰夹热证。方以茯苓四逆汤益气温阳，宁心安神；以小柴胡汤清热温通，调理气机；以桂枝加龙骨牡蛎汤交通心肾；以附子天花粉汤温化消癥，益阴清热；以藜芦人参汤益气息风化痰。方药相互为用，以取其效。

【特别提示】处方中藜芦与红参相互为用，旨在倍增益气息风化痰之功；藜芦与白芍相互为用，旨在倍增补血通泄、息风化痰之功；制附子与生半夏相互为用，旨在倍增温阳化瘀化痰之功；制附子与天花粉相互为用，旨在倍增温阳化瘀、清热益阴之功；生附子与生半夏相互为用，旨在倍增温阳消癥化痰之功；生附子与天花粉相互为用，旨在倍增温阳消癥、清热益阴之功。

三十三、颞下颌关节功能紊乱综合征

夏某，女，51岁，河南人，有多年颞下颌关节功能紊乱综合征病史，服用中西药未能有效控制症状，近由病友介绍前来诊治。

刻诊：颞下颌关节酸胀、疼痛，咀嚼及张口时加重，关节活动有响声，下颌活动受限，下颌肌肉麻木，头晕，耳鸣，口干欲饮热水，舌质淡红，苔厚腻黄白夹杂，脉沉弱。

［**辨证施治**］辨为阳虚郁热夹风痰证；治当温阳清热，息风化痰。

［**处方**］给予桂枝附子汤、白虎加人参汤、乌头半夏汤、附子天花粉汤与藜芦芍药汤合方：桂枝12 g，制附子15 g，石膏50 g，知母20 g，红参10 g，制川乌6 g，生半夏12 g，天花粉12 g，粳米15 g，藜芦1.5 g，白芍12 g，生姜10 g，大枣12枚，炙甘草10 g。6剂，以水1 000~1 200 mL，浸泡30 min，大火烧开，小火煎煮50 min，每日分早、中、晚3次服。

二诊：颞下颌关节疼痛减轻，仍酸胀，以前方变天花粉为24 g，6剂。

三诊：颞下颌关节酸胀、疼痛较前减轻，仍张口时疼痛，以前方变红参为12 g，白芍为30 g，6剂。

四诊：张口时疼痛较前好转，仍耳鸣，以前方加龙骨30 g，6剂。

五诊：颞下颌关节酸胀、疼痛较前又有减轻，仍下颌肌肉麻木，以前方变藜芦为3 g，6剂。

六诊：颞下颌关节酸胀、疼痛基本消除，仍有下颌活动受限，以前方变桂枝为20 g，6剂。

七诊：颞下颌关节酸胀、疼痛未再发作，又以前方治疗30余剂，诸症消除。

随访1年，一切尚好。

【**用方体会**】根据颞下颌关节酸胀、疼痛，活动加重辨为气虚；又根据口干欲饮热水、苔黄白夹杂辨为寒热夹杂；因下颌肌肉麻木、苔厚腻辨为风痰，以此辨为阳虚郁热夹风痰证。方以桂枝附子汤温阳散寒，益气缓急；以白虎加人参汤清泻郁热，益气生津；以乌头半夏汤温阳通络，燥湿化痰；以附子天花粉汤温化消癥，益阴清热；以藜芦芍药汤益气柔筋，息风化痰。方药相互为用，以取其效。

【特别提示】处方中藜芦与红参相互为用，旨在倍增益气息风化痰之功；藜芦与白芍相互为用，旨在倍增补血通泄、息风化痰之功；制附子与生半夏相互为用，旨在倍增温阳化瘀化痰之功；制附子与天花粉相互为用，旨在倍增温阳化瘀、清热益阴之功；制川乌与生半夏相互为用，旨在倍增温通化瘀化痰之功；制川乌与天花粉相互为用，旨在倍增温通化瘀、清热益阴之功。

三十四、前臂掌侧及背侧筋膜间隔区综合征

杨某，女，32岁，河南人，有多年前臂掌侧及背侧筋膜间隔区综合征病史，服用中西药未能有效控制症状，近由病友介绍前来诊治。

刻诊：前臂掌侧及背侧筋膜间隙肿胀，牵拉疼痛，按压疼痛如针刺，关节活动受限，受凉加重，手足不温，怕冷，倦怠乏力，口苦口腻，舌质淡红，苔黄厚腻夹白，脉沉弱。

［**辨证施治**］辨为阳虚痰热夹瘀证；治当温阳散寒，清热化痰，活血化瘀。

［**处方**］给予当归四逆汤、四逆加人参汤、小陷胸汤与附子天花粉汤合方：桂枝10 g，细辛10 g，当归10 g，白芍10 g，通草6 g，红参3 g，生附子5 g，干姜5 g，制附子6 g，黄连3 g，生半夏12 g，全栝楼30 g，天花粉12 g，生姜10 g，大枣25枚，炙甘草10 g。6剂，以水1 000~1 200 mL，浸泡30 min，大火烧开，小火煎煮50 min，每日分早、中、晚3次服。

二诊：前臂掌侧及背侧筋膜间隙疼痛减轻，仍肿胀，以前方变桂枝、当归为各15 g，6剂。

三诊：前臂掌侧及背侧筋膜间隙肿胀、疼痛较前减轻，仍口苦口腻，以前方变黄连为10 g，6剂。

四诊：前臂掌侧及背侧筋膜间隙疼痛较前明显减轻，仍手足不温，以前方变生附子为6 g，6剂。

五诊：前臂掌侧及背侧筋膜间隙疼痛基本消除，口苦口腻未再发作，以前方变黄连为6 g，6剂。

六诊：关节活动较前明显好转，手足温和，怕冷基本消除，以前方

变生附子为3 g，6剂。

七诊：诸症基本消除，又以前方治疗50余剂，诸症消除。

随访1年，一切尚好。

【用方体会】根据前臂掌侧及背侧筋膜间隙肿胀、疼痛，受凉加重辨为寒；又根据按压疼痛如针刺辨为瘀；因口苦口腻辨为痰热；又因倦怠乏力辨为气虚，以此辨为阳虚痰热夹瘀证。方以当归四逆汤温阳散寒，补血活血，益气缓急；以四逆加人参汤温壮阳气；以小陷胸汤清热燥湿化痰；以附子天花粉汤温化消癥，益阴清热。方药相互为用，以取其效。

【特别提示】处方中生附子与生半夏相互为用，旨在倍增温阳消癥化痰之功；生附子与全栝楼相互为用，旨在倍增温阳消癥、清热化痰之功；生附子与天花粉相互为用，旨在倍增温阳消癥、清热益阴之功；制附子与生半夏相互为用，旨在倍增温阳化瘀化痰之功；制附子与天花粉相互为用，旨在倍增温阳化瘀、清热益阴之功；制附子与全栝楼相互为用，旨在倍增温阳化瘀、清热化痰之功。

三十五、梨状肌综合征

许某，女，29岁，河南人，有5年梨状肌综合征病史，服用中西药未能有效控制症状，近由病友介绍前来诊治。

刻诊：臀部肌肉灼热、疼痛牵引小腿，痛如针刺，小腿外侧麻木，活动受限，受凉加重，手足不温，怕冷，倦怠乏力，口苦口腻，口渴欲饮热水，舌质淡红，苔腻黄白夹杂，脉沉弱。

［**辨证施治**］辨为郁热痰瘀夹寒证；治当清热化痰，活血化瘀，温阳散寒。

［**处方**］给予白虎加桂枝汤、半夏泻心汤、藜芦细辛汤、失笑散与附子天花粉汤合方：石膏50 g，知母20 g，桂枝10 g，黄芩10 g，红参10 g，生半夏12 g，黄连3 g，干姜10 g，制附子10 g，天花粉12 g，细辛10 g，藜芦1.5 g，五灵脂10 g，蒲黄10 g，生姜10 g，大枣25枚，炙甘草10 g。6剂，以水1 000~1 200 mL，浸泡30 min，大火烧开，小火煎煮50 min，每日分早、中、晚3次服。

二诊：臀部肌肉疼痛减轻，仍灼热，以前方变石膏为60 g，黄连为10 g，6剂。

三诊：臀部肌肉灼热、疼痛虽较前减轻，但仍有痛如针刺，以前方变桂枝为15 g，6剂。

四诊：臀部肌肉灼热、疼痛较前又有减轻，仍小腿外侧麻木，以前方变藜芦为2.5 g，6剂。

五诊：臀部肌肉灼热、疼痛较前又有明显减轻，手足不温、怕冷基本消除，仍倦怠乏力，以前方变红参为12 g，6剂。

六诊：臀部肌肉灼热、疼痛基本消除，以前方6剂继服。

七诊：诸症基本消除，又以前方治疗60余剂，诸症消除。

随访1年，一切尚好。

【用方体会】根据臀部肌肉灼热疼痛辨为郁热；又根据受凉加重辨为夹寒；因口苦口腻辨为湿热；又因倦怠乏力辨为气虚；更因痛如针刺辨为瘀，以此辨为郁热痰瘀夹寒证。方以白虎加桂枝汤清热通经，益气止痛；以半夏泻心汤清热燥湿，温通降逆；以藜芦细辛汤息风化痰，温通止痛；以失笑散活血化瘀止痛；以附子天花粉汤温化消癥，益阴清热。方药相互为用，以取其效。

【特别提示】处方中藜芦与红参相互为用，旨在倍增益气息风化痰之功；藜芦与细辛相互为用，旨在倍增温宣息风化痰之功；制附子与生半夏相互为用，旨在倍增温阳化瘀化痰之功；制附子与天花粉相互为用，旨在倍增温阳化瘀、清热益阴之功；红参与五灵脂相互为用，旨在倍增益气活血化瘀之功。

三十六、踝管综合征

孙某，男，63岁，河南人，有多年踝管综合征病史，服用中西药未能有效控制症状，近由病友介绍前来诊治。

刻诊：足内侧肌肉轻微萎缩，足底灼热、刺痛，足底肌肉麻木，活动后或受凉加重，休息后减轻，大便干结，怕冷，倦怠乏力，口干不欲饮水，舌红少苔，脉沉细弱。

［**辨证施治**］辨为郁热阴虚，瘀血夹寒证；治当清热滋阴，活血化瘀，温阳散寒。

［**处方**］给予白虎加桂枝汤、百合地黄汤、藜芦人参汤、藜芦芍药汤、失笑散、附子白及汤与附子天花粉汤合方：石膏50 g，知母20 g，桂枝10 g，百合15 g，生地黄50 g，藜芦1.5 g，红参10 g，制附子10 g，天花粉12 g，白及3 g，白芍10 g，五灵脂10 g，蒲黄10 g，生姜10 g，大枣12枚，炙甘草10 g。6剂，以水1 000~1 200 mL，浸泡30 min，大火烧开，小火煎煮50 min，每日分早、中、晚3次服。

二诊：足底灼热减轻，仍刺痛，以前方变白芍为20 g，五灵脂、蒲黄为各12 g，6剂。

三诊：足底灼热、刺痛较前减轻，仍肌肉麻木，以前方变藜芦为3 g，6剂。

四诊：足底灼热、刺痛较前又有减轻，仍大便干结，以前方变生地黄为60 g，6剂。

五诊：足底灼热、刺痛基本消除，仍足内侧肌肉萎缩，以前方变红参为12 g，6剂。

六诊：足底灼热、刺痛未再发作，大便正常，仍怕冷，以前方变制附子为12 g，6剂。

七诊：诸症基本消除，又以前方治疗80余剂，诸症消除。

随访1年，一切尚好。

【**用方体会**】根据足底灼热、刺痛辨为瘀热；又根据舌红少苔辨为阴虚；因受凉加重辨为寒；又因休息后减轻辨为气虚；更因口干不欲饮水辨为寒热夹杂，以此辨为郁热阴虚，瘀血夹寒证。方以白虎加桂枝汤清热通经，益气止痛；以百合地黄汤滋阴凉血清热；以藜芦人参汤益气息风；以藜芦芍药汤息风缓急，益血柔筋；以失笑散活血化瘀止痛；以附子白及汤温阳化瘀；以附子天花粉汤温化消癥，益阴清热。方药相互为用，以取其效。

【**特别提示**】处方中藜芦与红参相互为用，旨在倍增益气息风化痰之功；藜芦与白芍相互为用，旨在倍增补血通泄、息风化痰之功；制附子与白及相互为用，旨在倍增温阳化瘀生新之功；制附子与天花粉相互为用，旨在倍增温阳化瘀、清热益阴之功；红参与五灵脂相互为用，旨在倍增益气活血化瘀之功。

三十七、慢性腰肌肌腱筋脉神经损伤

郑某，女，64岁，河南人，有多年慢性腰肌肌腱筋脉神经损伤病史，服用中西药未能有效控制症状，近由病友介绍前来诊治。

刻诊： 腰背酸麻、沉重、僵硬、困痛，受凉或劳累加重，活动不利，自汗，盗汗，大便溏泄，肛门灼热，倦怠乏力，口渴欲饮热水，舌红少苔，脉沉细弱。

［**辨证施治**］辨为阴阳俱虚夹风湿证；治当滋阴清热，温阳散寒，息风化痰。

［**处方**］给予天雄散、百合地黄汤、附子半夏汤、藜芦人参汤、附子白及汤与附子天花粉汤合方：炮天雄10 g，制附子10 g，桂枝20 g，白术24 g，龙骨10 g，生地黄50 g，百合15 g，生半夏12 g，藜芦1.5 g，红参10 g，天花粉12 g，白及3 g，生姜10 g，大枣12枚，炙甘草10 g。6剂，以水1 000~1 200 mL，浸泡30 min，大火烧开，小火煎煮50 min，每日分早、中、晚3次服。

二诊： 腰背困痛略有减轻，仍大便溏泄，以前方变白术为30 g，6剂。

三诊： 大便正常，腰背沉重减轻，仍腰背僵硬，以前方变天花粉、制附子为各15 g，6剂。

四诊： 腰背僵硬较前好转，仍自汗、盗汗，以前方变龙骨为30 g，加牡蛎30 g，6剂。

五诊： 腰背沉重、僵硬好转，仍酸麻，以前方变藜芦为3 g，桂枝为24 g，6剂。

六诊： 腰背酸麻、沉重、僵硬、困痛较前好转，仍倦怠乏力，以前方变红参为12 g，6剂。

七诊： 诸症基本趋于缓解，又以前方治疗100余剂，诸症消除。

随访1年，一切尚好。

【用方体会】根据腰背酸麻、困痛辨为风；又根据腰背沉重、僵硬辨为痰湿；因腰背酸麻、僵硬、沉重、困痛，受凉加重，自汗辨为阳虚；又因盗汗、舌红少苔辨为阴虚；更因口渴欲饮热水辨为阴阳俱虚，以此辨为阴阳俱虚夹风湿证。方以天雄散益气通经，温阳散寒；以百合地黄汤滋阴凉血清热；以附子半夏汤温阳散寒，燥湿化痰；以藜芦人参汤益气息风化痰；以附子白及汤温阳生肌；以附子天花粉汤温化消癥，益阴清热。方药相互为用，以取其效。

【特别提示】处方中藜芦与红参相互为用，旨在倍增益气息风化痰之功；炮天雄与生半夏相互为用，旨在倍增壮阳化痰之功；炮天雄与天花粉相互为用，旨在倍增壮阳清热益阴之功；炮天雄与白及相互为用，旨在倍增壮阳化瘀生新之功；制附子与生半夏相互为用，旨在倍增温阳化瘀化痰之功；制附子与白及相互为用，旨在倍增温阳化瘀生新之功；制附子与天花粉相互为用，旨在倍增温阳化瘀、清热益阴之功。

第七节　经方合方“十八反”配伍辨治精神病变

一、儿童抽动障碍

案一

郑某，女，6岁，河南人，有3年抽动障碍病史，服用中西药未能有效控制症状，近由病友介绍前来诊治。

刻诊：手摸耳朵及鼻子，耸鼻、嗤鼻，眨眼，张口，皱额，摇头，头沉，侧视，清嗓子，急躁易怒，大便干结，手足不温，口干不欲饮水，舌质红，苔薄黄白夹杂，脉沉弱。

［**辨证施治**］辨为寒热夹风痰证；治当清热散寒，调理气机，息风化痰。

［**处方**］给予小柴胡汤、大青龙汤、桂枝加龙骨牡蛎汤、藜芦芍药汤与附子天花粉汤合方加味：柴胡24 g，黄芩10 g，生半夏12 g，红参

10 g，麻黄18 g，桂枝10 g，石膏50 g，龙骨12 g，牡蛎12 g，杏仁10 g，白芍10 g，藜芦1.5 g，川芎12 g，制附子10 g，天花粉12 g，生姜10 g，大枣12枚，炙甘草10 g。6剂，以水1 000~1 200 mL，浸泡30 min，大火烧开，小火煎煮50 min，去滓取上浮药液300 mL，每日分早、中、晚3次服。

二诊：手摸耳朵及鼻子略有减少，仍耸鼻、嗤鼻，以前方变麻黄为20 g，杏仁为15 g，6剂。

三诊：手摸耳朵及耸鼻、嗤鼻较前减少，仍眨眼，以前方变龙骨、牡蛎为各30 g，6剂。

四诊：耸鼻、嗤鼻、眨眼较前减轻，仍摇头，以前方变藜芦为3 g，白芍为30 g，6剂。

五诊：手摸耳朵及鼻子明显减少，仍清嗓子，以前方变杏仁为20 g，6剂。

六诊：耸鼻、嗤鼻、眨眼、摇头较前又有减少，大便正常，仍手足不温，以前方变桂枝为15 g，6剂。

七诊：诸症较前好转，又以前方治疗90余剂，诸症基本消除。

余诊：又以前方治疗60余剂，诸症悉除。随访1年，一切尚好。

【用方体会】根据手足不温辨为寒；又根据舌质红辨为热；因急躁易怒辨为气郁；又因口干不欲饮水、苔薄黄白夹杂辨为寒热夹杂；更因摇头、头沉辨为风痰，以此辨为寒热夹风痰证。方以小柴胡汤清热调气，温通降逆；以大青龙汤宣通鼻窍，清热降逆；以桂枝加龙骨牡蛎汤潜阳安神；以藜芦芍药汤补血缓急，息风化痰；以附子天花粉汤温化消癥，益阴清热。方药相互为用，以取其效。

【特别提示】处方中藜芦与红参相互为用，旨在倍增益气息风化痰之功；藜芦与白芍相互为用，旨在倍增补血通泄、息风化痰之功；制附子与生半夏相互为用，旨在倍增温阳化瘀化痰之功；制附子与天花粉相互为用，旨在倍增温阳化瘀、清热益阴之功。

案二

夏某，男，9岁，河南人，有多年抽动障碍病史，服用中西药未能有效控制症状，近由病友介绍前来诊治。

刻诊：手摸耳朵及鼻子，耸鼻、嗤鼻、眨眼受凉加重，张口，皱眉，摇头，头沉，侧视，清嗓子，潮热，盗汗，大便干结，五心烦热，口渴，舌红少苔，脉沉略弱。

［**辨证施治**］辨为寒郁阴虚夹风痰证；治当温阳散寒，滋阴凉血，息风化痰。

［**处方**］给予麦门冬汤、小青龙汤、藜芦芍药汤与附子天花粉汤合方加味：麦冬170 g，生半夏12 g，红参10 g，麻黄10 g，桂枝10 g，细辛10 g，干姜10 g，白芍20 g，五味子12 g，藜芦1.5 g，制附子10 g，川芎12 g，天花粉12 g，生姜10 g，大枣12枚，炙甘草10 g。6剂，以水1 000~1 200 mL，浸泡30 min，大火烧开，小火煎煮50 min，去滓取上浮药液300 mL，每日分早、中、晚3次服。

二诊：手摸耳朵及鼻子略有减少，大便正常，仍盗汗，以前方变五味子为15 g，6剂。

三诊：手摸耳朵及耸鼻、嗤鼻较前减少，大便溏泄，仍盗汗，以前方变白芍为30 g，麦冬为100 g，6剂。

四诊：手摸耳朵及耸鼻、嗤鼻较前又有减少，仍眨眼、摇头，以前方变藜芦为3 g，白芍为40 g，6剂。

五诊：手摸耳朵及鼻子、眨眼、摇头减少，仍头沉，以前方变川芎为30 g，6剂。

六诊：手摸耳朵及耸鼻、嗤鼻、眨眼、摇头较前又有减少，大便正常，仍清嗓子，以前方加桔梗24 g，6剂。

七诊：诸症较前减轻，又以前方治疗80余剂，诸症基本消除。

余诊：又以前方治疗80余剂，诸症悉除。随访1年，一切尚好。

【**用方体会**】根据耸鼻、嗤鼻、眨眼受凉加重辨为寒；又根据舌红少苔辨为阴虚；因盗汗、五心烦热辨为郁热；又因摇头、头沉辨为风痰，以此辨为寒郁阴虚夹风痰证。方以麦门冬汤滋阴清热，益气降逆；以小青龙汤宣通鼻窍，散寒降逆；以藜芦芍药汤补血缓急，息风化痰；以附子天花粉汤温化消癥，益阴清热。方药相互为用，以取其效。

【**特别提示**】处方中藜芦与红参相互为用，旨在倍增益气息风化痰之功；藜芦与白芍相互为用，旨在倍增补血通泄、息风化痰之功；藜芦与细辛相互为用，旨在倍增温宣息风化痰之功；制附子与生半夏相互为用，旨在倍增温阳化瘀化痰之功；制附子与天花粉相互为用，旨在倍增温阳化瘀、清热益阴之功。

二、儿童品行障碍

郑某，男，8岁，河南人，有多年品行障碍病史，服用中西药未能有效控制症状，近由病友介绍前来诊治。

刻诊：说谎，逃学，损坏玩具，随意骂人，贪玩，夜不归宿，梦多险恶、惊叫，心烦急躁，幻听，肌肉颤抖，手足不温，怕冷，口渴不欲饮水，舌质红，苔厚腻黄白夹杂，脉沉弱。

［**辨证施治**］辨为心肝阴虚，心肾不交，阳虚风痰证；治当补益心肝，交通心肾，温阳散寒，息风化痰。

［**处方**］给予酸枣仁汤、桂枝加龙骨牡蛎汤、藜芦人参汤与附子半夏汤合方：酸枣仁50 g，知母6 g，茯苓12 g，川芎6 g，桂枝10 g，白芍10 g，龙骨12 g，牡蛎12 g，红参10 g，藜芦1.5 g，制附子10 g，生半夏12 g，生姜10 g，大枣12枚，炙甘草10 g。6剂，以水1 000~1 200 mL，浸泡30 min，大火烧开，小火煎煮50 min，去滓取上浮药液300 mL，每日分早、中、晚3次服。

二诊：手足不温好转，仍梦多险恶、惊叫，以前方变龙骨、牡蛎为各30 g，6剂。

三诊：手足不温较前又有好转，仍梦多险恶、惊叫，以前方变龙骨、牡蛎为各40 g，6剂。

四诊：梦多险恶、惊叫较前略有好转，心烦急躁减轻，仍怕冷，以前方变制附子为12 g，桂枝为20 g，6剂。

五诊：梦多险恶、惊叫基本消除，仍说谎，以前方变酸枣仁为60 g，6剂。

六诊：说谎、逃学、损坏玩具、随意骂人、贪玩、夜不归宿较前略有好转，怕冷消除，手足温和，以前方6剂继服。

七诊：说谎、逃学、损坏玩具、随意骂人、贪玩、夜不归宿较前略有好转，又以前方治疗150余剂，诸症较前明显好转。

余诊：又以前方治疗120余剂，诸症基本消除。随访1年，一切尚好。

【用方体会】根据说谎、逃学、损坏玩具、随意骂人、贪玩、夜不归宿、梦多险恶、脉沉弱辨为心肝阴血不足；又根据心烦急躁、幻听辨为心肾不交；因手足不温、怕冷辨为阳虚；又因肌肉颤抖、苔腻辨为风痰，以此辨为心肝阴虚，心肾不交，阳虚风痰证。方以酸枣仁汤养心益阴，安神舍魂；以桂枝加龙骨牡蛎汤交通心肾，潜阳安神；以藜芦人参汤息风化痰，益气安神；以附子半夏汤温化消癥，燥湿化痰。方药相互为用，以取其效。

【特别提示】处方中藜芦与红参相互为用，旨在倍增益气息风化痰之功；藜芦与白芍相互为用，旨在倍增补血通泄、息风化痰之功；制附子与生半夏相互为用，旨在倍增温阳化瘀化痰之功。

三、注意缺陷障碍

孙某，男，14岁，河南人，有3年注意缺陷障碍病史，服用中西药未能有效控制症状，近由病友介绍前来诊治。

刻诊：形体肥胖，反应迟钝，注意力不集中，成绩差，字迹潦草，冲动任性，贪玩，逃学，说谎，对诸多事物漠不关心，容易骂人，肌肉颤抖，手足不温，口苦口腻，口渴不欲饮水，舌质红，苔厚腻黄白夹杂，脉沉弱。

［辨证施治］辨为风痰阻窍证；治当清化痰热，温化寒痰，益气息风。

［处方］给予小陷胸汤、赤丸、酸枣仁汤、桂枝加龙骨牡蛎汤与藜芦人参汤合方：黄连3 g，全栝楼30 g，制川乌10 g，生半夏12 g，茯苓12 g，细辛3 g，酸枣仁50 g，知母6 g，川芎6 g，桂枝10 g，白芍10 g，龙骨12 g，牡蛎12 g，红参10 g，藜芦1.5 g，生姜10 g，大枣12枚，炙甘草10 g。6剂，以水1 000~1 200 mL，浸泡30 min，大火烧开，小火煎煮50 min，每日分早、中、晚3次服。

二诊：诸症改善不明显，仍口苦口腻，以前方变黄连为10 g，6剂。

三诊：口苦口腻减轻，仍手足不温，以前方变桂枝为15 g，细辛为

6 g，6剂。

四诊：手足不温好转，仍注意力不集中，以前方变龙骨、牡蛎为各30 g，6剂。

五诊：手足温和，仍注意力不集中，以前方变红参为12 g，6剂。

六诊：诸多症状略有轻微改善，口苦口腻基本消除，以前方6剂继服。

七诊：诸多症状较前略有轻微改善，又以前方治疗200余剂，诸症较前好转。

余诊：又以前方治疗150余剂，患儿基本能够关心自己和家人及亲戚、朋友。随访1年，一切尚好。

【用方体会】根据反应迟钝、脉沉弱辨为虚；又根据注意力不集中、口苦辨为痰热；因反应迟钝、手足不温辨为寒；又因肌肉颤抖、苔腻黄白夹杂辨为寒热夹风痰，以此辨为风痰阻窍证。方以小陷胸汤清热化痰；以赤丸温化寒痰；以酸枣仁汤养心益阴，安神舍魂；以桂枝加龙骨牡蛎汤交通心肾，潜阳安神；以藜芦人参汤息风化痰，益气安神。方药相互为用，以取其效。

【特别提示】处方中藜芦与红参相互为用，旨在倍增益气息风化痰之功；藜芦与白芍相互为用，旨在倍增补血通泄、息风化痰之功；藜芦与细辛相互为用，旨在倍增温宣息风化痰之功；制川乌与生半夏相互为用，旨在倍增温通化瘀化痰之功；制川乌与全栝楼相互为用，旨在倍增温通清热化痰之功。

四、酒精性精神障碍

周某，男，41岁，河南人，有多年酒精性精神障碍病史，服用中西药未能有效控制症状，近由病友介绍前来诊治。

刻诊：过度兴奋，极度紧张，高度惊恐，损坏物品，行为攻击，大便干结，脘腹胀满，肛门灼热，肌肉颤抖，四肢沉重，手足不温，怕冷，倦怠乏力，口苦口腻，舌质红，苔厚腻黄白夹杂，脉沉。

［辨证施治］辨为热结夹寒，气虚风痰证；治当清泻热结，温阳散

寒，益气息风。

［**处方**］给予大承气汤、桂枝加龙骨牡蛎汤、附子半夏汤与藜芦人参汤合方：大黄12 g，芒硝（烊化，冲服）8 g，枳实5 g，厚朴24 g，桂枝10 g，白芍10 g，龙骨12 g，牡蛎12 g，生半夏12 g，制附子10 g，红参10 g，藜芦1.5 g，生姜10 g，大枣12枚，炙甘草10 g。6剂，以水1 000~1 200 mL，浸泡30 min，大火烧开，小火煎煮50 min，每日分早、中、晚3次服。

二诊：大便较前通畅，仍极度兴奋，以前方变龙骨、牡蛎为各40 g，6剂。

三诊：极度兴奋好转，仍肛门灼热，以前方变大黄为15 g，6剂。

四诊：肛门灼热减轻，仍怕冷，以前方变制附子为15 g，6剂。

五诊：脘腹胀满减轻，仍四肢沉重，以前方变桂枝为15 g，6剂。

六诊：脘腹胀满基本消除，仍口苦，以前方加黄连10 g，6剂。

七诊：口苦口腻基本消除，仍惊恐，以前方变龙骨、牡蛎为各50 g，6剂。

八诊：诸症较前基本消除，又以前方治疗50余剂，诸症消除。

余诊：又以前方治疗30余剂。随访1年，一切尚好。

【**用方体会**】根据过度兴奋、大便干结、肛门灼热辨为热结；又根据极度紧张、手足不温、怕冷辨为寒；因肌肉颤抖、苔厚腻辨为风痰；又因倦怠乏力辨为气虚，以此辨为热结夹寒，气虚风痰证。方以大承气汤攻泻热结；以桂枝加龙骨牡蛎汤交通心肾，潜阳安神；以附子半夏汤温阳散寒，燥湿化痰；以藜芦人参汤息风化痰，益气安神。方药相互为用，以取其效。

【**特别提示**】处方中藜芦与红参相互为用，旨在倍增益气息风化痰之功；藜芦与白芍相互为用，旨在倍增补血通泄、息风化痰之功；制附子与生半夏相互为用，旨在倍增温阳化瘀化痰之功。

五、睡眠障碍（睡眠惊叫、梦呓）

周某，女，21岁，河南人，有多年睡眠障碍（睡眠惊叫、梦呓）病史，服用中西药未能有效控制症状，近由病友介绍前来诊治。

刻诊：睡眠中有时说话有时惊叫，语声粗大，醒后心跳加快，呼吸急促，周身出汗，肌肉抽搐，时有幻听幻视，定向错乱，醒后半小时左右基本恢复正常，耳鸣，手足不温，怕冷，倦怠乏力，口苦口腻，舌质红，苔厚腻黄白夹杂，脉沉弱。

［**辨证施治**］辨为寒热夹杂，心肾不交，风痰夹虚证；治当平调寒热，交通心肾，息风化痰。

［**处方**］给予半夏泻心汤、桂枝加龙骨牡蛎汤、附子半夏汤与藜芦人参汤合方：生半夏12 g，黄连3 g，黄芩10 g，红参10 g，干姜10 g，桂枝10 g，白芍10 g，龙骨12 g，牡蛎12 g，制附子10 g，藜芦1.5 g，生姜10 g，大枣12枚，炙甘草10 g。6剂，以水1 000~1 200 mL，浸泡30 min，大火烧开，小火煎煮50 min，每日分早、中、晚3次服。

二诊：手足不温好转，仍睡眠中说话，以前方变龙骨、牡蛎为各30 g，6剂。

三诊：周身出汗、睡眠中说话好转，仍有惊叫，以前方变白芍、龙骨、牡蛎为各35 g，6剂。

四诊：睡眠中说话或惊叫减少，耳鸣减轻，仍肌肉抽搐，以前方变藜芦为3 g，白芍为40 g，6剂。

五诊：睡眠中说话或惊叫较前又有减少，手足不温基本消除，仍倦怠乏力，以前方变红参为12 g，6剂。

六诊：睡眠中说话或惊叫较前又有明显减少，仍口苦口腻，以前方变黄连为6 g，6剂。

七诊：睡眠中说话或惊叫较前又有减少，仍口苦口腻，以前方变黄连为10 g，6剂。

八诊：诸症较前明显好转，又以前方治疗60余剂，诸症消除。

随访1年，一切尚好。

【**用方体会**】根据睡眠中说话或惊叫、手足不温辨为寒；又根据口苦口腻辨为湿热；因肌肉颤抖、苔厚腻辨为风痰；又因倦怠乏力辨为气虚；复因幻听幻视、耳鸣辨为心肾不交，以此辨为寒热夹杂，心肾不交，风痰夹虚证。方以半夏泻心汤清热燥湿，益气散寒；以桂枝加龙骨牡蛎汤交通心肾，潜阳安神；以附子半夏汤温阳散寒，燥湿化痰；以藜芦人参汤息风化痰，益气安神。方药相互为用，以取其效。

【特别提示】处方中藜芦与红参相互为用，旨在倍增益气息风化痰之功；藜芦与白芍相互为用，旨在倍增补血通泄、息风化痰之功；制附子与生半夏相互为用，旨在倍增温阳化瘀化痰之功。

六、睡眠障碍（梦魇）

吴某，女，32岁，河南人，有多年睡眠障碍（梦魇）病史，服用中西药未能有效控制症状，近由病友介绍前来诊治。

刻诊：噩梦连连（或为杀人，或为战争，或为追杀，或梦中清醒但无法摆脱困境），心悸不宁，身体颤抖，手足冰凉，怕冷，倦怠乏力，口干不欲饮水，舌质淡红，苔白厚腻夹黄，脉沉弱。

［**辨证施治**］辨为心肝不足，阳虚风痰证；治当调补心肝，温阳散寒，息风化痰。

［**处方**］给予酸枣仁汤、茯苓四逆汤、赤丸与藜芦人参汤合方：酸枣仁45 g，茯苓24 g，川芎6 g，知母6 g，干姜5 g，生附子5 g，制川乌6 g，生半夏12 g，细辛3 g，红参10 g，藜芦1.5 g，生姜10 g，大枣12枚，炙甘草10 g。6剂，以水1 000~1 200 mL，浸泡30 min，大火烧开，小火煎煮50 min，每日分早、中、晚3次服。

二诊：手足冰凉好转，仍噩梦连连，以前方加蜀漆3 g，龙骨、牡蛎各30 g，6剂。

三诊：手足冰凉较前又有好转，噩梦减少，仍身体颤抖，以前方变藜芦为3 g，6剂。

四诊：手足冰凉基本消除，噩梦较前又有减少，仍倦怠乏力，以前方变红参为12 g，6剂。

五诊：噩梦较前又有明显减少，仍口干，以前方变知母为12 g，6剂。

六诊：诸症基本消除，又以前方治疗20余剂，诸症消除。

随访1年，一切尚好。

【用方体会】根据噩梦、心悸、手足冰凉辨为心肝不足夹阳虚；又根据噩梦、心悸、身体颤抖辨为心肝不足夹风；因苔腻辨为痰；又因倦怠乏力辨为气虚；复因口干不欲饮水辨为阳虚伤阴，以此辨为心肝不足，阳虚风痰证。方以酸枣仁汤补益心肝，养心舍魂；以茯苓四逆汤益气温阳，宁心安神；以赤丸温阳化痰安神；以藜芦人参汤息风化痰，益气安神。方药相互为用，以取其效。

【特别提示】处方中藜芦与红参相互为用，旨在倍增益气息风化痰之功；藜芦与细辛相互为用，旨在倍增温宣息风化痰之功；生附子与生半夏相互为用，旨在倍增温阳消癥化痰之功；制川乌与生半夏相互为用，旨在倍增温通化瘀化痰之功。

七、睡眠障碍（失眠）

案一

许某，女，51岁，河南人，有20余年睡眠障碍（失眠）病史，服用中西药未能有效控制症状，近由病友介绍前来诊治。

刻诊：失眠（每晚睡眠不足1小时），多梦，心烦急躁，情绪低落，淡漠人生，大便干结，不思饮食，身体困重，小腿抽筋，手足冰凉，怕冷，倦怠乏力，口干苦不欲饮水，舌质淡红，苔薄白夹黄，脉沉弱。

[**辨证施治**] 辨为肝郁寒结夹风痰证；治当疏肝理气，温阳散寒，息风化痰。

[**处方**] 给予小柴胡汤、四逆散、茯苓四逆汤与藜芦人参汤合方：柴胡24 g，黄芩10 g，红参10 g，生半夏12 g，枳实15 g，白芍15 g，磁石40 g，蜀漆3 g，生附子5 g，干姜5 g，茯苓12 g，藜芦1.5 g，生姜10 g，大枣12枚，炙甘草10 g。6剂，以水1 000~1 200 mL，浸泡30 min，大火烧开，小火煎煮50 min，每日分早、中、晚3次服。

二诊：睡眠略有好转，仍多梦，以前方加酸枣仁45 g，6剂。

三诊：睡眠较前好转，仍多梦，以前方变磁石为50 g，6剂。

四诊：睡眠较前好转，多梦减少，仍情绪低落，以前方变白芍、枳实、炙甘草为各20 g，6剂。

五诊：睡眠较前又有好转，多梦较前又有减少，仍小腿抽筋，以前方变白芍为30 g，变生附子为6 g，6剂。

六诊：睡眠较前又有好转，多梦基本消除，仍倦怠乏力，以前方变红参为12 g，6剂。

七诊：诸症较前又有明显好转，又以前方治疗60余剂，诸症消除。

随访1年，一切尚好。

【用方体会】根据失眠、多梦、情绪低落辨为肝郁；又根据失眠、多梦、口干苦辨为肝郁夹热；因手足冰凉辨为寒；又因倦怠乏力辨为气虚；复因身体困重、小腿抽筋辨为风痰，以此辨为肝郁寒结夹风痰证。方以小柴胡汤清热温通，调理气机；以四逆散疏利气机；以茯苓四逆汤益气温阳，宁心安神；以藜芦人参汤息风化痰，益气安神。方药相互为用，以取其效。

【特别提示】处方中藜芦与红参相互为用，旨在倍增益气息风化痰之功；藜芦与白芍相互为用，旨在倍增补血通泄、息风化痰之功；生附子与生半夏相互为用，旨在倍增温阳消癥化痰之功。

案二

马某，男，70岁，河南人，有30余年睡眠障碍（失眠）病史，服用中西药未能有效控制症状，近由病友介绍前来诊治。

刻诊：失眠（每晚睡眠不足1 h），噩梦，心烦，心悸，健忘，大便干结（5~6 d 1次），肛门灼热，身体沉重，肌肉颤抖，手足不温，倦怠乏力，口苦，舌质淡红，苔黄厚腻夹白，脉沉弱。

［辨证施治］辨为心肝不足，阳明热结，风痰夹寒证；治当补益心肝，交通心肾，清泄阳明，息风化痰。

［处方］给予酸枣仁汤、大承气汤、乌头半夏汤与藜芦人参汤合方：酸枣仁45 g，茯苓12 g，川芎6 g，知母6 g，大黄12 g，芒硝（烊化，冲服）8 g，枳实5 g，厚朴24 g，制川乌6 g，生半夏12 g，红参10 g，藜芦1.5 g，生姜10 g，大枣12枚，炙甘草10 g。6剂，以水1 000~1 200 mL，浸泡30 min，大火烧开，小火煎煮50 min，每日分早、中、晚3次服。

二诊：失眠、噩梦略有好转，仍大便干结，以前方变大黄为15 g，芒硝为10 g，6剂。

三诊：失眠、噩梦较前好转，大便正常，仍心烦，以前方加黄连10 g，6剂。

四诊：失眠、噩梦较前又有好转，肛门灼热消除，仍手足不温，以前方变制川乌为9 g，6剂。

五诊：失眠、噩梦较前又有好转，仍身体沉重，以前方变茯苓、川芎为各24 g，6剂。

六诊：失眠、噩梦较前又有明显好转，仍肌肉颤抖，以前方变藜芦为2.5 g，6剂。

七诊：失眠、噩梦较前又有明显好转，又以前方治疗50余剂，睡眠基本正常。

余诊：又以前方巩固治疗20余剂。随访1年，一切尚好。

【用方体会】根据失眠、噩梦、心悸、脉沉弱辨为心肝不足；又根据大便干结、肛门灼热辨为阳明热结；因手足不温辨为热夹寒；又因倦怠乏力辨为气虚；复因身体沉重、肌肉颤抖辨为风痰，以此辨为心肝不足，阳明热结，风痰夹寒证。方以酸枣仁汤养心舍魂，益气清热；以大承气汤清泻热结；以乌头半夏汤温阳散寒，燥湿化痰；以藜芦人参汤息风化痰，益气安神。方药相互为用，以取其效。

【特别提示】处方中藜芦与红参相互为用，旨在倍增益气息风化痰之功；制川乌与生半夏相互为用，旨在倍增温通化瘀化痰之功。

八、睡眠障碍（嗜睡）

詹某，男，52岁，河南人，有多年睡眠障碍（嗜睡）病史，服用中西药未能有效控制症状，近由病友介绍前来诊治。

刻诊：嗜睡（每天能睡眠20 h），头昏，头沉，倦怠乏力，手足不温，怕冷，大便溏泄，身体沉重，小腿抽筋，口干欲饮热水，舌质淡红，苔薄黄白夹杂，脉沉弱。

［辨证施治］辨为阳虚风痰伤阴证；治当温阳散寒，息风化痰，兼清郁热。

［处方］给予桂枝人参汤、赤丸、附子天花粉汤与藜芦芍药汤合

方：桂枝12 g，红参10 g，白术10 g，干姜10 g，制川乌6 g，生半夏12 g，茯苓12 g，细辛3 g，制附子10 g，天花粉12 g，白芍10 g，藜芦1.5 g，生姜10 g，大枣12枚，炙甘草10 g。6剂，以水1 000~1 200 mL，浸泡30 min，大火烧开，小火煎煮50 min，每日分早、中、晚3次服。

二诊：嗜睡略有好转，仍头昏、头沉，以前方加川芎15 g，6剂。

三诊：嗜睡较前好转，仍大便溏泄，以前方变白术为15 g，6剂。

四诊：嗜睡较前又有好转，仍小腿抽筋，以前方变藜芦为2.5 g，6剂。

五诊：嗜睡较前又有明显好转，仍怕冷，以前方变制附子、干姜为各12 g，6剂。

六诊：嗜睡基本消除，仍倦怠乏力，以前方变红参为12 g，6剂。

七诊：诸症基本消除，又以前方治疗30余剂，诸症悉除。

随访1年，一切尚好。

【用方体会】根据嗜睡、怕冷、脉沉弱辨为阳虚；又根据头昏、头沉、身体沉重辨为痰；因小腿抽筋辨为风；又因倦怠乏力辨为气虚；复因口干欲饮热水辨为寒郁伤阴，以此辨为阳虚风痰伤阴证。方以桂枝人参汤益气温阳；以赤丸温化寒痰；以附子天花粉汤温阳散寒，益阴生津；以藜芦芍药汤息风化痰，缓急柔筋。方药相互为用，以取其效。

【特别提示】处方中藜芦与红参相互为用，旨在倍增益气息风化痰之功；藜芦与白芍相互为用，旨在倍增补血通泄、息风化痰之功；藜芦与细辛相互为用，旨在倍增温宣息风化痰之功；制附子与生半夏相互为用，旨在倍增温阳化瘀化痰之功；制附子与天花粉相互为用，旨在倍增温阳化瘀、清热益阴之功；制川乌与生半夏相互为用，旨在倍增温通化瘀化痰之功；制川乌与天花粉相互为用，旨在倍增温通化瘀、清热益阴之功。

九、进食障碍（神经性厌食）

夏某，女，19岁，河南人，有3年进食障碍（神经性厌食）病史，服用中西药未能有效控制症状，近由病友介绍前来诊治。

刻诊：担忧食物有毒性，担心进食会增加体重，形体消瘦，不思饮食，食后胃脘沉闷胀满，情绪低落，倦怠乏力，嗳气，闭经1年，自汗，盗汗，手足不温，怕冷，大便干结，夜间手脚抽筋，口干欲饮热水，舌红少苔，脉沉细弱。

［**辨证施治**］辨为阴阳俱虚，郁瘀风痰证；治当滋补阴阳，行气活血，息风化痰。

［**处方**］给予麦门冬汤、四逆汤、橘皮汤、四逆散与附子白及汤合方：麦冬170 g，红参10 g，生半夏12 g，粳米15 g，生附子5 g，干姜5 g，柴胡12 g，枳实12 g，白芍12 g，陈皮24 g，制附子10 g，白及3 g，藜芦1.5 g，生姜24 g，大枣12枚，炙甘草10 g。6剂，以水1 000~1 200 mL，浸泡30 min，大火烧开，小火煎煮50 min，每日分早、中、晚3次服。

二诊：盗汗减轻，大便略溏，仍胃脘胀满，以前方变陈皮为30 g，麦冬为100 g，6剂。

三诊：胃脘胀满较前减轻，仍嗳气，以前方变陈皮为45 g，6剂。

四诊：胃脘胀满基本消除，嗳气好转，仍有盗汗、自汗，以前方变白芍为30 g，6剂。

五诊：手足温和，怕冷基本消除，仍手脚抽筋，以前方变藜芦为2.5 g，6剂。

六诊：倦怠乏力较前好转，仍情绪低落，以前方变柴胡、枳实、炙甘草为各15 g，6剂。

七诊：情绪低落较前好转，仍胃脘沉闷，以前方变陈皮为50 g，生姜为30 g，6剂。

八诊：饮食较前明显好转，又以前方治疗50余剂，诸症悉除。

随访1年，一切尚好。

【**用方体会**】根据不思饮食、怕冷、脉沉弱辨为阳虚；又根据盗汗、舌红少苔辨为阴虚；因手脚抽筋、食后胃脘沉闷胀满辨为风痰；又因情绪低落辨为气郁；复因闭经辨为瘀，以此辨为阴阳俱虚，郁瘀风痰证。方以麦门冬汤益气滋阴降逆；以四逆汤益气温阳散寒；以四逆散疏理气机；以橘皮汤行气除满；以附子白及汤温阳散寒，生肌化瘀。方药相互为用，以取其效。

【特别提示】处方中藜芦与红参相互为用，旨在倍增益气息风化痰之功；藜芦与白芍相互为用，旨在倍增补血通泄、息风化痰之功；制附子与生半夏相互为用，旨在倍增温阳化瘀化痰之功；制附子与白及相互为用，旨在倍增温阳化瘀生新之功；生附子与生半夏相互为用，旨在倍增温阳消癥化痰之功；生附子与白及相互为用，旨在倍增温阳消癥生新之功。

十、应激障碍（情感障碍）

郑某，女，48岁，河南人，4年前年因车祸引起应激障碍（情感障碍），服用中西药未能有效控制症状，近由病友介绍前来诊治。

刻诊：心神不宁，恐惧不安，悲伤欲哭，情绪低落，悲观失望，表情淡漠，麻木不仁，心慌气短，头晕，头沉，头痛，失眠噩梦，肌肉颤抖，自汗盗汗，手足不温，怕冷，口干欲饮热水，舌质红，苔黄白夹杂，脉沉细弱。

［**辨证施治**］辨为心肝不足，心肾不交，气郁风痰证；治当调补心肝，行气解郁，息风化痰。

［**处方**］给予酸枣仁汤、小柴胡汤、桂枝加龙骨牡蛎汤、附子天花粉汤与藜芦芍药汤合方：酸枣仁50 g，知母6 g，川芎6 g，茯苓12 g，柴胡24 g，生半夏12 g，红参10 g，黄芩10 g，制附子5 g，桂枝10 g，白芍12 g，龙骨12 g，牡蛎12 g，天花粉12 g，藜芦1.5 g，生姜24 g，大枣12枚，炙甘草10 g。6剂，以水1 000~1 200 mL，浸泡30 min，大火烧开，小火煎煮50 min，每日分早、中、晚3次服。

二诊：情绪低落略有好转，仍肌肉颤抖，以前方变藜芦为3 g，6剂。

三诊：情绪低落较前好转，仍心慌气短，以前方变红参为12 g，6剂。

四诊：情绪低落较前又有好转，仍头痛头晕，以前方变白芍、川芎为各15 g，6剂。

五诊：心神不宁、恐惧不安略有好转，仍怕冷，以前方变制附子为12 g，6剂。

六诊：肌肉颤抖较前减轻，仍失眠噩梦，以前方变龙骨为45g，6剂。

七诊：情绪低落较前又有好转，仍自汗盗汗，以前方变白芍为40g，6剂。

八诊：诸症基本趋于缓解，又以前方治疗120余剂，诸症基本消除。

余诊：之后，又以前方治疗50余剂，诸症悉除。随访1年，一切尚好。

【用方体会】根据心神不宁、脉弱辨为心气不足；又根据失眠噩梦辨为肝血不足；因恐惧不安、心慌气短辨为心肾不交；又因情绪低落辨为气郁；复因口干欲饮热水辨为寒热夹杂；更因头沉、肌肉颤抖辨为风痰，以此辨为心肝不足，心肾不交，气郁风痰证。方以酸枣仁汤养心安魂；以小柴胡汤益气调理气机；以桂枝加龙骨牡蛎汤交通心肾，潜阳安神；以附子天花粉汤温阳散寒，益阴清热；以藜芦芍药汤息风化痰，补血缓急。方药相互为用，以取其效。

【特别提示】处方中藜芦与红参相互为用，旨在倍增益气息风化痰之功；藜芦与白芍相互为用，旨在倍增补血通泄、息风化痰之功；制附子与生半夏相互为用，旨在倍增温阳化瘀化痰之功；制附子与天花粉相互为用，旨在倍增温阳化瘀、清热益阴之功。

十一、心境障碍（抑郁狂躁混合发作，又称双相情感障碍）

郑某，女，26岁，河南人，有3年心境障碍（抑郁狂躁混合发作，又称双相情感障碍）病史，服用中西药未能有效控制症状，近由病友介绍前来诊治。

刻诊：先有情绪低落，表情淡漠，反应迟钝，少言懒动，然后言语不休，时时骂人，狂言妄语，躁动不安，每日数次发作，大便干结，四肢抽搐，手足烦热，自汗，舌质淡红，苔白厚腻夹黄，脉沉。

［辨证施治］辨为肝郁阳热夹风痰证；治当疏肝理气，清泻郁热，温阳散寒，息风化痰。

［处方］给予小柴胡汤、大承气汤、附子白蔹汤与藜芦芍药汤合方：柴胡24g，生半夏12g，红参10g，黄芩10g，大黄12g，芒硝（冲

服）8 g，枳实5 g，厚朴24 g，制附子10 g，白蔹6 g，白芍12 g，藜芦1.5 g，生姜10 g，大枣12枚，炙甘草10 g。6剂，以水1 000~1 200 mL，浸泡30 min，大火烧开，小火煎煮50 min，每日分早、中、晚3次服。

二诊：抑郁症状略有好转，仍大便干结，以前方变大黄为15 g，芒硝为10 g，6剂。

三诊：狂躁症状略有好转，仍四肢抽搐，以前方变白芍为24 g，藜芦为3 g，6剂。

四诊：抑郁症状、狂躁症状较前好转，大便仍干结，以前方变大黄为20 g，6剂。

五诊：抑郁症状、狂躁症状较前又有轻微好转，大便基本正常，仍自汗，以前方加牡蛎40 g，6剂。

六诊：抑郁症状、狂躁症状较前又有轻微好转，仍舌苔厚腻，以前方变生半夏为15 g，6剂。

七诊：抑郁症状、狂躁症状较前又有好转，以前方6剂继服。

八诊：抑郁症状、狂躁症状较前又有好转，又以前方治疗100余剂，诸症基本消除。

余诊：之后，又以前方治疗100余剂，诸症悉除。随访1年，一切尚好。

【用方体会】根据抑郁症状辨为肝郁；又根据狂躁症状辨为热结；因四肢抽搐辨为风；又因苔厚腻辨为痰；复因苔白厚腻夹黄辨为痰寒夹热，以此辨为肝郁阳热夹风痰证。方以小柴胡汤疏理肝气，清热通阳；以大承气汤清泻阳热内结；以附子白蔹汤温阳散寒，息风解痉；以藜芦芍药汤息风化痰，补血柔筋。方药相互为用，以取其效。

【特别提示】处方中藜芦与红参相互为用，旨在倍增益气息风化痰之功；藜芦与白芍相互为用，旨在倍增补血通泄、息风化痰之功；制附子与生半夏相互为用，旨在倍增温阳化瘀化痰之功；制附子与白蔹相互为用，旨在倍增温阳化瘀解热之功。

十二、精神分裂症（知觉思维障碍）

许某，女，29岁，河南人，有4年精神分裂症（知觉思维障碍）病史，服用中西药未能有效控制症状，近由病友介绍前来诊治。

刻诊：自诉常常听到别人在骂自己，能看到别人看不到的东西，能闻到别人闻不到的东西，总是担心有人在暗中监视自己、有人要谋害自己、有人在食物中投毒、有人在贬低自己，大便溏泄（6~7次/d），四肢冰凉，肌肉抽搐，舌质淡红，苔厚腻黄白夹杂，脉沉弱。

［**辨证施治**］辨为心肝不足，心肾不交，阳虚风痰证；治当滋补心肝，交通心肾，温阳安神，息风化痰。

［**处方**］给予酸枣仁汤、桂枝加龙骨牡蛎汤、茯苓四逆汤、小半夏汤与藜芦人参汤合方：酸枣仁45 g，知母6 g，川芎6 g，茯苓12 g，桂枝10 g，白芍10 g，龙骨12 g，牡蛎12 g，生附子5 g，干姜5 g，生半夏24 g，红参10 g，藜芦1.5 g，生姜24 g，大枣12枚，炙甘草10 g。6剂，以水1 000~1 200 mL，浸泡30 min，大火烧开，小火煎煮50 min，每日分早、中、晚3次服。

二诊：幻视略有好转，仍幻听，以前方变龙骨、牡蛎为各40 g，6剂。

三诊：幻视、幻听较前又有轻微好转，仍大便溏泄，以前方加白术15 g，6剂。

四诊：担忧症状略有减轻，大便仍溏泄，以前方变白术为24 g，红参为12 g，6剂。

五诊：担忧症状较前又有轻微减轻，大便基本正常，仍肌肉抽搐，以前方变藜芦为3 g，6剂。

六诊：幻视、幻听、担忧症状较前又有轻微好转，仍四肢冰凉，以前方变生附子为6 g，干姜为15 g，6剂。

七诊：幻视、幻听、担忧症状较前又有轻微好转，四肢冰凉较前温和，以前方6剂继服。

八诊：幻视、幻听、担忧症状较前又有轻微好转，又以前方治疗150余剂，诸症基本消除。

余诊：之后，又以前方治疗120余剂，诸症悉除。随访1年，一切尚好。

【用方体会】根据担忧、幻视辨为心肝不足；又根据幻视、幻听辨为心肾不交；因四肢冰凉辨为寒；又因肌肉抽搐、苔厚腻辨为风痰；复因大便溏泄、脉沉弱辨为气虚，以此辨为心肝不足，心肾不交，阳虚风痰证。方以酸枣仁汤调补心肝，安神舍魂；以桂枝加龙骨牡蛎汤交通心肾，潜阳安神；以茯苓四逆汤温阳散寒，宁心安神；以小半夏汤温化燥湿化痰；以藜芦人参汤息风化痰，益气安神。方药相互为用，以取其效。

【特别提示】处方中藜芦与红参相互为用，旨在倍增益气息风化痰之功；藜芦与白芍相互为用，旨在倍增补血通泄、息风化痰之功；生附子与生半夏相互为用，旨在倍增温阳消癥化痰之功。

十三、精神分裂症（狂躁型）

蒋某，女，35岁，河南人，有多年精神分裂症（狂躁型）病史，服用中西药未能有效控制症状，近由病友介绍前来诊治。

刻诊：失眠，多梦，耳鸣，头痛，面红目赤，坐卧不安，狂躁不宁，骂人毁物，不避亲疏，时时摇头，大便干结，肛门灼热，舌质淡红夹瘀紫，苔白厚腻夹黄，脉沉弱。

［**辨证施治**］辨为阳明瘀热，心肾不交，风痰扰心证；治当清泻瘀热，息风化痰。

［**处方**］给予大承气汤、桃核承气汤、桂枝加龙骨牡蛎汤、附子半夏汤与藜芦人参汤合方：大黄24 g，芒硝10 g，枳实5 g，厚朴24 g，桂枝10 g，桃仁10 g，白芍10 g，龙骨12 g，牡蛎12 g，制附子10 g，生半夏24 g，红参10 g，藜芦1.5 g，生姜24 g，大枣12枚，炙甘草10 g。6剂，以水1 000~1 200 mL，浸泡30 min，大火烧开，小火煎煮50 min，每日分早、中、晚3次服。

二诊：大便较前通畅，仍肛门灼热，以前方加黄连10 g，6剂。

三诊：大便正常，肛门灼热较前减轻，仍失眠、多梦，以前方变龙骨、牡蛎为各45 g，6剂。

四诊：失眠、多梦较前略有减轻，仍狂躁不宁，以前方变黄连为24 g，6剂。

五诊：狂躁不宁较前又有轻微减轻，仍时时摇头，以前方变藜芦为3 g，白芍为30 g，6剂。

六诊：坐卧不安、狂躁不宁基本趋于缓解，面红目赤基本消除，仍头痛，以前方变桂枝为15 g，6剂。

七诊：头痛较前明显减轻，肛门灼热消除，大便溏泄，以前方变大黄为20 g，6剂。

八诊：诸症较前基本趋于平稳，又以前方治疗100余剂，诸症基本消除。

余诊：之后，又以前方治疗120余剂，诸症悉除。随访1年，一切尚好。

【用方体会】根据骂人毁物、大便干结、肛门灼热辨为阳明热结；又根据失眠、耳鸣辨为心肾不交；因时时摇头、苔厚腻、脉弱辨为风痰夹虚；复因狂躁不宁、舌质夹瘀紫辨为瘀；更因舌质淡红、苔白厚腻夹黄辨为寒夹热，以此辨为阳明瘀热，心肾不交，风痰扰心证。方以大承气汤清泻阳明热结；以桂枝加龙骨牡蛎汤交通心肾，潜阳安神；以桃核承气汤清泻瘀热；以附子半夏汤温阳散寒，燥湿化痰；以藜芦人参汤息风化痰，益气安神。方药相互为用，以取其效。

【特别提示】处方中藜芦与红参相互为用，旨在倍增益气息风化痰之功；藜芦与白芍相互为用，旨在倍增补血通泄、息风化痰之功；制附子与生半夏相互为用，旨在倍增温阳化瘀化痰之功。

十四、疑病症

孙某，女，52岁，河南人，有多年疑病症病史，曾多次检查未发现明显器质性病变，全身各部不舒服，服用中西药未能有效控制症状，近由病友介绍前来诊治。

刻诊：怀疑有头部病变（头痛，头晕，头沉，头紧，头昏），怀疑有全身病变（全身肌肉关节沉重、酸困、胀痛），怀疑心、肺、肝、脾、胃、肾病变（心悸，心胸烦热，呼吸不利，胸胁脘腹疼痛，不思饮食，嗳气，大便不畅，腰痛），情绪低落，急躁易怒，手足不温，怕冷，倦怠乏力，手足颤抖，舌质红夹瘀紫，苔黄腻夹白，脉沉弱。

［**辨证施治**］辨为寒热郁瘀，风痰夹虚证；治当平调寒热，行气活血，息风化痰，益气和中。

［**处方**］给予小柴胡汤、乌头汤、橘皮汤、附子白蔹汤与藜芦人参汤合方：柴胡24 g，黄芩10 g，红参10 g，生半夏12 g，制川乌10 g，黄芪10 g，白芍10 g，麻黄10 g，陈皮24 g，制附子10 g，白蔹6 g，红参10 g，藜芦1.5 g，生姜24 g，大枣12枚，炙甘草10 g。6剂，以水1 000~1 200 mL，浸泡30 min，大火烧开，小火煎煮50 min，每日分早、中、晚3次服。

二诊：头部症状略有减轻，仍嗳气，以前方变陈皮为40 g，6剂。

三诊：嗳气减少，仍倦怠乏力，以前方变红参为12 g，6剂。

四诊：全身症状略有减轻，仍手足颤抖，以前方变藜芦为3 g，6剂。

五诊：手足颤抖虽较前轻微减轻，以前方变白芍为40 g，6剂。

六诊：心、肺、肝、脾、胃、肾症状较前减轻，仍急躁易怒，以前方加龙骨40 g，6剂。

七诊：全身症状基本消除，倦怠乏力明显好转，以前方6剂继服。

八诊：诸症较前基本趋于缓解，又以前方治疗120余剂，诸症消除。

余诊：之后，又以前方巩固治疗80余剂，诸症悉除。随访1年，一切尚好。

【**用方体会**】根据头部病变、手足不温、怕冷辨为寒；又根据全身病变、心胸烦热、舌质红辨为热；因情绪低落、倦怠乏力辨为气郁气虚；复因舌质红夹瘀紫辨为瘀；更因手足颤抖、肌肉关节沉重、苔黄腻辨为风痰，以此辨为寒热郁瘀，风痰夹虚证。方以小柴胡汤平调寒热，行气解郁；以乌头汤温阳宣透，益气补血；以橘皮汤行气降逆；以附子白蔹汤温阳散寒，清热解痉；以藜芦人参汤息风化痰，益气安神。方药相互为用，以取其效。

【特别提示】处方中藜芦与红参相互为用，旨在倍增益气息风化痰之功；藜芦与白芍相互为用，旨在倍增补血通泄、息风化痰之功；制附子与生半夏相互为用，旨在倍增温阳化瘀化痰之功；制附子与白蔹相互为用，旨在倍增温阳化瘀解热之功；制川乌与生半夏相互为用，旨在倍增温通化瘀化痰之功；制川乌与白蔹相互为用，旨在倍增温通化瘀解热之功。

十五、恐惧症

李某，女，38岁，河南人，有多年恐惧症病史，服用中西药未能有效控制症状，近由病友介绍前来诊治。

刻诊：对周围环境恐惧（恐惧车辆撞上自己，恐惧天上掉下东西砸到自己，恐惧房屋会倒塌），恐惧动物（如狗、猫、蛇、蜘蛛），恐惧自然环境（恐惧风把自己吹伤，恐惧雨把自己淋伤，恐惧寒把自己冻伤，恐惧热把自己灼伤），心胸烦热，手足不温，怕冷，心悸气短，倦怠乏力，小腿抽筋，口苦口腻，舌质淡红，苔腻黄白夹杂，脉沉弱。

［**辨证施治**］辨为心热肾寒，风痰夹虚证；治当清心温肾，息风化痰，益气和中。

［**处方**］给予黄连阿胶汤、天雄散、桂枝加龙骨牡蛎汤、附子半夏汤与藜芦人参汤合方：黄连12 g，黄芩6 g，阿胶珠10 g，鸡子黄（烊化，冲服）2枚，白芍6 g，炮天雄10 g，制附子10 g，白术24 g，桂枝20 g，龙骨12 g，牡蛎12 g，生半夏12 g，红参10 g，藜芦1.5 g，生姜10 g，大枣12枚，炙甘草10 g。6剂，以水1 000~1 200 mL，浸泡30 min，大火烧开，小火煎煮50 min，每日分早、中、晚3次服。

二诊：恐惧症状改善很轻微，仍心胸烦热，以前方变黄芩为12 g，6剂。

三诊：心胸烦热略有好转，仍手足不温，以前方变制附子为12 g，6剂。

四诊：恐惧症状较前略有减轻，恐惧动物仍比较明显，以前方变龙骨、牡蛎为各40 g，6剂。

五诊：恐惧症状较前又有轻微减轻，仍倦怠乏力，以前方变红参为12 g，6剂。

六诊：恐惧症状较前又有轻微减轻，仍小腿抽筋，以前方变白芍为30 g，藜芦为3 g，6剂。

七诊：恐惧症状较前又有轻微减轻，仍心悸，以前方变红参为15 g，6剂。

八诊：恐惧症状较前又有轻微减轻，又以前方治疗150余剂，诸症基本消除。

余诊：之后，又以前方巩固治疗100余剂，诸症悉除。随访1年，一切尚好。

【用方体会】根据恐惧症状、心胸烦热辨为心热；又根据手足不温辨为肾寒；因倦怠乏力、脉沉弱辨为气虚；复因口苦口腻辨为湿热；更因小腿抽筋、苔腻辨为风痰，以此辨为心热肾寒，风痰夹虚证。方以黄连阿胶汤清心热，育肾阴，交通心肾；以天雄散温肾壮阳，潜阳安神；以桂枝加龙骨牡蛎汤交通心肾，潜阳安神；以附子半夏汤温阳散寒，燥湿化痰；以藜芦人参汤息风化痰，益气安神。方药相互为用，以取其效。

【特别提示】处方中藜芦与红参相互为用，旨在倍增益气息风化痰之功；藜芦与白芍相互为用，旨在倍增补血通泄、息风化痰之功；制附子与生半夏相互为用，旨在倍增温阳化瘀化痰之功；炮天雄与生半夏相互为用，旨在倍增壮阳化痰之功。

十六、强迫症

赵某，男，41岁，河南人，有多年强迫症病史，服用中西药未能有效控制症状，近由病友介绍前来诊治。

刻诊：出门时检查锁门数十次，睡觉前检查反锁门数十次，手接触到任何东西都要洗手数十次，与人说话重复强调一个事情，噩梦，失眠，手足烦热，盗汗，大便干结，倦怠乏力，皮肤瘙痒，口苦口腻，舌质淡红，苔黄腻白夹杂，脉沉弱。

［**辨证施治**］辨为阴虚湿热夹风痰证；治当滋阴清热，息风化痰，益气和中。

［**处方**］给予百合地黄汤、半夏泻心汤、酸枣仁汤与藜芦芍药汤合方：百合15 g，生地黄50 g，红参10 g，黄连3 g，黄芩10 g，生半夏12 g，干姜10 g，白芍24 g，酸枣仁45 g，茯苓12 g，知母6 g，川芎6 g，藜芦1.5 g，生姜10 g，大枣12枚，炙甘草10 g。6剂，以水1 000~1 200 mL，浸泡30 min，大火烧开，小火煎煮50 min，每日分早、中、晚3次服。

二诊：强迫症状略有改善，仍噩梦，以前方加牡蛎、龙骨各30 g，6剂。

三诊：噩梦略有减少，仍手足烦热，以前方变知母为12 g，6剂。

四诊：强迫症状较前略有改善，仍大便干结，以前方变生地黄为60 g，6剂。

五诊：大便正常，强迫症状较前又有轻微改善，仍皮肤瘙痒，以前方变藜芦为3 g，6剂。

六诊：强迫症状较前又有轻微改善，仍有口苦口腻，以前方变黄连为10 g，6剂。

七诊：强迫症状较前又有轻微改善，皮肤瘙痒基本消除，以前方变藜芦为2 g，6剂。

八诊：强迫症状较前又有轻微改善，又以前方治疗160余剂，诸症基本消除。

余诊：之后，又以前方巩固治疗120余剂，诸症悉除。随访1年，一切尚好。

【**用方体会**】根据强迫症状、手足烦热、盗汗辨为阴虚；又根据口苦口腻辨为湿热；因倦怠乏力、脉沉弱辨为气虚；又因失眠、噩梦辨为心肝不足；复因皮肤瘙痒、苔腻辨为风痰；更因舌质淡红、苔黄腻白夹杂辨为热夹寒，以此辨为阴虚湿热夹风痰证。方以百合地黄汤滋阴凉血；以半夏泻心汤清热燥湿，益气温通；以酸枣仁汤调补心肝，安神舍魂；以藜芦芍药汤息风化痰，补血益阴。方药相互为用，以取其效。

【**特别提示**】处方中藜芦与红参相互为用，旨在倍增益气息风化痰之功；藜芦与白芍相互为用，旨在倍增补血通泄、息风化痰之功。

十七、抑郁焦虑症

案一

詹某，女，58岁，河南人，有多年抑郁焦虑症病史，服用中西药未能有效控制症状，近由病友介绍前来诊治。

刻诊：心烦急躁，情绪低落，表情淡漠，噩梦，失眠，肌肉蠕动，手足不温，自汗，怕冷，大便干结，倦怠乏力，口腻，舌质淡红，苔白厚腻，脉沉弱。

［**辨证施治**］辨为阳虚夹风痰证；治当温阳散寒，息风化痰，益气安神。

［**处方**］给予茯苓四逆汤、大黄附子汤、酸枣仁汤、附子半夏汤与藜芦人参汤合方：茯苓12 g，生附子5 g，干姜5 g，红参10 g，大黄10 g，制附子15 g，细辛6 g，生半夏12 g，酸枣仁45 g，知母6 g，川芎6 g，藜芦1.5 g，生姜10 g，大枣12枚，炙甘草10 g。6剂，以水1 000~1 200 mL，浸泡30 min，大火烧开，小火煎煮50 min，每日分早、中、晚3次服。

二诊：心烦急躁略有减轻，仍失眠，以前方加牡蛎、龙骨各30 g，6剂。

三诊：手足不温、怕冷较前明显好转，仍肌肉蠕动，以前方变藜芦为3 g，6剂。

四诊：失眠、噩梦较前明显好转，仍倦怠乏力，以前方变红参为12 g，6剂。

五诊：大便正常，情绪低落较前又有好转，仍口腻，以前方变茯苓为24 g，6剂。

六诊：噩梦、失眠较前又有明显好转，仍有情绪低落，以前方加柴胡24 g，6剂。

七诊：心烦急躁、情绪低落较前又有明显好转，以前方6剂继服。

八诊：诸症基本趋于平稳，又以前方治疗120余剂，诸症基本消除。

余诊：之后，又以前方巩固治疗50余剂，诸症悉除。随访1年，一切尚好。

【**用方体会**】根据情绪低落、心烦急躁、手足不温辨为阳虚；又根据噩梦、失眠辨为心肝不足；因倦怠乏力、脉沉弱辨为气虚；又因肌肉蠕动、口腻、苔腻辨为风痰，以此辨为阳虚夹风痰证。方以茯苓四逆汤益气温阳，宁心安神；以大黄附子汤温通降浊；以酸枣仁汤调补心肝，安神舍魂；以附子半夏汤温阳化痰；以藜芦人参汤息风化痰，益气安神。方药相互为用，以取其效。

【特别提示】处方中藜芦与红参相互为用，旨在倍增益气息风化痰之功；藜芦与细辛相互为用，旨在倍增温宣息风化痰之功；制附子与生半夏相互为用，旨在倍增温阳化瘀化痰之功；生附子与生半夏相互为用，旨在倍增温阳消癥化痰之功。

案二

唐某，女，42岁，河南人，有多年抑郁焦虑症病史，服用中西药未能有效控制症状，近由病友介绍前来诊治。

刻诊：心烦急躁，情绪低落，表情淡漠，噩梦，失眠，肌肉蠕动，手足烦热，盗汗，面色潮红，大便干结，倦怠乏力，四肢沉重困胀，口干咽燥，舌红少苔，脉沉弱。

[辨证施治]辨为阴虚郁热夹风痰证；治当滋阴解郁，息风化痰。

[处方]给予百合地黄汤、四逆散、酸枣仁汤与藜芦人参汤合方：百合15 g，生地黄50 g，柴胡15 g，白芍15 g，枳实15 g，酸枣仁45 g，知母6 g，川芎6 g，茯苓12 g，红参10 g，藜芦1.5 g，生姜10 g，大枣12枚，炙甘草10 g。6剂，以水1 000~1 200 mL，浸泡30 min，大火烧开，小火煎煮50 min，每日分早、中、晚3次服。

二诊：手足烦热减轻，仍盗汗，以前方加牡蛎、龙骨各30 g，6剂。

三诊：手足烦热较前又有减轻，仍噩梦、失眠，以前方变龙骨、牡蛎为各45 g，6剂。

四诊：噩梦、失眠较前好转，仍大便干结，以前方变生地黄为60 g，6剂。

五诊：盗汗、手足烦热基本消除，心烦急躁较前明显减轻，仍倦怠乏力，以前方变红参为12 g，6剂。

六诊：噩梦、失眠较前又有明显好转，仍情绪低落、表情淡漠，以前方变柴胡、白芍、枳实为各20 g，6剂。

七诊：情绪低落、表情淡漠较前又有好转，大便略溏，以前方变生地黄为50 g，6剂。

八诊：诸症基本趋于缓解，又以前方治疗120余剂，诸症基本消除。

余诊：之后，又以前方巩固治疗100余剂，诸症悉除。随访1年，一切尚好。

【用方体会】根据情绪低落、心烦急躁、盗汗辨为阴虚气郁；又根据噩梦、失眠辨为心肝不足；因倦怠乏力、脉沉弱辨为气虚；又因肌肉蠕动、四肢沉重辨为风痰，以此辨为阴虚郁热夹风痰证。方以百合地黄汤滋阴凉血；以四逆散疏理气机；以酸枣仁汤调补心肝，安神舍魂；以藜芦人参汤息风化痰，益气安神。方药相互为用，以取其效。

【特别提示】处方中藜芦与红参相互为用，旨在倍增益气息风化痰之功；藜芦与白芍相互为用，旨在倍增补血通泄、息风化痰之功。

案三

许某，女，37岁，河南人，有多年抑郁焦虑症病史，服用中西药未能有效控制症状，近由病友介绍前来诊治。

刻诊：心烦急躁，情绪低落，表情淡漠，噩梦，失眠，下午身热（体温正常），手足不温，怕冷，大便溏泄，倦怠乏力，口苦口腻，舌质红，苔黄腻夹白，脉沉弱。

［**辨证施治**］辨为郁夹寒热，气虚夹痰证；治当行气解郁，平调寒热，息风化痰。

［**处方**］给予小柴胡汤、蜀漆散、酸枣仁汤、黄连粉方与附子天花粉汤合方：柴胡24 g，黄芩10 g，红参10 g，生半夏12 g，蜀漆10 g，云母10 g，龙骨10 g，酸枣仁45 g，川芎6 g，茯苓12 g，知母6 g，黄连15 g，制附子10 g，天花粉12 g，生姜10 g，大枣12枚，炙甘草10 g。6剂，以水1 000~1 200 mL，浸泡30 min，大火烧开，小火煎煮50 min，每日分早、中、晚3次服。

二诊：下午身热基本消除，仍手足不温，以前方变制附子为12 g，生姜为15 g，6剂。

三诊：手足较前温和，仍噩梦、失眠，以前方变龙骨、蜀漆、云母为各15 g，6剂。

四诊：噩梦、失眠较前好转，仍大便溏泄，以前方变红参为12 g，茯苓为24 g，6剂。

五诊：大便基本正常，仍口苦口腻，以前方变黄连为18 g，黄芩为20 g，6剂。

六诊：心烦急躁基本消除，噩梦、失眠较前又有明显好转，仍怕冷，以前方变制附子为15 g，6剂。

七诊：诸症基本趋于缓解，又以前方治疗100余剂，诸症基本消除。

余诊：之后，又以前方巩固治疗120余剂，诸症悉除。随访1年，一切尚好。

【用方体会】根据情绪低落、心烦急躁辨为气郁；又根据噩梦、失眠辨为心肝不足；因倦怠乏力、脉沉弱辨为气虚；又因口苦口腻辨为痰热；复因手足不温、怕冷辨为阳虚，以此辨为郁夹寒热，气虚夹痰证。方以小柴胡汤平调寒热，行气解郁；以蜀漆散清热化痰安神；以酸枣仁汤调补心肝，安神舍魂；以黄连粉方清热燥湿；以附子天花粉汤温阳散寒，益阴清热。方药相互为用，以取其效。

【特别提示】处方中制附子与生半夏相互为用，旨在倍增温阳化瘀化痰之功；制附子与天花粉相互为用，旨在倍增温阳化瘀、清热益阴之功。

第八节　经方合方“十八反”配伍辨治神经病变

一、运动神经元病

杨某，女，53岁，河南人，有2年运动神经元病病史，服用中西药未能有效控制症状，近由病友介绍前来诊治。

刻诊：肌肉无力，肌肉萎缩，肌肉震颤，肌张力增高，四肢沉重、抽筋，行走困难，容易跌倒，手指活动不灵活，手足冰凉，怕冷，注意力不集中，说话不流畅，大便溏泄，倦怠乏力，口苦口腻，舌红少苔，脉沉弱。

［**辨证施治**］辨为阴阳俱虚，湿热风痰证；治当滋补阴阳，清热燥湿，息风化痰。

［**处方**］给予百合地黄汤、半夏泻心汤、附子白及汤与藜芦芍药汤合方：百合15 g，生地黄50 g，黄连3 g，黄芩10 g，生半夏12 g，红参10 g，干姜10 g，制附子10 g，天花粉12 g，藜芦1.5 g，白及3 g，白芍12 g，生姜10 g，大枣12枚，炙甘草10 g。6剂，以水1 000~1 200 mL，浸泡30 min，大火烧开，小火煎煮50 min，每日分早、中、晚3次服。

二诊：肌肉震颤略有减轻，仍手足冰凉，以前方变制附子、干姜为各12 g，6剂。

三诊：肌肉震颤较前又有轻微减轻，仍手足冰凉，以前方变制附子、干姜为各15 g，6剂。

四诊：肌肉震颤较前又有减轻，手足冰凉较前好转，仍四肢抽筋，以前方变藜芦为3 g，白芍为24 g，6剂。

五诊：四肢抽筋较前好转，仍口苦口腻，以前方变黄连为10 g，6剂。

六诊：四肢抽筋、肌肉震颤较前又有好转，仍肌肉无力，以前方变红参为12 g，6剂。

七诊：手足冰凉基本恢复正常，手指活动较前灵活，仍倦怠乏力，以前方变红参为15 g，6剂。

八诊：诸症基本趋于平稳，又以前方治疗120余剂，肌肉萎缩略有恢复，病情基本趋于稳定。

余诊：之后，又以前方继续巩固治疗。随访3年，病情基本稳定。

【**用方体会**】根据肌肉萎缩、手足冰凉辨为阳虚；又根据肌肉萎缩、舌红少苔辨为阴虚；又因四肢沉重、抽筋辨为风痰；复因倦怠乏力、脉沉弱辨为气虚；更因口苦口腻辨为痰热，以此辨为阴阳俱虚，湿热风痰证。方以百合地黄汤滋阴凉血；以半夏泻心汤清热燥湿，益气温通；以附子白及汤温阳散寒，生肌化瘀；以藜芦芍药汤息风化痰，补血敛阴。方药相互为用，以取其效。

【**特别提示**】处方中藜芦与红参相互为用，旨在倍增益气息风化痰

之功；藜芦与白芍相互为用，旨在倍增补血通泄、息风化痰之功；制附子与生半夏相互为用，旨在倍增温阳化瘀化痰之功；制附子与天花粉相互为用，旨在倍增温阳化瘀、清热益阴之功；制附子与白及相互为用，旨在倍增温阳化瘀生新之功。

二、缺血性脊髓血管病

马某，女，53岁，河南人，有2年缺血性脊髓血管病病史，服用中西药未能有效控制症状，近由病友介绍前来诊治。

刻诊： 间歇性跛行，下肢肌肉麻木、沉重、软弱无力，有时下肢无力，不能行走，休息后症状缓解，小腿抽筋，倦怠乏力，手足不温，怕冷，大便干结，口苦口腻，舌质淡红，苔黄腻夹白，脉沉弱。

［**辨证施治**］辨为阳虚湿热夹风痰证；治当温阳散寒，清热燥湿，息风化痰。

［**处方**］给予桂枝人参汤、大黄附子汤、半夏泻心汤与藜芦芍药汤合方：桂枝12 g，红参10 g，白术10 g，干姜10 g，大黄10 g，制附子15 g，细辛6 g，黄连3 g，黄芩10 g，生半夏12 g，藜芦1.5 g，白芍12 g，生姜10 g，大枣12枚，炙甘草10 g。6剂，以水1 000~1 200 mL，浸泡30 min，大火烧开，小火煎煮50 min，每日分早、中、晚3次服。

二诊： 手足较前温和，怕冷减轻，仍下肢麻木，以前方变藜芦为2.5 g，6剂。

三诊： 下肢麻木较前又有轻微减轻，仍下肢沉重，以前方变白术为15 g，6剂。

四诊： 下肢麻木、沉重较前轻微减轻，仍下肢软弱无力，以前方变红参为12 g，6剂。

五诊： 间歇性跛行较前好转，大便偏溏，仍倦怠乏力，以前方变大黄为6 g，红参为15 g，6剂。

六诊： 下肢麻木、沉重、软弱无力较前又有减轻，仍口苦口腻，以前方变黄连为6 g，6剂。

七诊： 下肢麻木、沉重、软弱无力较前又有减轻，仍小腿抽筋，以前方变藜芦为3 g，白芍为30 g，6剂。

八诊：小腿抽筋较前明显减少，诸症基本趋于平稳，又以前方治疗120余剂，诸症基本消除。

余诊：之后，又以前方继续巩固治疗100余剂。随访2年，一切尚好。

【用方体会】根据下肢软弱、怕冷、倦怠乏力辨为阳虚；又根据下肢沉重、小腿抽筋辨为风痰；又因休息后症状缓解辨为气虚；复因口苦口腻、苔腻辨为湿热，以此辨为阳虚湿热夹风痰证。方以桂枝人参汤益气温阳散寒；以半夏泻心汤清热燥湿，益气温通；以大黄附子汤温阳通泄，兼以泻热燥湿；以藜芦芍药汤息风化痰，补血敛阴。方药相互为用，以取其效。

【特别提示】处方中藜芦与红参相互为用，旨在倍增益气息风化痰之功；藜芦与白芍相互为用，旨在倍增补血通泄、息风化痰之功；藜芦与细辛相互为用，旨在倍增温宣息风化痰之功；制附子与生半夏相互为用，旨在倍增温阳化瘀化痰之功。

三、脊髓空洞症

许某，女，49岁，河南人，有4年脊髓空洞症病史，服用中西药未能有效控制症状，近由病友介绍前来诊治。

刻诊：两手鱼际肌及骨间肌萎缩，腰背疼痛，四肢肌肉沉重、麻木不仁，步态不稳，头晕目眩，倦怠乏力，指甲凹陷，手足不温，怕冷，恶心，呕吐，大便干结，口苦口腻，舌质淡红，苔黄腻夹白，脉沉弱。

［辨证施治］辨为阳虚血虚，湿热风痰证；治当温阳补血，清热燥湿，息风化痰，降逆止呕。

［处方］给予当归四逆汤、大黄附子汤、橘皮汤、半夏泻心汤与藜芦芍药汤合方：当归10 g，白芍10 g，桂枝10 g，细辛10 g，通草6 g，大黄10 g，制附子15 g，黄连3 g，黄芩10 g，生半夏12 g，干姜10 g，红参10 g，陈皮24 g，藜芦1.5 g，生姜24 g，大枣24枚，炙甘草10 g。6剂，以水1 000~1 200 mL，浸泡30 min，大火烧开，小火煎煮50 min，每日分

早、中、晚3次服。

二诊：手足较前温和，仍恶心、呕吐，以前方变陈皮为40 g，6剂。

三诊：恶心、呕吐明显减轻，仍四肢肌肉麻木，以前方变白芍为24 g，藜芦为3 g，6剂。

四诊：怕冷明显减轻，仍头晕目眩，以前方变红参为12 g，6剂。

五诊：大便正常，仍倦怠乏力，以前方变红参为15 g，6剂。

六诊：头晕目眩基本消除，倦怠乏力好转，仍有腰背疼痛，以前方变制附子为18 g，6剂。

七诊：腰背疼痛较前减轻，仍有口苦口腻，以前方变黄连为6 g，6剂。

八诊：诸症基本趋于平稳，又以前方治疗150余剂，肌肉萎缩较前恢复。

余诊：之后，又以前方继续巩固治疗120余剂，肌肉萎缩较前基本恢复正常。随访1年，一切尚好。

【用方体会】根据肌肉萎缩、怕冷、倦怠乏力辨为阳虚；又根据指甲凹陷辨为血虚；又因肌肉麻木不仁、沉重辨为风痰；复因口苦口腻、苔腻辨为湿热，以此辨为阳虚血虚，湿热风痰证。方以当归四逆汤温阳散寒，补血活血；以大黄附子汤温阳通泄止痛；以半夏泻心汤清热燥湿，益气温通；以藜芦芍药汤息风化痰，补血敛阴。方药相互为用，以取其效。

【特别提示】处方中藜芦与红参相互为用，旨在倍增益气息风化痰之功；藜芦与白芍相互为用，旨在倍增补血通泄、息风化痰之功；藜芦与细辛相互为用，旨在倍增温宣息风化痰之功；制附子与生半夏相互为用，旨在倍增温阳化瘀化痰之功。

四、脊髓压迫症

蒋某，女，56岁，河南人，有多年脊髓压迫症病史，服用中西药未能有效控制症状，近由病友介绍前来诊治。

刻诊：肢体软弱，肌肉萎缩、麻木不仁，手足不温，怕冷，时时肢体抽搐，倦怠乏力，大小便失禁，头晕目眩，面色不荣，不思饮食，口干苦不欲饮水，舌质淡红，苔白腻夹黄，脉沉弱。

［**辨证施治**］辨为阳虚风痰夹热证；治当益气温阳，息风化痰，兼清郁热。

［**处方**］给予桂枝人参汤、赤丸、半夏泻心汤、附子贝母汤与藜芦芍药汤合方：桂枝12 g，红参10 g，白术10 g，干姜10 g，制川乌6 g，生半夏12 g，细辛3 g，茯苓12 g，黄连3 g，黄芩10 g，制附子10 g，浙贝母10 g，藜芦1.5 g，白芍10 g，生姜10 g，大枣12枚，炙甘草10 g。6剂，以水1 000~1 200 mL，浸泡30 min，大火烧开，小火煎煮50 min，每日分早、中、晚3次服。

二诊：饮食较前好转，仍手足不温、怕冷，以前方变制附子为12 g，6剂。

三诊：手足不温、怕冷较前好转，仍倦怠乏力，以前方变红参为12 g，6剂。

四诊：手足不温、怕冷较前又有好转，仍倦怠乏力，以前方变红参为15 g，6剂。

五诊：倦怠乏力、头晕目眩较前好转，仍大小便失禁，以前方加米壳5 g，6剂。

六诊：肢体软弱较前略有好转，仍肢体抽搐，以前方变藜芦为3 g，白芍为30 g，6剂。

七诊：肢体抽搐较前略有减轻，仍肌肉麻木不仁，以前方变藜芦为4 g，白芍为40 g，6剂。

八诊：肌肉麻木不仁较前略有好转，仍大小便失禁，以前方变白术为24 g，6剂。

九剂：诸症基本趋于缓解，又以前方治疗120余剂，诸症较前明显缓解。

余诊：之后，又以前方继续巩固治疗150余剂，诸症基本消除。随访1年，一切尚好。

【**用方体会**】根据肢体软弱、肌肉萎缩、手足不温、怕冷辨为阳虚；又根据肌肉萎缩、肢体抽搐辨为风；又因肌肉麻木不仁、苔腻辨为风痰；复因口干苦不欲饮水、苔白腻夹黄辨为阳虚伤阴，以此辨为阳虚风痰夹热证。方以桂枝人参汤益气温阳；以赤丸温阳化痰；以半夏泻心汤清热燥湿，益气温通；以附子贝母汤温阳散寒，清化痰热；以藜芦芍药汤息风化痰，补血敛阴。方药相互为用，以取其效。

【特别提示】处方中藜芦与红参相互为用，旨在倍增益气息风化痰之功；藜芦与白芍相互为用，旨在倍增补血通泄、息风化痰之功；藜芦与细辛相互为用，旨在倍增温宣息风化痰之功；制附子与生半夏相互为用，旨在倍增温阳化瘀化痰之功；制附子与浙贝母相互为用，旨在倍增温阳化瘀、通利化痰之功；制川乌与生半夏相互为用，旨在倍增温通化瘀化痰之功；制川乌与浙贝母相互为用，旨在倍增温通化瘀、通利化痰之功。

五、亚急性坏死性脊髓炎

蒋某，男，52岁，河南人，有2年亚急性坏死性脊髓炎病史，服用中西药未能有效控制症状，近由病友介绍前来诊治。

刻诊：四肢软弱无力，活动受限，时时腰腿疼痛如针刺，肌肉麻木不仁，手足不温，怕冷，倦怠乏力，大便干结，肛门灼热，不思饮食，口苦口腻，舌质淡红夹瘀紫，苔黄腻夹白，脉沉弱。

［**辨证施治**］辨为阳虚热结夹风痰证；治当益气温阳，通泻热结，息风化痰。

［**处方**］给予当归四逆汤、半夏泻心汤、大黄甘草汤、附子白及汤与藜芦芍药汤合方：当归10 g，桂枝10 g，白芍10 g，细辛10 g，通草6 g，红参10 g，干姜10 g，黄连3 g，黄芩10 g，生半夏12 g，大黄12 g，制附子10 g，白及3 g，藜芦1.5 g，生姜10 g，大枣25枚，炙甘草10 g。6剂，以水1 000~1 200 mL，浸泡30 min，大火烧开，小火煎煮50 min，每日分早、中、晚3次服。

二诊：大便较前通畅，仍肛门灼热，以前方变黄连为10 g，6剂。

三诊：肛门灼热减轻，仍手足不温，以前方变制附子为12 g，6剂。

四诊：手足较前温和，仍腰腿疼痛如针刺，以前方变当归、白芍为各15 g，6剂。

五诊：腰腿疼痛较前减轻，仍倦怠乏力，以前方变红参为12 g，6剂。

六诊：腰腿疼痛较前又有减轻，仍口苦口腻，以前方变黄连、黄芩为各12 g，6剂。

七诊：腰腿疼痛较前又有减轻，仍肌肉麻木不仁，以前方变藜芦为3 g，白芍为30 g，6剂。

八诊：诸症基本趋于缓解，又以前方治疗150余剂，诸症基本消除。

余诊：之后，又以前方继续巩固治疗120余剂，诸症消除。随访1年，一切尚好。

【用方体会】根据四肢软弱无力、手足不温、怕冷辨为阳虚；又根据腰腿疼痛如针刺、舌质夹瘀紫辨为瘀；因大便干结、肛门灼热辨为热结；又因肌肉麻木不仁、苔腻辨为风痰；复因口苦口腻、苔黄腻辨为湿热，以此辨为阳虚热结夹风痰证。方以当归四逆汤活血补血，益气温阳；以大黄甘草汤清泻热结；以半夏泻心汤清热燥湿，益气温通；以附子白及汤温阳散寒，化瘀生新；以藜芦芍药汤息风化痰，补血敛阴。方药相互为用，以取其效。

【特别提示】处方中藜芦与红参相互为用，旨在倍增益气息风化痰之功；藜芦与白芍相互为用，旨在倍增补血通泄、息风化痰之功；藜芦与细辛相互为用，旨在倍增温宣息风化痰之功；制附子与生半夏相互为用，旨在倍增温阳化瘀化痰之功；制附子与白及相互为用，旨在倍增温阳化瘀生新之功。

六、肌强直性肌病

马某，男，44岁，河南人，有多年肌强直性肌病病史，服用中西药未能有效控制症状，近由病友介绍前来诊治。

刻诊：四肢软弱无力，肌肉萎缩、强直，两足下垂，小腿抽筋，说话、咀嚼、吞咽不利，计算力、注意力减退，手足不温，怕冷，倦怠乏力，口苦口腻，舌红少苔，脉沉细弱。

［**辨证施治**］辨为阴阳俱虚，湿热风痰证；治当滋补阴阳，清热燥湿，息风化痰。

［**处方**］给予天雄散、百合地黄汤、半夏泻心汤与藜芦芍药汤合方：制附子10 g，桂枝20 g，白术24 g，龙骨10 g，百合15 g，生地黄50 g，红参10 g，干姜10 g，黄连3 g，黄芩10 g，生半夏12 g，白芍10 g，藜芦1.5 g，生姜10 g，大枣12枚，炙甘草10 g。6剂，以水1 000~1 200 mL，浸泡30 min，大火烧开，小火煎煮50 min，每日分早、中、晚3次服。

二诊：小腿抽筋略有减轻，仍倦怠乏力，以前方变红参为12 g，6剂。

三诊：小腿抽筋较前又有减轻，仍四肢软弱无力，以前方变红参为15 g，6剂。

四诊：倦怠乏力好转，仍手足不温，以前方变制附子为12 g，6剂。

五诊：倦怠乏力明显好转，仍说话、咀嚼、吞咽不利，以前方继服6剂。

六诊：肌肉强直较前略有好转，仍注意力不集中，以前方变龙骨为30 g，6剂。

七诊：肌肉强直较前又有好转，仍口苦口腻，以前方变黄连为10 g，6剂。

八诊：诸症基本趋于缓解，又以前方治疗160余剂，肌肉萎缩、强直较前好转。

余诊：之后，又以前方继续巩固治疗150余剂，诸症基本消除。随访1年，一切尚好。

【**用方体会**】根据四肢软弱无力、手足不温、怕冷辨为阳虚；又根据舌红少苔辨为阴虚；因口苦口腻辨为湿热；又因小腿抽筋、口腻辨为风痰，以此辨为阴阳俱虚，湿热风痰证。方以天雄散益气温阳，通经安神；以百合地黄汤滋阴凉血；以半夏泻心汤清热燥湿，益气温通；以藜芦芍药汤息风化痰，补血敛阴。方药相互为用，以取其效。

【**特别提示**】处方中藜芦与红参相互为用，旨在倍增益气息风化痰之功；藜芦与白芍相互为用，旨在倍增补血通泄、息风化痰之功；制附子与生半夏相互为用，旨在倍增温阳化瘀化痰之功。

七、多发性肌炎

李某，男，44岁，河南人，有多年多发性肌炎病史，服用中西药未能有效控制症状，近由病友介绍前来诊治。

刻诊：对称性四肢近端、颈部、咽部肌肉无力，肌肉萎缩，四肢抽搐，关节酸沉、困重、疼痛，呼吸不畅，情绪低落，急躁易怒，大便干结，倦怠乏力，怕冷，口干苦不欲饮水，舌质红，苔黄腻夹白，脉沉弱。

［**辨证施治**］辨为阳虚郁热夹风痰证；治当益气温阳，泻热祛瘀，行气解郁，息风化痰。

［**处方**］给予天雄散、四逆散、藜芦人参汤、小陷胸汤与藜芦细辛汤合方：炮天雄10 g，制附子10 g，桂枝20 g，白术24 g，龙骨10 g，柴胡12 g，枳实12 g，白芍12 g，黄连3 g，全栝楼30 g，生半夏12 g，细辛10 g，红参10 g，藜芦1.5 g，生姜10 g，大枣25枚，炙甘草10 g。6剂，以水1 000~1 200 mL，浸泡30 min，大火烧开，小火煎煮50 min，每日分早、中、晚3次服。

二诊：大便基本正常，仍口苦，以前方变黄连为10 g，6剂。

三诊：大便正常，仍情绪低落，以前方变柴胡、枳实、白芍、炙甘草为各15 g，6剂。

四诊：情绪低落较前略有好转，仍关节酸沉、困重、疼痛，以前方变制附子为12 g，生半夏为15 g，6剂。

五诊：呼吸不畅好转，仍肌肉无力，以前方变红参为12 g，6剂。

六诊：肌肉无力较前好转，仍倦怠乏力，以前方变红参为15 g，6剂。

七诊：肌肉无力较前又有好转，仍肌肉萎缩，以前方变白芍为30 g，6剂。

八诊：诸症基本趋于缓解，又以前方治疗100余剂，肌肉无力较前又有好转。

余诊：之后，又以前方继续巩固治疗150余剂，诸症消除。随访2年，一切尚好。

【用方体会】根据四肢近端肌肉无力、怕冷辨为阳虚；又根据情绪低落、急躁易怒辨为气郁；因口干、舌质红辨为郁热；又因四肢抽搐、苔腻辨为风痰，以此辨为阳虚郁热夹风痰证。方以天雄散益气温阳，通经安神；以四逆散疏利气机，升清降浊；以小陷胸汤清热燥湿，温化痰浊；以藜芦人参汤益气化痰；以藜芦细辛汤温阳散寒，息风化痰。方药相互为用，以取其效。

【特别提示】处方中藜芦与红参相互为用，旨在倍增益气息风化痰之功；藜芦与白芍相互为用，旨在倍增补血通泄、息风化痰之功；藜芦与细辛相互为用，旨在倍增温宣息风化痰之功；制附子与生半夏相互为用，旨在倍增温阳化瘀化痰之功；制附子与全栝楼相互为用，旨在倍增温阳化瘀、清热化痰之功。

八、慢性炎症性脱髓鞘性多发性神经病

杨某，女，63岁，河南人，有多年慢性炎症性脱髓鞘性多发性神经病病史，服用中西药未能有效控制症状，近由病友介绍前来诊治。

刻诊：身体困重无力，腰腿麻木酸软，行走困难，胸闷，气短，急躁易怒，情绪低落，倦怠乏力，头晕目眩，时时四肢疼痛，手足不温，怕冷，舌质淡红，苔白厚腻夹黄，脉沉弱。

［辨证施治］辨为阳虚气郁，风痰夹热证；治当益气温阳，行气解郁，息风化痰，兼清郁热。

［处方］给予四逆汤、四逆散、赤丸、黄连粉方与藜芦人参汤合方：生附子5 g，干姜5 g，柴胡12 g，枳实12 g，白芍12 g，制川乌6 g，生半夏12 g，茯苓12 g，细辛10 g，黄连12 g，红参10 g，藜芦1.5 g，生姜10 g，大枣12枚，炙甘草10 g。6剂，以水1 000~1 200 mL，浸泡30 min，大火烧开，小火煎煮50 min，每日分早、中、晚3次服。

二诊：身体困重略有减轻，仍怕冷，以前方变生附子为6 g，干姜为10 g，6剂。

三诊： 怕冷略有减轻，仍胸闷、急躁易怒，以前方变柴胡、枳实、白芍、炙甘草为各15 g，6剂。

四诊： 胸闷、急躁易怒较前减轻，仍倦怠乏力，以前方变红参为12 g，大枣为15枚，6剂。

五诊： 四肢疼痛减轻，仍行走困难，以前方变红参、茯苓为各15 g，6剂。

六诊： 四肢疼痛较前减轻，仍身体沉重，以前方变生半夏为15 g，6剂。

七诊： 身体困重无力较前好转，仍腰腿麻木酸软，以前方变藜芦为3 g，加白术24 g，6剂。

八诊： 诸症基本趋于平稳，又以前方治疗150余剂，诸症较前明显减轻。

余诊： 之后，又以前方继续巩固治疗120余剂，诸症基本消除，仍断断续续服用前方。随访3年，一切尚好。

【用方体会】 根据身体困重无力、怕冷辨为阳虚；又根据胸闷、急躁易怒辨为气郁；因腰腿麻木、苔腻辨为风痰；又因舌质淡红、苔白腻夹黄辨为阳虚夹热，以此辨为阳虚气郁，风痰夹热证。方以四逆汤温壮阳气；以四逆散疏利气机，升清降浊；以赤丸温化寒痰；以黄连粉方清热燥湿；以藜芦人参汤息风化痰，益气和中。方药相互为用，以取其效。

【特别提示】 处方中藜芦与红参相互为用，旨在倍增益气息风化痰之功；藜芦与白芍相互为用，旨在倍增补血通泄、息风化痰之功；藜芦与细辛相互为用，旨在倍增温宣息风化痰之功；制川乌与生半夏相互为用，旨在倍增温阳化瘀化痰之功；生附子与生半夏相互为用，旨在倍增温阳消癥化痰之功。

九、臂丛神经痛

赵某，女，36岁，河南人，有多年臂丛神经痛病史，服用中西药未能有效控制症状，近由病友介绍前来诊治。

刻诊：肩部、手臂疼痛剧烈如针刺，活动受限，抬举无力，夜间及活动后疼痛加重，上肢沉重，倦怠乏力，怕冷，舌质淡红夹瘀紫，苔厚腻黄白夹杂，脉沉弱。

［**辨证施治**］辨为阳虚痰瘀夹热证；治当益气温阳，活血化痰，兼清郁热。

［**处方**］给予四逆加人参汤、赤丸、小陷胸汤、失笑散与附子白及汤合方：生附子5 g，干姜5 g，红参3 g，制川乌6 g，茯苓12 g，细辛3 g，生半夏12 g，全栝楼30 g，黄连3 g，五灵脂10 g，蒲黄10 g，白及3 g，生姜10 g，大枣12枚，炙甘草10 g。6剂，以水1 000~1 200 mL，浸泡30 min，大火烧开，小火煎煮50 min，每日分早、中、晚3次服。

二诊：怕冷好转，仍疼痛，以前方变五灵脂、蒲黄为各12 g，6剂。

三诊：疼痛略有减轻，仍夜间及活动后加重，以前方变红参为10 g，6剂。

四诊：疼痛较前又有减轻，仍有怕冷，以前方变制川乌为10 g，干姜为10 g，6剂。

五诊：疼痛较前又有明显减轻，仍有抬举无力，以前方变红参为12 g，6剂。

六诊：疼痛基本消除，仍有活动受限，以前方加天花粉12 g，6剂。

七诊：诸症基本消除，又以前方治疗60余剂，诸症悉除。

随访1年，一切尚好。

【**用方体会**】根据疼痛如针刺、舌质夹瘀紫辨为瘀血；又根据夜间及活动后疼痛加重辨为阳虚；因上肢沉重、苔腻辨为痰；又因舌质淡红、苔厚腻黄白夹杂辨为寒热夹杂，以此辨为阳虚痰瘀夹热证。方以四逆加人参汤益气温阳散寒；以赤丸温化寒痰；以小陷胸汤清热燥湿化痰；以失笑散活血化瘀止痛；以附子白及汤温阳散寒，化瘀生新。方药相互为用，以取其效。

【**特别提示**】处方中生附子与生半夏相互为用，旨在倍增温阳消癥化痰之功；生附子与全栝楼相互为用，旨在倍增温阳消癥、清热化痰之功；生附子与白及相互为用，旨在倍增温阳消癥生新之功；制川乌与生半夏相互为用，旨在倍增温通化瘀化痰之功；制川乌与白及相互为用，旨在倍增温通化瘀生新之功；制川乌与全栝楼相互为用，旨在倍增温通清热化痰之功；红参与五灵脂相互为用，旨在倍增益气活血化瘀之功。

十、右侧面肌痉挛

詹某，女，51岁，河南人，有3年面肌痉挛病史，服用中西药未能有效控制症状，近由病友介绍前来诊治。

刻诊：右侧口角及眼睑肌肉跳动，受凉、情绪变化、劳累后加重，时有面肌抽搐，倦怠乏力，自觉右侧面部灼热，心烦，口苦，舌质红夹瘀紫，苔黄白夹杂略腻，脉沉。

［**辨证施治**］辨为虚寒夹热，气郁风痰证；治当温阳散寒，益气清热，行气解郁，息风化痰。

［**处方**］给予桂枝人参汤、小柴胡汤、附子白蔹汤与藜芦芍药汤合方：桂枝12 g，干姜10 g，红参10 g，白术10 g，柴胡24 g，黄芩10 g，生半夏12 g，制附子10 g，白蔹3 g，藜芦1.5 g，白芍10 g，生姜10 g，大枣12枚，炙甘草10 g。6剂，以水1 000~1 200 mL，浸泡30 min，大火烧开，小火煎煮50 min，每日分早、中、晚3次服。

二诊：心烦基本消除，仍有右侧口角及眼睑肌肉跳动，以前方变藜芦为3 g，白芍为30 g，6剂。

三诊：右侧口角及眼睑肌肉跳动略有好转，仍有面肌抽搐，以前方变白芍为40 g，6剂。

四诊：右侧口角及眼睑肌肉跳动及面肌抽搐较前好转，仍倦怠乏力，以前方变红参为12 g，大枣为15枚，6剂。

五诊：右侧口角及眼睑肌肉跳动及面肌抽搐较前又有好转，仍有口苦，以前方变黄芩为15 g，6剂。

六诊：右侧口角及眼睑肌肉跳动及面肌抽搐较前又有明显好转，以前方6剂继服。

七诊：诸症基本消除，又以前方治疗50余剂，诸症悉除。

随访1年，一切尚好。

【用方体会】根据右侧口角及眼睑肌肉跳动，受凉加重辨为寒；

又根据右侧口角及眼睑肌肉跳动，活动加重辨为气虚；因右侧口角及眼睑肌肉跳动，情绪变化加重辨为气郁；又因舌质红夹瘀紫辨为瘀；复因口苦、舌质红辨为热；更因面肌抽搐，苔腻辨为风痰，以此辨为虚寒夹热，气郁风痰证。方以桂枝人参汤益气温阳散寒；以小柴胡汤平调寒热，调理气机，益气和中；以附子白蔹汤温阳散寒，解肌止痉；以藜芦芍药汤息风化痰，补血柔筋。方药相互为用，以取其效。

【**特别提示**】处方中藜芦与红参相互为用，旨在倍增益气息风化痰之功；藜芦与白芍相互为用，旨在倍增补血通泄、息风化痰之功；制附子与生半夏相互为用，旨在倍增温阳化瘀化痰之功；制附子与白蔹相互为用，旨在倍增温阳化瘀解热之功。

十一、右侧三叉神经痛

夏某，女，60岁，河南人，有多年右侧三叉神经痛病史，服用中西药未能有效控制症状，近由病友介绍前来诊治。

刻诊：右侧面部疼痛如针刺、有烧灼感，因说话、吃饭、情绪异常、受凉诱发，急躁易怒，焦虑不安，手足不温、怕冷，倦怠乏力，心烦，面肌抽搐，口苦口腻，舌质红，苔腻黄白夹杂，脉沉弱。

[**辨证施治**] 辨为寒热瘀虚，气郁风痰证；治当清热散寒，益气活血，行气解郁，息风化痰。

[**处方**] 给予小柴胡汤、黄连粉方、乌头汤、失笑散与藜芦芍药汤合方：柴胡24 g，黄芩10 g，生半夏12 g，红参10 g，黄连12 g，制川乌10 g，白芍10 g，麻黄10 g，黄芪10 g，五灵脂10 g，蒲黄10 g，藜芦1.5 g，生姜10 g，大枣12枚，炙甘草10 g。6剂，以水1 000~1 200 mL，浸泡30 min，大火烧开，小火煎煮50 min，每日分早、中、晚3次服。

二诊：疼痛略有减轻，仍面部灼热，以前方变黄连为20 g，6剂。

三诊：面部灼热减轻，仍心烦、口苦，以前方变黄连为24 g，6剂。

四诊：心烦、口苦基本消除，仍有面肌抽搐，以前方变藜芦为3 g，白芍为30 g，6剂。

五诊：疼痛较前又有减轻，仍有倦怠乏力，以前方变红参为12 g，

6剂。

六诊：疼痛较前又有明显减轻，以前方6剂继服。

七诊：诸症较前又有明显减轻，又以前方治疗70余剂，诸症悉除。随访1年，一切尚好。

【用方体会】根据右侧面部疼痛，因受凉加重辨为寒；又根据右侧面部疼痛，说话及吃饭加重辨为气虚；因右侧面部疼痛，情绪异常变化辨为气郁；又因右侧面部灼热辨为热；复因急躁焦虑辨为郁；更因面部疼痛如针刺辨为瘀，以此辨为寒热瘀虚，气郁风痰证。方以小柴胡汤平调寒热，调理气机，益气和中；以黄连粉方清热燥湿；以乌头汤温阳宣透，益气补血，缓急止痛；以失笑散活血化瘀止痛；以藜芦芍药汤息风化痰，补血柔筋。方药相互为用，以取其效。

【特别提示】处方中藜芦与红参相互为用，旨在倍增益气息风化痰之功；藜芦与白芍相互为用，旨在倍增补血通泄、息风化痰之功；制川乌与生半夏相互为用，旨在倍增温通化瘀化痰之功；红参与五灵脂相互为用，旨在倍增益气活血化瘀之功。

十二、面神经炎

谢某，女，39岁，河南人，有面神经炎已逾7个月，服用中西药未能有效控制症状，近由病友介绍前来诊治。

刻诊：左侧口眼㖞斜，面肌抽动，前额皱纹基本消失，说话鼓腮漏气，鼻唇沟平坦，口角下垂，口涎较多，手足不温，怕冷，倦怠乏力，舌质淡，苔白厚腻，脉沉弱。

［**辨证施治**］辨为阳虚风痰证；治当温阳散寒，息风化痰。

［**处方**］给予桂枝人参汤、乌头汤、附子半夏汤与藜芦细辛汤合方：桂枝12 g，红参10 g，白术10 g，干姜10 g，制川乌10 g，白芍10 g，麻黄10 g，黄芪10 g，细辛10 g，制附子10 g，生半夏12 g，藜芦1.5 g，生姜10 g，大枣12枚，炙甘草10 g。6剂，以水1 000~1 200 mL，浸泡30 min，大火烧开，小火煎煮50 min，每日分早、中、晚3次服。

二诊：口涎减少，仍手足不温、怕冷，以前方变干姜为15 g，6剂。

三诊：口涎较前又有减少，仍口角下垂，以前方变红参为12 g，6剂。

四诊：手足较前温和，怕冷明显减轻，仍口眼㖞斜，以前方变藜芦为3 g，白芍为40 g，6剂。

五诊：倦怠乏力基本消除，仍苔白厚腻，以前方变生半夏为15 g，6剂。

六诊：说话鼓腮漏气较前明显好转，前额皱纹较前恢复，仍有口眼㖞斜，以前方变藜芦为5 g，6剂。

七诊：诸症较前又有明显好转，又以前方治疗100余剂，口眼㖞斜基本消除。

随访1年，一切尚好。

【用方体会】根据口眼㖞斜、怕冷、脉弱辨为阳虚；又根据口眼㖞斜、说话鼓腮漏气辨为气虚；因口涎多辨为痰湿；又因口眼㖞斜、面肌抽动辨为风，以此辨为阳虚风痰证。方以桂枝人参汤益气温阳；以乌头汤益气温阳，柔筋缓急；以附子半夏汤温阳散寒，燥湿化痰；以藜芦细辛汤息风化痰，温化涎饮。方药相互为用，以取其效。

【特别提示】处方中藜芦与红参相互为用，旨在倍增益气息风化痰之功；藜芦与白芍相互为用，旨在倍增补血通泄、息风化痰之功；藜芦与细辛相互为用，旨在倍增温宣息风化痰之功；制川乌与生半夏相互为用，旨在倍增温通化瘀化痰之功；制附子与生半夏相互为用，旨在倍增温阳化瘀化痰之功。

十三、脑梗死后遗症

案一

许某，男，53岁，河南人，有2年脑梗死后遗症病史，服用中西药未能有效控制症状，近由病友介绍前来诊治。

刻诊：步态不稳，肢体无力，肌肉震颤，吞咽不利，饮水呛咳，头晕目眩，头痛，头昏，头沉，恶心，呕吐，口苦口腻，舌质淡红，苔厚腻黄白夹杂，脉沉细弱。

［**辨证施治**］辨为湿热气虚，风痰夹寒证；治当清热燥湿，益气散寒，息风化痰。

［**处方**］给予半夏泻心汤、乌头汤、附子白蔹汤与藜芦人参汤合方：生半夏12 g，红参10 g，黄芩10 g，干姜10 g，黄连3 g，制川乌10 g，白芍10 g，麻黄10 g，黄芪10 g，制附子10 g，白蔹6 g，藜芦1.5 g，生姜10 g，大枣12枚，炙甘草10 g。6剂，以水1 000~1 200 mL，浸泡30 min，大火烧开，小火煎煮50 min，每日分早、中、晚3次服。

二诊：头沉减轻，仍口苦口腻，以前方变黄连为10 g，6剂。

三诊：头沉较前又有减轻，仍肢体无力，以前方变红参为12 g，6剂。

四诊：头沉基本消除，仍头痛，以前方变白芍为30 g，6剂。

五诊：头痛减轻，仍肌肉震颤，以前方变藜芦为3 g，白蔹为9 g，6剂。

六诊：肢体无力较前好转，仍饮水呛咳，以前方变生半夏为20 g，6剂。

七诊：诸症较前基本趋于减轻，又以前方治疗120余剂，诸症基本消除。

余诊：之后，仍以前方继续巩固治疗。随访2年，一切尚好。

【**用方体会**】根据口苦口腻辨为湿热；又根据步态不稳、肢体无力辨为气虚；因肌肉震颤、苔腻辨为风痰；又因舌质淡红、苔黄白夹杂辨为湿热夹寒，以此辨为湿热气虚，风痰夹寒证。方以半夏泻心汤清热燥湿，益气降逆；以乌头汤益气温阳，柔筋缓急；以附子白蔹汤温阳散寒，和筋解痉；以藜芦人参汤息风化痰，益气和中。方药相互为用，以取其效。

【**特别提示**】处方中藜芦与红参相互为用，旨在倍增益气息风化痰之功；藜芦与白芍相互为用，旨在倍增补血通泄、息风化痰之功；制川乌与生半夏相互为用，旨在倍增温通化瘀化痰之功；制川乌与白蔹相互为用，旨在倍增温通化瘀解热之功；制附子与生半夏相互为用，旨在倍增温阳化瘀化痰之功；制附子与白蔹相互为用，旨在倍增温阳化瘀解热之功。

案二

孙某，男，60岁，河南人，有3年脑梗死后遗症病史，服用中西药未能有效控制症状，近由病友介绍前来诊治。

刻诊：步态不稳，肢体无力，肌肉震颤，语言不利，手足麻木，头晕目眩，头痛，头昏，头沉，恶心，呕吐，手足不温，怕冷，舌质淡红夹瘀紫，苔白腻夹黄，脉沉弱涩。

［**辨证施治**］辨为阳虚瘀血夹风痰证；治当益气温阳，活血化瘀，息风化痰。

［**处方**］给予四逆汤、当归四逆汤、附子半夏汤与藜芦人参汤合方：生附子5 g，干姜5 g，当归10 g，白芍10 g，细辛10 g，桂枝10 g，通草6 g，制附子10 g，生半夏12 g，红参10 g，藜芦1.5 g，生姜10 g，大枣25枚，炙甘草10 g。6剂，以水1 000~1 200 mL，浸泡30 min，大火烧开，小火煎煮50 min，每日分早、中、晚3次服。

二诊：头晕目眩减轻，仍手足麻木，以前方变藜芦为3 g，当归、白芍为各15 g，6剂。

三诊：手足麻木较前减轻，仍肌肉震颤，以前方变红参为12 g，藜芦为3.5 g，6剂。

四诊：肌肉震颤较前好转，仍手足不温、怕冷，以前方变生附子为6 g，干姜为10 g，6剂。

五诊：手足较前温和，怕冷明显减轻，仍恶心、呕吐，以前方变生半夏为15 g，生姜为24 g，6剂。

六诊：步态不稳较前好转，仍语言不利，以前方变红参为15 g，6剂。

七诊：诸症较前基本趋于减轻，又以前方治疗150余剂，诸症基本消除。

余诊：之后仍以前方继续巩固疗效。随访1年，一切尚好。

【**用方体会**】根据步态不稳、怕冷辨为阳虚；又根据肢体无力辨为气虚；因肌肉震颤、苔腻辨为风痰；又因舌质淡红夹瘀紫辨为瘀，以此辨为阳虚瘀血夹风痰证。方以四逆汤温壮阳气；以当归四逆汤益气温阳，补血活血，通利经脉；以附子半夏汤温阳散寒，燥湿化痰；以藜芦人参汤息风化痰，益气和中。方药相互为用，以取其效。

【特别提示】处方中藜芦与红参相互为用，旨在倍增益气息风化痰之功；藜芦与白芍相互为用，旨在倍增补血通泄、息风化痰之功；藜芦与细辛相互为用，旨在倍增温宣息风化痰之功；制附子与生半夏相互为用，旨在倍增温阳化瘀化痰之功；生附子与生半夏相互为用，旨在倍增温阳消癥化痰之功。

案三

赵某，男，48岁，河南人，有3年脑梗死后遗症病史，服用中西药未能有效控制症状，近由病友介绍前来诊治。

刻诊：步态不稳，肢体无力，肌肉震颤，语言不利，手足麻木，头晕目眩，头痛，恶心，呕吐，自汗恶风，手足烦热，盗汗，大便干结，小便失禁，舌红少苔，脉沉细弱。

［**辨证施治**］辨为阴虚伤阳夹风痰证；治当滋补阴津，息风化痰，兼温阳气。

［**处方**］给予百合地黄汤、麦门冬汤、附子天花粉汤与藜芦芍药汤合方：百合15 g，生地黄50 g，麦冬170 g，生半夏12 g，红参10 g，粳米15 g，制附子10 g，天花粉12 g，藜芦1.5 g，白芍12 g，生姜10 g，大枣12枚，炙甘草10 g。6剂，以水1 000~1 200 mL，浸泡30 min，大火烧开，小火煎煮50 min，每日分早、中、晚3次服。

二诊：头痛减轻，仍盗汗，以前方变白芍为24 g，6剂。

三诊：盗汗减轻，大便正常，仍小便失禁，以前方变红参为15 g，6剂。

四诊：头晕目眩基本消除，大便略溏，以前方变麦冬为150 g，粳米为20 g，6剂。

五诊：盗汗止，手足烦热明显减轻，仍肌肉震颤、手足麻木，以前方变藜芦为3 g，白芍为40 g，6剂。

六诊：肌肉震颤、手足麻木较前减轻，大便仍溏，以前方变麦冬为60 g，6剂。

七诊：大便正常，仍自汗恶风，以前方变制附子为12 g，炙甘草为15 g，6剂。

八诊：诸症较前基本趋于平稳，又以前方治疗150余剂，诸症基本消除。

余诊：之后，仍以前方继续巩固疗效。随访2年，一切尚好。

【用方体会】根据步态不稳、盗汗、舌红少苔辨为阴虚；又根据自汗恶风辨为阴虚伤阳；因肌肉震颤辨为风痰；又因小便失禁辨为气虚不固，以此辨为阴虚伤阳夹风痰证。方以百合地黄汤滋补阴血；以麦门冬汤滋阴益气，降逆和中；以附子天花粉汤温阳散寒，益阴生津；以藜芦芍药汤息风化痰，补血柔筋。方药相互为用，以取其效。

【特别提示】处方中藜芦与红参相互为用，旨在倍增益气息风化痰之功；藜芦与白芍相互为用，旨在倍增补血通泄、息风化痰之功；制附子与生半夏相互为用，旨在倍增温阳化瘀化痰之功；制附子与天花粉相互为用，旨在倍增温阳化瘀、清热益阴之功。

十四、癫痫

丁某，男，25岁，河南人，有多年癫痫病史，服用中西药未能有效控制症状，近由病友介绍前来诊治。

刻诊：癫痫，每月至少发作1次（突然丧失意识，全身肌肉抽搐强直，大小便失禁），发作苏醒后头昏，头沉，倦怠乏力，情绪低落，心烦急躁，记忆力减退，耳鸣，身热，大便干结，手足烦热，舌质暗淡夹瘀紫，苔白厚腻夹黄，脉沉弱。

[辨证施治]辨为气郁夹瘀，热结风痰，心肾不交证；治当行气解郁，活血化瘀，息风化痰，交通心肾。

[处方]给予四逆散、桃核承气汤、桂枝加龙骨牡蛎汤、附子半夏汤、附子白蔹汤与藜芦人参汤合方：柴胡15 g，枳实15 g，白芍15 g，桂枝6 g，大黄12 g，芒硝（烊化，冲服）6 g，厚朴24 g，桃仁6 g，龙骨12 g，牡蛎12 g，制附子10 g，生半夏12 g，白蔹6 g，红参10 g，藜芦1.5 g，生姜10 g，大枣12枚，炙甘草10 g。6剂，以水1 000~1 200 mL，浸泡30 min，大火烧开，小火煎煮50 min，每日分早、中、晚3次服。

二诊：倦怠乏力略有好转，仍耳鸣，以前方变龙骨、牡蛎为各

30 g，6剂。

三诊：身热减轻，仍情绪低落，以前方变柴胡、枳实、白芍、炙甘草为各18 g，6剂。

四诊：情绪低落较前好转，心烦急躁较前好转，大便正常，仍头沉头昏，以前方变桂枝、生半夏为各15 g，6剂。

五诊：癫痫又有发作，较前发作程度减轻，仍有耳鸣，以前方变龙骨、牡蛎为各45 g，白芍为40 g，6剂。

六诊：情绪低落、心烦急躁基本消除，仍舌质夹瘀紫，以前方变桃仁为15 g，6剂。

七诊：诸症较前基本趋于缓解，又以前方治疗120余剂，仅有2次癫痫小发作。

余诊：之后，又以前方治疗200余剂，癫痫未再明显发作。随访2年，一切尚好。

【用方体会】根据癫痫、情绪低落辨为气郁；又根据身热、大便干结辨为热结；因抽搐、苔腻辨为风痰；又因心烦、耳鸣辨为心肾不交，以此辨为气郁夹瘀，热结风痰，心肾不交证。方以四逆散疏理气机；以桃核承气汤泻热化瘀；以桂枝加龙骨牡蛎汤交通心肾，潜阳安神；以附子半夏汤温阳散寒，燥湿化痰；以附子白蔹汤温阳散寒，缓急解痉；以藜芦人参汤息风化痰，补益中气。方药相互为用，以取其效。

【特别提示】处方中藜芦与红参相互为用，旨在倍增益气息风化痰之功；藜芦与白芍相互为用，旨在倍增补血通泄、息风化痰之功；制附子与生半夏相互为用，旨在倍增温阳化瘀化痰之功；制附子与白蔹相互为用，旨在倍增温阳化瘀解热之功。

十五、脑胶质瘤术后仍剧烈头痛

贾某，女，51岁，河南人，4年前脑胶质瘤术后仍剧烈头痛，服用中西药未能有效控制症状，头痛未缓解，近由病友介绍前来诊治。

刻诊：头痛剧烈如针刺，恶心，呕吐，情绪低落，心烦急躁，手指颤抖，怕冷，倦怠乏力，口干苦不欲饮水，舌质暗淡夹瘀紫，苔白厚腻夹黄，脉沉弱。

［**辨证施治**］辨为郁瘀风痰证；治当行气解郁，活血化瘀，息风化痰。

［**处方**］给予小柴胡汤、当归四逆汤、附子半夏汤与藜芦芍药汤合方：柴胡24 g，生半夏12 g，黄芩10 g，红参10 g，当归10 g，白芍20 g，桂枝10 g，细辛10 g，通草6 g，制附子10 g，藜芦1.5 g，生姜10 g，大枣12枚，炙甘草10 g。6剂，以水1 000~1 200 mL，浸泡30 min，大火烧开，小火煎煮50 min，每日分早、中、晚3次服。

二诊：怕冷略有减轻，仍头痛，以前方变桂枝、细辛为各12 g，白芍为30 g，6剂。

三诊：头痛略有减轻，仍恶心、呕吐，以前方变生半夏、生姜为各15 g，6剂。

四诊：恶心、呕吐较前减轻，仍手指颤抖，以前方变藜芦为3 g，白芍为40 g，6剂。

五诊：头痛、手指颤抖较前减轻，恶心、呕吐基本消除，仍倦怠乏力，以前方变红参为12 g，6剂。

六诊：情绪低落、心烦急躁较前明显好转，仍有口干苦，以前方变黄芩为15 g，6剂。

七诊：头痛基本消除，又以前方治疗40余剂，头痛未再发作。

随访1年，一切尚好。

【**用方体会**】根据头痛、情绪低落辨为气郁；又根据舌质夹瘀紫辨为瘀；因手指颤抖、苔腻辨为风痰；又因怕冷、口干苦不欲饮水辨为寒郁化热，以此辨为郁瘀风痰证。方以小柴胡汤疏理气机，平调寒热，益气和中；以当归四逆汤温阳散寒，活血补血；以附子半夏汤温阳散寒，燥湿化痰；以藜芦芍药汤息风化痰，补血缓急。方药相互为用，以取其效。

【**特别提示**】处方中藜芦与红参相互为用，旨在倍增益气息风化痰之功；藜芦与白芍相互为用，旨在倍增补血通泄、息风化痰之功；藜芦与细辛相互为用，旨在倍增温宣息风化痰之功；制附子与生半夏相互为用，旨在倍增温阳化瘀化痰之功。

十六、脑胶质瘤术后复发

贾某，女，51岁，河南人，4年前脑胶质瘤术后病情复发，服用中西药未能有效控制症状，近由病友介绍前来诊治。

刻诊：头痛、头沉，恶心，呕吐，视力下降，肢体沉重麻木，语言不利，步态不稳，手足不温，怕冷，倦怠乏力，舌质暗红夹瘀紫，口干苦欲饮热水，苔黄略腻夹白，脉沉弱。

[**辨证施治**] 辨为寒热风痰夹瘀证；治当清热散寒，活血化瘀，息风化痰。

[**处方**] 给予半夏泻心汤、附子白及汤、参藜夏附藻草汤与失笑散合方：黄连3 g，生半夏12 g，黄芩10 g，红参10 g，干姜10 g，制附子10 g，海藻24 g，白及3 g，藜芦1.5 g，五灵脂10 g，蒲黄10 g，生姜10 g，大枣12枚，炙甘草10 g。6剂，以水1 000~1 200 mL，浸泡30 min，大火烧开，小火煎煮50 min，每日分早、中、晚3次服。

二诊：头沉略有减轻，仍肢体麻木，以前方变藜芦为3 g，加白芍30 g，6剂。

三诊：肢体麻木略有减轻，仍步态不稳，以前方变红参为12 g，6剂。

四诊：倦怠乏力较前好转，仍手足不温，以前方变制附子、干姜为各12 g，生姜为15 g，6剂。

五诊：头痛、头沉较前又有减轻，仍视力下降，以前方加川芎30 g，6剂。

六诊：肢体麻木较前又有明显减轻，仍有口苦、肢体沉重，以前方变海藻为30 g，黄连为6 g，6剂。

七诊：诸症基本趋于好转，又以前方治疗120余剂，诸症基本消除。

余诊：之后，又以前方治疗120余剂，经复查见复发病灶与前片相较明显缩小，并以前方按每月服用15剂巩固治疗；1年后复查，脑胶质瘤基本消除。随访5年，一切尚好。

【**用方体会**】根据头痛、口干苦辨为湿热；又根据手足不温、怕冷辨为寒；因肢体沉重麻木、苔腻辨为风痰；又因倦怠乏力辨为气虚；

更因舌质夹瘀紫辨为瘀，以此辨为寒热风痰夹瘀证。方以半夏泻心汤清热燥湿，益气温通；以附子白及汤温阳散寒，化瘀生新；以参藜夏附藻草汤补益中气，息风化痰，温阳软坚；以失笑散活血化瘀。方药相互为用，以取其效。

【特别提示】处方中藜芦与红参相互为用，旨在倍增益气息风化痰之功；制附子与生半夏相互为用，旨在倍增温阳化瘀化痰之功；制附子与白及相互为用，旨在倍增温阳化瘀生新之功；炙甘草与海藻相互为用，旨在倍增益气软坚散结之功；红参与五灵脂相互为用，旨在倍增益气活血化瘀之功。

十七、脑萎缩

许某，男，68岁，河南人，有3年脑萎缩病史，服用中西药未能有效控制症状，近由病友介绍前来诊治。

刻诊：反应迟钝，动作迟缓，记忆力明显减退，少言寡语，手足震颤，步态不稳，身体沉重，手足烦热，盗汗，夜间小腿抽筋，倦怠乏力，口腻，舌质暗淡夹瘀紫，苔白腻夹黄，脉沉弱。

［**辨证施治**］辨为阴虚伤阳，风痰夹虚证；治当滋阴温阳，活血化瘀，息风化痰。

［**处方**］给予百合地黄汤、天雄散、小半夏汤、藜芦人参汤与失笑散合方：百合15 g，生地黄50 g，炮天雄10 g，白术24 g，桂枝20 g，龙骨10 g，生半夏24 g，红参10 g，藜芦1.5 g，五灵脂10 g，蒲黄10 g，生姜24 g，大枣12枚，炙甘草10 g。6剂，以水1 000~1 200 mL，浸泡30 min，大火烧开，小火煎煮50 min，每日分早、中、晚3次服。

二诊：手足烦热减轻，仍手足震颤，以前方变藜芦为3 g，加白芍24 g，6剂。

三诊：手足烦热较前又有减轻，仍小腿抽筋，以前方变白芍为30 g，6剂。

四诊：手足烦热基本消除，仍盗汗，以前方变龙骨为30 g，白芍为40 g，6剂。

五诊：反应迟钝较前略有好转，仍倦怠乏力，以前方变红参为15 g，6剂。

六诊：反应迟钝较前又有好转，仍身体沉重，以前方变白术为30 g，6剂。

七诊：诸症基本趋于平稳，又以前方治疗150余剂，诸症较前均有好转。

余诊：之后，又以前方治疗120余剂，诸症较前又有好转，继续以前方巩固治疗。随访5年，一切尚好。

【用方体会】根据反应迟钝、盗汗、手足烦热辨为阴虚；又根据舌质淡、苔白辨为阳气不足；因手足震颤、苔腻辨为风痰；又因倦怠乏力辨为气虚；更因舌质暗淡夹瘀紫辨为瘀，以此辨为阴虚伤阳，风痰夹瘀证。方以百合地黄汤滋阴凉血；以天雄散温阳散寒，固涩安神；以小半夏汤燥湿化痰；以藜芦人参汤补益中气，息风化痰；以失笑散活血化瘀。方药相互为用，以取其效。

【特别提示】处方中藜芦与红参相互为用，旨在倍增益气息风化痰之功；炮天雄与生半夏相互为用，旨在倍增壮阳化痰之功；红参与五灵脂相互为用，旨在倍增益气活血化瘀之功。

十八、帕金森病

许某，男，58岁，河南人，有多年帕金森病病史，服用中西药未能有效控制症状，近由病友介绍前来诊治。

刻诊：上肢震颤较下肢明显，步态迟缓，情绪低落，焦虑不安，失眠，多梦，耳鸣，下肢沉重，手足不温，怕冷，倦怠乏力，口苦口腻，舌质红，苔白厚腻，脉沉弱。

［辨证施治］辨为阳虚气郁，心肾不交，湿热风痰证；治当温阳散寒，清热燥湿，交通心肾，行气解郁，息风化痰。

［处方］给予四逆汤、四逆散、黄连阿胶汤、附子半夏汤与藜芦人参汤合方：生附子5 g，干姜5 g，柴胡15 g，白芍15 g，枳实15 g，黄芩6 g，黄连12 g，鸡子黄（与药拌匀冲服）2枚，阿胶珠6 g，生半夏12 g，

红参10 g，藜芦1.5 g，生姜12 g，大枣12枚，炙甘草10 g。6剂，以水1 000~1 200 mL，浸泡30 min，大火烧开，小火煎煮50 min，每日分早、中、晚3次服。

二诊：手足不温好转，仍怕冷，以前方变生附子、干姜为各9 g，6剂。

三诊：手足不温较前又有好转，仍情绪低落，以前方变柴胡、白芍、枳实为各20 g，6剂。

四诊：情绪低落、焦虑不安较前略有好转，仍耳鸣，以前方加龙骨、牡蛎各30 g，6剂。

五诊：肢体震颤较前略有减轻，仍口苦口腻，以前方变黄芩为18 g，6剂。

六诊：肢体震颤较前又有减轻，仍倦怠乏力，以前方变红参为12 g，6剂。

七诊：诸症较前又有明显减轻，又以前方治疗150余剂，诸症基本消除。

余诊：之后，又以前方治疗150余剂，诸症悉除，仍以前方巩固治疗1年。随访2年，一切尚好。

【用方体会】根据肢体震颤、手足不温、怕冷辨为阳虚；又根据情绪低落、焦虑不安辨为肝郁；因多梦、耳鸣辨为心肾郁热不交；又因倦怠乏力辨为气虚；更因下肢沉重、震颤、苔腻辨为风痰，以此辨为阳虚气郁，心肾不交，湿热风痰证。方以四逆汤温壮阳气；以四逆散疏利气机；以黄连阿胶汤交通心肾，清热育阴；以附子半夏汤温阳散寒，燥湿化痰；以藜芦人参汤补益中气，息风化痰。方药相互为用，以取其效。

【特别提示】处方中藜芦与红参相互为用，旨在倍增益气息风化痰之功；藜芦与白芍相互为用，旨在倍增补血通泄、息风化痰之功；生附子与生半夏相互为用，旨在倍增温阳消癥化痰之功。

十九、肝豆状核变性

詹某，女，44岁，河南人，有多年肝豆状核变性病史，服用中西药未能有效控制症状，近由病友介绍前来诊治。

刻诊：手足徐徐舞动，张口流涎，吞咽不利，语言不畅，动作迟缓，肢体沉重，肌肉僵硬震颤，皮肤色素沉着，注意力不集中，急躁易怒，躁动不安，耳鸣，手足不温，怕冷，倦怠乏力，舌红少苔，脉沉弱。

［**辨证施治**］辨为阴阳俱虚，心肾不交，气郁风痰证；治当滋阴温阳，交通心肾，行气解郁，息风化痰。

［**处方**］给予天雄散、百合地黄汤、四逆散、桂枝加龙骨牡蛎汤、附子半夏汤与藜芦人参汤合方：制附子10 g，白术24 g，桂枝20 g，龙骨12 g，百合15 g，生地黄50 g，柴胡15 g，白芍15 g，枳实15 g，牡蛎12 g，生半夏12 g，红参10 g，藜芦1.5 g，生姜12 g，大枣12枚，炙甘草10 g。6剂，以水1 000~1 200 mL，浸泡30 min，大火烧开，小火煎煮50 min，每日分早、中、晚3次服。

二诊：张口流涎略有减少，仍手足徐徐舞动，以前方变藜芦为3 g，白芍为30 g，6剂。

三诊：耳鸣略有好转，仍肢体沉重，以前方变白术为30 g，6剂。

四诊：张口流涎较前又有减轻，仍急躁易怒，以前方变柴胡、白芍、枳实、炙甘草为各20 g，6剂。

五诊：耳鸣较前又有减轻，仍倦怠乏力，以前方变红参为12 g，6剂。

六诊：手足徐徐舞动较前略有好转，仍手足不温，以前方变制附子为15 g，6剂。

七诊：肌肉僵硬震颤较前略有好转，仍动作迟缓，以前方变红参为15 g，6剂。

八诊：诸症较前基本平稳，又以前方治疗180余剂，诸症基本消除。

余诊：之后，又以前方治疗150余剂，诸症未再明显发作。随访1年，一切尚好。

【**用方体会**】根据手足徐徐舞动、手足不温、怕冷辨为阳虚；又根据舌红少苔辨为阴虚；因注意力不集中、耳鸣辨为心肾不交；又因倦怠乏力辨为气虚；更因肌肉僵硬震颤、肢体沉重辨为风痰，以此辨为阴阳俱虚，心肾不交，气郁风痰证。方以天雄散益气温阳，固涩安神；以百合地黄汤滋阴凉血；以四逆散疏利气机；以桂枝加龙骨牡蛎汤交通心肾，潜阳安神；以附子半夏汤温阳散寒，燥湿化痰；以藜芦人参汤补益中气，息风化痰。方药相互为用，以取其效。

【特别提示】处方中藜芦与红参相互为用，旨在倍增益气息风化痰之功；藜芦与白芍相互为用，旨在倍增补血通泄、息风化痰之功；制附子与生半夏相互为用，旨在倍增温阳化瘀化痰之功。

二十、眼肌张力障碍（Meige综合征）

马某，女，39岁，河南人，有多年眼肌张力障碍病史，服用中西药未能有效控制症状，近由病友介绍前来诊治。

刻诊：两眼干涩，畏光，眨眼频繁，因情绪异常或强光刺激或劳累时加重，偶尔短暂失明，情绪低落，急躁易怒，手足烦热，盗汗，倦怠乏力，大便干结，口干不欲饮水，舌质淡，苔白厚腻，脉沉弱。

［**辨证施治**］辨为阴虚寒痰，气郁风痰证；治当滋补阴津，温阳化痰，行气解郁，息风化痰。

［**处方**］给予百合地黄汤、赤丸、小柴胡汤、附子白蔹汤与藜芦芍药汤合方：百合15 g，生地黄50 g，制川乌10 g，生半夏12 g，茯苓12 g，细辛3 g，柴胡24 g，黄芩10 g，红参10 g，制附子10 g，白蔹6 g，白芍10 g，藜芦1.5 g，生姜12 g，大枣12枚，炙甘草10 g。6剂，以水1 000~1 200 mL，浸泡30 min，大火烧开，小火煎煮50 min，每日分早、中、晚3次服。

二诊：两眼干涩略有减轻，仍畏光，以前方变生地黄为60 g，6剂。

三诊：大便干结，仍眨眼频繁，以前方变藜芦为3 g，白蔹为9 g，白芍为24 g，6剂。

四诊：两眼干涩较前又有减轻，仍急躁易怒，以前方变柴胡、白芍、炙甘草为各20 g，6剂。

五诊：眨眼较前略有减少，仍盗汗，以前方变白芍为40 g，6剂。

六诊：眨眼较前又有减少，仍有劳累时加重，以前方变红参为12 g，6剂。

七诊：眨眼较前又有减少，情绪基本正常，仍口干，以前方变百合为20 g，6剂。

八诊：眨眼较前又有明显减少，又以前方治疗120余剂，诸症消除。

余诊：之后，又以前方治疗30余剂，诸症未再发作。随访1年，一切尚好。

【用方体会】根据眨眼频繁、手足烦热、盗汗辨为阴虚；又根据眨眼频繁、苔白厚腻辨为风夹寒痰；因情绪低落、急躁易怒辨为郁；又因倦怠乏力辨为气虚；更因口干不欲饮水辨为阴虚夹寒，以此辨为阴虚寒痰，气郁风痰证。方以百合地黄汤滋阴凉血；以赤丸温化寒痰；以小柴胡汤调理气机，益气温通；以附子白蔹汤温阳散寒，解痉缓急；以藜芦芍药汤补益中气，柔筋缓急。方药相互为用，以取其效。

【特别提示】处方中藜芦与红参相互为用，旨在倍增益气息风化痰之功；藜芦与白芍相互为用，旨在倍增补血通泄、息风化痰之功；藜芦与细辛相互为用，旨在倍增温宣息风化痰之功；制川乌与生半夏相互为用，旨在倍增温通化瘀化痰之功；制附子与白蔹相互为用，旨在倍增温阳化瘀解热之功。

二十一、视神经脊髓炎

孙某，女，35岁，河南人，有2年视神经脊髓炎病史，服用中西药未能有效控制症状，近由病友介绍前来诊治。

刻诊：左眼视力下降，视物模糊，眼睛困痛，步态不稳，肌肉震颤，大便干结，倦怠乏力，嗜睡，急躁易怒，头晕目眩，大便干结，手足不温，怕冷，口苦口腻，舌质暗红夹瘀紫，苔腻黄白夹杂，脉沉弱。

[辨证施治]辨为阳虚风痰，瘀血夹热证；治当温阳散寒，清热燥湿，活血化瘀，息风化痰。

[处方]给予四逆汤、小柴胡汤、黄连粉方、土瓜根散、附子白及汤与藜芦芍药汤合方：生附子5 g，干姜5 g，柴胡24 g，生半夏12 g，黄芩10 g，红参10 g，黄连12 g，白及3 g，土瓜根10 g，桂枝10 g，白芍10 g，土鳖虫10 g，藜芦1.5 g，生姜12 g，大枣12枚，炙甘草10 g。6剂，以水

1 000~1 200 mL，浸泡30 min，大火烧开，小火煎煮50 min，每日分早、中、晚3次服。

二诊：大便基本正常，仍眼睛困痛，以前方变桂枝、白芍为各15 g，6剂。

三诊：眼睛困痛略有减轻，大便溏泄，仍嗜睡，以前方变红参为12 g，土瓜根为5 g，6剂。

四诊：大便正常，仍口苦口腻，以前方变黄连、黄芩为各15 g，6剂。

五诊：口苦口腻较前明显减轻，仍手足不温，以前方变生附子为6 g，干姜为10 g，6剂。

六诊：视物模糊较前略有改善，仍肌肉震颤，以前方变藜芦为3 g，白芍为30 g，6剂。

七诊：视物模糊较前又有改善，眼睛困痛基本消除，以前方6剂继服。

八诊：诸症较前趋于缓解，又以前方治疗100余剂，视力下降较前明显恢复。

余诊：之后，又以前方治疗100余剂，视物模糊基本消除。随访1年，一切尚好。

【用方体会】根据视力下降、手足不温、怕冷辨为阳虚；又根据视物模糊、肌肉震颤、苔腻辨为风痰；因口苦口腻辨为湿热；又因倦怠乏力辨为气虚；更因舌质夹瘀紫辨为瘀，以此辨为阳虚风痰，瘀血夹热证。方以四逆汤温阳散寒；以小柴胡汤调理气机，益气温通，清解郁热；以黄连粉方清热燥湿；以土瓜根散通泄活血化瘀；以附子白及汤温阳散寒，化瘀生新；以藜芦芍药汤补益中气，柔筋缓急。方药相互为用，以取其效。

【特别提示】处方中藜芦与红参相互为用，旨在倍增益气息风化痰之功；藜芦与白芍相互为用，旨在倍增补血通泄、息风化痰之功；生附子与生半夏相互为用，旨在倍增温阳消癥化痰之功；生附子与白及相互为用，旨在倍增温阳消癥生新之功。

二十二、脑炎后遗症

薛某，男，7岁，河南人，有近1年脑炎后遗症病史，服用中西药未能有效控制症状，近由病友介绍前来诊治。

刻诊：步态不稳，不能行走，语言迟钝，吞咽不利，易哭易笑，表情淡漠，大便溏泄、黏腻不爽，手足不温，手脚抽搐，怕冷，皮肤干燥，口渴喜饮热水，舌质淡红，苔白腻夹黄，脉沉弱。

［**辨证施治**］辨为阳虚风痰夹热证；治当温阳散寒，息风化痰，兼清郁热。

［**处方**］给予桂枝人参汤、小柴胡汤、附子白蔹汤与藜芦芍药汤合方：桂枝12 g，干姜10 g，红参10 g，白术10 g，柴胡24 g，生半夏12 g，黄芩10 g，制附子10 g，白蔹6 g，白芍10 g，藜芦1.5 g，生姜12 g，大枣12枚，炙甘草12 g。6剂，以水1 000~1 200 mL，浸泡30 min，大火烧开，小火煎煮50 min，每日分早、中、晚3次服。

二诊：手足较前温和，仍大便溏泄，以前方变白术、生半夏为各15 g，6剂。

三诊：大便基本正常，仍手脚抽搐，以前方变藜芦为3 g，白蔹为9 g，白芍为24 g，6剂。

四诊：手脚抽搐较前略有减轻，仍不能行走，以前方变红参为12 g，6剂。

五诊：手脚抽搐较前又有减轻，仍怕冷，以前方变制附子为6 g，6剂。

六诊：吞咽不利较前略有改善，仍语言迟钝，以前方加石菖蒲12 g，6剂。

七诊：吞咽不利较前又有改善，手足温和，怕冷基本消除，仍皮肤干燥，以前方变炙甘草为20 g，6剂。

八诊：诸症较前趋于缓解，又以前方治疗150余剂，能够慢慢行走。

余诊：之后，又以前方治疗150余剂，诸症基本消除。随访3年，一切尚好。

【**用方体会**】根据步态不稳、手足不温、怕冷辨为阳虚；又根据手脚抽搐、苔腻辨为风痰；因皮肤干燥、口渴喜饮热水辨为阳虚伤阴；又因脉沉弱辨为气虚，以此辨为阳虚风痰夹热证。方以桂枝人参汤益气温阳散寒；以小柴胡汤调理气机，益气温通，清解郁热；以附子白蔹汤温阳散寒，柔筋解痉；以藜芦芍药汤补益中气，柔筋缓急。方药相互为用，以取其效。

【特别提示】处方中藜芦与红参相互为用，旨在倍增益气息风化痰之功；藜芦与白芍相互为用，旨在倍增补血通泄、息风化痰之功；制附子与生半夏相互为用，旨在倍增温阳化瘀化痰之功；制附子与白蔹相互为用，旨在倍增温阳化瘀解热之功。

二十三、格林–巴利综合征

郑某，男，28岁，河南人，有2年格林–巴利综合征病史，服用中西药未能有效控制症状，近由病友介绍前来诊治。

刻诊：四肢无力，下肢软弱不能行走，吞咽障碍，呼吸不利，语声低微，肌肉麻木刺痛，心悸，头晕目眩，大便干结，手足不温，怕冷，口苦，口腻，舌质淡红夹瘀紫，苔腻黄白夹杂，脉沉弱。

［辨证施治］辨为阳虚湿热，瘀夹风痰证；治当益气温阳，清热燥湿，活血化瘀，息风化痰。

［处方］给予附子天花粉汤、半夏泻心汤、乌头汤、甘草附子汤与藜芦芍药汤合方：制附子10 g，天花粉12 g，生半夏12 g，干姜10 g，红参10 g，黄芩10 g，黄连3 g，制川乌10 g，麻黄10 g，白芍10 g，黄芪10 g，白术6 g，桂枝12 g，藜芦1.5 g，生姜12 g，大枣12枚，炙甘草10 g。6剂，以水1 000~1 200 mL，浸泡30 min，大火烧开，小火煎煮50 min，每日分早、中、晚3次服。

二诊：手足较前温和，仍下肢软弱不能行走，以前方变红参、白术为各12 g，6剂。

三诊：怕冷明显减轻，仍肌肉麻木刺痛，以前方变藜芦为3 g，桂枝、白芍为各20 g，6剂。

四诊：四肢无力较前略有好转，仍下肢软弱不能行走，以前方变红参、白术为各15 g，6剂。

五诊：下肢软弱不能行走较前略有好转，仍呼吸不利，以前方变麻黄、黄芪为各12 g，6剂。

六诊：呼吸不利较前略有好转，仍口苦、口腻，以前方变黄连为10 g，6剂。

七诊：吞咽障碍较前好转，手足温和，怕冷基本消除，以前方6剂继服。

八诊：诸症较前趋于缓解，又以前方治疗100余剂，可以慢慢行走。

余诊：之后，又以前方治疗120余剂，诸症基本消除。随访2年，一切尚好。

【用方体会】根据四肢无力、手足不温、怕冷辨为阳虚；又根据四肢无力、口苦、口腻辨为湿热；因肌肉刺痛、舌质夹瘀紫辨为瘀；又因肌肉麻木、苔腻黄白夹杂辨为风痰，以此辨为阳虚湿热，瘀夹风痰证。方以附子天花粉汤温阳化瘀，益阴化痰；以半夏泻心汤平调寒热，益气温通；以乌头汤温通散寒，益气补血；以甘草附子汤益气温阳，通经化瘀；以藜芦芍药汤补益中气，柔筋缓急。方药相互为用，以取其效。

【特别提示】处方中藜芦与红参相互为用，旨在倍增益气息风化痰之功；藜芦与白芍相互为用，旨在倍增补血通泄、息风化痰之功；制附子与生半夏相互为用，旨在倍增温阳化瘀化痰之功；制附子与天花粉相互为用，旨在倍增温阳化瘀、清热益阴之功；制川乌与生半夏相互为用，旨在倍增温通化瘀化痰之功；制川乌与天花粉相互为用，旨在倍增温通化瘀、清热益阴之功。

第九节　经方合方“十八反”配伍辨治内分泌代谢系病变

一、垂体瘤术后复发（不育，阳痿）

周某，男，35岁，河南人，3年前经检查诊断为垂体瘤，术后1年复发，服用中西药未能有效控制症状，近由病友介绍前来诊治。

刻诊：婚后不育，阳痿，头痛，大便干结，腹胀坚硬，身体沉重，手足不温，肌肉震颤，怕冷，倦怠乏力，皮肤干燥，声音嘶哑，脱发，舌质红夹瘀紫，少苔，脉沉弱。

［**辨证施治**］辨为阴阳俱虚，风痰夹瘀证；治当温阳滋阴，活血化瘀，息风化痰。

［**处方**］给予天雄散、百合地黄汤、桂枝茯苓丸、甘草海藻汤、附子半夏汤与藜芦人参汤合方：百合15 g，生地黄50 g，制附子10 g，桂枝20 g，白术24 g，龙骨10 g，茯苓15 g，牡丹皮15 g，桃仁15 g，白芍15 g，海藻24 g，生半夏12 g，红参10 g，藜芦1.5 g，生姜10 g，大枣12枚，炙甘草10 g。6剂，以水1 000~1 200 mL，浸泡30 min，大火烧开，小火煎煮50 min，去滓取药液，每日分早、中、晚3次服。

二诊：手足较前温和，仍腹胀坚硬，以前方变海藻为30 g，加陈皮30 g，6剂。

三诊：怕冷减轻，仍肌肉震颤，以前方变藜芦为3 g，白芍为30 g，炙甘草为15 g，6剂。

四诊：大便正常，腹胀消除，仍阳痿，以前方去陈皮，加鹿角霜15 g，6剂。

五诊：怕冷基本消除，仍倦怠乏力，以前方变红参为12 g，6剂。

六诊：头痛、皮肤干燥基本消除，仍脱发，以前方变龙骨为30 g，6剂。

七诊：诸症基本缓解，又以前方治疗100剂，其妻已孕。

余诊：之后，又以前方治疗100余剂，经复查垂体瘤消除。随访1年，一切尚好。

【**用方体会**】根据阳痿、怕冷辨为阳虚；又根据皮肤干燥、舌红少苔辨为阴虚；因舌质红夹瘀紫、腹胀坚硬辨为瘀结；又因倦怠乏力辨为气虚；更因肌肉震颤、身体沉重辨为风痰，以此辨为阴阳俱虚，风痰夹瘀证。方以百合地黄汤滋阴凉血；以天雄散益气温阳固精；以桂枝茯苓丸活血化瘀，通利血脉；以甘草海藻汤益气软坚散结；以附子半夏汤温化消癥，燥湿化痰；以藜芦人参汤息风缓急，益气化阳。方药相互为用，以取其效。

【特别提示】处方中藜芦与红参相互为用，旨在倍增益气息风化痰之功；藜芦与白芍相互为用，旨在倍增补血通泄、息风化痰之功；制附子与生半夏相互为用，旨在倍增温阳化瘀化痰之功；炙甘草与海藻相互为用，旨在倍增益气软坚散结之功。

二、垂体瘤术后复发（不孕，闭经）

谢某，女，37岁，河南人，结婚6年未孕，4年前经检查诊断为垂体瘤，术后1年复发，服用中西药未能有效控制症状，近由病友介绍前来诊治。

刻诊：婚后不孕，闭经，头沉，大便干结，少腹坚硬，身体酸困，手足不温，手指颤抖，倦怠乏力，皮肤干燥，怕冷，面色不荣，心胸烦热，脱发，舌质淡红夹瘀紫，苔黄白夹杂，脉沉弱。

［**辨证施治**］辨为寒热夹虚，风痰夹瘀证；治当温阳清热，活血化瘀，息风化痰。

［**处方**］给予温经汤、甘草海藻汤、附子白及汤与藜芦人参汤合方：吴茱萸10 g，桂枝6 g，当归10 g，白芍10 g，川芎10 g，阿胶珠6 g，红参6 g，牡丹皮6 g，麦冬12 g，生半夏12 g，制附子10 g，白及3 g，海藻24 g，藜芦1.5 g，生姜10 g，大枣12枚，炙甘草10 g。6剂，以水1 000~1 200 mL，浸泡30 min，大火烧开，小火煎煮50 min，去滓取药液，每日分早、中、晚3次服。

二诊：头沉减轻，仍大便干结，以前方变当归为24 g，6剂。

三诊：大便基本正常，仍皮肤干燥，以前方变牡丹皮、麦冬为各15 g，6剂。

四诊：心胸烦热减轻，仍闭经，以前方变川芎为30 g，阿胶珠为12 g，6剂。

五诊：怕冷基本消除，仍面色不荣、倦怠乏力，以前方变红参为12 g，6剂。

六诊：月经来潮且量较少，仍手指颤抖，以前方变藜芦为3 g，白芍为30 g，阿胶珠为10 g，当归为20 g，6剂。

七诊：诸症基本缓解，又以前方治疗120剂，已孕。

余诊：之后，又以前方治疗100余剂，经复查垂体瘤基本消除。随访1年，一切尚好。

【用方体会】根据闭经、怕冷辨为寒；又根据皮肤干燥、心胸烦热辨为热；因舌质淡红、苔黄白夹杂辨为寒热夹杂；又因倦怠乏力、面色不荣辨为虚；更因手指颤抖、身体酸困辨为风痰，以此辨为寒热夹虚，风痰夹瘀证。方以温经汤温阳散寒，活血化瘀，凉血滋阴，补益气血；以甘草海藻汤益气软坚散结；以附子白及汤温化消癥，化瘀生新；以藜芦人参汤息风缓急，益气化阳。方药相互为用，以取其效。

【特别提示】处方中藜芦与红参相互为用，旨在倍增益气息风化痰之功；藜芦与白芍相互为用，旨在倍增补血通泄、息风化痰之功；制附子与生半夏相互为用，旨在倍增温阳化瘀化痰之功；制附子与白及相互为用，旨在倍增温阳化瘀生新之功；炙甘草与海藻相互为用，旨在倍增益气软坚散结之功。

三、尿崩症

孙某，女，15岁，河南人，2年前因口渴、多尿经检查诊断为尿崩症，服用中西药未能有效控制症状，近由病友介绍前来诊治。

刻诊：口干舌燥，饮水不解渴，小便多，大便干结（4~5 d 1次），腹胀，身体困重，夜间小腿抽搐，手足烦热，汗出较多，倦怠乏力，面色潮红，舌质淡红，苔厚腻黄白夹杂，脉沉弱。

［辨证施治］辨为阳明热结，风痰夹虚证；治当清泻热结，补益中气，息风化痰。

［处方］给予白虎加人参汤、大承气汤、附子半夏汤与藜芦芍药汤合方：石膏50 g，知母20 g，红参10 g，粳米20 g，大黄12 g，芒硝（烊化，冲服）6 g，枳实5 g，厚朴24 g，制附子10 g，生半夏12 g，白芍10 g，藜芦1.5 g，生姜10 g，大枣12枚，炙甘草10 g。6剂，以水1 000~1 200 mL，浸泡30 min，大火烧开，小火煎煮50 min，去滓取药

液，每日分早、中、晚3次服。

二诊： 大便较前通畅，仍小便多，以前方变制附子为12 g，6剂。

三诊： 大便基本正常，仍口渴，以前方变石膏为80 g，6剂。

四诊： 口渴较前略有减轻，仍小便多，以前方变制附子为15 g，生姜为20 g，6剂。

五诊： 大便溏泄，仍汗出较多、倦怠乏力，以前方去芒硝，变白芍为30 g，红参为12 g，6剂。

六诊： 大便正常，口渴较前减轻，小便较前减少，仍夜间小腿抽搐，以前方变藜芦为3 g，6剂。

七诊： 诸症基本趋于缓解，又以前方治疗120剂，诸症基本消除。

余诊： 之后，又以前方治疗100余剂，诸症消除。随访1年，一切尚好。

【用方体会】 根据口渴、小便多、手足烦热辨为热；又根据小便多、倦怠乏力辨为气虚；因大便干结辨为热结；又因夜间小腿抽搐、苔腻辨为风痰，以此辨为阳明热结，风痰夹虚证。方以白虎加人参汤清泻盛热，益气生津；以大承气汤清泻热结，行气导滞；以附子半夏汤温化消癥，燥湿化痰；以藜芦芍药汤息风缓急，柔筋缓急。方药相互为用，以取其效。

【特别提示】 处方中藜芦与红参相互为用，旨在倍增益气息风化痰之功；藜芦与白芍相互为用，旨在倍增补血通泄、息风化痰之功；制附子与生半夏相互为用，旨在倍增温阳化瘀化痰之功。

四、抗利尿激素分泌失调综合征

郑某，女，39岁，河南人，3年前经检查诊断为抗利尿激素分泌失调综合征，服用中西药未能有效控制症状，近由病友介绍前来诊治。

刻诊： 倦怠乏力，嗜睡，四肢软弱，头晕目眩，面色不荣，四肢抽搐，关节僵硬，情绪低落，胸闷，手足不温，怕冷，时有神志模糊，舌质红夹瘀紫，少苔，脉沉弱。

［辨证施治］ 辨为阴阳俱虚，风痰郁瘀证；治当滋阴温阳，行气活

血，息风化痰。

［**处方**］给予天雄散、百合地黄汤、小柴胡汤、附子白及汤与藜芦芍药汤合方：制附子10 g，桂枝20 g，白术24 g，龙骨12 g，百合15 g，生地黄50 g，柴胡24 g，黄芩10 g，红参10 g，生半夏12 g，白及3 g，白芍10 g，藜芦1.5 g，生姜10 g，大枣12枚，炙甘草10 g。6剂，以水1 000~1 200 mL，浸泡30 min，大火烧开，小火煎煮50 min，去滓取药液，每日分早、中、晚3次服。

二诊：手足较前温和，仍倦怠乏力，以前方变红参为12 g，6剂。

三诊：倦怠乏力较前好转，仍关节僵硬，以前方变制附子为12 g，生半夏为15 g，6剂。

四诊：关节僵硬较前略有好转，仍四肢抽搐，以前方变藜芦为3 g，白芍为30 g，6剂。

五诊：手足温和，怕冷基本消除，仍胸闷，以前方加陈皮30 g，6剂。

六诊：胸闷基本消除，仍头晕目眩，以前方变红参为15 g，6剂。

七诊：诸症基本趋于缓解，又以前方治疗80剂，诸症基本消除。

余诊：之后，又以前方治疗100余剂，诸症消除。随访1年，一切尚好。

【用方体会】根据倦怠乏力、手足不温辨为阳虚；又根据头晕目眩、舌红少苔辨为阴虚；因胸闷、情绪低落辨为郁；又因四肢抽搐、关节僵硬辨为风痰；更因舌质夹瘀紫辨为瘀，以此辨为阴阳俱虚，风痰郁瘀证。方以天雄散益气温阳安神；以百合地黄汤滋阴凉血；以小柴胡汤调理气机，清热温通，补益中气；以附子白及汤温化消癥，化瘀生新；以藜芦芍药汤息风缓急，柔筋缓急。方药相互为用，以取其效。

【特别提示】处方中藜芦与红参相互为用，旨在倍增益气息风化痰之功；藜芦与白芍相互为用，旨在倍增补血通泄、息风化痰之功；制附子与生半夏相互为用，旨在倍增温阳化瘀化痰之功；制附子与白及相互为用，旨在倍增温阳化瘀生新之功。

五、结节性甲状腺肿大（3级）

牛某，女，41岁，河南人，有3年结节性甲状腺肿大（3级）病史，服用中西药未能有效控制症状，近由病友介绍前来诊治。

刻诊：倦怠乏力，形体消瘦，心悸，心胸烦热，情绪低落，急躁易怒，声音嘶哑，呼吸不畅，吞咽不利，肌肉蠕动，口干苦不欲饮水，舌质淡夹瘀紫，苔黄白夹杂略腻，脉沉弱。

［辨证施治］辨为寒热夹虚，风痰郁瘀证；治当平调寒热，行气活血，息风化痰。

［处方］给予小柴胡汤、桂枝茯苓丸、附子白及汤、甘草海藻汤与藜芦芍药汤合方：柴胡24 g，黄芩10 g，红参10 g，生半夏12 g，桂枝15 g，茯苓15 g，牡丹皮15 g，桃仁15 g，白芍15 g，制附子10 g，白及3 g，海藻24 g，藜芦1.5 g，生姜10 g，大枣12枚，炙甘草10 g。6剂，以水1 000~1 200 mL，浸泡30 min，大火烧开，小火煎煮50 min，去滓取药液，每日分早、中、晚3次服。

二诊：心悸好转，仍心胸烦热，以前方变黄芩为15 g，6剂。

三诊：心胸烦热较前略有减轻，仍肌肉蠕动，以前方变藜芦为3 g，白芍为30 g，6剂。

四诊：情绪低落较前好转，仍吞咽不利，以前方变生半夏为15 g，6剂。

五诊：吞咽不利较前略有好转，心悸基本消除，仍声音嘶哑，以前方加桔梗24 g，6剂。

六诊：声音嘶哑较前略有好转，仍形体消瘦，以前方变红参为12 g，6剂。

七诊：诸症基本趋于缓解，又以前方治疗150剂，经复查结节性甲状腺肿大基本消除。

余诊：之后，又以前方治疗120余剂，又经复查结节性甲状腺肿大恢复正常。随访1年，一切尚好。

【用方体会】根据心悸、心胸烦热辨为热；又根据形体消瘦、舌质淡辨为寒；因情绪低落、急躁易怒辨为郁；又因肌肉蠕动、苔腻辨为风痰；复因舌质夹瘀紫辨为瘀；更因倦怠乏力辨为虚，以此辨为寒热夹虚，风痰郁瘀证。方以小柴胡汤平调寒热，调理气机，清热温通，补益中气；以桂枝茯苓丸活血化瘀；以甘草海藻汤益气软坚散结；以附子白及汤温化消癥，化瘀生新；以藜芦芍药汤息风缓急，柔筋缓急。方药相互为用，以取其效。

【特别提示】处方中藜芦与红参相互为用，旨在倍增益气息风化痰之功；制附子与生半夏相互为用，旨在倍增温阳化瘀化痰之功；制附子与白及相互为用，旨在倍增温阳化瘀生新之功；炙甘草与海藻相互为用，旨在倍增益气软坚散结之功。

六、甲状腺功能亢进症

刘某，女，37岁，河南人，有多年甲状腺功能亢进症病史，服用中西药未能有效控制症状，近由病友介绍前来诊治。

刻诊：心悸，心胸烦热，急躁易怒，焦虑不安，容易饥饿，汗出较多，耳鸣，口渴，手指颤抖，舌质淡夹瘀紫，苔白厚腻，脉沉弱。

［辨证施治］辨为郁热夹瘀，心肾不交，风痰夹寒证；治当行气解郁，清热化瘀，交通心肾，息风化痰，温通散寒。

［处方］给予小柴胡汤、黄连阿胶汤、附子白及汤与藜芦芍药汤合方：柴胡24 g，黄芩10 g，红参10 g，生半夏12 g，黄连12 g，阿胶珠6 g，白芍10 g，鸡子黄（冲服）2枚，制附子10 g，白及3 g，藜芦1.5 g，生姜10 g，大枣12枚，炙甘草10 g。6剂，以水1 000~1 200 mL，浸泡30 min，大火烧开，小火煎煮50 min，去滓取药液，每日分早、中、晚3次服。

二诊：心悸好转，仍心胸烦热，以前方变黄连、黄芩为各15 g，6剂。

三诊：心胸烦热较前略有减轻，仍焦虑不安，以前方加龙骨、牡蛎各30 g，6剂。

四诊：焦虑不安较前好转，仍汗多，以前方变龙骨、牡蛎为各45 g，6剂。

五诊：汗出明显减少，仍手指颤抖，以前方变藜芦为3 g，白芍为

30 g，6剂。

六诊：手指颤抖较前略有减轻，仍有心悸，以前方变阿胶珠为10 g，6剂。

七诊：诸症基本趋于缓解，又以前方治疗120剂，经复查各项指标基本正常。

余诊：之后，又以前方治疗60余剂，经复查各项指标正常。随访1年，一切尚好。

【用方体会】根据心悸、急躁易怒辨为郁；又根据汗出较多、心胸烦热辨为热；因心悸、耳鸣辨为心肾不交；又因手指颤抖、苔腻辨为风痰；更因舌质夹瘀紫辨为瘀，以此辨为郁热夹瘀，心肾不交，风痰夹寒证。方以小柴胡汤平调寒热，调理气机，清热温通，补益中气；以黄连阿胶汤清热育阴，交通心肾；以附子白及汤温化消癥，化瘀生新；以藜芦芍药汤息风缓急，柔筋缓急。方药相互为用，以取其效。

【特别提示】处方中藜芦与红参相互为用，旨在倍增益气息风化痰之功；藜芦与白芍相互为用，旨在倍增补血通泄、息风化痰之功；制附子与生半夏相互为用，旨在倍增温阳化瘀化痰之功；制附子与白及相互为用，旨在倍增温阳化瘀生新之功。

七、甲状腺功能减退症

案一

许某，女，48岁，河南人，有多年甲状腺功能减退症病史，服用中西药未能有效控制症状，近由病友介绍前来诊治。

刻诊：头晕目眩，头痛，嗜睡，心悸，耳鸣，听力下降，眼球震颤，反应迟钝，情绪低落，倦怠乏力，手足不温，怕冷，口苦，舌质淡红，苔黄腻夹白，脉沉弱。

[**辨证施治**] 辨为气郁阳虚，心肾不交，风痰夹热证；治当行气解郁，温阳散寒，息风化痰，兼清郁热。

[**处方**] 给予小柴胡汤、四逆汤、桂枝加龙骨牡蛎汤与藜芦芍药汤合方：柴胡24 g，黄芩10 g，红参10 g，生半夏12 g，生附子5 g，干姜

5 g，桂枝10 g，白芍10 g，龙骨12 g，牡蛎12 g，藜芦1.5 g，生姜10 g，大枣12枚，炙甘草10 g。6剂，以水1 000~1 200 mL，浸泡30 min，大火烧开，小火煎煮50 min，去滓取药液，每日分早、中、晚3次服。

二诊：头晕目眩减轻，仍心悸，以前方变红参为12 g，变龙骨、牡蛎为各30 g，6剂。

三诊：心悸较前减轻，仍嗜睡，以前方变生附子、干姜为各6 g，6剂。

四诊：头晕目眩较前又有减轻，仍口苦，以前方变黄芩为15 g，6剂。

五诊：口苦较前减轻，仍嗜睡、倦怠乏力，以前方变红参为12 g，生附子、干姜为各7 g，6剂。

六诊：嗜睡、倦怠乏力较前好转，仍耳鸣，以前方变龙骨、牡蛎为各40 g，6剂。

七诊：诸症较前基本趋于缓解，又以前方治疗100剂，经复查各项指标基本正常。

余诊：之后，又以前方治疗60余剂，经复查各项指标正常。随访1年，一切尚好。

【用方体会】根据心悸、情绪低落辨为郁；又根据头晕目眩、手足不温、怕冷辨为阳虚；因心悸、耳鸣辨为心肾不交；又因眼球震颤、苔腻辨为风痰；更因口苦、苔黄辨为寒夹热，以此辨为气郁阳虚，心肾不交，风痰夹热证。方以小柴胡汤平调寒热，调理气机，清热温通，补益中气；以桂枝加龙骨牡蛎汤潜阳安神，交通心肾；以四逆汤益气温阳散寒；以藜芦芍药汤息风缓急，柔筋缓急。方药相互为用，以取其效。

【特别提示】处方中藜芦与红参相互为用，旨在倍增益气息风化痰之功；藜芦与白芍相互为用，旨在倍增补血通泄、息风化痰之功；生附子与生半夏相互为用，旨在倍增温阳消癥化痰之功。

案二

程某，男，54岁，河南人，有多年甲状腺功能减退症病史，服用中西药未能有效控制症状，近由病友介绍前来诊治。

刻诊：四肢软弱，关节僵硬疼痛，不思饮食，脘腹胀满，情绪低落，倦怠乏力，手足颤抖、不温，怕冷，口苦口腻，舌质淡红，苔腻黄白夹杂，脉沉弱。

［**辨证施治**］辨为阳虚气郁，风痰湿热证；治当温阳散寒，行气解郁，息风化痰，兼清郁热。

［**处方**］给予乌头汤、四逆散、橘皮汤、半夏泻心汤与藜芦芍药汤合方：制川乌10 g，麻黄10 g，白芍10 g，黄芪10 g，柴胡15 g，枳实10 g，黄连3 g，黄芩10 g，红参10 g，生半夏12 g，陈皮24 g，干姜10 g，藜芦1.5 g，生姜24 g，大枣12枚，炙甘草10 g。6剂，以水1 000~1 200 mL，浸泡30 min，大火烧开，小火煎煮50 min，去滓取药液，每日分早、中、晚3次服。

二诊：怕冷好转，仍脘腹胀满，以前方变陈皮为30 g，6剂。

三诊：脘腹胀满较前减轻，仍口苦口腻，以前方变黄连为6 g，6剂。

四诊：怕冷较前又有好转，仍倦怠乏力，以前方变红参为12 g，6剂。

五诊：四肢软弱较前好转，仍关节僵硬疼痛，以前方变制川乌为12 g，加天花粉24 g，6剂。

六诊：关节僵硬疼痛较前减轻，仍手足颤抖，以前方变藜芦为3 g，白芍为30 g，6剂。

七诊：诸症较前基本趋于缓解，又以前方治疗80剂，经复查各项指标基本正常。

余诊：之后，又以前方治疗70余剂，经复查各项指标正常。随访1年，一切尚好。

【**用方体会**】根据四肢软弱、怕冷辨为阳虚；又根据情绪低落辨为郁；因手足颤抖、苔腻辨为风痰；又因口苦口腻辨为湿热；更因舌质淡红、苔黄白夹杂辨为寒夹热，以此辨为阳虚气郁，风痰湿热证。方以乌头汤益气温阳散寒；以四逆散疏理气机；以橘皮汤行气除胀；以半夏泻心汤清热燥湿，益气温阳；以藜芦芍药汤息风缓急，柔筋缓急。方药相互为用，以取其效。

【**特别提示**】处方中藜芦与红参相互为用，旨在倍增益气息风化痰

之功；藜芦与白芍相互为用，旨在倍增补血通泄、息风化痰之功；制川乌与生半夏相互为用，旨在倍增温通化瘀化痰之功。

八、桥本甲状腺炎

邵某，女，39岁，河南人，有多年桥本甲状腺炎病史，服用中西药未能有效控制症状，近由病友介绍前来诊治。

刻诊：甲状腺肿大，咽喉不利，如有痰阻，吞咽不畅，因情绪异常加重，脘腹胀满，大便干结，皮肤干燥，手足不温，怕冷，倦怠乏力，月经量少，口干不欲饮水，舌质淡红夹瘀紫，苔黄白夹杂略腻，脉沉弱。

［**辨证施治**］辨为气郁痰阻，寒热虚瘀证；治当行气化痰，益气温阳，活血清热。

［**处方**］给予半夏厚朴汤、大黄附子汤、失笑散与藜芦人参汤合方：生半夏24 g，厚朴10 g，茯苓12 g，紫苏叶6 g，大黄10 g，制附子15 g，细辛6 g，五灵脂10 g，蒲黄10 g，红参10 g，藜芦1.5 g，生姜15 g，大枣12枚，炙甘草10 g。6剂，以水1 000~1 200 mL，浸泡30 min，大火烧开，小火煎煮50 min，去滓取药液，每日分早、中、晚3次服。

二诊：手足不温、怕冷好转，仍脘腹胀满，以前方变厚朴为24 g，6剂。

三诊：咽喉不利较前减轻，仍大便干结，以前方变大黄为12 g，6剂。

四诊：大便通畅，仍月经量少，以前方加红花12 g，6剂。

五诊：咽喉不利、如有痰阻较前明显好转，仍倦怠乏力，以前方变红参为12 g，6剂。

六诊：皮肤干燥较前好转，仍有因情绪异常加重，以前方变厚朴为30 g，紫苏叶为12 g，6剂。

七诊：诸症较前基本趋于缓解，月经基本正常，又以前方治疗100剂，诸症基本消除。

余诊：之后，又以前方治疗30余剂，经复查各项指标正常。随访1年，一切尚好。

【用方体会】根据咽喉不利，因情绪异常加重辨为气郁；又根据咽喉不利、如有痰阻辨为痰；因舌质夹瘀紫辨为瘀；又因倦怠乏力辨为虚；更因口干不欲饮水、苔黄白夹杂辨为寒夹热，以此辨为气郁痰阻，寒热虚瘀证。方以半夏厚朴汤行气解郁，燥湿化痰；以大黄附子汤温阳通泄内结；以失笑散活血化瘀；以藜芦人参汤息风缓急，益气和中。方药相互为用，以取其效。

【特别提示】处方中藜芦与红参相互为用，旨在倍增益气息风化痰之功；藜芦与细辛相互为用，旨在倍增温宣息风化痰之功；制附子与生半夏相互为用，旨在倍增温阳化瘀化痰之功；红参与五灵脂相互为用，旨在倍增益气活血化瘀之功。

九、甲状旁腺功能亢进性肌病

程某，男，52岁，河南人，有2年甲状旁腺功能亢进性肌病病史，服用中西药未能有效控制症状，近由病友介绍前来诊治。

刻诊：全身肌肉无力，肌张力降低，步态不稳，肌肉震颤，骨及关节疼痛受凉加重，大便干结，倦怠乏力，手足烦热，自汗，口苦口腻，舌质淡红夹瘀紫，苔腻黄白夹杂，脉沉弱。

［**辨证施治**］辨为阳虚湿热，风痰夹瘀证；治当清热燥湿，温阳散寒，活血化瘀，息风化痰。

［**处方**］给予半夏泻心汤、附子泻心汤、桂枝茯苓丸、附子白及汤与藜芦芍药汤合方：生半夏12 g，红参10 g，黄芩12 g，黄连6 g，干姜10 g，制附子10 g，大黄6 g，桂枝12 g，茯苓12 g，牡丹皮12 g，桃仁12 g，白芍12 g，白及1.5 g，天花粉12 g，藜芦1.5 g，生姜10 g，大枣12枚，炙甘草10 g。6剂，以水1 000~1 200 mL，浸泡30 min，大火烧开，小火煎煮50 min，去滓取药液，每日分早、中、晚3次服。

二诊：手足烦热减轻，仍口苦，以前方变黄连为10 g，6剂。

三诊：手足烦热基本消除，仍大便干结，以前方变大黄为10 g，6剂。

四诊：肌张力降低略有好转，仍全身肌肉无力，以前方变红参为

15 g，6剂。

五诊：自汗止，仍有骨及关节疼痛，以前方变白及为3 g，天花粉为24 g，6剂。

六诊：全身肌肉无力好转，仍肌肉震颤，以前方变白芍为30 g，藜芦为3 g，6剂。

七诊：全身肌肉无力较前又有好转，肌肉震颤明显减轻，仍舌质瘀紫，以前方变桂枝、白芍、茯苓、牡丹皮、桃仁为各20 g，6剂。

八诊：诸症基本趋于缓解，又以前方治疗120剂，诸症基本消除。

余诊：之后，又以前方继续巩固治疗100余剂，诸症悉除。随访1年，一切尚好。

【用方体会】根据骨及关节疼痛受凉加重辨为阳虚；又根据全身肌肉无力、口苦、苔腻辨为湿热；因舌质淡红夹瘀紫辨为瘀；又因倦怠乏力辨为气虚；更因肌肉震颤、苔腻辨为风痰，以此辨为阳虚湿热，风痰夹瘀证。方以半夏泻心汤清热燥湿，益气温阳；以附子泻心汤泻热温阳；以桂枝茯苓丸活血化瘀，通利血脉；以附子白及汤温化消癥，化瘀生新；以藜芦芍药汤息风缓急，柔筋缓急。方药相互为用，以取其效。

【特别提示】处方中藜芦与红参相互为用，旨在倍增益气息风化痰之功；藜芦与白芍相互为用，旨在倍增补血通泄、息风化痰之功；制附子与生半夏相互为用，旨在倍增温阳化瘀化痰之功；制附子与白及相互为用，旨在倍增温阳化瘀生新之功；制附子与天花粉相互为用，旨在倍增温阳化瘀、清热益阴之功。

十、甲状腺功能亢进性周期性瘫痪

邵某，女，46岁，河南人，有多年甲状腺功能亢进性周期性瘫痪病史，服用中西药未能有效控制症状，近由病友介绍前来诊治。

刻诊：发作时四肢肌肉困重、软弱无力（瘫痪），抬腿举手步行困难，肌肉震颤，大便溏泄，倦怠乏力，手足不温，自汗，口苦口腻，舌红少苔，脉沉细弱。

［**辨证施治**］辨为阴阳俱虚，湿热风痰证；治当滋补阴阳，清热燥

湿，息风化痰。

［**处方**］给予肾气丸、半夏泻心汤、附子天花粉汤与藜芦甘草汤合方：生地黄24 g，山药12 g，山茱萸12 g，茯苓10 g，泽泻10 g，牡丹皮10 g，制附子10 g，桂枝3 g，黄连3 g，黄芩10 g，生半夏12 g，干姜10 g，红参10 g，天花粉12 g，藜芦1.5 g，生姜10 g，大枣12枚，炙甘草10 g。6剂，以水1 000~1 200 mL，浸泡30 min，大火烧开，小火煎煮50 min，去滓取药液，每日分早、中、晚3次服。

二诊：手足不温好转，仍倦怠乏力，以前方变红参为12 g，6剂。

三诊：手足不温较前又有好转，仍大便溏泄，以前方变茯苓为24 g，6剂。

四诊：瘫痪未再发作，仍肌肉震颤，以前方变藜芦为3 g，6剂。

五诊：瘫痪未再发作，仍口苦口腻，以前方变黄连为10 g，6剂。

六诊：瘫痪有轻微发作，较前明显减轻，仍有自汗，以前方变炙甘草为15 g，6剂。

七诊：瘫痪未再发作，肌肉震颤明显好转，以前方6剂继服。

八诊：诸症基本趋于缓解，又以前方治疗30剂，瘫痪未再发作。

余诊：之后，又以前方继续巩固治疗100余剂，诸症悉除。随访1年，一切尚好。

【用方体会】根据瘫痪、手足不温辨为阳虚；又根据舌红少苔辨为阴虚；因口苦口腻辨为湿热；又因倦怠乏力辨为气虚；更因肌肉震颤、肌肉困重辨为风痰，以此辨为阴阳俱虚，湿热风痰证。方以肾气丸滋补阴阳，渗利湿浊；以半夏泻心汤清热燥湿，益气温阳；以附子天花粉汤温化消癥，清热益阴；以藜芦甘草汤益气息风化痰。方药相互为用，以取其效。

【特别提示】处方中藜芦与红参相互为用，旨在倍增益气息风化痰之功；制附子与生半夏相互为用，旨在倍增温阳化瘀化痰之功；制附子与天花粉相互为用，旨在倍增温阳化瘀、清热益阴之功。

十一、甲状腺实性结节术后复发（3类）

李某，女，41岁，河南人，有3年多甲状腺实性结节病史，服用中西药未能有效控制症状，近由病友介绍前来诊治。

刻诊：甲状腺肿大，情绪低落，表情淡漠，倦怠乏力，手足不温，怕冷，口干口苦不欲饮水，舌质淡红夹瘀紫，苔黄白夹杂略腻，脉沉弱。

［**辨证施治**］辨为寒热郁瘀夹虚证；治当益气温阳，清热解郁，活血化瘀。

［**处方**］给予小柴胡汤、桂枝茯苓丸、附子白及汤与藜芦人参汤合方：生半夏12 g，黄芩10 g，红参10 g，柴胡24 g，桂枝15 g，茯苓15 g，桃仁15 g，牡丹皮15 g，白芍15 g，制附子10 g，白及1.5 g，藜芦1.5 g，生姜15 g，大枣12枚，炙甘草10 g。6剂，以水1 000~1 200 mL，浸泡30 min，大火烧开，小火煎煮50 min，去滓取药液，每日分早、中、晚3次服。

二诊：手足不温、怕冷好转，仍情绪低落，以前方加枳实15 g，6剂。

三诊：手足不温较前好转，仍倦怠乏力，以前方变红参为12 g，6剂。

四诊：表情淡漠较前好转，仍舌质夹瘀紫，以前方变白及为3 g，6剂。

五诊：倦怠乏力明显好转，仍口苦，以前方变黄芩为24 g，6剂。

六诊：皮肤干燥较前好转，仍有情绪低落，以前方加厚朴30 g，紫苏叶12 g，6剂。

七诊：诸症较前基本趋于缓解，月经基本正常，又以前方治疗100剂，诸症基本消除。

余诊：之后，又以前方治疗30余剂，经复查各项指标正常。随访1年，一切尚好。

【**用方体会**】根据甲状腺肿大、怕冷辨为寒；又根据情绪低落辨为痰；因舌质夹瘀紫辨为瘀；又因倦怠乏力辨为虚；更因口干辨为寒郁化热伤阴，以此辨为寒热郁瘀夹虚证。方以小柴胡汤调理气机，清热降逆，温阳通经；以桂枝茯苓丸活血化瘀消癥；以附子白及汤温阳散寒，化瘀生新；以藜芦人参汤息风缓急，益气和中。方药相互为用，以取其效。

【特别提示】处方中藜芦与红参相互为用，旨在倍增益气息风化痰之功；藜芦与白芍相互为用，旨在倍增补血通泄、息风化痰之功；制附子与生半夏相互为用，旨在倍增温阳化瘀化痰之功；制附子与白及相互为用，旨在倍增温阳化瘀生新之功。

十二、甲状腺癌术后复发

郑某，女，53岁，河南人，1年前因甲状腺癌术后复发，服用中西药未能有效控制症状，近由病友介绍前来诊治。

刻诊：声音嘶哑，吞咽不利，咽中如有痰阻，颈部淋巴结肿大坚硬，时有耳痛，大便溏泄，心悸，面色潮红，倦怠乏力，怕冷，手指抽动，口苦口腻，舌质淡，苔白腻夹黄，脉沉弱。

［**辨证施治**］辨为寒热痰阻夹风证；治当清热温阳，息风化痰，软坚散结。

［**处方**］给予小陷胸汤、赤丸、小柴胡汤、甘草海藻汤与藜芦芍药汤合方：全栝楼30 g，黄连3 g，生半夏12 g，制川乌6 g，茯苓12 g，细辛3 g，柴胡24 g，黄芩10 g，红参10 g，海藻24 g，白芍10 g，藜芦1.5 g，生姜10 g，大枣12枚，炙甘草10 g。6剂，以水1 000~1 200 mL，浸泡30 min，大火烧开，小火煎煮50 min，去滓取药液，每日分早、中、晚3次服。

二诊：心悸好转，仍大便溏泄，以前方变茯苓为24 g，6剂。

三诊：大便溏泄好转，仍口苦口腻，以前方变黄连为10 g，6剂。

四诊：口苦口腻减轻，仍淋巴结肿大坚硬，以前方变海藻为30 g，6剂。

五诊：口苦口腻基本消除，仍倦怠乏力，以前方变红参为12 g，6剂。

六诊：耳痛减轻，大便正常，仍声音嘶哑，以前方变生半夏为15 g，加桔梗24 g，6剂。

七诊：声音嘶哑较前略有好转，面部潮红基本消除，咽中如有痰阻较前减轻，仍有手指抽动，以前方变藜芦为3 g，白芍为30 g，6剂。

八诊：诸症较前基本趋于缓解，又以前方治疗150剂，诸症基本消除，经CT复查较前片缩小。

余诊：之后，又以前方治疗150余剂，经CT复查较前片又有缩小，继续以前方巩固治疗。随访3年，一切尚好。

【用方体会】根据吞咽不利、咽中如有痰阻辨为痰；又根据吞咽不利、口苦口腻辨为湿热；因怕冷辨为寒；又因倦怠乏力辨为虚；更因手指抽动、苔腻辨为风痰，以此辨为寒热痰阻夹风证。方以小陷胸汤清热燥湿化痰；以赤丸温阳燥湿化痰；以小柴胡汤调理气机，清热降逆，温阳通经；以甘草海藻汤益气软坚散结；以藜芦芍药汤息风化痰，柔筋缓急。方药相互为用，以取其效。

【特别提示】处方中藜芦与红参相互为用，旨在倍增益气息风化痰之功；藜芦与白芍相互为用，旨在倍增补血通泄、息风化痰之功；藜芦与细辛相互为用，旨在倍增温宣息风化痰之功；制川乌与生半夏相互为用，旨在倍增温通化瘀化痰之功；制川乌与全栝楼相互为用，旨在倍增温通清热化痰之功；炙甘草与海藻相互为用，旨在倍增益气软坚散结之功。

十三、皮质醇增多症（库欣综合征）

许某，男，44岁，河南人，有多年皮质醇增多症（库欣综合征）病史，服用中西药未能有效控制症状，近由病友介绍前来诊治。

刻诊：满月脸，向心性肥胖（身高171 cm，体重122 kg），面部、背部痤疮（大的似黄豆），头晕目眩，失眠，多梦，情绪低落，急躁易怒，焦虑不安，身体酸困沉重，肌肉蠕动，大便干结，倦怠乏力，口苦，舌质淡红，苔腻黄白夹杂，脉沉弱。

［辨证施治］辨为湿热痰郁夹风证；治当清热燥湿，行气通利，息

风化痰。

［**处方**］给予半夏泻心汤、四逆散与藻戟遂芫甘草汤合方：生半夏12 g，黄连3 g，黄芩10 g，红参10 g，干姜10 g，枳实15 g，白芍15 g，柴胡15 g，海藻24 g，大戟1.5 g，甘遂1.5 g，芫花1.5 g，藜芦1.5 g，生姜10 g，大枣12枚，炙甘草10 g。6剂，以水1 000~1 200 mL，浸泡30 min，大火烧开，小火煎煮50 min，去滓取药液，每日分早、中、晚3次服。

二诊：诸症改善不明显，仍大便干结，以前方变大戟、甘遂、芫花为各3 g，6剂。

三诊：大便基本正常，仍肥胖，以前方变大戟、甘遂、芫花为各5 g，6剂。

四诊：体重较前减轻2.8 kg，仍情绪低落、焦虑不安，以前方变柴胡、枳实、白芍、炙甘草为各20 g，6剂。

五诊：情绪较前好转，仍身体困重，以前方变生半夏为15 g，海藻为30 g，6剂。

六诊：体重较前又减轻1.3 kg，大便正常，仍肌肉蠕动，以前方变藜芦为3 g，6剂。

七诊：体重较前又减轻1.3 kg，失眠、多梦较前好转，仍口苦，以前方变黄连为10 g，6剂。

八诊：体重较前又有减轻，面部、背部痤疮明显消退，又以前方治疗150剂，体重为87.4 kg。

余诊：之后，又以前方治疗50余剂，体重为72.8 kg。随访1年，一切尚好。

【**用方体会**】根据肥胖、口苦辨为湿热；又根据身体沉重、肌肉蠕动辨为风痰；因情绪低落、急躁易怒辨为郁；又因倦怠乏力辨为虚，以此辨为湿热痰郁夹风证。方以半夏泻心汤平调寒热，益气温阳；以四逆散调理气机；以藻戟遂芫甘草汤通利痰水，益气和中。方药相互为用，以取其效。

【**特别提示**】处方中藜芦与红参相互为用，旨在倍增益气息风化痰之功；炙甘草与甘遂相互为用，旨在倍增益气清热逐水之功；炙甘草与大戟相互为用，旨在倍增益气清热泻水之功；炙甘草与芫花相互为用，旨在倍增温益气温通化水之功；炙甘草与海藻相互为用，旨在倍增益气软坚散结之功。

十四、慢性肾上腺皮质功能减退症

谢某，男，54岁，河南人，有多年慢性肾上腺皮质功能减退症病史，服用中西药未能有效控制症状，近由病友介绍前来诊治。

刻诊：全身肌肉关节酸困重着，倦怠乏力，嗜睡，不思饮食，头晕目眩，恶心，呕吐，皮肤呈棕褐色夹散在白斑点，情绪低落，急躁易怒，手足不温，小腿抽筋，口干苦不欲饮水，舌质淡红，苔腻黄白夹杂，脉沉弱。

［**辨证施治**］辨为寒热夹虚，气郁风痰证；治当清热燥湿，温阳散寒，行气解郁，息风化痰。

［**处方**］给予半夏泻心汤、小柴胡汤、乌头汤、橘皮汤与藜芦人参汤合方：生半夏12 g，黄连3 g，黄芩10 g，红参10 g，干姜10 g，柴胡24 g，制川乌10 g，麻黄10 g，黄芪10 g，白芍15 g，陈皮24 g，藜芦1.5 g，生姜24 g，大枣12枚，炙甘草10 g。6剂，以水1 000~1 200 mL，浸泡30 min，大火烧开，小火煎煮50 min，去滓取药液，每日分早、中、晚3次服。

二诊：全身肌肉关节酸困重着略有好转，仍倦怠乏力，以前方变红参为12 g，6剂。

三诊：全身肌肉关节酸困重着较前又有好转，仍嗜睡，以前方加生附子3 g，6剂。

四诊：全身肌肉关节酸困重着较前又有好转，仍恶心、呕吐，以前方变陈皮为30 g，6剂。

五诊：倦怠乏力、嗜睡较前好转，仍头晕目眩，以前方变红参为15 g，6剂。

六诊：手足温和，全身肌肉关节酸困重着较前又有好转，仍小腿抽筋，以前方变藜芦为3 g，6剂。

七诊：情绪低落较前明显好转，仍口干苦，以前方变黄连为6 g，

6剂。

八诊：全身肌肉关节酸困重着较前明显好转，又以前方治疗100剂，诸症基本消除。

余诊：之后，又以前方治疗80余剂，诸症悉除。随访1年，一切尚好。

【用方体会】根据全身肌肉关节酸困重着、手足不温辨为寒；又根据倦怠乏力辨为虚；因情绪低落、急躁易怒辨为郁；又因小腿抽筋、苔腻辨为风痰，以此辨为寒热夹虚，气郁风痰证。方以半夏泻心汤平调寒热，益气温阳；以小柴胡汤调理气机，平调寒热，益气和中；以橘皮汤行气降逆；以乌头汤温阳宣通，补益气血；以藜芦人参汤息风化痰，益气和中。方药相互为用，以取其效。

【特别提示】处方中藜芦与红参相互为用，旨在倍增益气息风化痰之功；藜芦与白芍相互为用，旨在倍增补血通泄、息风化痰之功；制川乌与生半夏相互为用，旨在倍增温通化瘀化痰之功。

十五、甲状旁腺功能亢进症

孙某，男，46岁，河南人，有多年甲状旁腺功能亢进症病史，服用中西药未能有效控制症状，近由病友介绍前来诊治。

刻诊：夜间小便多，口渴比较明显，心胸烦热，躁动不安，不思饮食，脘腹胀满，大便干结，恶心，呕吐，情绪低落，急躁易怒，手足不温，肌肉蠕动，口苦口腻，舌红少苔，脉沉弱。

［辨证施治］辨为阴阳俱虚，气郁风痰证；治当滋阴温阳，行气解郁，息风化痰。

［处方］给予百合地黄汤、天雄散、小柴胡汤、大黄附子汤与藜芦人参汤合方：百合15 g，生地黄50 g，制附子15 g，白术24 g，桂枝20 g，龙骨10 g，柴胡24 g，生半夏12 g，黄芩10 g，红参10 g，大黄10 g，细辛6 g，藜芦1.5 g，生姜10 g，大枣12枚，炙甘草10 g。6剂，以水1 000~1 200 mL，浸泡30 min，大火烧开，小火煎煮50 min，去滓取药液，每日分早、中、晚3次服。

二诊：夜间小便多略有减轻，仍口渴，以前方变百合为20 g，6剂。

三诊：夜间小便多较前又有减轻，仍恶心、呕吐，以前方变生半夏为15 g，生姜为24 g，6剂。

四诊：夜间小便多较前又有减轻，口渴好转，仍有大便干结，以前方变大黄为12 g，6剂。

五诊：情绪低落、急躁易怒较前好转，手足较前温和，仍肌肉蠕动，以前方变藜芦为3 g，6剂。

六诊：大便正常，恶心、呕吐基本消除，仍口苦口腻，以前方变黄芩为15 g，6剂。

七诊：饮食正常，大便溏泄，以前方变大黄为6 g，6剂。

八诊：诸症较前基本趋于和缓，又以前方治疗120剂，诸症基本消除。

余诊：之后，又以前方治疗100余剂，诸症悉除。随访1年，一切尚好。

【用方体会】根据夜间小便多、手足不温辨为阳虚；又根据口渴、舌红少苔辨为阴虚；因情绪低落、急躁易怒辨为郁；又因肌肉蠕动、口腻辨为风痰，以此辨为阴阳俱虚，气郁风痰证。方以百合地黄汤滋阴凉血；以天雄散温壮阳气；以大黄附子汤温阳通泄；以小柴胡汤调理气机，平调寒热，益气和中；以藜芦人参汤息风化痰，益气和中。方药相互为用，以取其效。

【特别提示】处方中藜芦与红参相互为用，旨在倍增益气息风化痰之功；藜芦与细辛相互为用，旨在倍增温宣息风化痰之功；制附子与生半夏相互为用，旨在倍增温阳化瘀化痰之功。

十六、甲状旁腺功能减退症

詹某，女，51岁，河南人，有多年甲状旁腺功能减退症病史，服用中西药未能有效控制症状，近由病友介绍前来诊治。

刻诊：全身肌肉麻木如虫行感，时有肌肉疼痛，时有声音嘶哑，恐惧不宁，焦虑烦躁，妄想妄为，幻听，手足心热，盗汗，口渴欲饮热水，舌红少苔，脉沉弱。

［**辨证施治**］辨为阴虚伤阳，心肾不交，气郁风痰证；治当滋阴凉血，交通心肾，行气解郁，息风化痰。

［**处方**］给予麦门冬汤、小柴胡汤、桂枝加龙骨牡蛎汤、黄连阿胶汤与藜芦芍药汤合方：麦冬170 g，红参10 g，生半夏12 g，粳米15 g，柴胡24 g，黄芩10 g，龙骨12 g，牡蛎12 g，桂枝10 g，白芍20 g，黄连12 g，阿胶珠6 g，鸡子黄（冲服）2枚，藜芦1.5 g，生姜10 g，大枣12枚，炙甘草10 g。6剂，以水1 000~1 200 mL，浸泡30 min，大火烧开，小火煎煮50 min，去滓取药液，每日分早、中、晚3次服。

二诊：手足心热好转，仍盗汗，以前方变龙骨、牡蛎为各30 g，6剂。

三诊：手足心热、盗汗较前又有好转，仍恐惧不宁，以前方变阿胶珠为10 g，红参为12 g，龙骨、牡蛎为各40 g，6剂。

四诊：恐惧不宁较前好转，盗汗明显减轻，大便溏泄，以前方变麦冬为100 g，6剂。

五诊：焦虑烦躁较前好转，幻听较前明显好转，仍时有肌肉疼痛，以前方变白芍为30 g，桂枝为15 g，6剂。

六诊：全身肌肉麻木如虫行感基本消除，大便基本正常，焦虑烦躁较前又有好转，仍有幻听，以前方变龙骨、牡蛎为各45 g，6剂。

七诊：幻听基本消除，声音嘶哑明显好转，大便溏泄，以前方变麦冬为70 g，6剂。

八诊：诸症较前基本趋于和缓，又以前方治疗120剂，诸症基本消除。

余诊：之后，又以前方治疗120余剂，诸症悉除。随访1年，一切尚好。

【**用方体会**】根据手足心热、盗汗辨为阴虚；又根据口渴欲饮热水辨为阴虚伤阳；因恐惧不宁、焦虑烦躁、幻听辨为心肾不交；又因肌肉麻木如虫行感辨为风，以此辨为阴虚伤阳，心肾不交，气郁风痰证。方以麦门冬汤益气滋阴，降逆利咽；以小柴胡汤调理气机，平调寒热，益气和中；以桂枝加龙骨牡蛎汤交通心肾，潜阳安神；以黄连阿胶汤清热育阴；以藜芦芍药汤息风化痰，补血缓急。方药相互为用，以取其效。

【特别提示】处方中藜芦与红参相互为用，旨在倍增益气息风化痰之功；藜芦与白芍相互为用，旨在倍增补血通泄、息风化痰之功。

十七、嗜铬细胞瘤术后复发

夏某，女，57岁，河南人，1年前发现嗜铬细胞瘤，术后8个月复发，服用中西药未能有效控制症状，近由病友介绍前来诊治。

刻诊：头痛剧烈（血压180/125 mmHg），心悸，心痛，胸胁及脘腹拘紧压迫不舒，恐惧不安，焦虑烦躁，恶心，呕吐，面色不荣，皮肤无泽，耳鸣，脑鸣如风吹，汗出多，肢体沉重，手足不温，倦怠乏力，口渴，舌质红，苔薄黄夹白，脉沉弱。

［**辨证施治**］辨为寒热夹虚，心肾不交，气郁风痰证；治当温阳清热，交通心肾，行气解郁，息风化痰。

［**处方**］给予小柴胡汤、桂枝加龙骨牡蛎汤、白虎汤、附子天花粉汤与藜芦细辛汤合方：柴胡24 g，黄芩10 g，红参10 g，生半夏12 g，桂枝10 g，白芍20 g，龙骨12 g，牡蛎12 g，石膏50 g，知母20 g，粳米15 g，制附子10 g，天花粉12 g，细辛10 g，藜芦1.5 g，生姜10 g，大枣12枚，炙甘草10 g。6剂，以水1 000~1 200 mL，浸泡30 min，大火烧开，小火煎煮50 min，去滓取药液，每日分早、中、晚3次服。

二诊：头痛减轻，仍汗出多，以前方变白芍、龙骨、牡蛎为各30 g，6剂。

三诊：心悸较前好转，仍心痛，以前方变桂枝为20 g，6剂。

四诊：心痛较前略有减轻，仍口渴比较明显，以前方变石膏为80 g，6剂。

五诊：恐惧不安较前略有好转，仍耳鸣、脑鸣，以前方变白芍、龙骨、牡蛎为各45 g，6剂。

六诊：耳鸣、脑鸣较前略有减轻，仍倦怠乏力，以前方变红参为12 g，6剂。

七诊：胸胁及脘腹拘紧压迫不舒较前明显减轻，仍有恶心、呕吐，以前方变生半夏为15 g，6剂。

八诊：头痛较前明显减轻（血压130/95 mmHg），又以前方治疗150剂，诸症基本消除，经CT复查病灶较前片缩小。

余诊：之后，又以前方治疗150余剂，经CT复查病灶较前片基本消失。随访1年，一切尚好。

【用方体会】根据头痛、手足不温辨为寒；又根据心悸、口渴辨为热；因恐惧不安、焦虑烦躁辨为郁；又因心悸、耳鸣辨为心肾不交；复因肢体沉重、脑鸣如风吹辨为风痰；更因倦怠乏力、脉弱辨为虚，以此辨为寒热夹虚，心肾不交，气郁风痰证。方以小柴胡汤平调寒热，调理气机，益气通阳；以桂枝加龙骨牡蛎汤交通心肾，潜阳安神；以白虎汤清泻内热；以附子天花粉汤温阳散寒，清热益阴；以藜芦细辛汤补血息风化痰。方药相互为用，以取其效。

【特别提示】处方中藜芦与红参相互为用，旨在倍增益气息风化痰之功；藜芦与细辛相互为用，旨在倍增温宣息风化痰之功；制附子与生半夏相互为用，旨在倍增温阳化瘀化痰之功；制附子与天花粉相互为用，旨在倍增温阳化瘀、清热益阴之功。

十八、糖尿病

郑某，女，65岁，河南人，有多年糖尿病病史，每天早晚2次皮下注射胰岛素40 U，血糖控制在12 mmol/L左右，服用中西药未能有效控制症状，近由病友介绍前来诊治。

刻诊：头晕目眩，倦怠乏力，心悸，手足不温，怕冷，情绪低落，形体消瘦，自汗，盗汗，肌肉蠕动，肢体沉重，口苦，口渴欲饮热水，舌质红，苔黄厚腻夹白，脉沉弱。

［**辨证施治**］辨为阴阳俱虚，湿热风痰，气郁郁滞证；治当滋阴温阳，清热燥湿，行气解郁，息风化痰。

［**处方**］给予肾气丸、小柴胡汤、黄连粉方、附子天花粉汤与藜芦人参汤合方：生地黄24 g，山药12 g，山茱萸12 g，茯苓10 g，泽泻10 g，牡丹皮10 g，桂枝3 g，制附子10 g，柴胡24 g，黄芩10 g，红参10 g，生

半夏12 g，黄连24 g，天花粉12 g，藜芦1.5 g，生姜15 g，大枣2枚，炙甘草10 g。6剂，以水1 000~1 200 mL，浸泡30 min，大火烧开，小火煎煮50 min，去滓取药液，每日分早、中、晚3次服。

二诊：头晕目眩略有减轻，仍手足不温，以前方变桂枝为10 g，6剂。

三诊：头晕目眩较前又有减轻，仍肢体沉重，以前方变天花粉为24 g，6剂。

四诊：头晕目眩较前又有减轻，仍口苦，以前方变黄芩为24 g，6剂。

五诊：头晕目眩基本消除，血糖9.4 mmol/L，减胰岛素为30 U，仍口苦，以前方变黄芩、黄连为各30 g，6剂。

六诊：口苦较前明显减轻，血糖8.7 mmol/L，仍手足不温、自汗，以前方变制附子、桂枝为各12 g，6剂。

七诊：情绪低落基本消除，仍有盗汗，以前方变天花粉为30 g，6剂。

八诊：诸症基本消除，血糖7.1 mmol/L，减胰岛素为24 U，又以前方治疗100剂，血糖6.5 mmol/L，减胰岛素为18 U。

余诊：之后，又以前方继续巩固治疗。随访2年，一切尚好。

【用方体会】根据头晕目眩、自汗、手足不温辨为阳虚；又根据盗汗、口渴辨为阴虚；因情绪低落辨为气郁；又因肢体沉重、肌肉蠕动辨为风痰；复因苔黄腻、口苦辨为湿热；更因倦怠乏力、脉沉弱辨为虚，以此辨为阴阳俱虚，湿热风痰，气郁郁滞证。方以肾气丸滋阴温阳；以小柴胡汤平调寒热，调理气机，益气通阳；以黄连粉方清热燥湿；以附子天花粉汤温阳散寒，清热益阴；以藜芦人参汤息风化痰，益气和中。方药相互为用，以取其效。

【特别提示】处方中藜芦与红参相互为用，旨在倍增益气息风化痰之功；制附子与生半夏相互为用，旨在倍增温阳化瘀化痰之功；制附子与天花粉相互为用，旨在倍增温阳化瘀、清热益阴之功。

十九、糖尿病酮症酸中毒

孙某，男，64岁，河南人，有多年糖尿病病史，2年前又经检查诊断为糖尿病酮症酸中毒，服用中西药未能有效控制症状，近由病友介绍前来诊治。

刻诊：夜间小便6~7次，倦怠乏力，急躁易怒，形体消瘦，恶心，呕吐，呼吸夹烂苹果臭味，皮肤干燥，眼睑凹陷，心悸，手足不温，怕冷，自汗，盗汗，小腿抽筋，身体困重，口苦，口渴欲饮热水比较多，舌质淡红夹瘀紫，苔黄厚腻夹白，脉沉弱。

［**辨证施治**］辨为寒热夹虚，气郁夹瘀，湿热风痰证；治当滋阴温阳，清热燥湿，行气活血，息风化痰。

［**处方**］给予天雄散、百合地黄汤、四逆散、黄连粉方、附子半夏汤、附子白及汤与藜芦人参汤合方：制附子10 g，白术24 g，桂枝20 g，龙骨10 g，百合15 g，生地黄50 g，柴胡15 g，枳实15 g，白芍15 g，黄连24 g，红参10 g，生半夏12 g，白及3 g，藜芦1.5 g，生姜15 g，大枣1枚，炙甘草10 g。6剂，以水1 000~1 200 mL，浸泡30 min，大火烧开，小火煎煮50 min，去滓取药液，每日分早、中、晚3次服。

二诊：倦怠乏力略有好转，仍手足不温、怕冷，以前方变制附子为15 g，6剂。

三诊：手足不温、怕冷较前略有好转，仍倦怠乏力，以前方变红参为12 g，6剂。

四诊：倦怠乏力较前略有好转，仍呼吸夹烂苹果臭味，以前方变黄连为30 g，6剂。

五诊：呼吸夹烂苹果臭味略有好转，仍小腿抽筋，以前方变藜芦为3 g，白芍为30 g，6剂。

六诊：小腿抽筋基本消除，仍有手足不温、怕冷，以前方变制附子为18 g，桂枝为24 g，6剂。

七诊：急躁易怒较前明显好转，大便溏泄，以前方变生地黄为35 g，6剂。

八诊：诸症基本消除，又以前方治疗60余剂，经检查酮症酸中毒症状消除，各项指标基本恢复正常。

余诊：之后，又以前方继续巩固治疗糖尿病。随访2年，一切尚好。

【用方体会】根据呼吸夹烂苹果臭味、手足不温、倦怠乏力辨为阳虚寒证；又根据呼吸夹烂苹果臭味、盗汗、口渴辨为阴虚热证；因急躁易怒辨为气郁；又因身体困重、小腿抽筋辨为风痰；复因苔黄腻、口苦辨为湿热；更因舌质夹瘀紫辨为瘀，以此辨为寒热夹虚，气郁夹瘀，湿热风痰证。方以天雄散温阳散寒；以百合地黄汤滋补阴津；以四逆散调理气郁；以黄连粉方清热燥湿；以附子半夏汤温阳散寒，燥湿化痰；以附子白及汤温阳散寒，化瘀生新；以藜芦人参汤息风化痰，益气和中。方药相互为用，以取其效。

【特别提示】处方中藜芦与红参相互为用，旨在倍增益气息风化痰之功；藜芦与白芍相互为用，旨在倍增补血通泄、息风化痰之功；制附子与生半夏相互为用，旨在倍增温阳化瘀化痰之功；制附子与白及相互为用，旨在倍增温阳化瘀生新之功。

二十、糖尿病性视网膜病变

许某，男，53岁，河南人，有多年糖尿病病史，1年前又经检查诊断为糖尿病性视网膜病变，服用中西药未能有效控制症状，近由病友介绍前来诊治。

刻诊：视力下降，视物模糊，大便干结，夜间小便多，手足不温，怕冷，自汗，手指僵硬，眼肌抽动，心烦易怒，口苦，口渴，舌质淡红夹瘀紫，苔腻黄白夹杂，脉沉弱。

［**辨证施治**］辨为阳虚瘀热，气郁风痰证；治当温阳清热，行气活血，息风化痰。

［**处方**］给予四逆汤、小柴胡汤、大黄附子汤、黄连粉方、附子白及汤与藜芦芍药汤合方：生附子5 g，干姜5 g，柴胡24 g，黄芩10 g，红参10 g，生半夏12 g，大黄10 g，制附子15 g，细辛6 g，白及3 g，黄连12 g，白芍12 g，藜芦1.5 g，生姜15 g，大枣1枚，炙甘草10 g。6剂，以水1 000~1 200 mL，浸泡30 min，大火烧开，小火煎煮50 min，去滓取药

液，每日分早、中、晚3次服。

二诊：手足不温、怕冷基本消除，仍大便干结，以前方变大黄为12 g，6剂。

三诊：夜间小便减少，仍视物模糊，以前方加菊花24 g，6剂。

四诊：手足温和，仍手指僵硬、眼肌抽动，以前方变藜芦为3 g，白芍为30 g，制附子为10 g，6剂。

五诊：自觉视力略有好转，仍口苦，以前方变黄芩为20 g，6剂。

六诊：手指僵硬好转，心烦易怒减轻，仍视物模糊，以前方变菊花为30 g，细辛为9 g，6剂。

七诊：夜间小便1次，自汗消除，以前方6剂继服。

八诊：诸症基本趋于缓解，视力较前恢复，又以前方治疗100余剂，经检查视力由原来0.3提升为0.6。

余诊：之后，又以前方治疗100余剂，视力仍为0.6。随访1年，一切尚好。

【用方体会】根据视力下降、手足不温辨为阳虚；又根据舌质夹瘀紫辨为瘀；因心烦易怒辨为气郁；又因口苦、口渴辨为热；复因手指僵硬、眼肌抽动辨为风痰，以此辨为阳虚瘀热，气郁风痰证。方以四逆汤益气温阳散寒；以小柴胡汤调理气机，平调寒热，益气温通；以大黄附子汤通阳散结；以黄连粉方清热燥湿；以附子白及汤温阳散寒，化瘀生新；以藜芦芍药汤息风化痰，补血缓急。方药相互为用，以取其效。

【特别提示】处方中藜芦与红参相互为用，旨在倍增益气息风化痰之功；藜芦与白芍相互为用，旨在倍增补血通泄、息风化痰之功；藜芦与细辛相互为用，旨在倍增温宣息风化痰之功；制附子与生半夏相互为用，旨在倍增温阳化瘀化痰之功；制附子与白及相互为用，旨在倍增温阳化瘀生新之功；生附子与生半夏相互为用，旨在倍增温阳消癥化痰之功；生附子与白及相互为用，旨在倍增温阳消癥生新之功。

二十一、糖尿病肾病

徐某，男，56岁，河南人，有多年糖尿病病史，3年前经检查诊断为糖尿病肾病，服用中西药未能有效控制症状，近由病友介绍前来诊治。

刻诊：夜间小便多，尿中泡沫比较多［尿蛋白（++++），尿隐血（++）］，腰酸、腰困，大便溏泄，倦怠乏力，面色苍白，手足不温，怕冷，盗汗，口苦，口干舌燥，舌质淡红夹瘀紫，苔腻黄白夹杂，脉沉弱。

［辨证施治］辨为阴阳俱虚，湿热夹瘀证；治当滋阴温阳，清热燥湿，活血化瘀。

［处方］给予肾气丸、半夏泻心汤、胶姜汤与附子白及汤合方：制附子10 g，桂枝3 g，生地黄24 g，山药12 g，山茱萸12 g，茯苓10 g，泽泻10 g，牡丹皮10 g，黄连3 g，干姜5 g，黄芩10 g，红参10 g，生半夏12 g，阿胶珠10 g，白及3 g，生姜15 g，大枣1枚，炙甘草10 g。6剂，以水1 000~1 200 mL，浸泡30 min，大火烧开，小火煎煮50 min，去滓取药液，每日分早、中、晚3次服。

二诊：怕冷减轻，仍大便溏泄，以前方变茯苓为15 g，6剂。

三诊：大便溏泄好转，仍口苦，以前方变黄连为10 g，6剂。

四诊：大便溏泄较前又有明显好转，仍口苦，以前方变黄连为24 g，黄芩为30 g，6剂。

五诊：手足温和，怕冷基本消除，仍腰酸、腰困，以前方变山药、山茱萸为各20 g，6剂。

六诊：夜间小便1~2次［尿蛋白（++），尿隐血（+）］，仍面色苍白，以前方变阿胶珠为15 g，6剂。

七诊：倦怠乏力好转，面色较前略有好，仍脉沉弱，以前方变红参为12 g，6剂。

八诊：诸症基本趋于缓解，又以前方治疗100余剂，经复查尿蛋白（+），尿隐血（–）。

余诊：之后，又以前方治疗150余剂，又经复查，尿蛋白（–），尿隐血（–），继续巩固治疗。随访1年，一切尚好。

【用方体会】根据夜间小便多、手足不温、倦怠乏力辨为阳虚；又根据口干舌燥、口苦辨为湿热；因盗汗辨为阴虚；又因口苦、苔腻辨为湿热；复因面色苍白、舌质夹瘀紫辨为血虚血瘀，以此辨为阴阳俱虚，湿热夹瘀证。方以肾气丸滋阴生津，温阳散寒，通利小便；以半夏泻心汤清热燥湿，益气温通；以胶姜汤温阳补血；以附子白及汤温阳散寒，化瘀生新。方药相互为用，以取其效。

【特别提示】处方中制附子与生半夏相互为用，旨在倍增温阳化瘀化痰之功；制附子与白及相互为用，旨在倍增温阳化瘀生新之功。

二十二、糖尿病高血糖高渗状态

贾某，男，53岁，河南人，有多年糖尿病病史，半年前经检查诊断为糖尿病血糖高渗状态，服用中西药未能有效控制症状，近由病友介绍前来诊治。

刻诊：口唇干裂，烦渴不解，皮肤干燥，眼球凹陷，小便短少，大便干结，不思饮食，反应迟钝，表情淡漠，嗜睡，幻听，面色不荣，倦怠乏力，手足不温，肌肉抽动，怕冷，自汗，盗汗，口干苦，舌质红夹瘀紫，苔黄腻夹白，脉沉弱。

［**辨证施治**］辨为阴阳俱虚，湿热夹瘀证；治当滋阴温阳，清热燥湿，活血化瘀。

［**处方**］给予麦门冬汤、天雄散、黄连粉方、附子白及汤与藜芦芍药汤合方：麦冬170 g，红参10 g，生半夏24 g，粳米12 g，制附子10 g，桂枝20 g，白术24 g，龙骨10 g，黄连24 g，白及3 g，藜芦1.5 g，白芍12 g，生姜15 g，大枣1枚，炙甘草10 g。6剂，以水1 000~1 200 mL，浸泡30 min，大火烧开，小火煎煮50 min，去滓取药液，每日分早、中、晚3次服。

二诊：口唇干裂略有减轻，仍不思饮食，以前方加山楂24 g，6剂。

三诊：口唇干裂较前又有减轻，仍怕冷，以前方变制附子为12 g，6剂。

四诊：烦渴较前减轻，仍口干苦，以前方变黄连为30 g，6剂。

五诊：反应迟钝、表情淡漠较前好转，仍幻听，以前方变龙骨为40 g，6剂。

六诊：幻听略有好转，嗜睡明显好转，仍面色不荣，以前方变红参为12 g，6剂。

七诊：面色不荣、倦怠乏力较前好转，大便溏泄，仍肌肉抽动，以前方变麦冬为100 g，藜芦为3 g，白芍为30 g，6剂。

八诊：诸症较前明显好转，又以前方治疗30余剂，诸症基本消除。

余诊：之后，又以前方治疗60余剂，糖尿病高血糖高渗状态消除，并以前方根据病情酌情加减变化巩固治疗糖尿病。随访2年，一切尚好。

【用方体会】根据口唇干裂、盗汗辨为阴虚；又根据烦渴、手足不温辨为阳虚；因幻听辨为肾虚；又因口干苦、苔腻辨为阴虚夹湿热；复因肌肉抽动辨为风痰；更因舌质夹瘀紫辨为血虚血瘀，以此辨为阴阳俱虚，湿热夹瘀证。方以麦门冬汤滋阴生津，益气降逆；以天雄散益气温阳安神；以黄连粉方清热燥湿；以附子白及汤温阳散寒，化瘀生新；以藜芦芍药汤息风化痰，柔筋缓急。方药相互为用，以取其效。

【特别提示】处方中藜芦与红参相互为用，旨在倍增益气息风化痰之功；藜芦与白芍相互为用，旨在倍增补血通泄、息风化痰之功；制附子与生半夏相互为用，旨在倍增温阳化瘀化痰之功；制附子与白及相互为用，旨在倍增温阳化瘀生新之功。

二十三、低血糖症

梁某，女，38岁，河南人，有2年低血糖症病史，服用中西药未能有效控制症状，近由病友介绍前来诊治。

刻诊：头晕目眩，头痛，步态不稳，身体沉重，肌肉震颤，四肢抽搐，焦虑烦躁，易怒，幻听，嗜睡，面色不荣，手足不温，怕冷，自汗，舌质淡红夹瘀紫，苔薄黄白夹杂，脉沉弱。

［**辨证施治**］辨为阳虚气郁，瘀夹风痰证；治当益气温阳，行气活血，息风化痰。

［**处方**］给予桂枝人参汤、四逆散、附子半夏汤、附子白及汤与藜芦芍药汤合方：桂枝12 g，红参10 g，白术10 g，干姜10 g，柴胡15 g，白

芍15 g，枳实15 g，生半夏12 g，制附子10 g，白及3 g，藜芦1.5 g，生姜10 g，大枣12枚，炙甘草10 g。6剂，以水1 000~1 200 mL，浸泡30 min，大火烧开，小火煎煮50 min，去滓取药液，每日分早、中、晚3次服。

二诊：头晕目眩减轻，仍头痛，以前方变桂枝、白芍为各20 g，6剂。

三诊：头痛较前减轻，仍焦虑烦躁，以前方变柴胡、枳实、炙甘草为各20 g，6剂。

四诊：焦虑烦躁较前减轻，仍肌肉震颤，以前方变藜芦为3 g，白芍为40 g，6剂。

五诊：肌肉震颤较前减轻，仍嗜睡，以前方变红参为12 g，6剂。

六诊：幻听略有好转，嗜睡明显好转，仍面色不荣，以前方继服6剂。

七诊：嗜睡较前好转，手足不温、怕冷基本消除，仍有头晕目眩，以前方变红参为15 g，6剂。

八诊：诸症基本消除，又以前方治疗40余剂，诸症悉除，经检查各项指标基本正常。

随访1年，一切尚好。

【用方体会】根据头晕目眩、怕冷辨为阳虚；又根据焦虑烦躁、易怒辨为郁；因身体沉重、肌肉震颤辨为风痰；又因舌质淡红、苔黄白夹杂辨为阳虚夹热；复因舌质夹瘀紫辨为瘀，以此辨为阳虚气郁，瘀夹风痰证。方以桂枝人参汤益气温阳；以四逆散疏理气机，兼清郁热；以附子半夏汤温阳散寒，燥湿化痰；以附子白及汤温阳散寒，化瘀生新；以藜芦芍药汤息风化痰，柔筋缓急。方药相互为用，以取其效。

【特别提示】处方中藜芦与红参相互为用，旨在倍增益气息风化痰之功；藜芦与白芍相互为用，旨在倍增补血通泄、息风化痰之功；制附子与生半夏相互为用，旨在倍增温阳化瘀化痰之功；制附子与白及相互为用，旨在倍增温阳化瘀生新之功。

二十四、高胆固醇血症

钱某，女，41岁，河南人，有2年高胆固醇血症病史，服用中西药未能有效控制症状，近由病友介绍前来诊治。

刻诊：头晕目眩（血清总胆固醇8.4 mmol/L），头痛，身体沉重，小腿抽筋，情绪低落，倦怠乏力，大便干结，身体烦热，自汗，口苦口腻，舌质淡红夹瘀紫，苔黄腻夹白，脉沉弱。

［**辨证施治**］辨为湿热气郁，瘀夹风痰，气虚夹热证；治当清热燥湿，行气活血，息风化痰。

［**处方**］给予附子泻心汤、四逆散、附子半夏汤、附子白及汤与藜芦人参汤合方：制附子10 g，大黄6 g，黄连3 g，黄芩3 g，柴胡15 g，白芍15 g，枳实15 g，生半夏12 g，白及3 g，红参10 g，藜芦1.5 g，生姜10 g，大枣12枚，炙甘草10 g。6剂，以水1 000~1 200 mL，浸泡30 min，大火烧开，小火煎煮50 min，去滓取药液，每日分早、中、晚3次服。

二诊：倦怠乏力好转，仍身体烦热，以前方变黄连、黄芩为各10 g，6剂。

三诊：身体烦热较前减轻，仍大便干结，以前方变大黄为10 g，6剂。

四诊：大便正常，仍情绪低落，以前方变柴胡、枳实、白芍、炙甘草为各20 g，6剂。

五诊：情绪低落较前好转，仍口苦口腻，以前方变黄连、黄芩为各20 g，6剂。

六诊：口苦口腻基本消除，仍小腿抽筋，以前方变藜芦为3 g，6剂。

七诊：诸症基本消除，又以前方治疗50余剂，诸症悉除，经复查血清总胆固醇为5.7 mmol/L，其他各项指标基本正常。

随访1年，一切尚好。

【**用方体会**】根据头晕目眩、口苦口腻辨为湿热；又根据头晕目眩、情绪低落辨为郁；因头晕目眩、小腿抽筋、苔腻辨为风痰；又因倦怠乏力辨为虚；复因舌质夹瘀紫辨为瘀，以此辨为湿热气郁，瘀夹风痰，气虚夹热证。方以附子泻心汤清泻湿热，兼以温阳；以四逆散疏理气机；以附子半夏汤温阳散寒，燥湿化痰；以附子白及汤温阳散寒，化瘀生新；以藜芦人参汤息风化痰，益气和中。方药相互为用，以取其效。

【特别提示】处方中藜芦与红参相互为用，旨在倍增益气息风化痰之功；藜芦与白芍相互为用，旨在倍增补血通泄、息风化痰之功；制附子与生半夏相互为用，旨在倍增温阳化瘀化痰之功；制附子与白及相互为用，旨在倍增温阳化瘀生新之功。

二十五、高甘油三酯血症

马某，男，58岁，河南人，有多年高甘油三酯血症病史，服用中西药未能有效控制症状，近由病友介绍前来诊治。

刻诊：头晕（血清甘油三酯为6.75 mmol/L），头痛，失眠，健忘，耳鸣，胸闷，气短，急躁易怒，倦怠乏力，视物模糊，肢体麻木，身体烦热，口干苦不欲饮水，舌质淡夹瘀紫，苔白腻夹黄，脉沉弱。

［**辨证施治**］辨为气郁夹热，心肾不交，风痰夹寒证；治当行气活血，交通心肾，息风化痰。

［**处方**］给予小柴胡汤、桂枝茯苓丸、桂枝加龙骨牡蛎汤、甘草海藻汤、附子白蔹汤与藜芦芍药汤合方：柴胡24 g，黄芩10 g，红参10 g，生半夏12 g，桂枝15 g，白芍15 g，桃仁15 g，牡丹皮15 g，茯苓15 g，龙骨10 g，牡蛎10 g，制附子10 g，白蔹6 g，海藻24 g，藜芦1.5 g，生姜10 g，大枣12枚，炙甘草10 g。6剂，以水1 000~1 200 mL，浸泡30 min，大火烧开，小火煎煮50 min，去滓取药液，每日分早、中、晚3次服。

二诊：头痛减轻，仍耳鸣，以前方变龙骨、牡蛎为各30 g，6剂。

三诊：头痛较前又有减轻，仍耳鸣，以前方变龙骨、牡蛎为各45 g，6剂。

四诊：耳鸣较前减轻，失眠好转，仍肢体麻木，以前方变藜芦为3 g，6剂。

五诊：头痛基本消除，仍身体烦热，以前方变黄芩为20 g，6剂。

六诊：身体烦热减轻，仍胸闷，以前方变桂枝为20 g，6剂。

七诊：诸症基本消除，又以前方治疗60余剂，诸症悉除，经复查血清甘油三酯为1.55 mmol/L，其他各项指标基本正常。

随访1年，一切尚好。

【用方体会】根据头痛、急躁易怒辨为气郁；又根据头痛、身体烦热辨为郁夹热；因头痛、健忘、耳鸣辨为心肾不交；又因口干苦不欲饮水辨为寒热夹杂；复因舌质淡夹瘀紫辨为瘀，以此辨为气郁夹热，心肾不交，风痰夹寒证。方以小柴胡汤调理气机，平调寒热，益气温通；以桂枝茯苓丸活血化瘀；以桂枝加龙骨牡蛎汤交通心肾；以甘草海藻汤软坚散结，益气和中；以附子白蔹汤温阳散寒，解痉缓急；以藜芦芍药汤息风化痰，柔筋缓急。方药相互为用，以取其效。

【特别提示】处方中藜芦与红参相互为用，旨在倍增益气息风化痰之功；藜芦与白芍相互为用，旨在倍增补血通泄、息风化痰之功；制附子与生半夏相互为用，旨在倍增温阳化瘀化痰之功；制附子与白蔹相互为用，旨在倍增温阳化瘀解热之功；炙甘草与海藻相互为用，旨在倍增益气软坚散结之功。

二十六、肥胖症

詹某，女，38岁，河南人，有多年肥胖症病史，服用中西药未能有效控制症状，近由病友介绍前来诊治。

刻诊：形体肥胖（身高172 cm，体重123 kg），身体烦热，倦怠乏力，鼾声如雷，痰阻咽喉，肢体沉重，大便干结，活动则气喘，口苦口腻，舌质淡红，苔腻黄白夹杂，脉沉略弱。

［辨证施治］辨为湿热夹寒，痰水夹虚证；治当清热化痰，通利痰水，益气通阳。

［处方］给予半夏泻心汤、泽泻汤、大黄甘草汤与藻戟遂芫甘草汤合方：黄连3 g，黄芩10 g，红参10 g，生半夏12 g，干姜10 g，白术20 g，泽泻50 g，大黄12 g，海藻24 g，甘遂3 g，芫花3 g，大戟3 g，生姜10 g，大枣12枚，炙甘草10 g。6剂，以水1 000~1 200 mL，浸泡30 min，大火烧开，小火煎煮50 min，去滓取药液，每日分早、中、晚3次服。

二诊：大便较前通畅，仍身体烦热，以前方变黄连为10 g，6剂。

三诊：身体烦热减轻，仍肢体沉重，以前方变甘遂、芫花、大戟为各5 g，6剂。

四诊：肢体沉重减轻，体重120.2 kg，仍痰阻咽喉，以前方变海藻为30 g，6剂。

五诊：痰阻咽喉略有好转，仍口苦口腻，以前方变黄连、黄芩为各15 g，6剂。

六诊：大便正常，倦怠乏力好转，仍有鼾声如雷，以前方变生半夏为15 g，6剂。

七诊：诸症基本消除，体重117.2 kg，以前方治疗120余剂，体重87.6 kg。

余诊：又以前方治疗90余剂，体重75.7 kg。随访1年，一切尚好。

【用方体会】根据肥胖、痰阻咽喉辨为痰；又根据身体烦热辨为热；因肥胖、口苦口腻辨为湿热；又因活动后气喘、脉沉略弱辨为痰湿夹虚；复因舌质淡红、苔腻黄白夹杂辨为寒热夹杂，以此辨为湿热夹寒，痰水夹虚证。方以半夏泻心汤清热燥湿，益气温通；以泽泻汤益气利水渗湿；以大黄甘草汤通利泻热燥湿；以藻戟遂芫甘草汤通利痰水，软坚散结，益气和中。方药相互为用，以取其效。

【特别提示】处方中炙甘草与甘遂相互为用，旨在倍增益气清热逐水之功；炙甘草与大戟相互为用，旨在倍增益气清热泻水之功；炙甘草与芫花相互为用，旨在倍增温益气温通化水之功；炙甘草与海藻相互为用，旨在倍增益气软坚散结之功。

二十七、痛风

惠某，男，45岁，河南人，有多年痛风病史，服用中西药未能有效控制症状，近由病友介绍前来诊治。

刻诊：跖趾关节肿胀僵硬（尿酸680 μmol/L），痛如针刺，大便干结，肢体困重，口苦口腻，舌质暗淡夹瘀紫，苔黄厚腻，脉沉弱。

［辨证施治］辨为湿热伤阳夹瘀证；治当清热燥湿，益气通阳，活

血化瘀。

［处方］给予附子泻心汤、牡蛎泽泻散、下瘀血汤与附子白及汤合方：制附子10 g，大黄12 g，黄连3 g，黄芩3 g，牡蛎15 g，泽泻15 g，蜀漆15 g，商陆15 g，葶苈子15 g，海藻15 g，天花粉15 g，桃仁10 g，土鳖虫20 g，白及3 g，生姜10 g，大枣12枚，炙甘草10 g。6剂，以水1 000~1 200 mL，浸泡30 min，大火烧开，小火煎煮50 min，去滓取药液，每日分早、中、晚3次服。

二诊：大便通畅，仍口苦口腻，以前方变黄连、黄芩为各10 g，6剂。

三诊：口苦口腻减轻，仍跖趾关节痛如针刺，以前方变桃仁为15 g，白及为5 g，6剂。

四诊：跖趾关节痛如针刺减轻，仍肢体困重，以前方变泽泻为30 g，6剂。

五诊：肢体困重较前略有减轻，仍关节肿胀僵硬，以前方变制附子为15 g，6剂。

六诊：关节肿胀僵硬减轻，仍肢体困重，以前方变泽泻为50 g，6剂。

七诊：诸症基本消除，经复查尿酸为453 μmol/L，又以前方治疗40余剂，又复查尿酸为397 μmol/L。

随访1年，一切尚好。

【用方体会】根据跖趾关节肿胀僵硬、痛如针刺辨为瘀；又根据肢体困重、口苦口腻辨为湿热；又因舌质暗淡辨为湿热伤阳，以此辨为湿热伤阳夹瘀证。方以附子泻心汤温阳清热燥湿；以牡蛎泽泻散软坚利湿降浊；以下瘀血汤泻热化瘀；以附子白及汤温阳散寒，化瘀软坚。方药相互为用，以取其效。

【特别提示】处方中制附子与天花粉相互为用，旨在倍增温阳化瘀、清热益阴之功；制附子与白及相互为用，旨在倍增温阳化瘀生新之功；炙甘草与海藻相互为用，旨在倍增益气软坚散结之功。

二十八、骨质疏松症

薛某，女，63岁，河南人，有多年骨质疏松症病史，服用中西药未能有效控制症状，近由病友介绍前来诊治。

刻诊：腰背酸困沉重，周身肌肉关节疼痛，面肌抽动，劳累后加重，手足不温，怕冷，倦怠乏力，口干苦不欲饮水，舌质暗淡夹瘀紫，苔白腻夹黄，脉沉弱。

［**辨证施治**］辨为阳虚伤阴，风痰夹瘀证；治当益气通阳，活血化瘀，息风化痰。

［**处方**］给予天雄散、乌头汤、附子半夏汤、附子白及汤与藜芦人参汤合方：制附子10 g，桂枝20 g，白术24 g，龙骨10 g，制川乌10 g，麻黄10 g，白芍10 g，黄芪10 g，生半夏12 g，白及3 g，藜芦1.5 g，红参10 g，生姜10 g，大枣12枚，炙甘草10 g。6剂，以水1 000~1 200 mL，浸泡30 min，大火烧开，小火煎煮50 min，去滓取药液，每日分早、中、晚3次服。

二诊：手足不温好转，仍腰背酸困沉重，以前方变白术为30 g，6剂。

三诊：腰背酸困沉重略有减轻，仍面肌抽动，以前方变藜芦为3 g，白芍为24 g，6剂。

四诊：面肌抽动减轻，仍倦怠乏力，以前方变红参为12 g，6剂。

五诊：倦怠乏力较前好转，仍有腰背酸困沉重，以前方变生半夏为15 g，6剂。

六诊：腰背酸困沉重较前又有好转，仍有倦怠乏力，以前方变红参为15 g，6剂。

七诊：诸症基本趋于缓解，以前方治疗100余剂，诸症基本消除。

余诊：又以前方治疗100余剂，诸症悉除。随访1年，一切尚好。

【**用方体会**】根据周身疼痛，劳累后加重，手足不温辨为阳虚；又根据腰背酸困沉重、面肌抽动辨为风痰；因倦怠乏力、脉沉弱辨为气虚；又因口干苦不欲饮水辨为寒热夹杂；更因舌质暗淡夹瘀紫辨为瘀，以此辨为阳虚伤阴，风痰夹瘀证。方以天雄散温阳化瘀；以乌头汤温阳通经，益气补血；以附子半夏汤温阳化瘀，燥湿化痰；以附子白及汤温阳散寒，化瘀软坚；以藜芦人参汤息风化痰，益气和中。方药相互为用，以取其效。

【特别提示】处方中藜芦与红参相互为用，旨在倍增益气息风化痰之功；藜芦与白芍相互为用，旨在倍增补血通泄、息风化痰之功；制附子与生半夏相互为用，旨在倍增温阳化瘀化痰之功；制附子与白及相互为用，旨在倍增温阳化瘀生新之功；制川乌与生半夏相互为用，旨在倍增温通化瘀化痰之功；制川乌与白及相互为用，旨在倍增温通化瘀生新之功。

第十节　经方合方“十八反”配伍辨治妇科病变

一、子宫内膜癌术后复发

薛某，女，52岁，河南人，1年前行子宫内膜癌手术，5个月前经复查发现术后复发，服用中西药未能有效控制症状，近由病友介绍前来诊治。

刻诊：小腹坚硬、怕冷、刺痛，经血淋漓不断，带下脓性、红白夹杂，形体消瘦，身体发热，头晕目眩，小腿抽筋，倦怠乏力，口干苦不欲饮水，舌质暗淡夹瘀紫，苔腻黄白夹杂，脉沉弱。

[**辨证施治**] 辨为阳虚瘀血，郁热风痰证；治当益气温阳，活血化瘀，清解郁热，息风化痰。

[**处方**] 给予天雄散、小柴胡汤、附子白及汤、海藻甘草汤与藜芦人参汤合方：炮天雄10 g，制附子10 g，桂枝20 g，白术24 g，龙骨10 g，柴胡24 g，黄芩10 g，红参10 g，生半夏12 g，海藻24 g，白及3 g，藜芦1.5 g，生姜10 g，大枣12枚，炙甘草10 g。6剂，以水1 000~1 200 mL，浸泡30 min，大火烧开，小火煎煮50 min，去滓取药液，每日分早、中、晚3次服。

二诊：小腹怕冷略有减轻，仍小腹坚硬、刺痛，以前方变海藻为30 g，加五灵脂10 g，6剂。

三诊：小腹刺痛略有减轻，仍带下脓性、红白夹杂，以前方变白及为5 g，加薏苡仁30 g，6剂。

四诊：带下脓性、红白夹杂略有减轻，仍头晕目眩、倦怠乏力，以前方变红参为12 g，6剂。

五诊：头晕目眩、倦怠乏力较前又有减轻，仍有小腿抽筋，以前方变藜芦为3 g，6剂。

六诊：小腹坚硬、怕冷、刺痛较前好转，仍有口苦，以前方变黄芩为15 g，6剂。

七诊：诸症基本趋于平稳，以前方治疗120余剂，经复查与前次检查对比癌变缩小。

余诊：又以前方治疗120余剂，又经复查与前次检查对比又有缩小，继续以前方巩固治疗。随访2年，一切尚好。

【用方体会】根据小腹怕冷、经血淋漓不断辨为阳虚不固；又根据小腹刺痛、舌质夹瘀紫辨为瘀；因倦怠乏力、脉沉弱辨为气虚；又因口干苦不欲饮水辨为郁热夹杂；更因小腿抽筋、苔腻辨为风痰，以此辨为阳虚瘀血，郁热风痰证。方以天雄散益气温阳化瘀；以小柴胡汤清解郁热，调理气机，益气宣通；以附子白及汤温阳散寒，化瘀生新；以海藻甘草汤益气软坚，散结消肿；以藜芦人参汤息风化痰，益气和中。方药相互为用，以取其效。

【特别提示】处方中藜芦与红参相互为用，旨在倍增益气息风化痰之功；炮天雄与生半夏相互为用，旨在倍增壮阳化痰之功；炮天雄与白及相互为用，旨在倍增壮阳化瘀生新之功；制附子与生半夏相互为用，旨在倍增温阳化瘀化痰之功；制附子与白及相互为用，旨在倍增温阳化瘀生新之功；炙甘草与海藻相互为用，旨在倍增益气软坚散结之功。

二、卵巢癌术后复发伴转移

郑某，女，48岁，河南人，2年前卵巢癌手术，1年前经复查术后复发伴转移，服用中西药未能有效控制症状，近由病友介绍前来诊治。

刻诊：小腹坚硬、拘急、烦热，痛如针刺，夜间加重，髂窝困胀、下坠、麻木，肢体沉重，带下色黄量多，大便干结，手足不温，倦怠乏力，口苦，舌质暗红夹瘀紫，苔黄厚腻，脉沉弱涩。

[**辨证施治**] 辨为瘀热夹寒，风痰夹虚证；治当泻热化瘀，益气温中，息风化痰。

[**处方**] 给予桃核承气汤、小柴胡汤、附子白及汤、海藻甘草汤与藜芦人参汤合方：桃仁10 g，桂枝6 g，大黄12 g，芒硝（烊化，冲服）6 g，柴胡24 g，黄芩10 g，红参10 g，生半夏12 g，海藻24 g，制附子10 g，白及3 g，藜芦1.5 g，生姜10 g，大枣12枚，炙甘草10 g。6剂，以水1 000~1 200 mL，浸泡30 min，大火烧开，小火煎煮50 min，去滓取药液，每日分早、中、晚3次服。

二诊：大便较前通畅，仍小腹痛如针刺，以前方变桃仁、桂枝为各15 g，加五灵脂10 g，6剂。

三诊：小腹刺痛略有减轻，仍小腹烦热，以前方变黄芩为15 g，加黄柏24 g，6剂。

四诊：小腹烦热较前减轻，仍肢体沉重，以前方加白术12 g，6剂。

五诊：肢体沉重较前减轻，仍髂窝困胀、下坠、麻木，以前方变藜芦为3 g，白术为24 g，6剂。

六诊：髂窝困胀、下坠、麻木较前减轻，带下色黄减少，仍倦怠乏力，以前方变红参为12 g，6剂。

七诊：诸症基本趋于缓解，以前方治疗150余剂，经复查与前次检查对比癌变缩小。

余诊：又以前方治疗150余剂，又经复查与前次检查对比又有缩小；继续以前方巩固治疗100余剂，经复查癌变基本消除。随访1年，一切尚好。

【**用方体会**】根据小腹烦热、大便干结辨为郁热内结；又根据手足不温辨为寒；因倦怠乏力、脉沉弱辨为气虚；又因髂窝困胀、下坠、麻木，肢体沉重辨为风痰；更因痛如针刺、舌质暗红夹瘀紫辨为瘀，以此辨为瘀热夹寒，风痰夹虚证。方以桃核承气汤益气泻热祛瘀；以小柴胡汤清解郁热，调理气机，益气宣通；以附子白及汤温阳散寒，化瘀生新；以海藻甘草汤益气软坚，散结消肿；以藜芦人参汤息风化痰，益气和中。方药相互为用，以取其效。

【特别提示】处方中藜芦与红参相互为用，旨在倍增益气息风化痰之功；制附子与生半夏相互为用，旨在倍增温阳化瘀化痰之功；制附子与白及相互为用，旨在倍增温阳化瘀生新之功；炙甘草与海藻相互为用，旨在倍增益气软坚散结之功。

三、乳腺癌术后复发伴转移

孙某，女，56岁，河南人，1年前左乳腺癌手术，1年前经复查术后复发转移至腋下等，服用中西药未能有效控制症状，近由病友介绍前来诊治。

刻诊： 乳腺肿胀、坚硬、疼痛，痛如针刺，夜间加重，因情绪异常加重，急躁易怒，大便溏泄，手足不温，肌肉蠕动，倦怠乏力，口苦，舌质暗红夹瘀紫，苔腻黄白夹杂，脉沉弱。

［**辨证施治**］辨为瘀郁夹热，风痰夹虚证；治当活血化瘀，行气解郁，益气温中，息风化痰。

［**处方**］给予桂枝茯苓丸、四逆散、附子半夏汤、附子白及汤、海藻甘草汤与藜芦人参汤合方：桃仁15 g，桂枝15 g，茯苓15 g，牡丹皮15 g，白芍15 g，柴胡12 g，枳实12 g，制附子10 g，生半夏12 g，白及3 g，海藻24 g，红参10 g，藜芦1.5 g，生姜10 g，大枣12枚，炙甘草12 g。6剂，以水1 000~1 200 mL，浸泡30 min，大火烧开，小火煎煮50 min，去滓取药液，每日分早、中、晚3次服。

二诊： 疼痛略有减轻，仍急躁易怒，以前方变柴胡、枳实、炙甘草为各15 g，6剂。

三诊： 急躁易怒略有减轻，仍乳腺肿胀、坚硬，以前方变桂枝、茯苓、桃仁、牡丹皮为各20 g，海藻为30 g，6剂。

四诊： 乳腺肿胀、坚硬略有减轻，仍肌肉蠕动，以前方变藜芦为3 g，白芍为20 g，6剂。

五诊： 肌肉蠕动较前略有减轻，仍倦怠乏力、大便溏泄，以前方变红参为12 g，加白术24 g，6剂。

六诊：大便溏泄基本消除，仍倦怠乏力，以前方变红参为15 g，6剂。

七诊：诸症基本趋于缓解，以前方治疗120余剂，经复查与前次检查对比癌变缩小。

余诊：又以前方治疗150余剂，又经复查与前次检查对比又有缩小；继续以前方巩固治疗120余剂，经复查癌变基本消除。随访2年，一切尚好。

【用方体会】根据乳腺肿胀、坚硬辨为痰湿内结；又根据乳腺痛如针刺辨为瘀；因倦怠乏力、脉沉弱辨为气虚；又因情绪异常加重辨为郁；复因手足不温辨为寒；更因苔腻黄白夹杂辨为寒热夹杂，以此辨为瘀郁夹热，风痰夹虚证。方以桂枝茯苓丸活血化瘀；以四逆散疏理气机；以附子半夏汤温阳散结，燥湿化痰；以附子白及汤温阳散寒，化瘀生新；以海藻甘草汤益气软坚，散结消肿；以藜芦人参汤息风化痰，益气和中。方药相互为用，以取其效。

【特别提示】处方中藜芦与红参相互为用，旨在倍增益气息风化痰之功；藜芦与白芍相互为用，旨在倍增补血通泄、息风化痰之功；制附子与生半夏相互为用，旨在倍增温阳化瘀化痰之功；制附子与白及相互为用，旨在倍增温阳化瘀生新之功；炙甘草与海藻相互为用，旨在倍增益气软坚散结之功。

四、子宫肌瘤术后复发

夏某，女，45岁，河南人，4年前经检查诊断出子宫肌瘤，曾2次手术，半年前经复查又复发（4.2 cm × 4.6 cm），服用中西药未能有效控制症状，近由病友介绍前来诊治。

刻诊：月经量多夹血块、淋漓不断，小腹坠胀，腰背酸痛麻木，白带量多色夹赤，情绪低落，急躁易怒，大便溏泄，手足不温，怕冷，倦怠乏力，口渴，舌质淡红夹瘀紫，苔厚腻、黄白夹杂，脉沉弱涩。

［辨证施治］辨为瘀郁阳虚夹风痰证；治当活血化瘀，行气解郁，益气温中，息风化痰。

［处方］给予桂枝茯苓丸、小柴胡汤、附子白及汤、胶姜汤、海藻甘草汤与藜芦芍药汤合方：桃仁15 g，桂枝15 g，茯苓15 g，牡丹皮15 g，白芍15 g，柴胡24 g，黄芩10 g，红参10 g，生半夏12 g，阿胶珠10 g，干姜10 g，制附子10 g，白及3 g，海藻24 g，藜芦1.5 g，生姜10 g，大枣12枚，炙甘草10 g。6剂，以水1 000~1 200 mL，浸泡30 min，大火烧开，小火煎煮50 min，去滓取药液，每日分早、中、晚3次服。

二诊：情绪低落略有好转，仍月经淋漓不断，以前方变阿胶珠、干姜为各15 g，6剂。

三诊：月经淋漓不断较前减轻，仍小腹坠胀，以前方变红参为12 g，6剂。

四诊：小腹坠胀略有减轻，月经淋漓不断基本消除，仍大便溏泄，以前方变茯苓为24 g，6剂。

五诊：大便基本正常，仍腰背酸痛，以前方变制附子为12 g，6剂。

六诊：腰背酸痛好转，仍腰背麻木，以前方变藜芦为3 g，6剂。

七诊：诸症基本趋于缓解，以前方治疗150余剂，经复查子宫肌瘤基本消除。

余诊：又以前方治疗80余剂，又经复查子宫肌瘤消除。随访2年，一切尚好。

【用方体会】根据月经量多、舌质夹瘀紫辨为瘀；又根据情绪低落、急躁易怒辨为郁；因手足不温、怕冷辨为寒；又因口渴、舌质淡红辨为寒热夹杂；更因腰背麻木、苔腻辨为风痰，以此辨为瘀郁阳虚夹风痰证。方以桂枝茯苓丸活血化瘀；以小柴胡汤平调寒热，调理气机，益气温通；以胶姜汤补血温阳止血；以附子白及汤温阳散寒，化瘀生新；以海藻甘草汤益气软坚，散结消肿；以藜芦芍药汤息风化痰，补血缓急。方药相互为用，以取其效。

【特别提示】处方中藜芦与红参相互为用，旨在倍增益气息风化痰之功；藜芦与白芍相互为用，旨在倍增补血通泄、息风化痰之功；制附子与生半夏相互为用，旨在倍增温阳化瘀化痰之功；制附子与白及相互为用，旨在倍增温阳化瘀生新之功；炙甘草与海藻相互为用，旨在倍增益气软坚散结之功。

五、子宫腺肌症、子宫肌瘤

谢某，女，43岁，河南人，有多年子宫腺肌症、子宫肌瘤（2.5 cm × 2.3 cm）病史，服用中西药未能有效控制症状，近由病友介绍前来诊治。

刻诊：月经量多夹血块，月经来潮小腹坠胀坚硬、疼痛剧烈如针刺，腰背困重麻木，情绪低落，不欲言语，大便干结，手足烦热，倦怠乏力，口干苦不欲饮水，舌质淡夹瘀紫，苔白厚腻，脉沉弱涩。

［**辨证施治**］辨为瘀热痰郁，虚寒夹风证；治当泻热化瘀，行气解郁，益气化痰，温阳息风。

［**处方**］给予桃核承气汤、小柴胡汤、附子白及汤、海藻甘草汤、失笑散与藜芦芍药汤合方：桃仁10 g，桂枝6 g，大黄12 g，芒硝（烊化）6 g，白芍15 g，柴胡24 g，黄芩10 g，红参10 g，生半夏12 g，五灵脂10 g，蒲黄10 g，制附子10 g，白及3 g，海藻24 g，藜芦1.5 g，生姜10 g，大枣12枚，炙甘草10 g。6剂，以水1 000~1 200 mL，浸泡30 min，大火烧开，小火煎煮50 min，去滓取药液，每日分早、中、晚3次服。

二诊：大便正常，情绪低落略有好转，仍倦怠乏力，以前方变红参为12 g，6剂。

三诊：倦怠乏力较前好转，仍腰背困重麻木，以前方变桂枝、制附子为各12 g，6剂。

四诊：月经来潮小腹坠胀、疼痛如针刺较前减轻，仍疼痛，以前方变白芍为30 g，6剂。

五诊：情绪低落基本消除，仍手足烦热，以前方变黄芩为12 g，6剂。

六诊：手足烦热减轻，仍腰背困重麻木，以前方变藜芦为3 g，桂枝、制附子为各15 g，6剂。

七诊：诸症基本趋于平稳，以前方治疗150余剂，经复查子宫肌瘤基本消除，子宫腺肌症明显好转。

余诊：又以前方治疗120余剂，经复查子宫腺肌症消除。随访1年，一切尚好。

【用方体会】根据月经量多夹血块、痛如针刺、小腹坚硬辨为瘀瘀；又根据情绪低落、不欲言语辨为郁；因手足烦热、口干苦辨为热；又因倦怠乏力辨为虚；复因腰背困重麻木、苔腻辨为风痰；更因舌质淡、苔白腻辨为寒痰，以此辨为瘀热痰郁，虚寒夹风证。方以桃核承气汤泻热化瘀；以小柴胡汤平调寒热，调理气机，益气温通；以失笑散活血化瘀；以附子白及汤温阳散寒，化瘀生新；以海藻甘草汤益气软坚，散结消肿；以藜芦芍药汤息风化痰，补血缓急。方药相互为用，以取其效。

【特别提示】处方中藜芦与红参相互为用，旨在倍增益气息风化痰之功；藜芦与白芍相互为用，旨在倍增补血通泄、息风化痰之功；制附子与生半夏相互为用，旨在倍增温阳化瘀化痰之功；制附子与白及相互为用，旨在倍增温阳化瘀生新之功；炙甘草与海藻相互为用，旨在倍增益气软坚散结之功；红参与五灵脂相互为用，旨在倍增益气活血化瘀之功。

六、子宫内膜异位症、子宫腺肌症、不孕症

冯某，女，36岁，河南人，有多年子宫内膜异位症、子宫腺肌症病史，服用中西药未能有效控制症状，近由病友介绍前来诊治。

刻诊：婚后5年未孕，性生活小腹坠痛，月经来潮小腹坚硬、疼痛剧烈如刀割，经期先后不定，经期大便里急后重，腰背困重麻木，情绪低落，少言寡语，手足不温，怕冷，大便干结，倦怠乏力，口淡不渴，舌质暗红夹瘀紫，苔薄黄，脉沉弱涩。

［**辨证施治**］辨为寒热夹瘀，虚郁风痰证；治当温化寒瘀，行气解郁，益气清热，息风化痰。

［**处方**］给予当归四逆汤、桃核承气汤、四逆散、附子半夏汤、海藻甘草汤与藜芦人参汤合方：当归10 g，桂枝10 g，白芍12 g，细辛10 g，通草6 g，桃仁10 g，大黄12 g，芒硝（烊化）6 g，制附子10 g，生半夏12 g，红参10 g，柴胡12 g，枳实12 g，海藻24 g，藜芦1.5 g，生姜10 g，大枣12枚，炙甘草12 g。6剂，以水1 000~1 200 mL，浸泡30 min，大火烧

开，小火煎煮50 min，去滓取药液，每日分早、中、晚3次服。

二诊：大便基本正常，仍情绪低落，以前方变柴胡、枳实、白芍、炙甘草为各15 g，6剂。

三诊：情绪低落较前略有好转，仍手足不温，以前方变桂枝、制附子为各12 g，6剂。

四诊：倦怠乏力好转，仍腰背困重麻木，以前方变藜芦为3 g，生半夏为15 g，6剂。

五诊：月经来潮腹痛较前减轻，仍有大便里急后重，以前方变枳实为18 g，红参为12 g，6剂。

六诊：手足不温、怕冷基本消除，仍有性生活小腹坠痛，以前方变当归为24 g，白芍为30 g，6剂。

七诊：诸症基本趋于缓解，以前方治疗120余剂。

余诊：经复查子宫内膜异位症基本消除，子宫腺肌症明显减轻；又以前方治疗100余剂，经复查子宫腺肌症基本消除。之后又以前方治疗50余剂，诸症悉除。随访2年，一切尚好，男婴已出生。

【用方体会】根据月经先后不定期、月经来潮小腹痛如刀割辨为瘀；又根据情绪低落、少言寡语辨为郁；因手足不温、怕冷辨为寒；又因舌质暗红、苔薄黄辨为热；复因腰背困重麻木辨为风痰；更因倦怠乏力辨为虚，以此辨为寒热夹瘀，虚郁风痰证。方以当归四逆汤温阳活血，益气通脉；以桃核承气汤泻热化瘀；以四逆散调理气机；以附子半夏汤温阳散寒，燥湿化痰；以海藻甘草汤益气软坚，散结消肿；以藜芦人参汤息风化痰，益气和中。方药相互为用，以取其效。

【特别提示】处方中藜芦与红参相互为用，旨在倍增益气息风化痰之功；藜芦与白芍相互为用，旨在倍增补血通泄、息风化痰之功；藜芦与细辛相互为用，旨在倍增温宣息风化痰之功；制附子与生半夏相互为用，旨在倍增温阳化瘀化痰之功；炙甘草与海藻相互为用，旨在倍增益气软坚散结之功。

七、宫颈糜烂

李某，女，37岁，河南人，有多年宫颈糜烂Ⅲ度病史，服用中西药未能有效控制症状，近由病友介绍前来诊治。

刻诊：带下量多、色黄、有异味，小腹冷痛、坚硬、坠胀、困重，手足不温，怕冷，大便溏泄，倦怠乏力，口苦，舌质淡红夹瘀紫，苔腻黄白夹杂，脉沉弱。

［**辨证施治**］辨为湿热寒瘀，气虚夹痰证；治当清热燥湿，温阳化瘀，益气和中，软坚化痰。

［**处方**］给予半夏泻心汤、当归四逆汤、薏苡附子败酱散、附子白及汤与海藻甘草汤合方：当归10 g，桂枝10 g，白芍12 g，细辛10 g，通草6 g，红参10 g，生半夏12 g，黄芩10 g，黄连3 g，干姜10 g，薏苡仁30 g，制附子10 g，败酱草15 g，白及3 g，海藻24 g，生姜10 g，大枣12枚，炙甘草10 g。6剂，以水1 000~1 200 mL，浸泡30 min，大火烧开，小火煎煮50 min，去滓取药液，每日分早、中、晚3次服。

二诊：倦怠乏力好转，仍手足不温，以前方变制附子、干姜为各12 g，6剂。

三诊：手足较前温和，仍带下色黄，以前方变黄连为10 g，败酱草为30 g，6剂。

四诊：带下色黄减少，仍小腹坠胀、困重，以前方变红参为12 g，6剂。

五诊：小腹坠胀、困重较前减轻，仍带下有异味，以前方变黄连、黄芩为各15 g，薏苡仁为40 g，6剂。

六诊：带下异味明显减轻，大便正常，仍小腹坚硬，以前方变海藻为30 g，6剂。

七诊：诸症基本趋于缓解，以前方治疗80余剂，经复查宫颈糜烂Ⅲ度变为Ⅰ度。

余诊：又以前方治疗50余剂，经复查宫颈糜烂痊愈。随访1年，一切尚好。

【**用方体会**】根据带下量多、色黄、有异味辨为湿热；又根据小腹冷痛、坚硬、坠胀、困重辨为寒痰；因手足不温、怕冷辨为寒；又因舌质淡红夹瘀紫辨为热；复因口苦、苔腻辨为痰；更因倦怠乏力辨为虚，以此辨为湿热寒瘀，气虚夹痰证。方以半夏泻心汤清热燥湿，益气温通；以当归四逆汤温阳活血，益气通脉；以薏苡附子败酱散清热温阳；以附子白及汤温阳散寒，化瘀生新；以海藻甘草汤益气软坚，散结消肿。方药相互为用，以取其效。

【特别提示】处方中制附子与生半夏相互为用，旨在倍增温阳化瘀化痰之功；制附子与白及相互为用，旨在倍增温阳化瘀生新之功；炙甘草与海藻相互为用，旨在倍增益气软坚散结之功。

八、左侧输卵管不通、右侧输卵管通而不畅、不孕症

梁某，女，35岁，河南人，有左侧输卵管不通、右侧输卵管通而不畅、不孕症病史，服用中西药未能有效控制症状，近由病友介绍前来诊治。

刻诊：婚后6年未孕，月经量少色暗夹血块，小腹怕冷，手足不温，身体酸困，面色不荣，大便溏泄，倦怠乏力，口渴欲饮热水，舌质淡红夹瘀紫，苔黄白夹杂略腻，脉沉弱。

［**辨证施治**］辨为虚寒瘀痰证；治当补血化瘀，温阳化痰。

［**处方**］给予温经汤、附子白及汤与海藻甘草汤合方：吴茱萸10 g，当归6 g，桂枝6 g，白芍6 g，川芎6 g，阿胶珠6 g，红参6 g，生半夏12 g，牡丹皮12 g，麦冬24 g，制附子10 g，白及3 g，海藻24 g，生姜10 g，大枣12枚，炙甘草10 g。6剂，以水1 000~1 200 mL，浸泡30 min，大火烧开，小火煎煮50 min，去滓取药液，每日分早、中、晚3次服。

二诊：小腹怕冷好转，仍身体酸困，以前方变桂枝、川芎为各12 g，6剂。

三诊：身体酸困较前好转，仍大便溏泄，以前方变红参为10 g，6剂。

四诊：大便基本正常，月经来潮仍有血块，以前方变川芎、当归为各15 g，6剂。

五诊：倦怠乏力明显好转，仍有小腹怕冷，以前方变制附子为

12 g，桂枝为15 g，6剂。

六诊：身体酸困基本消除，大便正常，以前方6剂继服。

七诊：诸症基本消除，以前方治疗60余剂，经检查已怀孕。

随访1年，男婴出生，一切尚好。

【用方体会】根据小腹怕冷、手足不温辨为寒；又根据月经量少夹血块辨为血虚血瘀；因倦怠乏力辨为气虚；又因身体酸困、苔腻辨为痰；更因口渴欲饮热水辨为寒热夹杂，以此辨为虚寒瘀痰证。方以温经汤温阳散寒，补血养血，活血通脉，益气降逆；以附子白及汤温阳散寒，化瘀生新；以海藻甘草汤益气软坚，散结消肿。方药相互为用，以取其效。

【特别提示】处方中制附子与生半夏相互为用，旨在倍增温阳化瘀化痰之功；制附子与白及相互为用，旨在倍增温阳化瘀生新之功；炙甘草与海藻相互为用，旨在倍增益气软坚散结之功。

九、阴道后壁脱垂

詹某，女，55岁，河南人，有多年阴道后壁脱垂病史，服用中西药未能有效控制症状，近由病友介绍前来诊治。

刻诊：小腹及前阴下坠，腰部酸困沉重，小便不利，活动或劳累后加重，腹部怕冷，手足不温，面色不荣，倦怠乏力，口苦口腻，舌质淡红，苔厚腻黄白夹杂，脉沉弱。

［**辨证施治**］辨为阳虚夹痰热证；治当益气温阳，清热化痰。

［**处方**］给予天雄散、小陷胸汤、黄芪建中汤、附子半夏汤与藜芦人参汤合方：炮天雄10 g，制附子10 g，白术24 g，桂枝20 g，龙骨10 g，黄连3 g，全栝楼30 g，生半夏12 g，白芍20 g，胶饴30 g，黄芪6 g，红参6 g，藜芦1.5 g，生姜10 g，大枣12枚，炙甘草10 g。6剂，以水1 000~1 200 mL，浸泡30 min，大火烧开，小火煎煮50 min，去滓取药液，每日分早、中、晚3次服。

二诊：手足不温略有好转，仍小腹及前阴下坠，以前方变红参为12 g，加米壳3 g，6剂。

三诊：小腹及前阴下坠较前略有好转，仍口苦口腻，以前方变黄连为6 g，6剂。

四诊：口苦口腻较前减轻，仍有小便不利，以前方变红参为15 g，6剂。

五诊：小便不利较前好转，仍腰部酸困，以前方变制附子为12 g，黄芪为15 g，6剂。

六诊：小便基本正常，手足温和，仍口苦，以前方变黄连为9 g，6剂。

七诊：诸症基本消除，以前方治疗120余剂，经复查阴道后壁脱垂基本恢复正常。

随访1年，一切尚好。

【用方体会】根据小腹及前阴下坠，活动或劳累后加重辨为气虚；又根据手足不温、腹部怕冷辨为寒；因腰部酸困沉重、苔腻辨为痰；又因口苦口腻辨为湿热，以此辨为阳虚夹痰热证。方以天雄散益气温阳固涩；以小陷胸汤清热化痰；以黄芪建中汤益气补血，温通阳气；以附子半夏汤温阳散寒，燥湿化痰；以藜芦人参汤化痰涤痰，益气升举。方药相互为用，以取其效。

【特别提示】处方中藜芦与红参相互为用，旨在倍增益气息风化痰之功；藜芦与白芍相互为用，旨在倍增补血通泄、息风化痰之功；炮天雄与生半夏相互为用，旨在倍增壮阳化痰之功；炮天雄与全栝楼相互为用，旨在倍增壮阳清热化痰之功；制附子与生半夏相互为用，旨在倍增温阳化瘀化痰之功；制附子与全栝楼相互为用，旨在倍增温阳化瘀、清热化痰之功。

十、乳腺增生、乳腺结节（4类）

马某，女，43岁，河南人，有多年乳腺增生病史，1年前经检查又诊断为乳腺结节（4类），服用中西药未能有效控制症状，近由病友介绍前来诊治。

刻诊：乳房肿块坚硬胀痛，月经期乳房疼痛如针刺，心胸烦热，急躁易怒，情绪低落，手足不温，面色晦暗，倦怠乏力，口苦，舌质淡红，苔黄白夹杂略腻，脉沉略弱。

［**辨证施治**］辨为郁热痰瘀，气虚夹寒证；治当清热行气，燥湿化痰，活血化瘀。

［**处方**］给予小柴胡汤、四逆散、桂枝茯苓丸、甘草海藻汤、附子白及汤与藜芦芍药汤合方：柴胡24 g，黄芩10 g，红参10 g，生半夏12 g，茯苓15 g，桂枝15 g，白芍25 g，桃仁15 g，牡丹皮15 g，制附子10 g，白及3 g，枳实10 g，海藻24 g，藜芦1.5 g，生姜10 g，大枣12枚，炙甘草10 g。6剂，以水1 000~1 200 mL，浸泡30 min，大火烧开，小火煎煮50 min，去滓取药液，每日分早、中、晚3次服。

二诊：心胸烦热减轻，仍乳房肿块坚硬胀痛，以前方变海藻为30 g，6剂。

三诊：情绪低落好转，仍倦怠乏力，以前方变红参为12 g，6剂。

四诊：月经来潮疼痛如针刺较前减轻，仍口苦，以前方变黄芩为15 g，6剂。

五诊：急躁易怒基本消除，仍有乳房肿块坚硬胀痛，以前方变桂枝、茯苓、桃仁、牡丹皮为各20 g，白芍为30 g，6剂。

六诊：乳房肿块坚硬胀痛较前有好转，手足温和，以前方6剂继服。

七诊：诸症基本消除，以前方治疗150余剂，经复查乳腺增生基本消除，乳腺结节（2类）。

余诊：又以前方治疗100余剂，经复查乳腺增生、乳腺结节消除。随访1年，一切尚好。

【**用方体会**】根据乳房肿块坚硬胀痛辨为痰结；又根据月经期乳房疼痛如针刺辨为瘀；因急躁易怒、情绪低落辨为郁；又因心胸烦热、口苦辨为热；复因舌质淡红、苔黄白夹杂辨为寒热夹杂，以此辨为郁热痰瘀，气虚夹寒证。方以小柴胡汤调理气机，平调寒热，益气通阳；以四逆散疏理气机，缓急止痛；以桂枝茯苓丸活血化瘀；以甘草海藻汤益气软坚散结；以附子白及汤温阳散寒，化瘀生新；以藜芦芍药汤化痰涤痰，缓急止痛。方药相互为用，以取其效。

【特别提示】处方中藜芦与红参相互为用，旨在倍增益气息风化痰之功；藜芦与白芍相互为用，旨在倍增补血通泄、息风化痰之功；制附子与生半夏相互为用，旨在倍增温阳化瘀化痰之功；制附子与白及相互为用，旨在倍增温阳化瘀生新之功；炙甘草与海藻相互为用，旨在倍增益气软坚散结之功。

十一、子宫脱垂

詹某，女，55岁，河南人，有多年子宫脱垂病史，服用中西药未能有效控制症状，近由病友介绍前来诊治。

刻诊：小腹及前阴下坠（子宫颈及阴道壁脱出阴道口），活动或劳累后加重，腰部酸困沉重，白带量多呈脓样，小便有时困难有时失禁，腹部烦热，大便溏泄，面色不荣，倦怠乏力，口干苦不欲饮水，舌质淡红，苔白厚腻夹黄，脉沉弱。

［辨证施治］辨为湿热气虚夹寒痰证；治当清热燥湿，益气和中，温阳化痰。

［处方］给予半夏泻心汤、黄芪建中汤、赤丸与藜芦人参汤合方：黄连3 g，黄芩10 g，红参10 g，生半夏12 g，干姜10 g，桂枝10 g，白芍20 g，胶饴30 g，黄芪6 g，制川乌6 g，茯苓12 g，细辛3 g，藜芦1.5 g，生姜10 g，大枣12枚，炙甘草10 g。6剂，以水1 000~1 200 mL，浸泡30 min，大火烧开，小火煎煮50 min，去滓取药液，每日分早、中、晚3次服。

二诊：大便溏泄减轻，仍小腹及前阴下坠，以前方变红参、黄芪为各12 g，加米壳3 g，6剂。

三诊：小腹及前阴下坠较前略有好转，仍腹部烦热，以前方变黄连为6 g，6剂。

四诊：腹部烦热较前减轻，仍白带量多呈脓样，以前方变黄芩、干姜为各15 g，6剂。

五诊：白带较前减少，小便失禁未再发作，仍腰部酸困，以前方变制川乌为10 g，桂枝为15 g，6剂。

六诊：腰部酸困好转，仍有口苦，以前方变黄连为10 g，6剂。

七诊：诸症基本消除，以前方治疗150余剂，经复查子宫脱垂基本恢复正常。

随访1年，一切尚好。

【用方体会】根据小腹及前阴下坠，活动或劳累后加重辨为气虚；又根据口干苦、腹部烦热辨为湿热；因腰部酸困沉重、苔白腻辨为寒痰；又因口干苦不欲饮水辨为寒热夹杂，以此辨为湿热气虚夹寒痰证。方以半夏泻心汤清热燥湿，益气温阳；以黄芪建中汤益气补血，温通阳气；以赤丸温阳散寒，燥湿化痰；以藜芦人参汤化痰涤痰，益气升举。方药相互为用，以取其效。

【特别提示】处方中藜芦与红参相互为用，旨在倍增益气息风化痰之功；藜芦与白芍相互为用，旨在倍增补血通泄、息风化痰之功；藜芦与细辛相互为用，旨在倍增温宣息风化痰之功；制川乌与生半夏相互为用，旨在倍增温通化瘀化痰之功。

十二、化脓性乳腺炎术后乳腺瘘管经久不愈

尚某，女，32岁，河南人，5个月前经检查诊断为化脓性乳腺炎，术后乳腺瘘管经久不愈，服用中西药未能有效控制症状，近由病友介绍前来诊治。

刻诊：乳房胀痛烦热，伤口溃烂流脓水，术后乳腺瘘管色泽暗淡，手足不温，怕冷，倦怠乏力，口苦口腻，舌质淡红夹瘀紫，苔腻黄白夹杂，脉沉弱。

［辨证施治］辨为寒热痰瘀夹虚证；治当温阳清热，活血化瘀，燥湿化痰。

［处方］给予王不留行散、附子半夏汤、附子白及汤、藜芦人参汤与甘草海藻汤合方：王不留行30 g，蒴藋细叶30 g，桑白皮30 g，花椒9 g，黄芩6 g，干姜6 g，厚朴6 g，白芍6 g，制附子10 g，生半夏12 g，白及3 g，海藻24 g，藜芦1.5 g，红参10 g，生姜10 g，大枣12枚，炙甘草54 g。6剂，以水1 000~1 200 mL，浸泡30 min，大火烧开，小火煎煮

50 min，去滓取药液，每日分早、中、晚3次服。

二诊：伤口流脓水减少，仍乳房烦热，以前方变黄芩为12 g，6剂。

三诊：乳房烦热较前略有减轻，仍手足不温，以前方变制附子为12 g，6剂。

四诊：手足较前温和，仍乳房胀痛，以前方变王不留行、白芍为各40 g，6剂。

五诊：乳房胀痛明显减轻，乳腺瘘管较前缩小，仍伤口流脓水，以前方变桑白皮为40 g，6剂。

六诊：伤口流脓水减少，仍有口苦口腻，以前方变黄芩为20 g，6剂。

七诊：伤口溃烂较前又有缩小，以前方治疗80余剂，伤口基本愈合。

余诊：又以前方治疗30余剂，伤口愈合。随访1年，一切尚好。

【用方体会】根据乳房胀痛烦热、口苦辨为热；又根据手足不温、怕冷辨为寒；因乳腺瘘管色泽暗淡、舌质夹瘀紫辨为瘀；又因口腻、苔腻辨为痰；更因倦怠乏力辨为虚，以此辨为寒热痰瘀夹虚证。方以王不留行散清热温通，活血行气；以附子半夏汤温阳化瘀，燥湿化痰；以附子白及汤温阳化瘀生新；以藜芦人参汤化痰涤痰，益气和中；以甘草海藻汤益气软坚散结。方药相互为用，以取其效。

【特别提示】处方中藜芦与红参相互为用，旨在倍增益气息风化痰之功；藜芦与白芍相互为用，旨在倍增补血通泄、息风化痰之功；制附子与生半夏相互为用，旨在倍增温阳化瘀化痰之功；制附子与白及相互为用，旨在倍增温阳化瘀生新之功；炙甘草与海藻相互为用，旨在倍增益气软坚散结之功。

十三、慢性肉芽肿性乳腺炎伴溃脓久不愈合

詹某，女，35岁，河南人，2年前经检查诊断为慢性肉芽肿性乳腺炎伴溃脓久不愈合，服用中西药未能有效控制症状，近由病友介绍前来诊治。

刻诊：乳房肿胀僵硬疼痛如针刺，溃烂处如虫行状且久不愈合，流脓不止，心胸烦热，急躁易怒，手足不温，怕冷，倦怠乏力，口苦口

腻，舌质淡红夹瘀紫，苔腻黄白夹杂，脉沉弱。

［**辨证施治**］辨为痰瘀阻滞，寒热夹虚证；治当活血化瘀，燥湿化痰，清热温通。

［**处方**］给予桂枝茯苓丸、小柴胡汤、黄连粉方、附子白及汤、藜芦人参汤与甘草海藻汤合方：桂枝15 g，茯苓15 g，桃仁15 g，牡丹皮15 g，白芍15 g，柴胡24 g，黄芩10 g，红参10 g，生半夏12 g，黄连15 g，制附子10 g，白及3 g，海藻24 g，藜芦1.5 g，生姜10 g，大枣12枚，炙甘草54 g。6剂，以水1 000~1 200 mL，浸泡30 min，大火烧开，小火煎煮50 min，去滓取药液，每日分早、中、晚3次服。

二诊：流脓略有减少，仍有乳房肿胀僵硬，以前方变黄连为20 g，海藻为30 g，6剂。

三诊：乳房肿胀僵硬较前略有减轻，仍有流脓，以前方变白及为4 g，6剂。

四诊：流脓较前又有减少，仍乳房刺痛，以前方变桂枝、茯苓、桃仁、牡丹皮、白芍为各20 g，6剂。

五诊：乳房刺痛较前减轻，仍手足不温，以前方变制附子为12 g，6剂。

六诊：流脓水基本消除，仍倦怠乏力，以前方变红参为12 g，6剂。

七诊：诸症基本趋于好转，以前方治疗120余剂，诸症悉除。

余诊：又以前方巩固治疗20余剂。随访1年，一切尚好。

【**用方体会**】根据乳房刺痛、舌质夹瘀紫辨为瘀；又根据乳房僵硬、苔腻辨为痰结；因心胸烦热、急躁易怒辨为郁热；又因手足不温、怕冷辨为寒；更因溃烂处如虫行状辨为风，以此辨为痰瘀阻滞，寒热夹虚证。方以桂枝茯苓丸活血化瘀；以小柴胡汤调理气机，平调寒热，益气和中；以黄连粉方清热燥湿解毒；以附子白及汤温阳化瘀生新；以藜芦人参汤化痰涤痰，益气和中；以甘草海藻汤益气软坚散结。方药相互为用，以取其效。

【**特别提示**】处方中藜芦与红参相互为用，旨在倍增益气息风化痰之功；藜芦与白芍相互为用，旨在倍增补血通泄、息风化痰之功；制附子与生半夏相互为用，旨在倍增温阳化瘀化痰之功；制附子与白及相互为用，旨在倍增温阳化瘀生新之功；炙甘草与海藻相互为用，旨在倍增益气软坚散结之功。

十四、老年性霉菌性阴道炎

许某，女，65岁，河南人，有多年霉菌性阴道炎病史，服用中西药未能有效控制症状，近由病友介绍前来诊治。

刻诊：带下量多、色泽黄白夹杂、呈豆渣样，外阴溃烂瘙痒，时有小便疼痛，手足烦热，倦怠乏力，口干苦不欲饮水，舌质淡红，苔厚腻黄白夹杂，脉沉弱。

［**辨证施治**］辨为寒热风痰夹虚证；治当温阳清热，息风化痰，益气和中。

［**处方**］给予半夏泻心汤、薏苡附子败酱散、苦参汤、狼牙汤、藜芦人参汤与甘草海藻汤合方：黄连3 g，黄芩10 g，生半夏12 g，红参10 g，干姜10 g，薏苡仁30 g，制附子5 g，败酱草15 g，苦参12 g，狼牙12 g，海藻24 g，藜芦1.5 g，生姜10 g，大枣12枚，炙甘草10 g。6剂，以水1 000~1 200 mL，浸泡30 min，大火烧开，小火煎煮50 min，去滓取药液，每日分早、中、晚3次服。

二诊：带下量略有减少，仍外阴溃烂瘙痒，以前方变黄连为10 g，苦参、狼牙为各24 g，6剂。

三诊：外阴溃烂瘙痒较前略有减轻，仍手足烦热，以前方变黄芩为15 g，6剂。

四诊：手足烦热基本消除，仍倦怠乏力，以前方变红参为12 g，6剂。

五诊：倦怠乏力明显好转，带下呈豆渣样基本消除，仍有小便疼痛，以前方变败酱草为30 g，6剂。

六诊：带下量多基本消除，以前方6剂继服。

七诊：诸症基本消除，以前方治疗70余剂，诸症悉除，经复查霉菌消失。

随访2年，一切尚好。

【用方体会】根据带下量多、口干苦不欲饮水辨为寒热夹杂；又根据外阴瘙痒、苔腻辨为风痰；因手足烦热辨为热；又因倦怠乏力辨为虚，以此辨为寒热风痰夹虚证。方以半夏泻心汤平调寒热，益气温通，燥湿化痰；以薏苡附子败酱散温阳散寒，利湿清热；以苦参汤、狼牙汤清热燥湿；以藜芦人参汤化痰涤痰，益气和中；以甘草海藻汤益气软坚散结。方药相互为用，以取其效。

【特别提示】处方中藜芦与红参相互为用，旨在倍增益气息风化痰之功；藜芦与苦参相互为用，旨在倍增清热燥湿、息风化痰之功；制附子与生半夏相互为用，旨在倍增温阳化瘀化痰之功；炙甘草与海藻相互为用，旨在倍增益气软坚散结之功。

十五、多囊卵巢综合征、不孕症

孙某，女，34岁，河南人，有多年多囊卵巢综合征病史，服用中西药未能有效控制症状，近由病友介绍前来诊治。

刻诊：结婚5年未孕，月经先后不定，有时半年以上月经未至，有时1个月来两次，经量有时多有时少，血色暗红夹血块，情绪低落，少言寡语，夜间小腿抽筋，手足烦热，下午低热（体温正常），盗汗，大便干结，倦怠乏力，口苦，舌质暗淡夹瘀紫，苔白腻，脉沉弱。

［辨证施治］辨为阴虚瘀热，风痰寒郁证；治当滋阴清热，清热燥湿，行气解郁，温阳散寒，息风化痰，益气和中。

［处方］给予百合地黄汤、大黄黄连泻心汤、四逆散、桂枝茯苓丸、附子半夏汤与藜芦人参汤合方：百合15 g，生地黄50 g，大黄12 g，黄连6 g，柴胡15 g，枳实15 g，白芍15 g，桂枝15 g，桃仁15 g，牡丹皮15 g，茯苓15 g，生半夏12 g，制附子10 g，红参10 g，藜芦1.5 g，生姜10 g，大枣12枚，炙甘草15 g。6剂，以水1 000~1 200 mL，浸泡30 min，大火烧开，小火煎煮50 min，去滓取药液，每日分早、中、晚3次服。

二诊：大便基本正常，仍情绪低落，以前方变柴胡、枳实、白芍、炙甘草为各20 g，6剂。

三诊：情绪低落较前好转，大便略溏，以前方变大黄为10 g，6剂。

四诊： 大便正常，仍手足烦热，以前方变黄连为10 g，6剂。

五诊： 月经夹血块较前明显减少，手足烦热好转，仍盗汗，以前方变百合、白芍为各30 g，6剂。

六诊： 盗汗基本消除，仍小腿抽筋，以前方变藜芦为3 g，6剂。

七诊： 小腿抽筋好转，仍倦怠乏力，以前方变红参为12 g，6剂。

八诊： 诸症基本消除，以前方治疗100余剂，诸症悉除。

余诊： 经复查多囊卵巢消失，又以前方治疗30余剂，经复查已怀孕。随访1年，一切尚好，已产一男婴。

【用方体会】 根据月经先后不定、低热、盗汗辨为阴虚；又根据血色暗红夹血块辨为瘀；因情绪低落、少言寡语辨为郁；又因倦怠乏力辨为虚；复因口苦辨为湿热；更因小腿抽筋、苔白腻辨为风痰夹寒，以此辨为阴虚瘀热，风痰寒郁证。方以百合地黄汤滋阴凉血；以大黄黄连泻心汤清热燥湿；以四逆散疏理气机；以桂枝茯苓丸活血化瘀；以附子半夏汤温阳散寒，燥湿化痰；以藜芦人参汤息风化痰，益气和中。方药相互为用，以取其效。

【特别提示】 *处方中藜芦与红参相互为用，旨在倍增益气息风化痰之功；藜芦与白芍相互为用，旨在倍增补血通泄、息风化痰之功；制附子与生半夏相互为用，旨在倍增温阳化瘀化痰之功。*

十六、功能性子宫出血

案一

郑某，女，35岁，河南人，有3年功能性子宫出血病史，经多次检查未发现器质性病变，服用中西药未能有效控制症状，近由病友介绍前来诊治。

刻诊： 3年来月经淋漓不断，服用避孕类西药月经即止，停用西药月经又淋漓不断，经血色泽紫暗，情绪低落，少言寡语，肢体沉重，时时肌肉抽动，手足不温，怕冷，头晕目眩，倦怠乏力，口苦，舌质暗红夹瘀紫，苔薄黄，脉沉弱。

［辨证施治］ 辨为郁瘀夹热，阳虚风痰证；治当行气化瘀，温阳清

热，息风化痰，益气和中。

［**处方**］给予小柴胡汤、桂枝茯苓丸、胶姜汤、附子半夏汤与藜芦苦参汤合方：柴胡24 g，黄芩10 g，生半夏12 g，红参10 g，桂枝12 g，茯苓12 g，白芍12 g，桃仁12 g，牡丹皮12 g，阿胶珠10 g，干姜10 g，制附子10 g，苦参15 g，藜芦1.5 g，生姜10 g，大枣12枚，炙甘草10 g。6剂，以水1 000~1 200 mL，浸泡30 min，大火烧开，小火煎煮50 min，去滓取药液，每日分早、中、晚3次服。

二诊：月经淋漓不断较前略有减少，仍倦怠乏力，以前方变红参为12 g，6剂。

三诊：月经淋漓不断较前又有减少，倦怠乏力好转，仍手足不温、怕冷，以前方变制附子、干姜为各12 g，6剂。

四诊：月经淋漓不断停止，手足不温、怕冷较前减轻，仍肌肉抽动，以前方变藜芦为3 g，白芍为24 g，6剂。

五诊：月经淋漓不断未再出现，仍有头晕目眩，以前方变阿胶珠为12 g，6剂。

六诊：头晕目眩明显好转，仍口苦，以前方变黄芩为12 g，6剂。

七诊：诸症基本消除，以前方治疗50余剂，诸症悉除。

余诊：又以前方治疗30余剂。随访1年，一切尚好。

【**用方体会**】根据情绪低落、少言寡语辨为郁；又根据经血色泽紫暗辨为瘀；因口苦、舌质暗红辨为热；又因倦怠乏力辨为虚；复因手足不温、怕冷辨为寒；更因肌肉抽动、肢体沉重辨为风痰，以此辨为郁瘀夹热，阳虚风痰证。方以小柴胡汤调理气机，平调寒热，益气和中；以桂枝茯苓丸活血化瘀；以胶姜汤温阳补血止血；以附子半夏汤温阳散寒，燥湿化痰；以藜芦苦参汤息风化痰，清热燥湿。方药相互为用，以取其效。

【**特别提示**】处方中藜芦与红参相互为用，旨在倍增益气息风化痰之功；藜芦与苦参相互为用，旨在倍增清热燥湿、息风化痰之功；制附子与生半夏相互为用，旨在倍增温阳化瘀化痰之功。

案二

程某，女，31岁，河南人，有2年功能性子宫出血病史，经多次检查未发现器质性病变，服用中西药未能有效控制症状，近由病友介绍前来诊治。

刻诊：2年来月经淋漓不断，服用避孕类西药月经即止，停用西药月经又淋漓不断，经血色泽淡红，情绪低落，急躁易怒，肢体沉重，面肌蠕动，两手萎黄，头晕目眩，面色不荣，倦怠乏力，口渴不欲饮水，舌质淡，苔白厚腻，脉沉弱。

［**辨证施治**］辨为气郁血虚，风痰夹寒证；治当行气补血，温阳散寒，息风化痰，益气和中。

［**处方**］给予小柴胡汤、胶艾汤、附子半夏汤与藜芦人参汤合方：柴胡24 g，黄芩10 g，生半夏12 g，红参10 g，阿胶珠6 g，川芎6 g，当归6 g，白芍6 g，艾叶6 g，生地黄10 g，制附子10 g，藜芦1.5 g，生姜10 g，大枣12枚，炙甘草10 g。6剂，以水1 000~1 200 mL，浸泡30 min，大火烧开，小火煎煮50 min，去滓取药液，每日分早、中、晚3次服。

二诊：情绪低落较前略有好转，仍头晕目眩，以前方变阿胶珠、当归、白芍为各12 g，6剂。

三诊：头晕目眩较前减轻，情绪低落较前又有好转，仍两手萎黄，以前方变川芎为30 g，6剂。

四诊：两手萎黄较前好转，仍月经淋漓不断、倦怠乏力，以前方变红参为12 g，阿胶珠为15 g，6剂。

五诊：月经淋漓不断未再出现，仍肢体沉重，以前方加白术15 g，6剂。

六诊：月经淋漓不断未再出现，仍面肌蠕动，以前方变藜芦为2.5 g，6剂。

七诊：诸症基本消除，以前方治疗60余剂，诸症悉除。

余诊：又以前方治疗30余剂。随访1年，一切尚好。

【**用方体会**】根据情绪低落、急躁易怒辨为郁；又根据经血色泽淡红、面色不荣辨为血虚；因肢体沉重、面肌蠕动辨为风痰；又因倦怠乏力辨为虚；更因舌质淡、苔白辨为寒，以此辨为气郁血虚，风痰夹寒证。方以小柴胡汤调理气机，平调寒热，益气和中；以胶艾汤补血养血止血；以附子半夏汤温阳散寒，燥湿化痰；以藜芦人参汤息风化痰，益气和中。方药相互为用，以取其效。

【**特别提示**】处方中藜芦与红参相互为用，旨在倍增益气息风化之功；藜芦与白芍相互为用，旨在倍增补血通泄、息风化痰之功；制附子与生半夏相互为用，旨在倍增温阳化瘀化痰之功。

十七、卵巢早衰（闭经）、不孕症

夏某，女，34岁，河南人，有3年卵巢早衰（闭经病史），经多次检查未发现器质性病变，服用中西药未能有效控制症状，近由病友介绍前来诊治。

刻诊：婚后5年未孕，服用西药即来月经，停用西药月经又止，手足不温，自汗，怕冷，肢体沉重，夜间小腿抽筋，头晕目眩，倦怠乏力，口干咽燥欲饮热水，舌红少苔，脉沉细弱。

［**辨证施治**］辨为阴阳俱虚夹风痰证；治当滋阴温阳，息风化痰。

［**处方**］给予天雄散、百合地黄汤、胶姜汤、附子半夏汤与藜芦芍药汤合方加味：炮天雄10 g，制附子10 g，白术24 g，桂枝20 g，龙骨10 g，百合15 g，生地黄50 g，生半夏12 g，红参10 g，阿胶珠10 g，干姜10 g，鹿角霜15 g，藜芦1.5 g，白芍12 g，生姜10 g，大枣12枚，炙甘草10 g。6剂，以水1 000~1 200 mL，浸泡30 min，大火烧开，小火煎煮50 min，去滓取药液，每日分早、中、晚3次服。

二诊：手足不温、怕冷较前好转，仍口干咽燥，以前方变百合为24 g，6剂。

三诊：口干咽燥较前减轻，仍肢体沉重，以前方变白术为30 g，6剂。

四诊：肢体沉重较前减轻，仍头晕目眩、倦怠乏力，以前方变红参为12 g，阿胶珠为15 g，6剂。

五诊：头晕目眩、倦怠乏力较前好转，仍夜间小腿抽筋，以前方变藜芦为2.5 g，白芍为24 g，6剂。

六诊：月经来潮仍量少，仍有倦怠乏力，以前方变红参为15 g，6剂。

七诊：诸症基本消除，以前方治疗120余剂，月经基本正常。

余诊：又以前方治疗60余剂，经检查已怀孕。随访1年，一切尚好。

【用方体会】根据闭经、手足不温辨为阳虚；又根据舌红少苔辨为阴虚；因肢体沉重、小腿抽筋辨为风痰；又因倦怠乏力辨为虚；更因口干咽燥欲饮热水辨为寒热夹杂，以此辨为阴阳俱虚夹风痰证。方以天雄散温阳散寒，益气固涩；以百合地黄汤滋阴凉血；以胶姜汤温阳补血；以附子半夏汤温阳散寒，燥湿化痰；以藜芦芍药汤息风化痰，补血缓急，加鹿角霜温补阳气。方药相互为用，以取其效。

【特别提示】处方中藜芦与红参相互为用，旨在倍增益气息风化痰之功；藜芦与白芍相互为用，旨在倍增补血通泄，息风化痰之功；炮天雄与生半夏相互为用，旨在倍增壮阳化痰之功；制附子与生半夏相互为用，旨在倍增温阳化瘀化痰之功。

十八、闭经

梁某，女，28岁，河南人，有3年闭经病史，经多次检查未发现器质性病变，服用中西药未能有效控制症状，近由病友介绍前来诊治。

刻诊：闭经2年，服用西药即来月经，停用西药月经又止，急躁易怒，形体肥胖（体重102 kg），肢体沉重，手足不温，怕冷，倦怠乏力，口苦，舌质红夹瘀紫，苔腻黄白夹杂，脉沉弱。

[辨证施治]辨为痰湿郁瘀，气虚夹寒证；治当涤痰化湿，活血化瘀，益气温阳。

[处方]给予藻戟遂芫甘草汤、小柴胡汤、桂枝茯苓丸与附子半夏汤合方：海藻24 g，大戟1.5 g，甘遂1.5 g，芫花1.5 g，柴胡24 g，黄芩10 g，红参10 g，生半夏12 g，制附子10 g，桂枝12 g，茯苓12 g，白芍12 g，桃仁12 g，牡丹皮12 g，生姜10 g，大枣12枚，炙甘草10 g。6剂，以水1 000~1 200 mL，浸泡30 min，大火烧开，小火煎煮50 min，去滓取药液，每日分早、中、晚3次服。

二诊：急躁易怒略有减轻，仍肢体沉重，以前方变大戟、甘遂、芫花为各3 g，6剂。

三诊：肢体沉重较前好转，仍形体肥胖，以前方变生半夏为15 g，大戟、甘遂、芫花为各5 g，6剂。

四诊：形体肥胖较前减轻，体重96.1 kg，仍手足不温、怕冷，以前方变制附子为12 g，6剂。

五诊：手足不温、怕冷较前好转，仍口苦，以前方变黄芩为15 g，6剂。

六诊：形体肥胖较前又有减轻，体重92.3 kg，仍有肢体沉重，以前方变海藻为30 g，大戟、甘遂、芫花为各6 g，6剂。

七诊：形体肥胖较前又有减轻，体重90.5 kg，月经来潮量少，以前方变桂枝、茯苓、桃仁、牡丹皮、白芍为各15 g，6剂。

八诊：诸症较前好转，以前方治疗100余剂，体重78.6 kg，月经基本正常。

余诊：又以前方治疗100余剂，体重74.6 kg，月经正常。随访1年，一切尚好。

【用方体会】根据形体肥胖、肢体沉重辨为痰湿；又根据急躁易怒辨为气郁；因手足不温、怕冷辨为寒；又因舌质红夹瘀紫辨为瘀；复因口苦、苔黄腻辨为湿热；更因倦怠乏力辨为虚，以此辨为痰湿郁瘀，气虚夹寒证。方以藻戟遂芫甘草汤益气攻逐痰湿；以小柴胡汤调理气机，平调寒热；以桂枝茯苓丸活血化瘀；以附子半夏汤温阳散寒，燥湿化痰。方药相互为用，以取其效。

【特别提示】处方中炙甘草与甘遂相互为用，旨在倍增益气清热逐水之功；炙甘草与大戟相互为用，旨在倍增益气清热逐水之功；炙甘草与芫花相互为用，旨在倍增温益气温通化水之功；炙甘草与海藻相互为用，旨在倍增益气软坚散结之功；制附子与生半夏相互为用，旨在倍增温阳化瘀化痰之功。

十九、痛经（寒瘀）

尚某，女，26岁，河南人，有7年痛经（寒瘀）病史，经多次检查未发现器质性病变，服用中西药未能有效控制症状，近由病友介绍前来诊治。

刻诊：月经来潮剧烈腹痛如针刺，服用止痛类西药才可暂时缓解疼痛，痛则手足抽搐，周身怕冷，经血夹块状，面色不荣，肢体沉重，头沉头昏，倦怠乏力，口干苦不欲饮水，舌质淡红夹瘀紫，苔白腻夹黄，脉沉弱略涩。

［**辨证施治**］辨为寒瘀夹虚，郁热风痰；治当温阳活血，燥湿化痰，益气补血。

［**处方**］给予当归四逆加吴茱萸生姜汤、乌头花粉汤、赤丸与藜芦人参汤合方：当归10 g，白芍10 g，桂枝10 g，细辛10 g，通草6 g，吴茱萸48 g，制川乌6 g，生半夏12 g，茯苓12 g，天花粉24 g，藜芦1.5 g，红参10 g，生姜24 g，大枣25枚，炙甘草10 g。6剂，以水1 000~1 200 mL，浸泡30 min，大火烧开，小火煎煮50 min，去滓取药液，每日分早、中、晚3次服。

二诊：周身怕冷明显好转，仍肢体沉重，以前方加白术15 g，6剂。

三诊：肢体沉重减轻，仍头沉头昏，以前方变桂枝为15 g，6剂。

四诊：月经来潮腹痛明显减轻，经血夹块状减少，仍面色不荣，以前方变当归、白芍为各15 g， 6剂。

五诊：周身怕冷消除，略有口干欲饮水，以前方变吴茱萸为24 g，6剂。

六诊：口干欲饮水消除，倦怠乏力明显减轻，以前方变红参为6 g，6剂。

七诊：诸症基本消除，以前方治疗50余剂，诸症悉除。

随访1年，一切尚好。

【**用方体会**】根据痛经如针刺辨为瘀；又根据周身怕冷辨为寒；因面色不荣、倦怠乏力辨为虚；又因手足抽搐、肢体沉重辨为风痰；复因口干苦不欲饮水辨为寒夹郁热；更因苔白腻夹黄辨为寒痰夹热，以此辨为寒瘀夹虚，郁热风痰证。方以当归四逆加吴茱萸生姜汤温阳散寒，补血活血，益气通脉；以乌头花粉汤温阳化瘀清热；以赤丸温化寒痰，通脉止痛；以藜芦人参汤息风化痰，益气和中。方药相互为用，以取其效。

【特别提示】处方中藜芦与红参相互为用，旨在倍增益气息风化痰之功；藜芦与白芍相互为用，旨在倍增补血通泄、息风化痰之功；制川乌与天花粉相互为用，倍增温通化瘀，清热益阴之功；藜芦与细辛相互为用，旨在倍增温宣息风化痰之功；制川乌与生半夏相互为用，旨在倍增温通化瘀化痰之功。

二十、痛经（瘀热）

郑某，女，29岁，河南人，有多年痛经（瘀热）病史，经多次检查未发现器质性病变，服用中西药未能有效控制症状，近由病友介绍前来诊治。

刻诊：月经来潮剧烈腹痛如针刺，小腹坠胀，服用止痛类西药才可暂时缓解疼痛，痛则手足烦热，肌肉颤动，周身汗出，经血夹块状，面色潮红，心胸烦热，急躁易怒，大便干结（3~4 d 1次），倦怠乏力，口苦口腻，舌质暗红夹瘀紫，苔薄黄白夹杂，脉沉弱略涩。

［**辨证施治**］辨为瘀热痰湿夹虚证；治当清热活血，燥湿化痰，益气补血。

［**处方**］给予桃核承气汤、小柴胡汤与藜芦芍药汤合方：桃仁10 g，桂枝6 g，大黄12 g，芒硝（烊化）6 g，柴胡24 g，黄芩10 g，生半夏12 g，红参10 g，藜芦1.5 g，白芍10 g，生姜10 g，大枣12枚，炙甘草10 g。6剂，以水1 000~1 200 mL，浸泡30 min，大火烧开，小火煎煮50 min，去滓取药液，每日分早、中、晚3次服。

二诊：大便通畅，仍心胸烦热，以前方变黄芩为15 g，6剂。

三诊：心胸烦热减轻，仍口苦口腻，以前方变黄芩为20 g，6剂。

四诊：口苦口腻减轻，月经来潮腹痛明显减轻，经血夹块状减少，仍周身汗出，以前方变白芍为24 g，6剂。

五诊：心胸烦热基本消除，仍有肌肉颤动，以前方变藜芦为3 g，白芍为30 g，6剂。

六诊：肌肉颤动未再发作，倦怠乏力基本消除，以前方6剂继服。

七诊：诸症基本消除，以前方治疗60余剂，诸症悉除。

随访1年，一切尚好。

【用方体会】根据痛经如针刺、心胸烦热辨为瘀热；又根据面色潮红、大便干结辨为热结热郁；因小腹坠胀、肌肉颤动辨为风痰；又因口苦口腻辨为湿热；更因倦怠乏力辨为虚，以此辨为瘀热痰湿夹虚证。方以桃核承气汤泻热祛瘀，益气通经；以小柴胡汤调理气机，平调寒热，益气通阳；以藜芦芍药汤息风化痰，益气补血，缓急止痛。方药相互为用，以取其效。

【特别提示】处方中藜芦与红参相互为用，旨在倍增益气息风化痰之功；藜芦与白芍相互为用，旨在倍增补血通泄、息风化痰之功。

二十一、围绝经期综合征

田某，女，52岁，河南人，有4年围绝经期综合征病史，服用中西药未能有效控制症状，近由病友介绍前来诊治。

刻诊：心悸，心胸烦热，潮热，盗汗，情绪低落，急躁易怒，少言寡语，失眠，梦多险恶，耳鸣，记忆力减退，全身肌肉震颤，肢体困重，大便干结，倦怠乏力，口干苦欲饮热水，舌质淡，苔白厚腻夹黄，脉沉弱。

［**辨证施治**］辨为阴虚夹郁，寒痰夹风证；治当滋阴凉血，行气解郁，温阳化痰，益气补血。

［**处方**］给予百合地黄汤、小柴胡汤、酸枣仁汤、赤丸与藜芦芍药汤合方：百合15 g，生地黄50 g，生半夏12 g，黄芩10 g，柴胡24 g，红参10 g，酸枣仁45 g，茯苓6 g，川芎6 g，知母6 g，制川乌6 g，细辛3 g，藜芦1.5 g，白芍10 g，生姜10 g，大枣12枚，炙甘草10 g。6剂，以水1 000~1 200 mL，浸泡30 min，大火烧开，小火煎煮50 min，去滓取药液，每日分早、中、晚3次服。

二诊：大便正常，仍盗汗，以前方变白芍为30 g，6剂。

三诊：盗汗减轻，仍失眠多梦，以前方变茯苓为24 g，6剂。

四诊：失眠多梦略有好转，仍全身肌肉震颤，以前方变藜芦为3 g，

6剂。

五诊：全身肌肉震颤次数减少，仍耳鸣，以前方变酸枣仁为50 g，6剂。

六诊：耳鸣、失眠、多梦较前减轻，仍有心胸烦热，以前方变生地黄为60 g，6剂。

七诊：诸症基本趋于缓解，以前方治疗80余剂，诸症基本消除。

余诊：之后，又以前方治疗30余剂，诸症悉除。随访1年，一切尚好。

【用方体会】根据心悸、盗汗辨为阴虚；又根据情绪低落、急躁易怒辨为气郁；因心悸、耳鸣辨为心肾不交；又因失眠、梦多险恶辨为心肝血虚；复因倦怠乏力辨为气虚；更因肌肉震颤、苔白腻辨为寒痰夹风，以此辨为阴虚夹郁，寒痰夹风证。方以百合地黄汤滋阴凉血，交通心肾；以小柴胡汤调理气机，平调寒热，益气通阳；以酸枣仁汤养心舍魂，安神定志；以赤丸温化寒痰；以藜芦芍药汤息风化痰，补血缓急。方药相互为用，以取其效。

【特别提示】处方中藜芦与红参相互为用，旨在倍增益气息风化痰之功；藜芦与白芍相互为用，旨在倍增补血通泄、息风化痰之功；藜芦与细辛相互为用，旨在倍增温宣息风化痰之功；制川乌与生半夏相互为用，旨在倍增温通化瘀化痰之功。

二十二、外阴白斑症

詹某，女，58岁，河南人，有多年外阴白斑症病史，服用中西药未能有效控制症状，近由病友介绍前来诊治。

刻诊：外阴皮肤角化呈白色苔藓样，瘙痒难忍，抓破流黄水，带下色黄，外阴时有灼热，时有痛如针刺，手足不温，怕冷，倦怠乏力，口干苦欲饮热水，舌质淡，苔白厚腻夹黄，脉沉弱。

［**辨证施治**］辨为湿热寒瘀，风痰夹虚证；治当清热燥湿，温化寒痰，息风止痒。

［**处方**］给予半夏泻心汤、薏苡附子败酱散、苦参汤、狼牙汤、附子白及汤与藜芦芍药汤合方：黄连3 g，生半夏12 g，黄芩10 g，红参

10 g，干姜10 g，薏苡仁30 g，制附子5 g，败酱草15 g，苦参12 g，狼牙24 g，白及3 g，藜芦1.5 g，白芍10 g，生姜10 g，大枣12枚，炙甘草10 g。6剂，以水1 000~1 200 mL，浸泡30 min，大火烧开，小火煎煮50 min，去滓取药液，每日分早、中、晚3次服。

二诊：倦怠乏力好转，仍瘙痒，以前方变黄连为10 g，6剂。

三诊：瘙痒略有减轻，仍抓破流黄水，以前方变黄连、黄芩为各15 g，败酱草为30 g，6剂。

四诊：瘙痒较前又有好转，仍抓破流黄水，以前方变苦参为24 g，6剂。

五诊：瘙痒较前又有减轻，仍有外阴疼痛，以前方变白芍为24 g，6剂。

六诊：瘙痒较前又有减轻，仍有外阴灼热，以前方变黄连、黄芩为各20 g，6剂。

七诊：诸症较前趋于缓解，以前方治疗80余剂，诸症基本消除。

余诊：之后，又以前方治疗50余剂，诸症悉除。随访1年，一切尚好。

【用方体会】根据带下色黄、外阴灼热辨为湿热；又根据瘙痒难忍、抓破流黄水辨为风痰；因手足不温辨为寒；又因外阴痛如针刺辨为瘀；复因倦怠乏力辨为气虚；更因口干苦欲饮热水辨为寒热夹杂，以此辨为湿热寒瘀，风痰夹虚证。方以半夏泻心汤清热燥湿，益气温通；以薏苡附子败酱散清热利湿，温阳解毒；以苦参汤、狼牙汤清热燥湿解毒；以附子白及汤温阳化瘀生新；以藜芦芍药汤息风化痰，补血缓急。方药相互为用，以取其效。

【特别提示】处方中藜芦与红参相互为用，旨在倍增益气息风化痰之功；藜芦与白芍相互为用，旨在倍增补血通泄、息风化痰之功；藜芦与苦参相互为用，旨在倍增清热燥湿、息风化痰之功；制附子与生半夏相互为用，旨在倍增温阳化瘀化痰之功；制附子与白及相互为用，旨在倍增温阳化瘀生新之功。

二十三、性欲亢进症

马某，女，38岁，河南人，有3年性欲亢进症病史，服用中西药未能有效控制症状，近由病友介绍前来诊治。

刻诊：性欲亢进（但能克制），心烦意乱，情绪不稳，焦虑不安，忧心忡忡，急躁易怒，少言寡语，失眠，梦多险恶，耳鸣，自汗，盗汗，夜间肌肉震颤，身体沉重，倦怠乏力，口腔溃烂，口苦，咽干，舌质淡红，苔薄黄白夹杂，脉沉弱。

［**辨证施治**］辨为心肾虚热，心肝血虚，气郁风痰证；治当清心育肾，养心舍魂，行气解郁，化痰息风。

［**处方**］给予黄连阿胶汤、四逆散、酸枣仁汤、附子半夏汤与藜芦人参汤合方：黄连12 g，黄芩6 g，白芍6 g，阿胶珠6 g，鸡子黄（冲服）2枚，柴胡15 g，枳实15 g，酸枣仁45 g，茯苓6 g，川芎6 g，知母6 g，制附子10 g，生半夏12 g，藜芦1.5 g，红参10 g，生姜10 g，大枣12枚，炙甘草10 g。6剂，以水1 000~1 200 mL，浸泡30 min，大火烧开，小火煎煮50 min，去滓取药液，每日分早、中、晚3次服。

二诊：倦怠乏力略有好转，仍心烦意乱，以前方变黄连、黄芩为各20 g，6剂。

三诊：心烦意乱略有减轻，仍失眠、耳鸣，以前方变白芍、茯苓、阿胶珠为各15 g，6剂。

四诊：失眠、耳鸣略有好转，仍焦虑不安，以前方变酸枣仁为50 g，6剂。

五诊：性欲亢进略有好转，仍有口腔溃烂，以前方变黄连、黄芩为各24 g，6剂。

六诊：性欲亢进较前又有减轻，仍有夜间肌肉震颤，以前方变藜芦为3 g，白芍为30 g，6剂。

七诊：性欲较前又有减轻，以前方治疗60余剂，诸症基本消除。

余诊：之后，又以前方治疗20余剂，诸症悉除。随访1年，一切尚好。

【**用方体会**】根据性欲亢进、盗汗辨为肾阴虚；又根据性欲亢进、心烦意乱、口腔溃烂辨为心热；因失眠、梦多险恶辨为心肝血虚；又因忧心忡忡、少言寡语辨为气郁；复因倦怠乏力辨为气虚；更因肌肉震颤、身体沉重辨为风痰，以此辨为心肾虚热，心肝血虚，气郁风痰证。方以黄连阿胶汤清心热，育肾阴；以四逆散疏利气机，益气缓急；以酸枣仁汤养心舍魂，安神定志；以附子半夏汤温阳散寒，燥湿化痰；以藜芦人参汤息风化痰，益气和中。方药相互为用，以取其效。

【特别提示】处方中藜芦与红参相互为用，旨在倍增益气息风化痰之功；藜芦与白芍相互为用，旨在倍增补血通泄、息风化痰之功；制附子与生半夏相互为用，旨在倍增温阳化瘀化痰之功。

二十四、妊娠胎漏症

胡某，女，35岁，河南人，有3次胎停、2次流产病史，服用中西药未能取得预期治疗效果，近由病友介绍前来诊治。

刻诊：妊娠下血（妊娠32天出现前阴下血，服用中西药16天后仍有前阴轻微下血），面色萎黄，倦怠乏力，手足不温，怕冷，恶心，呕吐，肢体困重，大便溏泄，失眠，舌质淡红，苔薄黄白夹杂，脉沉弱。

[**辨证施治**]辨为气血虚弱，阳气不固，痰湿阻滞证；治当补益气血，固摄胎气，平调寒热。

[**处方**]给予白术散、当归散、胶姜汤、桂枝人参汤、橘皮汤与附子半夏汤合方：白术24 g，川芎24 g，花椒10 g，牡蛎6 g，当归24 g，黄芩24 g，白芍24 g，桂枝12 g，干姜10 g，红参10 g，阿胶珠10 g，陈皮24 g，制附子10 g，生半夏12 g，生姜24 g，大枣12枚，炙甘草10 g。6剂，以水1 000~1 200 mL，浸泡30 min，大火烧开，小火煎煮50 min，去滓取药液，每日分早、中、晚3次服。

二诊：仍倦怠乏力、恶心呕吐，以前方变陈皮为20 g，6剂。

三诊：妊娠下血基本消除，仍倦怠乏力，以前方变红参为12 g，6剂。

四诊：妊娠下血未再出现，仍大便溏泄，以前方变白术为30 g，6剂。

五诊：妊娠下血未再出现，仍手足不温，以前方变干姜为12 g，6剂。

六诊：诸症基本消除，以前方治疗40余剂巩固疗效。

随访1年，胎儿已出生，一切尚好。

【用方体会】根据妊娠下血、面色萎黄、倦怠乏力辨为气血虚；又根据妊娠下血、手足不温辨为阳虚；因肢体困重辨为痰；又因大便溏泄辨为脾胃虚弱；更因恶心呕吐辨为胃气上逆，以此辨为气血虚弱，阳气不固，痰湿阻滞证。方以白术散益气固摄；以当归散补血活血固胎；以桂枝人参汤温补中气；以橘皮汤行气降逆；以胶姜汤温阳补血；以附子半夏汤温阳散寒，燥湿降逆。方药相互为用，以取其效。

【特别提示】方中制附子与生半夏相互为用，旨在倍增温阳化瘀化痰之功。

第十一节　经方合方“十八反”配伍辨治男科病变

一、前列腺癌术后复发并骨转移

许某，男，58岁，河南人，2年前因前列腺癌做手术，7个月前经复查前列腺癌术后复发并骨转移，服用中西药未能取得预期治疗效果，近由病友介绍前来诊治。

刻诊：排尿困难，尿后滴沥，夜尿频繁，排尿无力，时时尿失禁，小腹僵硬，皮肤痒如虫行状，肌肉关节疼痛如针刺，活动后加重，手足不温，怕冷，倦怠乏力，口干，口苦，舌质淡红夹瘀紫，苔腻黄白夹杂，脉沉弱。

［辨证施治］辨为寒热夹瘀，风痰夹虚证；治当平调寒热，活血化瘀，息风化痰，软坚散结。

［处方］给予小柴胡汤、乌头汤、蒲灰散、乌头白及汤、甘草海藻汤与藜芦芍药汤合方加味：柴胡24 g，黄芩10 g，红参10 g，生半夏12 g，制川乌10 g，麻黄10 g，白芍10 g，黄芪10 g，蒲黄20 g，滑石10 g，白及3 g，海藻24 g，水蛭6 g，藜芦1.5 g，生姜10 g，大枣12枚，炙甘草10 g。

6剂，以水1 000~1 200 mL，浸泡30 min，大火烧开，小火煎煮50 min，去滓取药液，每日分早、中、晚3次服。

二诊：排尿困难略有减轻，肌肉关节仍疼痛如针刺，以前方变水蛭为5 g，加虻虫10 g，6剂。

三诊：排尿困难较前又有减轻，肌肉关节疼痛如针刺缓解，仍口苦，以前方变黄芩为15 g，6剂。

四诊：肌肉关节疼痛较前又有减轻，仍尿后滴沥，以前方变滑石为30 g，6剂。

五诊：排尿困难较前又有减轻，仍有尿失禁，以前方变白芍为30 g，红参为12 g，6剂。

六诊：排尿困难较前又有减轻，尿失禁略有好转，仍有夜尿频繁，以前方变制川乌为12 g，6剂。

七诊：诸症基本趋于缓解，以前方治疗150余剂，经复查骨转移癌变与前片相比略有缩小。

余诊：又以前方继续治疗180余剂，经复查骨转移癌变与前次检查相比又有明显缩小，仍继续以前方巩固治疗。随访2年，一切尚好。

【用方体会】根据排尿困难、手足不温辨为寒；又根据口干口苦辨为热；因肌肉关节疼痛如针刺、舌质夹瘀紫辨为瘀；又因皮肤痒如虫行状、苔腻辨为风痰；更因倦怠乏力辨为虚，以此辨为寒热夹瘀，风痰夹虚证。方以小柴胡汤平调寒热，调理气机，益气温通；以乌头汤温通散寒，补益气血，缓急止痛；以蒲灰散活血利水；以乌头白及汤温阳通脉，化瘀生新；以藜芦芍药汤补血息风化痰；以甘草海藻汤软坚散结，利水通淋。方药相互为用，以取其效。

【特别提示】处方中藜芦与红参相互为用，旨在倍增益气息风化痰之功；藜芦与白芍相互为用，旨在倍增补血通泄、息风化痰之功；制川乌与生半夏相互为用，旨在倍增温通化瘀化痰之功；炙甘草与海藻相互为用，旨在倍增益气软坚散结之功。

二、阴茎癌术后复发伴淋巴结转移

孙某，男，58岁，河南人，2年前因阴茎癌做手术，7个月前经复查发现前列腺癌术后复发并转移，服用中西药未能取得预期治疗效果，近由病友介绍前来诊治。

刻诊：阴茎头丘疹性结节并溃烂，溃烂处有脓性分泌物伴恶臭气味，阴部淋巴结肿大，倦怠乏力，身体困重，急躁易怒，自汗，盗汗，手足不温，怕冷，口苦，口腻，舌质红夹瘀紫，少苔，脉沉弱略涩。

［**辨证施治**］辨为阴阳俱虚，痰热郁瘀证；治当滋阴温阳，行气活血，清热化痰，软坚散结。

［**处方**］给予百合地黄汤、小柴胡汤、黄连粉方、附子白及汤、甘草海藻汤与藜芦芍药汤合方：百合15 g，生地黄50 g，柴胡24 g，黄芩10 g，红参10 g，生半夏12 g，黄连12 g，制附子10 g，白及1.5 g，海藻24 g，藜芦1.5 g，白芍10 g，生姜10 g，大枣12枚，炙甘草10 g。6剂，以水1 000~1 200 mL，浸泡30 min，大火烧开，小火煎煮50 min，去滓取药液，每日分早、中、晚3次服。

二诊：急躁易怒略有好转，仍有脓性分泌物伴恶臭气味，以前方变黄芩、黄连为各24 g，6剂。

三诊：脓性分泌物伴恶臭气味较前略有减轻，仍阴茎溃烂，以前方变白及为3 g，6剂。

四诊：急躁易怒基本消除，仍阴部淋巴结肿大，以前方变海藻为30 g，6剂。

五诊：阴茎溃烂较前略有好转，仍有盗汗，以前方变百合为24 g，6剂。

六诊：口苦、口腻基本消除，仍有怕冷，以前方变制附子为12 g，6剂。

七诊：诸症基本趋于缓解，以前方治疗150余剂，经复查淋巴结转移癌变与前片相比缩小。

余诊：又以前方继续治疗180余剂，经复查淋巴结转移癌变与前次检查相比又有缩小，仍继续以前方巩固治疗。随访1年，一切尚好。

【用方体会】根据阴茎头丘疹性结节并溃烂、手足不温、自汗辨为阳虚；又根据舌红少苔辨为阴虚；因舌质红夹瘀紫辨为瘀；又因身体沉重、口苦辨为痰热；更因急躁易怒辨为郁，以此辨为阴阳俱虚，痰热郁瘀证。方以百合地黄汤滋阴凉血；以小柴胡汤平调寒热，调理气机，益气温通；以黄连粉方清热燥湿解毒；以附子白及汤益气温阳，化瘀生新；以甘草海藻汤益气软坚散结；以藜芦芍药汤息风化痰，补血缓急。方药相互为用，以取其效。

【特别提示】处方中藜芦与红参相互为用，旨在倍增益气息风化痰之功；藜芦与白芍相互为用，旨在倍增补血通泄、息风化痰之功；制附子与生半夏相互为用，旨在倍增温阳化瘀化痰之功；制附子与白及相互为用，旨在倍增温阳化瘀生新之功；炙甘草与海藻相互为用，旨在倍增益气软坚散结之功。

三、阴囊湿疹样癌术后复发

郑某，男，57岁，河南人，1年前因阴囊湿疹样癌做手术，术后半年阴囊湿疹样癌复发，服用中西药未能取得预期治疗效果，近由病友介绍前来诊治。

刻诊：阴囊红斑样脱屑性斑片、皮肤瘙痒灼热，水疱样皮疹，心胸烦热，倦怠乏力，身体酸楚困重，急躁易怒，手足烦热，口苦，口腻，舌质暗淡夹瘀紫，苔白厚腻，脉沉弱。

[辨证施治]辨为湿热寒痰，气虚夹风证；治当清热燥湿，温化寒痰，软坚散结，益气息风。

[处方]给予半夏泻心汤、赤丸、黄连粉方、桂枝茯苓丸、乌头白及汤、甘草海藻汤与藜芦芍药汤合方：黄连24 g，黄芩10 g，红参10 g，生半夏12 g，干姜10 g，制乌头10 g，茯苓15 g，细辛3 g，桂枝15 g，桃仁15 g，牡丹皮15 g，白芍10 g，白及1.5 g，海藻24 g，藜芦1.5 g，生姜10 g，大枣12枚，炙甘草10 g。6剂，以水1 000~1 200 mL，浸泡30 min，大火烧开，小火煎煮50 min，去滓取药液，每日分早、中、晚3次服。

二诊：阴囊皮肤瘙痒灼热略有减轻，仍心胸烦热，以前方变黄芩为

24 g，6剂。

三诊：阴囊皮肤瘙痒灼热较前又有减轻，心胸烦热基本消除，仍倦怠乏力，以前方变红参为12 g，6剂。

四诊：阴囊皮肤瘙痒灼热较前又有减轻，仍有水疱样皮疹，以前方变黄芩为30 g，6剂。

五诊：阴囊皮肤瘙痒灼热基本消除，仍身体酸楚困重，以前方变茯苓为24 g，6剂。

六诊：苔白厚腻基本消除，倦怠乏力好转，以前方变制乌头为6 g，6剂。

七诊：诸症基本趋于缓解，以前方治疗150余剂，经复查癌变与前次检查相比略有缩小。

余诊：又以前方继续治疗150余剂，经复查癌变与前片相比又有缩小，仍继续以前方巩固治疗。随访1年，一切尚好。

【用方体会】根据阴囊皮肤瘙痒灼热、口苦辨为湿热；又根据阴囊皮肤瘙痒灼热、苔白厚腻辨为热夹寒痰；因舌质暗淡夹瘀紫辨为瘀；又因身体酸楚困重、皮肤瘙痒辨为风痰；更因急躁易怒辨为郁，以此辨为湿热寒痰，气虚夹风证。方以半夏泻心汤清热燥湿，益气通阳；以赤丸温化寒痰；以黄连粉方清热燥湿解毒；以乌头白及汤益气温阳，化瘀生新；以甘草海藻汤益气软坚散结；以藜芦芍药汤息风化痰，补血缓急。方药相互为用，以取其效。

【特别提示】处方中藜芦与红参相互为用，旨在倍增益气息风化痰之功；藜芦与白芍相互为用，旨在倍增补血通泄、息风化痰之功；藜芦与细辛相互为用，旨在倍增温宣息风化痰之功；制乌头与生半夏相互为用，旨在倍增温通化瘀化痰之功；制乌头与白及相互为用，旨在倍增温通化瘀生新之功；炙甘草与海藻相互为用，旨在倍增益气软坚散结之功。

四、精索静脉曲张术后复发

徐某，男，33岁，河南人，2年前因精索静脉曲张做手术，术后1年精索静脉曲张复发，服用中西药未能取得预期治疗效果，近由病友介绍前来诊治。

刻诊：阴囊坠胀、困重、疼痛，时有疼痛如针刺，活动或劳累后加重，阴囊潮湿瘙痒，倦怠乏力，手足不温，口苦，口腻，舌质淡红，苔腻黄白夹杂，脉沉略弱。

［**辨证施治**］辨为湿热寒瘀，气虚风痰证；治当清热燥湿，益气温阳，活血化瘀，息风化痰。

［**处方**］给予半夏泻心汤、牡蛎泽泻散、黄连粉方、附子白及汤与藜芦人参汤合方：黄连24 g，黄芩10 g，红参10 g，生半夏12 g，干姜10 g，牡蛎15 g，泽泻15 g，葶苈子15 g，天花粉15 g，海藻15 g，商陆15 g，蜀漆15 g，制附子10 g，白及1.5 g，藜芦1.5 g，生姜24 g，大枣12枚，炙甘草10 g。6剂，以水1 000~1 200 mL，浸泡30 min，大火烧开，小火煎煮50 min，去滓取药液，每日分早、中、晚3次服。

二诊：阴囊坠胀、困重略有减轻，仍疼痛，以前方变制附子为12 g，白及为3 g，6剂。

三诊：阴囊坠胀、困重较前又有减轻，疼痛略有减轻，仍口苦，以前方变黄芩为15 g，6剂。

四诊：阴囊潮湿基本消除，仍瘙痒，以前方变藜芦为3 g，6剂。

五诊：阴囊瘙痒较前减轻，仍活动后加重，以前方变红参为12 g，6剂。

六诊：手足较前温和，口苦口腻基本消除，以前方6剂继服。

七诊：诸症基本趋于缓解，以前方治疗100余剂，经复查精索静脉曲张基本消除。

余诊：又以前方继续治疗50余剂，诸症消除，经复查精索静脉基本恢复正常。随访1年，一切尚好。

【**用方体会**】根据阴囊坠胀、口苦辨为湿热；又根据阴囊困重、手足不温辨为寒痰；因舌质淡红、苔腻黄白夹杂辨为寒热夹杂；又因阴囊潮湿瘙痒辨为风痰；更因倦怠乏力辨为虚，以此辨为湿热寒瘀，气虚风痰证。方以半夏泻心汤清热燥湿，益气通阳；以牡蛎泽泻散清热燥湿，软坚散结；以黄连粉方清热燥湿解毒；以附子白及汤益气温阳，化瘀生新；以藜芦人参汤息风化痰，益气和中。方药相互为用，以取其效。

【特别提示】处方中藜芦与红参相互为用，旨在倍增益气息风化痰之功；制附子与生半夏相互为用，旨在倍增温阳化瘀化痰之功；制附子与天花粉相互为用，旨在倍增温阳化瘀、清热益阴之功；制附子与白及相互为用，旨在倍增温阳化瘀生新之功；炙甘草与海藻相互为用，旨在倍增益气软坚散结之功。

五、精索静脉曲张、不育症

蒋某，男，35岁，河南人，有5年精索静脉曲张病史，服用中西药未能取得预期治疗效果，近由病友介绍前来诊治。

刻诊：婚后5年未育（精子A+B=6.82%），阴囊坠胀、酸沉、疼痛，疼痛如针刺，活动或劳累后加重，阴囊潮湿，倦怠乏力，自汗，盗汗，手足烦热，口淡不渴，舌质暗淡夹瘀紫，苔白厚腻白，脉沉弱。

［**辨证施治**］辨为阴阳俱虚，痰湿夹瘀证；治当滋阴温阳，燥湿化痰，活血化瘀。

［**处方**］给予肾气丸、桂枝茯苓丸、黄连粉方、附子半夏汤与甘草海藻汤合方：生地黄24 g，山药12 g，山茱萸12 g，茯苓15 g，泽泻10 g，牡丹皮15 g，制附子10 g，桂枝15 g，桃仁15 g，白芍15 g，生半夏12 g，海藻24 g，生姜10 g，大枣12枚，炙甘草10 g。6剂，以水1 000~1 200 mL，浸泡30 min，大火烧开，小火煎煮50 min，去滓取药液，每日分早、中、晚3次服。

二诊：阴囊疼痛如针刺略有减轻，仍自汗、盗汗，以前方变山药、山茱萸为各24 g，白芍为30 g，6剂。

三诊：自汗、盗汗较前明显减轻，仍阴囊潮湿，以前方变泽泻、茯苓为各24 g，6剂。

四诊：阴囊潮湿明显减轻，仍阴囊坠胀酸沉，以前方变制附子为12 g，6剂。

五诊：阴囊疼痛如针刺基本消除，仍手足烦热，以前方变牡丹皮为24 g，6剂。

六诊：自汗、盗汗止，仍倦怠乏力，以前方加红参12 g，6剂。

七诊： 诸症基本消除，以前方治疗80余剂，经复查精子A+B=49.23%。

余诊： 又以前方继续治疗40余剂，经复查精子A+B=56.12%。其妻已孕，随访1年，一切尚好，其子已出生。

【用方体会】 根据阴囊坠胀、自汗、舌质淡辨为阳虚；又根据阴囊坠胀、手足烦热、盗汗辨为阴虚；因阴囊潮湿、苔腻辨为痰湿；又因阴囊疼痛如针刺、舌质夹瘀紫辨为瘀；更因倦怠乏力辨为虚，以此辨为阴阳俱虚，痰湿夹瘀证。方以肾气丸滋阴温阳，渗利湿浊，固涩肾精；以桂枝茯苓丸活血化瘀；以黄连粉方清热燥湿解毒；以附子半夏汤益气温阳，燥湿化痰；以甘草海藻汤益气软坚散结。方药相互为用，以取其效。

【特别提示】 处方中制附子与生半夏相互为用，旨在倍增温通化瘀化痰之功；炙甘草与海藻相互为用，旨在倍增益气软坚散结之功。

六、不育症

梁某，男，36岁，河南人，结婚5年未育，服用中西药未能取得预期治疗效果，近由病友介绍前来诊治。

刻诊： 结婚5年，近3年备孕，经检查（精子A+B=9.43%），腰酸怕冷，耳鸣，多梦，倦怠乏力，自汗，盗汗，手足烦热，口渴欲饮热水，舌质淡红，苔黄白夹杂略腻，脉沉弱。

［辨证施治］ 辨为阴阳俱虚，心肾不交，痰湿阻滞证；治当滋阴温阳，交通心肾，燥湿化痰。

［处方］ 给予天雄散、桂枝加龙骨牡蛎汤、百合地黄汤与附子半夏汤合方加味：炮天雄10 g，制附子10 g，白术24 g，桂枝20 g，龙骨10 g，牡蛎10 g，白芍10 g，百合15 g，生地黄50 g，红参10 g，生半夏12 g，鹿角霜15 g，蜂房10 g，菟丝子24 g，生姜10 g，大枣12枚，炙甘草10 g。6剂，以水1 000~1 200 mL，浸泡30 min，大火烧开，小火煎煮50 min，去滓取药液，每日分早、中、晚3次服。

二诊： 腰酸怕冷明显减轻，仍自汗、盗汗，以前方变龙骨、牡蛎为各30 g，6剂。

三诊：自汗、盗汗较前明显减少，仍倦怠乏力，以前方变红参为12 g，6剂。

四诊：倦怠乏力明显好转，仍手足烦热，以前方变生地黄为60 g，6剂。

五诊：手足烦热明显好转，仍耳鸣，以前方变龙骨、牡蛎为各40 g，6剂。

六诊：耳鸣较前略有减轻，仍口渴，以前方变百合为24 g，6剂。

七诊：诸症基本消除，以前方治疗30余剂，经复查精子A+B=55.17%。

余诊：又以前方继续治疗20余剂，其妻已孕。随访1年，一切尚好，其子已出生。

【用方体会】根据腰酸怕冷、自汗、舌质淡辨为阳虚；又根据手足烦热、盗汗辨为阴虚；因舌质淡红、口渴欲饮热水辨为寒热夹杂；又因多梦、耳鸣辨为心肾不交；更因倦怠乏力辨为虚，以此辨为阴阳俱虚，心肾不交，痰湿阻滞证。方以天雄散益气温阳，固涩肾精；以桂枝加龙骨牡蛎汤交通心肾，潜阳固精；以百合地黄汤滋阴凉血；以附子半夏汤益气温阳，燥湿化痰。方药相互为用，以取其效。

【特别提示】处方中炮天雄与生半夏相互为用，旨在倍增壮阳化痰之功；制附子与生半夏相互为用，旨在倍增温阳化瘀化痰之功。

七、前列腺增生

马某，男，56岁，河南人，有多年前列腺增生病史，服用中西药未能取得预期治疗效果，近由病友介绍前来诊治。

刻诊：尿频，夜间小便3~5次，尿急，尿等待，排尿不利，尿痛如针刺，倦怠乏力，手足不温，口渴欲饮热水，舌质淡红夹瘀紫，苔厚腻黄白夹杂，脉沉弱略涩。

［辨证施治］辨为阳虚夹热，痰瘀阻滞证；治当益气温阳，活血化瘀，燥湿化痰。

［处方］给予天雄散、桂枝茯苓丸、蒲灰散、泽泻汤、附子贝母

汤、附子天花粉汤与甘草海藻汤合方：炮天雄10 g，制附子10 g，白术24 g，桂枝20 g，龙骨10 g，茯苓15 g，桃仁15 g，白芍15 g，牡丹皮15 g，浙贝母10 g，蒲黄20 g，滑石10 g，泽泻15 g，天花粉12 g，海藻24 g，生姜10 g，大枣12枚，炙甘草10 g。6剂，以水1 000~1 200 mL，浸泡30 min，大火烧开，小火煎煮50 min，去滓取药液，每日分早、中、晚3次服。

二诊：尿频略有减少，仍尿痛，以前方变茯苓、桃仁、白芍、牡丹皮为各20 g，6剂。

三诊：尿痛较前好转，仍排尿不利，以前方变滑石为30 g，泽泻为50 g，6剂。

四诊：排尿不利略有改善，仍口渴欲饮热水，以前方变天花粉为24 g，6剂。

五诊：口渴减轻，仍倦怠乏力，以前方变白术为30 g，6剂。

六诊：倦怠乏力好转，手足温和，仍夜间小便2~3次，以前方变制附子为12 g，龙骨为24 g，6剂。

七诊：诸症基本消除，以前方治疗100余剂，经复查前列腺增生缩小。

余诊：又以前方继续治疗120余剂，经复查前列腺增生痊愈。随访1年，一切尚好。

【用方体会】根据尿频、手足不温辨为阳虚；又根据排尿不利、口渴辨为阳虚夹热；因尿痛如针刺辨为瘀；又因尿等待、排尿不利辨为痰瘀阻滞；更因倦怠乏力辨为虚，以此辨为阳虚夹热，痰瘀阻滞证。方以天雄散益气温阳，固涩肾精；以桂枝茯苓丸活血化瘀；以蒲灰散清热利水化瘀；以泽泻汤益气清热利水；以附子天花粉汤益气温阳，清热益阴；以甘草海藻汤益气软坚散结；以附子贝母汤温阳清热，化瘀化痰。方药相互为用，以取其效。

【特别提示】处方中炮天雄与天花粉相互为用，旨在倍增壮阳清热益阴之功；炮天雄与浙贝母相互为用，旨在倍增壮阳清热化痰之功；制附子与天花粉相互为用，旨在倍增温阳化瘀、清热益阴之功；制附子与浙贝母相互为用，旨在倍增温阳化瘀、通利化痰之功。

八、睾丸鞘膜积液

李某，男，49岁，河南人，有多年睾丸鞘膜积液病史，服用中西药未能取得预期治疗效果，近由病友介绍前来诊治。

刻诊：睾丸灼热肿大，疼痛如针刺，排尿不畅，倦怠乏力，手足烦热，夜间小腿抽筋，口苦口腻，舌质淡夹瘀紫，苔白厚腻夹黄，脉沉弱。

［**辨证施治**］辨为湿热夹瘀，寒痰夹风证；治当清热利湿，活血化瘀，益气温阳，息风化痰。

［**处方**］给予牡蛎泽泻散、桂枝茯苓丸、附子天花粉汤与藜芦人参汤合方：牡蛎15 g，泽泻15 g，天花粉15 g，商陆15 g，蜀漆15 g，葶苈子15 g，海藻15 g，桂枝15 g，茯苓15 g，牡丹皮15 g，桃仁15 g，白芍15 g，制附子10 g，红参10 g，藜芦1.5 g，生姜10 g，大枣12枚，炙甘草10 g。6剂，以水1 000~1 200 mL，浸泡30 min，大火烧开，小火煎煮50 min，去滓取药液，每日分早、中、晚3次服。

二诊：手足烦热减轻，仍睾丸灼热，以前方变天花粉为20 g，6剂。

三诊：睾丸灼热略有减轻，仍睾丸疼痛如针刺，以前方变桂枝、茯苓、桃仁、牡丹皮、白芍为各24 g，6剂。

四诊：睾丸疼痛明显减轻，仍夜间小腿抽筋，以前方变藜芦为3 g，白芍为30 g，6剂。

五诊：夜间小腿抽筋较前好转，仍倦怠乏力，以前方变红参为12 g，6剂。

六诊：倦怠乏力好转，睾丸肿大较前缩小，以前方6剂继服。

七诊：诸症基本趋于缓解，以前方治疗120余剂，经复查睾丸鞘膜积液基本消除。

余诊：又以前方继续治疗60余剂，经复查睾丸鞘膜积液痊愈。随访1年，一切尚好。

【**用方体会**】根据睾丸肿大灼热、口苦辨为湿热；又根据睾丸肿大、痛如针刺辨为瘀；因小腿抽筋、苔腻辨为风痰；又因舌质淡、苔白腻辨为寒痰夹热；更因倦怠乏力辨为虚，以此辨为湿热夹瘀，寒痰夹风证。方以牡蛎泽泻散清热利湿；以桂枝茯苓丸活血化瘀；以附子天花粉汤温阳化痰，清热益阴；以藜芦人参汤息风化痰，益气和中。方药相互为用，以取其效。

【特别提示】处方中藜芦与红参相互为用，旨在倍增益气息风化痰之功；藜芦与白芍相互为用，旨在倍增补血通泄、息风化痰之功；制附子与天花粉相互为用，旨在倍增温阳化瘀、清热益阴之功；炙甘草与海藻相互为用，旨在倍增益气软坚散结之功。

九、慢性睾丸附睾炎

李某，男，36岁，河南人，有多年慢性睾丸附睾炎病史，服用中西药未能取得预期治疗效果，近由病友介绍前来诊治。

刻诊：阴囊隐隐作痛，疼痛牵引小腹及腹股沟，压之硬结痛甚，手足不温，怕冷，倦怠乏力，大便干结，时有阴囊抽动，口苦口腻，舌质淡红夹瘀紫，苔略腻黄白夹杂，脉沉弱。

［**辨证施治**］辨为阳虚夹瘀，风痰湿热证；治当温阳散寒，活血化瘀，息风化痰，清热燥湿。

［**处方**］给予天雄散、桂枝茯苓丸、大黄黄连泻心汤、附子半夏汤、甘草海藻汤与藜芦人参汤合方：炮天雄10 g，制附子10 g，白术24 g，桂枝20 g，龙骨10 g，茯苓15 g，桃仁15 g，牡丹皮15 g，白芍15 g，大黄6 g，黄连6 g，生半夏12 g，海藻24 g，红参10 g，藜芦1.5 g，生姜10 g，大枣12枚，炙甘草10 g。6剂，以水1 000~1 200 mL，浸泡30 min，大火烧开，小火煎煮50 min，去滓取药液，每日分早、中、晚3次服。

二诊：手足不温好转，仍阴囊隐隐作痛，以前方变茯苓、桃仁、牡丹皮、白芍为各20 g，6剂。

三诊：阴囊隐隐作痛减轻，仍口苦口腻，以前方变黄连为10 g，6剂。

四诊：口苦口腻减轻，仍压之硬结痛甚，以前方变海藻为30 g，白芍为30 g，6剂。

五诊：手足温和，怕冷消除，仍大便干结，以前方变大黄为9 g，6剂。

六诊：大便基本正常，仍倦怠乏力，以前方变红参为12 g，6剂。

七诊：诸症基本趋于缓解，以前方治疗50余剂，诸症消除。

余诊：又以前方继续治疗30余剂，诸症悉除。随访1年，一切尚好。

【用方体会】根据阴囊隐隐作痛、手足不温、脉沉弱辨为阳虚；又根据舌质夹瘀紫辨为瘀；因阴囊抽动、苔腻辨为风痰；又因口苦口腻辨为湿热；更因倦怠乏力辨为虚，以此辨为阳虚夹瘀，风痰湿热证。方以天雄散温阳散寒，益气化瘀；以桂枝茯苓丸活血化瘀；以附子半夏汤温阳化瘀，燥湿化痰；以甘草海藻汤益气软坚散结；以大黄黄连泻心汤清泻郁热；以藜芦人参汤息风化痰，益气和中。方药相互为用，以取其效。

【特别提示】处方中藜芦与红参相互为用，旨在倍增益气息风化痰之功；藜芦与白芍相互为用，旨在倍增补血通泄、息风化痰之功；炮天雄与生半夏相互为用，旨在倍增壮阳化痰之功；制附子与生半夏相互为用，旨在倍增温阳化瘀化痰之功；炙甘草与海藻相互为用，旨在倍增益气软坚散结之功。

十、慢性精囊炎

焦某，男，37岁，河南人，有多年慢性精囊炎病史，服用中西药未能取得预期治疗效果，近由病友介绍前来诊治。

刻诊：小腹僵硬、隐隐作痛，射精时加重疼痛如针刺，时有粉红色血精，尿频，尿痛，尿急，尿灼热，手足不温、怕冷，倦怠乏力，大便溏泄，时有阴囊蠕动，口淡不渴，舌质淡红夹瘀紫，苔腻黄白夹杂，脉沉弱。

［**辨证施治**］辨为寒热夹瘀，风痰夹虚证；治当温阳清热，活血化瘀，息风化痰，益气和中。

［**处方**］给予薏苡附子败酱散、桂枝茯苓丸、蒲灰散、附子半夏汤、甘草海藻汤与藜芦人参汤合方：薏苡仁30 g，制附子10 g，败酱草15 g，桂枝15 g，茯苓15 g，桃仁15 g，牡丹皮15 g，白芍15 g，蒲黄10 g，滑石10 g，生半夏12 g，海藻24 g，红参10 g，藜芦1.5 g，生姜10 g，大枣12枚，炙甘草10 g。6剂，以水1 000~1 200 mL，浸泡30 min，大火烧开，

小火煎煮50 min，去滓取药液，每日分早、中、晚3次服。

二诊：小腹隐隐作痛减轻，仍尿灼热，以前方变薏苡仁、败酱草为各40 g，6剂。

三诊：尿灼热减轻，仍性生活射精时加重疼痛，以前方变桂枝、茯苓、桃仁、牡丹皮、白芍为各20 g，6剂。

四诊：大便溏泄消除，仍怕冷，以前方变制附子为12 g，6剂。

五诊：怕冷基本消除，大便干结，以前方加大黄9 g，6剂。

六诊：大便基本正常，仍小腹僵硬，以前方变海藻为30 g，6剂。

七诊：性生活射精疼痛明显减轻，仍有阴囊蠕动，以前方变藜芦为3 g，白芍为30 g，6剂。

八诊：诸症基本趋于平稳，以前方治疗60余剂，诸症悉除。

随访1年，一切尚好。

【用方体会】根据小腹隐隐作痛、口淡不渴辨为寒；又根据尿灼热辨为热；因阴囊蠕动、苔腻辨为风痰；又因舌质夹瘀紫辨为瘀；更因倦怠乏力辨为虚，以此辨为寒热夹瘀，风痰夹虚证。方以薏苡附子败酱散清热利湿，温阳化瘀；以桂枝茯苓丸活血化瘀；以蒲灰散清热利湿，活血利水；以附子半夏汤温阳化瘀，燥湿化痰；以甘草海藻汤益气软坚散结；以藜芦人参汤息风化痰，益气和中。方药相互为用，以取其效。

【特别提示】处方中藜芦与红参相互为用，旨在倍增益气息风化痰之功；藜芦与白芍相互为用，旨在倍增补血通泄、息风化痰之功；制附子与生半夏相互为用，旨在倍增温阳化瘀化痰之功；炙甘草与海藻相互为用，旨在倍增益气软坚散结之功。

十一、前列腺痛

詹某，男，29岁，河南人，有多年前列腺痛病史，经多次检查未发现明显器质性病变，但服用中西药未能取得预期治疗效果，近由病友介绍前来诊治。

刻诊：小腹及会阴酸沉困痛，有时疼痛如针刺，时有腰背、大腿内侧疼痛，尿频，尿急，尿灼热痛，会阴时时痒如虫行，心胸烦热，急躁易怒，手足不温，怕冷，倦怠乏力，大便干结，口干苦不欲饮水，舌质淡红夹瘀紫，苔腻黄白夹杂，脉沉弱。

［**辨证施治**］辨为寒热夹瘀，气郁风痰证；治当温阳清热，活血利水，行气解郁，息风化痰。

［**处方**］给予小柴胡汤、猪苓汤、蒲灰散、附子天花粉汤、甘草海藻汤与藜芦人参汤合方：柴胡24 g，黄芩10 g，生半夏12 g，红参10 g，猪苓10 g，茯苓15 g，泽泻10 g，阿胶珠10 g，滑石10 g，蒲黄20 g，天花粉12 g，制附子10 g，海藻24 g，藜芦1.5 g，生姜10 g，大枣12枚，炙甘草10 g。6剂，以水1 000~1 200 mL，浸泡30 min，大火烧开，小火煎煮50 min，去滓取药液，每日分早、中、晚3次服。

二诊：小腹及会阴酸沉困痛略有减轻，仍心胸烦热，以前方变黄芩为24 g，6剂。

三诊：心胸烦热减轻，仍尿灼热痛，以前方变猪苓为15 g，泽泻、滑石为各30 g，6剂。

四诊：尿灼热痛略有减轻，仍疼痛如针刺，以前方变蒲黄为24 g，6剂。

五诊：疼痛如针刺略有减轻，仍手足不温，以前方变制附子为12 g，6剂。

六诊：尿频、尿急明显减轻，仍会阴时时痒如虫行，以前方变藜芦为3 g，6剂。

七诊：诸症基本趋于好转，以前方治疗50余剂，诸症悉除。

随访1年，一切尚好。

【**用方体会**】根据小腹及会阴酸沉困痛、手足不温辨为寒；又根据尿灼热痛辨为热；因小腹及会阴痛如针刺辨为瘀；又因会阴时时痒如虫行、苔腻辨为风痰；更因倦怠乏力辨为虚，以此辨为寒热夹瘀，气郁风痰证。方以小柴胡汤平调寒热，益气温阳；以猪苓汤清热利水补血；以蒲灰散清热利湿，活血利水；以附子天花粉汤温阳化瘀，清热益阴；以甘草海藻汤益气软坚散结；以藜芦人参汤息风化痰，益气和中。方药相互为用，以取其效。

【**特别提示**】处方中藜芦与红参相互为用，旨在倍增益气息风化痰

之功；制附子与生半夏相互为用，旨在倍增温阳化瘀化痰之功；制附子与天花粉相互为用，旨在倍增温阳化瘀、清热益阴之功；炙甘草与海藻相互为用，旨在倍增益气软坚散结之功。

十二、男子乳腺增生术后复发

马某，男，37岁，河南人，2年前行乳腺增生手术，1年后乳腺增生复发，服用中西药未能取得预期治疗效果，近由病友介绍前来诊治。

刻诊：右侧乳腺肿胀坚硬，痛如针刺拒按，胸胁胀满，右手臂麻木，心胸烦热，手足烦热，大便干结，倦怠乏力，口苦，舌质淡红夹瘀紫，苔白厚腻，脉沉弱。

［**辨证施治**］辨为瘀热夹寒，气郁风痰证；治当泻热祛瘀，调理气机，温阳化痰，息风化痰。

［**处方**］给予桃核承气汤、小柴胡汤、赤丸、甘草海藻汤与藜芦人参汤合方：桃仁10 g，桂枝6 g，大黄12 g，芒硝（烊化）6 g，柴胡24 g，黄芩10 g，生半夏12 g，红参10 g，制川乌6 g，茯苓12 g，细辛3 g，海藻24 g，藜芦1.5 g，生姜10 g，大枣12枚，炙甘草10 g。6剂，以水1 000~1 200 mL，浸泡30 min，大火烧开，小火煎煮50 min，去滓取药液，每日分早、中、晚3次服。

二诊：心胸烦热略有减轻，仍乳腺坚硬，以前方变海藻为30 g，6剂。

三诊：心胸烦热较前又有减轻，仍痛如针刺，以前方变桂枝、细辛为各10 g，6剂。

四诊：痛如针刺略有减轻，仍右手臂麻木，以前方变藜芦为3 g，6剂。

五诊：大便正常，仍口苦，以前方变黄芩为15 g，6剂。

六诊：口苦减轻，仍倦怠乏力，以前方变红参为12 g，6剂。

七诊：诸症基本消除，以前方治疗120余剂，诸症悉除，经复查乳腺增生基本消除。

随访1年，一切尚好。

【用方体会】根据痛如针刺、大便干结辨为瘀热内结；又根据乳腺肿胀坚硬辨为痰结；因手臂麻木、苔腻辨为风痰；又因胸胁胀满辨为郁；复因倦怠乏力辨为虚；更因苔白腻辨为寒痰，以此辨为瘀热夹寒，气郁风痰证。方以桃核承气汤泻热祛瘀，益气通经；以小柴胡汤平调寒热，益气温阳；以赤丸温阳化痰；以甘草海藻汤益气软坚散结；以藜芦人参汤息风化痰，益气和中。方药相互为用，以取其效。

【特别提示】处方中藜芦与红参相互为用，旨在倍增益气息风化痰之功；藜芦与细辛相互为用，旨在倍增温宣息风化痰之功；制川乌与生半夏相互为用，旨在倍增温通化瘀化痰之功；炙甘草与海藻相互为用，旨在倍增益气软坚散结之功。

十三、雄性激素缺乏（更年期）综合征

许某，男，57岁，河南人，有3年雄性激素缺乏（更年期）综合征病史，服用中西药未能取得预期治疗效果，近由病友介绍前来诊治。

刻诊：焦虑不安，烦躁不宁，少言寡语，失眠，多梦，心悸，耳鸣，潮热，盗汗，大便干结，皮肤瘙痒，阴囊潮湿，头晕目眩，倦怠乏力，肢体沉重，口苦，舌质淡，苔白厚腻，脉沉弱。

［**辨证施治**］辨为阴虚气郁，心肾不交，湿热风痰证；治当滋阴行气，清热燥湿，息风化痰，交通心肾。

［**处方**］给予百合地黄汤、四逆散、黄连粉方、桂枝加龙骨牡蛎汤、附子半夏汤与藜芦人参汤合方：百合15 g，生地黄50 g，柴胡15 g，枳实15 g，白芍15 g，黄连15 g，桂枝10 g，龙骨10 g，牡蛎10 g，制附子10 g，生半夏12 g，红参10 g，藜芦1.5 g，生姜10 g，大枣12枚，炙甘草10 g。6剂，以水1 000~1 200 mL，浸泡30 min，大火烧开，小火煎煮50 min，去滓取药液，每日分早、中、晚3次服。

二诊：焦虑不安略有好转，仍失眠、多梦，以前方变龙骨、牡蛎为各30 g，6剂。

三诊：失眠、多梦较前好转，仍潮热、盗汗，以前方变龙骨、牡蛎为各40 g，白芍为30 g，6剂。

四诊： 潮热、盗汗较前好转，仍阴囊潮湿，以前方变黄连为30 g，6剂。

五诊： 阴囊潮湿减轻，仍大便干结，以前方变生地黄为60 g，6剂。

六诊： 大便正常，仍皮肤瘙痒，以前方变藜芦为2 g，6剂。

七诊： 诸症基本趋于缓解，以前方治疗80余剂，诸症基本消除。

余诊： 又以前方治疗50余剂。随访1年，一切尚好。

【用方体会】 根据焦虑不安、潮热、盗汗辨为阴虚；又根据烦躁不宁、少言寡语辨为气郁；因失眠、耳鸣辨为心肾不交；又因口苦、阴囊潮湿辨为湿热；复因倦怠乏力辨为虚；更因皮肤瘙痒、苔腻辨为风痰，以此辨为阴虚气郁，心肾不交，湿热风痰证。方以百合地黄汤滋阴凉血；以四逆散疏理气机；以黄连粉方清热燥湿；以桂枝加龙骨牡蛎汤交通心肾，潜阳安神；以附子半夏汤温化寒痰；以藜芦人参汤息风化痰，益气和中。方药相互为用，以取其效。

【特别提示】 处方中藜芦与红参相互为用，旨在倍增益气息风化痰之功；藜芦与白芍相互为用，旨在倍增补血通泄、息风化痰之功；制附子与生半夏相互为用，旨在倍增温阳化瘀化痰之功。

十四、慢性浆细胞性龟头炎

郑某，男，39岁，河南人，有多年慢性浆细胞性龟头炎病史，服用中西药未能取得预期治疗效果，近由病友介绍前来诊治。

刻诊： 龟头表面似辣椒粉样细小斑点，尿频，尿急，尿痛，龟头水肿瘙痒，阴囊潮湿，心烦急躁，失眠，自汗，倦怠乏力，下肢沉重，口苦，口腻，舌质淡红，苔白厚腻，脉沉略弱。

[辨证施治] 辨为湿热气虚，风痰夹寒证；治当清热燥湿，益气散寒，息风化痰。

[处方] 给予半夏泻心汤、黄连粉方、牡蛎泽泻散、附子半夏汤与藜芦人参汤合方：黄连12 g，黄芩10 g，红参10 g，生半夏12 g，干姜10 g，牡蛎15 g，泽泻15 g，天花粉15 g，商陆15 g，海藻15 g，蜀漆15 g，葶苈子15 g，制附子10 g，藜芦1.5 g，生姜10 g，大枣12枚，炙甘草10 g。

6剂，以水1 000~1 200 mL，浸泡30 min，大火烧开，小火煎煮50 min，去滓取药液，每日分早、中、晚3次服。

二诊：尿频略有减轻，仍阴囊潮湿，以前方变黄连、黄芩为各15 g，6剂。

三诊：阴囊潮湿较前好转，仍失眠、自汗，以前方变牡蛎为30 g，6剂。

四诊：尿频较前又有减轻，仍龟头瘙痒，以前方变藜芦为3 g，6剂。

五诊：龟头瘙痒略有减轻，仍口苦口腻，以前方变黄连、黄芩为18 g，6剂。

六诊：尿痛基本消除，仍有倦怠乏力，以前方变红参为12 g，6剂。

七诊：诸症基本趋于缓解，以前方治疗60余剂，诸症消除。

余诊：又以前方巩固治疗20余剂。随访1年，一切尚好。

【用方体会】根据阴囊潮湿、口苦口腻辨为湿热；又根据倦怠乏力辨为气虚；因龟头瘙痒、下肢沉重辨为风痰；又因苔白厚腻辨为寒痰，以此辨为湿热气虚，风痰夹寒证。方以半夏泻心汤清热燥湿，益气温通；以牡蛎泽泻散清热利湿，软坚散结；以黄连粉方清热燥湿；以附子半夏汤温化寒痰；以藜芦人参汤息风化痰，益气和中。方药相互为用，以取其效。

【特别提示】处方中藜芦与红参相互为用，旨在倍增益气息风化痰之功；制附子与生半夏相互为用，旨在倍增温阳化瘀化痰之功；制附子与天花粉相互为用，旨在倍增温阳化瘀、清热益阴之功；炙甘草与海藻相互为用，旨在倍增益气软坚散结之功。

十五、慢性前列腺炎、阳痿

孙某，男，42岁，河南人，有多年慢性前列腺炎、阳痿病史，服用中西药未能取得预期治疗效果，近由病友介绍前来诊治。

刻诊：阴囊、睾丸、小腹部坠胀僵硬、隐隐作痛，尿频，尿急，尿灼热，尿痛，尿不尽，头晕目眩，焦虑烦躁，情绪低落，失眠，多梦，阳痿，遗精，倦怠乏力，口干苦不欲饮水，舌质淡红夹瘀紫，苔腻黄白夹杂，脉沉略弱。

[**辨证施治**] 辨为郁热夹寒，心肾不交证；治当清热调气，利水通淋，交通心肾。

[**处方**] 给予小柴胡汤、桂枝加龙骨牡蛎汤、蒲灰散、泽泻汤、附子天花粉汤与甘草海藻汤合方：柴胡24 g，黄芩10 g，红参10 g，生半夏12 g，桂枝10 g，白芍10 g，泽泻15 g，白术6 g，龙骨12 g，牡蛎12 g，滑石10 g，蒲黄20 g，制附子10 g，天花粉12 g，海藻24 g，生姜10 g，大枣12枚，炙甘草10 g。6剂，以水1 000~1 200 mL，浸泡30 min，大火烧开，小火煎煮50 min，去滓取药液，每日分早、中、晚3次服。

二诊：尿痛略有减轻，仍尿灼热，以前方变黄芩为24 g，滑石、泽泻为各30 g，6剂。

三诊：尿灼热较前减轻，仍阳痿，以前方变红参、白术为各15 g，6剂。

四诊：阳痿较前略有减轻，仍遗精，以前方变龙骨、牡蛎为各30 g，6剂。

五诊：遗精较前好转，仍焦虑烦躁，以前方变龙骨、牡蛎为各45 g，6剂。

六诊：失眠、多梦明显减轻，仍有尿痛，以前方变滑石、白芍为各30 g，6剂。

七诊：诸症基本趋于缓解，以前方治疗120余剂，诸症消除。

余诊：又以前方巩固治疗30余剂。随访1年，一切尚好。

【用方体会】根据尿频、焦虑烦躁辨为气郁；又根据尿频、口干苦不欲饮水辨为寒热夹杂；因遗精、失眠辨为心肾不交；又因阴囊、睾丸僵硬辨为痰瘀内结；复因舌质夹瘀紫辨为瘀；更因尿灼热辨为热，以此辨为郁热夹寒，心肾不交证。方以小柴胡汤调理气机，益气温通；以桂枝加龙骨牡蛎汤交通心肾；以泽泻汤益气清热利水；以蒲灰散活血利水通淋；以附子天花粉汤温阳化瘀，益阴利水；以甘草海藻汤益气软坚利水。方药相互为用，以取其效。

【特别提示】处方中制附子与生半夏相互为用，旨在倍增温阳化瘀化痰之功；制附子与天花粉相互为用，旨在倍增温阳化瘀、清热益阴之功；炙甘草与海藻相互为用，旨在倍增益气软坚散结之功。

十六、阳痿、早泄

案一

许某，男，38岁，河南人，有多年阳痿、早泄病史，经多次检查未发现明显器质性病变，服用中西药未能取得预期治疗效果，近由病友介绍前来诊治。

刻诊：阳痿，早泄，自汗，盗汗，大便溏泄、倦怠乏力，舌质淡红，苔白厚腻，脉沉弱。

［**辨证施治**］辨为阴阳俱虚，精气不固证；治当滋阴补阳，固涩肾精。

［**处方**］给予天雄散、百合地黄汤、桂枝人参汤与附子半夏汤合方加味：炮天雄10 g，制附子10 g，白术24 g，桂枝20 g，龙骨10 g，红参10 g，干姜10 g，百合15 g，生地黄50 g，生半夏12 g，鹿角霜12 g，生姜10 g，大枣12枚，炙甘草10 g。6剂，以水1 000~1 200 mL，浸泡30 min，大火烧开，小火煎煮50 min，去滓取药液，每日分早、中、晚3次服。

二诊：倦怠乏力好转，仍自汗、盗汗，以前方变龙骨为30 g，加牡蛎30 g，6剂。

三诊：自汗、盗汗较前减少，仍早泄，以前方变龙骨、牡蛎为各45 g，6剂。

四诊：早泄较前好转，仍有阳痿，以前方变红参为12 g，6剂。

五诊：大便基本正常，仍有阳痿、早泄，以前方变红参15 g，6剂。

六诊：阳痿、早泄较前好转，仍有盗汗，以前方变百合为20g，6剂。

七诊：诸症基本趋于缓解，以前方治疗70余剂，诸症悉除。

余诊：又以前方巩固治疗30余剂。随访1年，一切尚好。

【**用方体会**】根据阳痿、自汗辨为阳虚；又根据盗汗辨为阴虚；因倦怠乏力辨为气虚；又因苔白厚腻辨为痰，以此辨为阴阳俱虚，精气不固证。方以天雄散益气温阳，固精止遗；以百合地黄汤滋阴凉血；以桂枝人参汤益气温阳；以附子半夏汤益气温阳化寒，加鹿角霜温阳通络。

方药相互为用，以取其效。

【特别提示】处方中炮天雄与生半夏相互为用，旨在倍增壮阳化痰之功；制附子与生半夏相互为用，旨在倍增温阳化瘀化痰之功。

案二

杨某，男，41岁，河南人，有多年阳痿、早泄病史，经多次检查未发现明显器质性病变，服用中西药未能取得预期治疗效果，近由病友介绍前来诊治。

刻诊：阳痿，早泄，自汗，大便干结，倦怠乏力，舌质淡红，苔白厚腻夹黄，脉沉弱。

［**辨证施治**］辨为阳虚痰湿夹热证；治当益气温阳，固涩肾精。

［**处方**］给予天雄散、桂枝人参汤、大黄甘草汤与附子半夏汤合方：炮天雄10 g，制附子10 g，白术24 g，桂枝20 g，龙骨10 g，红参10 g，干姜10 g，大黄12 g，生半夏12 g，生姜10 g，大枣12枚，炙甘草10 g。6剂，以水1 000~1 200 mL，浸泡30 min，大火烧开，小火煎煮50 min，去滓取药液，每日分早、中、晚3次服。

二诊：阳痿略有好转，仍早泄，以前方变龙骨为30 g，加牡蛎30 g，6剂。

三诊：早泄较前略有好转，仍倦怠乏力，以前方变红参为12 g，6剂。

四诊：自汗基本消除，阳痿、早泄较前又有好转，以前方变红参为15 g，6剂。

五诊：倦怠乏力基本消除，仍有阳痿、早泄，以前方加鹿角霜15 g，6剂。

六诊：阳痿、早泄较前又有好转，大便正常，以前方6剂继服。

七诊：诸症基本消除，以前方治疗50余剂，诸症悉除。

随访1年，一切尚好。

【用方体会】根据阳痿、自汗、脉弱辨为阳虚；又根据阳痿、苔厚腻辨为痰湿；因倦怠乏力辨为气虚；又因大便干结、舌质淡红、苔白夹黄辨为阳虚夹郁热内结，以此辨为阳虚痰湿夹热证。方以天雄散益气温阳，固精止遗；以桂枝人参汤益气温阳；以大黄甘草汤益气泻热通便；

以附子半夏汤益气温阳化寒。方药相互为用，以取其效。

【特别提示】处方中炮天雄与生半夏相互为用，旨在倍增壮阳化痰之功；制附子与生半夏相互为用，旨在倍增温阳化瘀化痰之功。

十七、缩阳症

李某，男，29岁，河南人，有2年缩阳症病史，经多次检查未发现明显器质性病变，服用中西药未能取得预期治疗效果，近由病友介绍前来诊治。

刻诊：阴茎缩小，自觉睾丸冰凉，心悸，自汗，头晕目眩，倦怠乏力，面色不荣，手足不温，小腿抽搐，失眠，多梦，口苦，口腻，舌质红，苔黄厚腻，脉沉弱。

［**辨证施治**］辨为阳虚湿热，心肾不交，风痰肆虐证；治当益气温阳，清热燥湿，交通心肾。

［**处方**］给予天雄散、半夏泻心汤、桂枝加龙骨牡蛎汤与藜芦人参汤合方：炮天雄10 g，白术24 g，桂枝20 g，龙骨20 g，红参10 g，干姜10 g，黄连3 g，黄芩10 g，白芍10 g，生半夏12 g，牡蛎10 g，藜芦1.5 g，生姜10 g，大枣12枚，炙甘草10 g。6剂，以水1 000~1 200 mL，浸泡30 min，大火烧开，小火煎煮50 min，去滓取药液，每日分早、中、晚3次服。

二诊：睾丸冰凉略有好转，仍阴茎缩小，以前方变红参为12 g，加鹿角霜12 g，6剂。

三诊：睾丸冰凉较前又有好转，仍阴茎缩小，以前方变红参、鹿角霜为各15 g，6剂。

四诊：睾丸缩小略有恢复，仍失眠、多梦，以前方变龙骨、牡蛎为各24 g，6剂。

五诊：睾丸缩小较前又有恢复，仍有睾丸冰凉，以前方变炮天雄为12 g、变鹿角霜为24 g，6剂。

六诊：睾丸缩小较前又有恢复，仍有小腿抽搐，以前方变藜芦为3 g，6剂。

七诊：诸症较前明显趋于好转，以前方治疗70余剂，诸症消除。

随访1年，一切尚好。

【用方体会】根据阴茎缩小、睾丸冰凉辨为阳虚；又根据苔黄厚腻辨为湿热；因倦怠乏力、头晕目眩辨为虚；又因失眠、睾丸冰凉辨为心肾不交，以此辨为阳虚湿热，心肾不交，风痰肆虐证。方以天雄散益气温阳，固精止遗；以半夏泻心汤清热燥湿，益气温通；以桂枝加龙骨牡蛎汤交通心肾，潜阳安神；以藜芦人参汤益气息风化痰。方药相互为用，以取其效。

【特别提示】处方中藜芦与红参相互为用，旨在倍增益气息风化痰之功；藜芦与白芍相互为用，旨在倍增补血通泄、息风化痰之功；炮天雄与生半夏相互为用，旨在倍增壮阳化痰之功。

十八、射精疼痛

常某，男，36岁，河南人，有多年射精疼痛病史，经多次检查未发现明显器质性病变，服用中西药未能取得预期治疗效果，近由病友介绍前来诊治。

刻诊：射精时阴茎、尿道、会阴及小腹疼痛如针刺，倦怠乏力，手足烦热如虫行状，盗汗，口淡不渴，舌质淡红，苔黄厚腻夹白，脉沉弱涩。

［**辨证施治**］辨为瘀血阴虚，虚寒风痰证；治当活血化瘀，益气滋阴，息风化痰。

［**处方**］给予桂枝茯苓丸、百合地黄汤、附子半夏汤与藜芦人参汤合方：桂枝15 g，桃仁15 g，牡丹皮15 g，茯苓15 g，白芍15 g，百合15 g，生地黄50 g，制附子10 g，生半夏12 g，红参10 g，藜芦1.5 g，生姜10 g，大枣12枚，炙甘草10 g。6剂，以水1 000~1 200 mL，浸泡30 min，大火烧开，小火煎煮50 min，去滓取药液，每日分早、中、晚3次服。

二诊：倦怠乏力略有好转，仍射精疼痛，以前方加五灵脂10 g，6剂。

三诊：倦怠乏力较前又有好转，仍射精疼痛，以前方变桂枝、茯苓、桃仁、牡丹皮、白芍为各21 g，6剂。

四诊：射精疼痛较前减轻，仍盗汗，以前方变百合为24 g，6剂。

五诊：盗汗基本消除，仍手足烦热如虫行状，以前方变生地黄为60 g，藜芦为3 g，6剂。

六诊：手足烦热如虫行状较前减轻，仍有射精疼痛，以前方变桂枝、茯苓、桃仁、牡丹皮、白芍为各24 g，6剂。

七诊：诸症较前基本消除，以前方治疗30余剂，诸症悉除。

随访1年，一切尚好。

【用方体会】根据射精疼痛如针刺辨为瘀；又根据手足烦热、盗汗辨为阴虚；因倦怠乏力、脉沉弱辨为虚；又因口淡不渴辨为寒；复因手足如虫行状、苔腻辨为风痰，以此辨为瘀血阴虚，虚寒风痰证。方以桂枝茯苓丸活血化瘀；以百合地黄汤滋阴凉血；以附子半夏汤益气温阳，燥湿化痰；以藜芦人参汤益气息风化痰。方药相互为用，以取其效。

【特别提示】处方中藜芦与红参相互为用，旨在倍增益气息风化痰之功；制附子与生半夏相互为用，旨在倍增温阳化瘀化痰之功。

十九、无精症

鲁某，男，37岁，山东人，有多年无精症病史，经多次检查未发现明显器质性病变，服用中西药未能取得预期治疗效果，近由病友介绍前来诊治。

刻诊：无精症（精子A+B+C+D＝0），自汗，盗汗，口渴，倦怠乏力，舌质淡红，苔白厚腻夹黄，脉沉细弱。

［**辨证施治**］辨为阴阳俱虚夹痰证；治当滋阴清热，温阳化痰。

［**处方**］给予百合地黄汤、天雄散与附子半夏汤合方加味：炮天雄10 g，制附子10 g，白术24 g，桂枝20 g，龙骨10 g，百合15 g，生地黄50 g，生半夏12 g，鹿角霜12 g，红参10 g，菟丝子24 g，蜂房10 g，生姜10 g，大枣12枚，炙甘草10 g。6剂，以水1 000~1 200 mL，浸泡30 min，大火烧开，小火煎煮50 min，去滓取药液，每日分早、中、晚3次服。

二诊：口渴减轻，仍自汗、盗汗，以前方变龙骨为30 g，6剂。

三诊：自汗、盗汗较前减轻，仍口渴，以前方变生地黄为60 g，

6剂。

四诊：口渴明显好转，以前方6剂继服。

五诊：诸症较前基本消除，以前方治疗150余剂，经复查精子A+B=56.21%。

余诊：随访2年，一切尚好，其妻孕，男婴已出生。

【用方体会】根据无精症、自汗辨为阳虚；又根据盗汗辨为阴虚；因倦怠乏力、脉沉弱辨为气虚；又因苔腻辨为痰，以此辨为阴阳俱虚夹痰证。方以百合地黄汤滋阴生津；以天雄散益气温阳；以附子半夏汤益气温阳，燥湿化痰；加红参大补元气，鹿角霜温壮阳气，菟丝子温阳生精，蜂房生精通络。方药相互为用，以取其效。

【特别提示】处方中炮天雄与生半夏相互为用，旨在倍增壮阳化痰之功；制附子与生半夏相互为用，旨在倍增温阳化瘀化痰之功。

二十、免疫性不育症

许某，男，33岁，上海人，有多年免疫性不育症病史，经多次检查未发现明显器质性病变，服用中西药未能取得预期治疗效果，近由病友介绍前来诊治。

刻诊：口腔溃烂，大便干结，口苦，口腻，倦怠乏力，舌质淡夹瘀紫，苔白厚腻，脉沉弱。

[辨证施治]辨为热结寒痰夹虚瘀证；治当清泻热结，温化寒痰，益气活血。

[处方]给予大承气汤、半夏泻心汤与附子白及汤合方加味：大黄12 g，芒硝（烊化）8 g，厚朴24 g，枳实5 g，生半夏12 g，红参10 g，黄连3 g，黄芩10 g，干姜10 g，制附子10 g，白及3 g，鹿角霜15 g，生姜10 g，大枣12枚，炙甘草10 g。6剂，以水1 000~1 200 mL，浸泡30 min，大火烧开，小火煎煮50 min，去滓取药液，每日分早、中、晚3次服。

二诊：大便通畅，仍口苦口腻，以前方变黄连为10 g，6剂。

三诊：口苦口腻减轻，大便溏泄，以前方变芒硝为5 g，6剂。

四诊：大便正常，倦怠乏力好转，仍有口腔溃烂，以前方变黄连、黄芩为各15 g，6剂。

五诊：大便正常，口腔溃烂未再发生，诸症较前基本消除，以前方治疗60余剂，其妻已孕。

随访1年，一切尚好。

【用方体会】根据大便干结、口苦辨为热结；又根据口腔溃烂、倦怠乏力辨为气虚；因舌质淡、苔白腻辨为寒痰；又因舌质瘀紫辨为瘀，以此辨为热结寒痰夹虚瘀证。方以大承气汤清泻热结；以半夏泻心汤清热燥湿，益气通阳；以附子白及汤益气温阳，燥湿化痰；加鹿角霜温壮阳气。方药相互为用，以取其效。

【特别提示】处方中制附子与白及相互为用，旨在倍增温阳化瘀生新之功；制附子与生半夏相互为用，旨在倍增温阳化瘀化痰之功。

二十一、阳强、遗精

蒋某，男，52岁，河南人，有3年阳强、遗精病史，经多次检查未发现明显器质性病变，服用中西药未能取得预期治疗效果，近由病友介绍前来诊治。

刻诊：阳强（频频阴茎勃起），遗精，心烦急躁，失眠，多梦，耳鸣，脑鸣，手足不温，自汗，盗汗，口苦，口腻，倦怠乏力，舌质淡，苔厚腻黄白夹杂，脉沉弱。

［**辨证施治**］辨为阴阳俱虚，心肾不交，湿热蕴结证；治当滋阴清热，益气温阳，清热燥湿。

［**处方**］给予百合地黄汤、天雄散、黄连阿胶汤与附子半夏汤合方：百合15 g，生地黄50 g，炮天雄10 g，制附子10 g，白术24 g，桂枝20 g，龙骨10 g，黄连12 g，黄芩6 g，白芍10 g，鸡子黄（烊化，冲服）2枚，阿胶珠6 g，生半夏12 g，生姜10 g，大枣12枚，炙甘草10 g。6剂，以水1 000~1 200 mL，浸泡30 min，大火烧开，小火煎煮50 min，去滓取药液，每日分早、中、晚3次服。

二诊：阳强略有减轻，仍口苦口腻，以前方变黄连为10 g，6剂。

三诊：口苦口腻明显减轻，心烦急躁，以前方变黄连、黄芩为各

15 g，6剂。

四诊：心烦急躁减轻，仍有阳强，以前方变黄连、黄芩为各18 g，6剂。

五诊：阳强较前又有轻微减轻，仍遗精，以前方变龙骨为30 g，白芍为24 g，6剂 。

六诊：阳强较前又有减轻，仍耳鸣、脑鸣，以前方变龙骨为50 g，阿胶珠为10 g，白芍为30 g，6剂。

七诊：诸症较前明显好转，以前方治疗60余剂，阳强消除。

随访1年，一切尚好。

【用方体会】根据阳强、遗精、盗汗辨为阴虚；又根据自汗辨为阳虚；因失眠、耳鸣辨为心肾不交；又因口苦、口腻辨为湿热；复因舌质淡、苔厚腻黄白夹杂辨为痰夹寒热，以此辨为阴阳俱虚，心肾不交，湿热蕴结证。方以百合地黄汤滋阴生津；以天雄散益气温阳固精；以黄连阿胶汤清热燥湿，补血育阴；以附子半夏汤益气温阳，燥湿化痰。方药相互为用，以取其效。

【特别提示】处方中炮天雄与生半夏相互为用，旨在倍增壮阳化痰之功；制附子与生半夏相互为用，旨在倍增温阳化瘀化痰之功。

第十二节　经方合方“十八反”配伍辨治五官科病变

一、视网膜静脉周围炎

郑某，男，43岁，河南人，有多年视网膜静脉周围炎病史，经多次检查未发现明显器质性病变，服用中西药未能取得预期治疗效果，近由病友介绍前来诊治。

刻诊：眼前有飘动的小黑影，黑影随着眼球转动而飘动，如飞蚊一样，眼睛干涩，手足烦热，盗汗，大便干结，舌质淡红夹瘀紫，苔腻黄白夹杂，脉沉弱。

［辨证施治］辨为阴虚夹瘀，风痰阻滞证；治当滋阴活血，息风

化痰。

［**处方**］给予麦门冬汤、桂枝茯苓丸与藜芦人参汤合方：麦冬170 g，红参10 g，生半夏12 g，粳米15 g，桂枝15 g，茯苓15 g，桃仁15 g，牡丹皮15 g，白芍15 g，藜芦1.5 g，生姜10 g，大枣12枚，炙甘草10 g。6剂，以水1 000~1 200 mL，浸泡30 min，大火烧开，小火煎煮50 min，去滓取药液，每日分早、中、晚3次服。

二诊：手足烦热好转，仍有眼前飘动的小黑影，以前方变藜芦为3 g，6剂。

三诊：手足烦热基本消除，大便溏泄，以前方变麦冬为150 g，6剂。

四诊：眼睛干涩较前略有好转，仍盗汗，以前方变白芍为24 g，6剂。

五诊：眼睛干涩较前又有好转，仍大便溏泄，以前方变麦冬为120 g，6剂。

六诊：眼睛干涩基本消除，仍有眼前飘动小黑影，以前方变藜芦为4 g，白芍为30 g，6剂。

七诊：诸症较前均有好转，又以前方治疗120余剂，诸症悉除，经复查视网膜静脉周围炎基本痊愈。

随访1年，一切正常。

【**用方体会**】根据眼前飘动的小黑影、手足烦热、盗汗辨为阴虚夹风；再根据大便干结、眼睛干涩辨为阴虚热结；因舌质夹瘀紫辨为瘀；复因苔腻黄白夹杂辨为痰夹寒热，以此辨为阴虚夹瘀，风痰阻滞证。方以麦门冬汤滋阴益气，降逆化痰；以桂枝茯苓丸活血化瘀；以藜芦人参汤益气息风化痰。方药相互为用，以取其效。

【**特别提示**】处方中藜芦与红参相互为用，旨在倍增益气息风化痰之功；藜芦与白芍相互为用，旨在倍增补血通泄、息风化痰之功。

二、角膜软化症

夏某，男，7岁，河南人，其母代诉，经多次检查诊断为角膜软化症，服用中西药未能取得预期治疗效果，近由病友介绍前来诊治。

刻诊：眼睑、结膜、角膜特别干燥，全身皮肤燥热如虫行状，身体消瘦，声音嘶哑，倦怠乏力，大便溏泄，舌质淡夹瘀紫，苔白厚腻，脉沉略弱。

［**辨证施治**］辨为阴阳俱虚，风痰夹瘀证；治当滋阴温阳，息风化痰，活血化瘀。

［**处方**］给予百合地黄汤、天雄散、附子白及汤与藜芦人参汤合方：百合15 g，生地黄50 g，制附子10 g，白术24 g，桂枝20 g，龙骨10 g，白及3 g，红参10 g，藜芦1.5 g，生姜10 g，大枣12枚，炙甘草10 g。6剂，以水800~1 000 mL，浸泡30 min，大火烧开，小火煎煮50 min，去滓取药液，每日分早、中、晚3次服。

二诊：全身燥热减轻，仍皮肤如虫行状，以前方变藜芦为3 g，6剂。

三诊：全身燥热较前又有减轻，仍声音嘶哑，以前方加桔梗24 g，6剂。

四诊：声音嘶哑较前略有减轻，仍大便溏泄，以前方变白术为30 g，6剂。

五诊：眼睑干燥较前又有减轻，仍身体消瘦，以前方变红参为12 g，6剂。

六诊：眼睑干燥较前又有减轻，仍声音嘶哑，以前方变桔梗为30 g，6剂。

七诊：诸症基本趋于缓解，又以前方治疗80余剂，诸症悉除，经复查，角膜软化症基本痊愈。

随访1年，一切正常。

【**用方体会**】根据眼睑干燥、皮肤燥热辨为阴虚；再根据大便溏泄、倦怠乏力辨为阳虚；因舌质夹瘀紫辨为瘀；复因皮肤燥热如虫行状、苔腻辨为风痰，以此辨为阴阳俱虚，风痰夹瘀证。方以百合地黄汤滋阴凉血；以天雄散温阳化瘀，益气通经；以附子白及汤温阳化瘀生新；以藜芦人参汤益气息风化痰。方药相互为用，以取其效。

【**特别提示**】处方中藜芦与红参相互为用，旨在倍增益气息风化痰之功；制附子与白及相互为用，旨在倍增温阳化瘀生新之功。

三、视神经萎缩

谢某，女，57岁，郑州人，有多年视神经萎缩病史，服用中西药未能取得预期治疗效果，近由病友介绍前来诊治。

刻诊：视力下降，视野缩小，眼肌震颤，心胸烦热，情绪低落，急躁易怒，面红目赤，手足不温，怕冷，舌质淡红夹瘀紫，苔黄略腻，脉沉弱。

［**辨证施治**］辨为郁热夹寒，风痰夹虚证；治当调气清热，益气温阳，息风化痰。

［**处方**］给予小柴胡汤、桂枝茯苓丸、附子天花粉汤与藜芦人参汤合方：柴胡24 g，红参10 g，黄芩10 g，生半夏12 g，桂枝15 g，茯苓 15 g，桃仁15 g，牡丹皮15 g，白芍15 g，制附子10 g，天花粉12 g，藜芦1.5 g，生姜10 g，大枣12枚，生甘草12 g。6剂，以水1 000~1 200 mL，浸泡30 min，大火烧开，小火煎煮50 min，去滓取药液，每日分早、中、晚3次服。

二诊：手足不温好转，仍眼肌震颤，以前方变藜芦为3 g，6剂。

三诊：手足不温较前又有好转，仍面红目赤，以前方变黄芩为12 g，6剂。

四诊：面红目赤较前减轻，仍心胸烦热，以前方加黄连10 g，6剂。

五诊：心胸烦热好转，视力下降略有好转，仍视野缩小，以前方变桂枝、茯苓、牡丹皮、桃仁、白芍为各20 g，6剂。

六诊：视野缩小略有改善，有心胸烦热，以前方变黄连、黄芩为各15 g，6剂。

七诊：诸症较前趋于缓解，以前方治疗120余剂，视力较前又有明显恢复。

余诊：之后，又以前方治疗80余剂，经复查视神经萎缩较前明显恢复。随访1年，一切正常。

【**用方体会**】根据视力下降、心胸烦热辨为热；再根据情绪低落、急躁易怒辨为郁；因手足不温、怕冷辨为寒；复因眼肌震颤、苔腻辨为风痰，以此辨为郁热夹寒，风痰夹虚证。方以小柴胡汤调理气机，清热温通；以桂枝茯苓丸活血化瘀；以附子天花粉汤温阳化瘀，益阴生津；以藜芦人参汤益气息风化痰。方药相互为用，以取其效。

【特别提示】处方中藜芦与红参相互为用，旨在倍增益气息风化痰之功；藜芦与白芍相互为用，旨在倍增补血通泄、息风化痰之功；制附子与生半夏相互为用，旨在倍增温阳化瘀化痰之功；制附子与天花粉相互为用，旨在倍增温阳化瘀、清热益阴之功。

四、慢性单纯疱疹病毒性角膜炎

马某，女，37岁，郑州人，于1年前经检查诊断为慢性单纯疱疹病毒性角膜炎，服用中西药未能取得预期治疗效果，近由病友介绍前来诊治。

刻诊：眼痛，白睛红赤，时时灼热，眼睛干涩，手足烦热，头沉头昏，盗汗，自汗，急躁易怒，大便干结，口淡不渴，舌质淡，少苔，脉沉细弱。

[**辨证施治**]辨为阴虚郁热，阳虚夹痰证；治当滋阴清热，调理气机，益气温阳，燥湿化痰。

[**处方**]给予百合地黄汤、小柴胡汤、大黄黄连泻心汤、附子半夏汤与蜀漆散合方：百合15 g，生地黄50 g，柴胡24 g，黄芩10 g，红参10 g，生半夏12 g，制附子10 g，大黄6 g，黄连3 g，蜀漆3 g，云母10 g，龙骨30 g，生姜10 g，大枣12枚，生甘草10 g。6剂，以水1 000~1 200 mL，浸泡30 min，大火烧开，小火煎煮50 min，去滓取药液，每日分早、中、晚3次服。

二诊：眼痛略有减轻，仍白睛红赤，以前方变黄连为10 g，6剂。

三诊：白睛红赤较前好转，仍有眼痛灼热，以前方变黄连、黄芩为各12 g，6剂。

四诊：眼痛灼热明显减轻，仍大便干结，以前方变大黄为12 g，6剂。

五诊：盗汗、自汗基本消除，大便正常，仍有眼睛干涩，以前方变百合为24 g，6剂。

六诊：眼睛干涩基本消除，头沉头昏明显减轻，以前方6剂继服。

七诊：诸症基本消除，又以前方治疗30余剂，诸症悉除。

随访1年，一切正常。

【用方体会】根据眼痛、盗汗辨为阴虚；再根据眼睛时时灼热、手足烦热辨为郁热；因急躁易怒辨为郁；又因口淡不渴、舌质淡、脉沉弱辨为阳虚；复因头沉头昏辨为痰结，以此辨为阴虚郁热，阳虚夹痰证。方以百合地黄汤滋阴凉血；以小柴胡汤调理气机，清热温通；以大黄黄连泻心汤清泻热结；以附子半夏汤温阳散寒，燥湿化痰；以蜀漆散清解郁热。方药相互为用，以取其效。

【特别提示】方中制附子与生半夏相互为用，旨在倍增温阳化瘀化痰之功。

五、慢性闭角型青光眼

詹某，女，59岁，郑州人，有3年慢性闭角型青光眼病史，服用中西药未能取得预期治疗效果，近由病友介绍前来诊治。

刻诊：视力下降，眼睛干涩僵硬胀痛，视物模糊，头昏头痛，失眠，多梦，耳鸣，情绪低落，心烦意乱，倦怠乏力，手足不温，怕冷，口渴欲饮热水，舌红少苔，脉沉细弱。

［辨证施治］辨为阴虚郁热，心肾不交，痰湿夹寒证；治当滋阴凉血，清热调气，燥湿化痰，益气温阳。

［处方］给予百合地黄汤、四逆散、桂枝加龙骨牡蛎汤、附子天花粉汤、甘草海藻汤与藜芦人参汤合方：百合15 g，生地黄50 g，柴胡15 g，枳实15 g，白芍15 g，桂枝10 g，龙骨10 g，牡蛎10 g，制附子10 g，天花粉12 g，海藻24 g，藜芦1.5 g，红参10 g，大枣12枚，生姜10 g，炙甘草15 g。6剂，以水1 000~1 200 mL，浸泡30 min，大火烧开，小火煎煮50 min，去滓取药液，每日分早、中、晚3次服。

二诊：眼睛干涩略有减轻，仍僵硬不柔和，以前方变藜芦为3 g，白芍为24 g，海藻为30 g，6剂。

三诊：眼睛干涩较前又有减轻，仍口渴欲饮热水，以前方变制附子为12 g，天花粉为24 g，6剂。

四诊：眼睛干涩基本消除，仍头痛，以前方变桂枝为15 g，白芍为30 g，6剂。

五诊：视力下降略有恢复，仍情绪低落，以前方变柴胡、枳实、炙甘草为各18 g，6剂。

六诊：视力下降较前又有恢复，手足不温、怕冷基本消除，仍心烦意乱，以前方变龙骨、牡蛎为各30 g，6剂。

七诊：诸症基本明显好转，又以前方治疗120余剂，诸症悉除。

余诊：为了巩固疗效，又以前方治疗100余剂，经复查青光眼基本恢复正常。随访1年，一切尚好。

【用方体会】根据眼睛干涩、舌红少苔辨为阴虚；再根据情绪低落、舌红辨为郁热；因手足不温、怕冷辨为寒；又因倦怠乏力辨为气虚；复因失眠、耳鸣辨为心肾不交；更因眼睛僵硬辨为痰结，以此辨为阴虚郁热，心肾不交，痰湿夹寒证。方以百合地黄汤滋阴凉血；以四逆散调理气机；以桂枝加龙骨牡蛎汤交通心肾，潜阳安神；以附子天花粉汤温阳益阴；以甘草海藻汤益气软坚散结；以藜芦人参汤益气息风化痰。方药相互为用，以取其效。

【特别提示】处方中藜芦与红参相互为用，旨在倍增益气息风化痰之功；藜芦与白芍相互为用，旨在倍增补血通泄、息风化痰之功；制附子与天花粉相互为用，旨在倍增温阳化瘀、清热益阴之功；炙甘草与海藻相互为用，旨在倍增益气软坚散结之功。

六、葡萄膜炎

程某，女，23岁，郑州人，有2年葡萄膜炎病史，服用中西药未能取得预期治疗效果，近由病友介绍前来诊治。

刻诊：眼痛如针刺，畏光羞明，流泪，视力减退，眼前有黑影飘动，心烦急躁，情绪低落，盗汗，身体烦热（体温正常），倦怠乏力，口干苦不欲饮水，舌质淡红夹瘀紫，苔白厚腻，脉沉弱。

［辨证施治］辨为瘀郁阴虚，寒痰夹风证；治当行气活血，滋阴凉

血，益气温阳，息风化痰。

［**处方**］给予桂枝茯苓丸、四逆散、百合地黄汤、附子半夏汤与藜芦人参汤合方：桂枝15 g，茯苓15 g，桃仁15 g，牡丹皮15 g，柴胡15 g，枳实15 g，白芍15 g，百合15 g，生地黄50 g，制附子10 g，生半夏12 g，藜芦1.5 g，红参10 g，大枣12枚，生姜10 g，炙甘草15 g。6剂，以水1 000~1 200 mL，浸泡30 min，大火烧开，小火煎煮50 min，去滓取药液，每日分早、中、晚3次服。

二诊：眼痛略有减轻，仍盗汗，以前方变百合、白芍为各24 g，6剂。

三诊：眼痛较前又有减轻，仍情绪低落，以前方变柴胡、枳实、炙甘草为各18 g，6剂。

四诊：情绪低落明显好转，仍心烦，以前方加黄连10 g，6剂。

五诊：心烦明显减轻，仍身体烦热，以前方变黄连为12 g，6剂。

六诊：口干苦基本消除，仍有盗汗，以前方变生地黄为60 g，白芍为30 g，6剂。

七诊：诸症基本消除，又以前方治疗30余剂，诸症悉除。

随访1年，一切尚好。

【**用方体会**】根据眼痛如针刺、舌质夹瘀紫辨为瘀；再根据情绪低落、心烦辨为郁热；因盗汗、身体烦热辨为阴虚；又因口干苦不欲饮水辨为热夹寒；更因眼前有黑影飘动、苔白腻辨为寒痰夹风，以此辨为瘀郁阴虚，寒痰夹风证。方以桂枝茯苓丸活血化瘀；以四逆散调理气机；以百合地黄汤滋阴凉血清热；以附子半夏汤温阳化瘀，燥湿化痰；以藜芦人参汤益气息风化痰。方药相互为用，以取其效。

【**特别提示**】处方中藜芦与红参相互为用，旨在倍增益气息风化痰之功；藜芦与白芍相互为用，旨在倍增补血通泄、息风化痰之功；制附子与生半夏相互为用，旨在倍增温阳化瘀化痰之功。

七、玻璃体混浊

赵某，女，63岁，郑州人，有多年玻璃体混浊病史，近1年来视力明显下降，服用中西药未能取得预期治疗效果，近由病友介绍前来诊治。

刻诊：视力下降，眼前黑影随眼球运转而飘动，眼睛困沉，头沉头昏，有时身热，有时怕冷，自汗，盗汗，情绪低落，急躁易怒，倦怠乏力，口苦，舌质淡，少苔，脉沉弱。

［辨证施治］辨为阴阳俱虚，气郁风痰证；治当滋阴凉血，益气温阳，行气解郁，息风化痰。

［处方］给予肾气丸、小柴胡汤、附子天花粉汤与藜芦人参汤合方：生地黄24 g，山药12 g，山茱萸12 g，茯苓10 g，泽泻10 g，牡丹皮10 g，桂枝3 g，制附子10 g，柴胡24 g，黄芩10 g，红参10 g，生半夏12 g，天花粉12 g，藜芦1.5 g，大枣12枚，生姜10 g，炙甘草10 g。6剂，以水1 000~1 200 mL，浸泡30 min，大火烧开，小火煎煮50 min，去滓取药液，每日分早、中、晚3次服。

二诊：倦怠乏力好转，仍口苦，以前方变黄芩为20 g，6剂。

三诊：口苦明显减轻，仍眼睛困沉，以前方变茯苓、泽泻为各20 g，6剂。

四诊：自汗、盗汗基本消除，仍有身热，以前方变生地黄为30 g，6剂。

五诊：身热明显减轻，仍有眼前黑影飘动，以前方变藜芦为3 g，牡丹皮为24 g，6剂。

六诊：眼前黑影飘动略有好转，视力下降略有恢复，以前方6剂继服。

七诊：诸症趋于好转，又以前方治疗100余剂，诸症悉除，经复查玻璃体混浊基本消除。

随访1年，一切尚好。

【用方体会】根据视力下降、盗汗、少苔辨为阴虚；再根据自汗、舌质淡辨为阳虚；因情绪低落、急躁易怒辨为郁；又因眼前黑影飘动、眼睛困沉辨为风痰；更因倦怠乏力辨为气虚，以此辨为阴阳俱虚，气郁风痰证。方以肾气丸滋补阴阳；以小柴胡汤平调寒热，疏理气机，益气和中；以附子天花粉汤温补阳气，益阴生津；以藜芦人参汤益气息风化痰。方药相互为用，以取其效。

【特别提示】处方中藜芦与红参相互为用，旨在倍增益气息风化痰之功；制附子与天花粉相互为用，旨在倍增温阳化瘀、清热益阴之功；制附子与生半夏相互为用，旨在倍增温阳化瘀化痰之功。

八、慢性中耳炎

薛某，女，38岁，郑州人，有多年慢性中耳炎病史，服用中西药未能取得预期治疗效果，近由病友介绍前来诊治。

刻诊：耳内流脓有异臭味，耳闷，听力下降，耳鸣如蝉，头晕目眩，头痛，恶心呕吐，情绪低落，急躁易怒，倦怠乏力，手足不温，怕冷，口苦，口腻，舌质淡红，苔腻黄白夹杂，脉沉弱。

［**辨证施治**］辨为湿热气郁，风痰夹虚证；治当清热燥湿，行气解郁，益气和中，息风化痰。

［**处方**］给予半夏泻心汤、四逆散、附子白蔹汤与藜芦人参汤合方：黄连3 g，黄芩10 g，生半夏12 g，红参10 g，干姜10 g，柴胡15 g，枳实15 g，白芍15 g，制附子10 g，白蔹6 g，藜芦1.5 g，大枣12枚，生姜10 g，炙甘草15 g。6剂，以水1 000~1 200 mL，浸泡30 min，大火烧开，小火煎煮50 min，去滓取药液，每日分早、中、晚3次服。

二诊：恶心、呕吐减轻，仍耳内流脓有异臭味，以前方变黄连、黄芩为各15 g，6剂。

三诊：耳内流脓有异臭味减少，仍耳闷，以前方变柴胡、枳实为各20 g，6剂。

四诊：耳闷减轻，耳内流脓有异臭味基本消除，仍头痛，以前方变白芍为30 g，6剂。

五诊：头痛明显减轻，仍耳鸣，以前方变白蔹为9 g，6剂。

六诊：耳鸣较前略有减轻，仍怕冷，以前方变干姜为12 g，6剂。

七诊：诸症基本消除，又以前方治疗30余剂，诸症悉除。

随访1年，一切尚好。

【**用方体会**】根据耳内流脓有异臭味、口苦辨为湿热；再根据耳闷、耳鸣如蝉辨为风痰；因情绪低落、急躁易怒辨为郁；又因倦怠乏力辨为虚；更因手足不温辨为寒，以此辨为湿热气郁，风痰夹虚证。方以半夏泻心汤清热燥湿，益气通阳；以四逆散调理气机；以附子白蔹汤益气温阳清热；以藜芦人参汤益气息风化痰。方药相互为用，以取其效。

【特别提示】处方中藜芦与红参相互为用，旨在倍增益气息风化痰之功；藜芦与白芍相互为用，旨在倍增补血通泄、息风化痰之功；制附子与白蔹相互为用，旨在倍增温阳化瘀解热之功；制附子与生半夏相互为用，旨在倍增温阳化瘀化痰之功。

九、神经性耳鸣

马某，女，43岁，郑州人，有多年神经性耳鸣病史，服用中西药未能取得预期治疗效果，近由病友介绍前来诊治。

刻诊：耳鸣如蝉，听力下降，头晕目眩，失眠，梦多险恶，心烦急躁，情绪低落，倦怠乏力，面色不荣，手足烦热，口苦，口腻，舌质淡，苔白厚腻，脉沉弱。

［**辨证施治**］辨为心肝阴虚，心肾不交，气郁风痰证；治当补益心肝，交通心肾，行气解郁，息风化痰。

［**处方**］给予酸枣仁汤、桂枝加龙骨牡蛎汤、四逆散、黄连粉方、附子半夏汤与藜芦人参汤合方：酸枣仁45 g，知母6 g，茯苓12 g，川芎6 g，桂枝10 g，白芍15 g，龙骨10 g，牡蛎10 g，柴胡15 g，枳实15 g，黄连15 g，制附子10 g，生半夏12 g，藜芦1.5 g，红参10 g，大枣12枚，生姜10 g，炙甘草15 g。6剂，以水1 000~1 200 mL，浸泡30 min，大火烧开，小火煎煮50 min，去滓取药液，每日分早、中、晚3次服。

二诊：头晕目眩减轻，仍耳鸣，以前方变龙骨、牡蛎为各30 g，6剂。

三诊：头晕目眩较前又有减轻，仍耳鸣，以前方变龙骨、牡蛎为各40 g，6剂。

四诊：耳鸣较前略有减轻，失眠好转，仍手足烦热，以前方变知母为20 g，6剂。

五诊：手足烦热明显减轻，仍有耳鸣，以前方加磁石30 g，6剂。

六诊：耳鸣较前又有减轻，仍有口苦，以前方变黄连为20 g，6剂。

七诊：耳鸣较前又有明显减轻，又以前方治疗80余剂，耳鸣基本消除，仍有轻微耳鸣。

余诊：患者对治疗效果非常满意，不再继续巩固治疗。随访1年，一切尚好。

【用方体会】根据耳鸣、失眠、梦多险恶辨为心肝阴虚；再根据耳鸣、心烦、听力下降辨为心肾不交；因情绪低落、心烦急躁辨为郁；又因倦怠乏力辨为虚；复因口苦口腻辨为湿热；更因耳鸣如蝉、苔腻辨为风痰，以此辨为心肝阴虚，心肾不交，气郁风痰证。方以酸枣仁汤补益心肝，养心舍魂；以桂枝加龙骨牡蛎汤交通心肾，潜阳安神；以四逆散调理气机；以黄连粉方清热燥湿；以附子半夏汤益气温阳，燥湿化痰；以藜芦人参汤益气息风化痰。方药相互为用，以取其效。

【特别提示】处方中藜芦与红参相互为用，旨在倍增益气息风化痰之功；藜芦与白芍相互为用，旨在倍增补血通泄、息风化痰之功；制附子与生半夏相互为用，旨在倍增温阳化瘀化痰之功。

十、耳郭鳞状细胞癌术后复发伴转移

徐某，男，63岁，郑州人，1年前经检查诊断为耳郭鳞状细胞癌并进行手术治疗，于半年前经复查发现耳郭鳞状细胞癌术后复发并转移，服用中西药未能取得预期治疗效果，近由病友介绍前来诊治。

刻诊：残缺耳郭僵硬肿胀，痒如虫行状，痛如针刺，溃烂处流脓水，心胸烦热，急躁易怒，倦怠乏力，手足不温，怕冷，全身肌肉关节疼痛，口苦，口腻，舌质淡红，苔厚腻黄白夹杂，脉沉弱。

［**辨证施治**］辨为寒热夹瘀，气郁风痰证；治当平调寒热，活血化瘀，行气解郁，息风化痰。

［**处方**］给予小柴胡汤、乌头汤、黄连粉方、乌头白及汤、甘草海藻汤与藜芦人参汤合方：柴胡24 g，黄芩10 g，生半夏12 g，红参10 g，制川乌10 g，白芍10 g，麻黄10 g，黄芪10 g，黄连15 g，白及3 g，海藻24 g，藜芦1.5 g，大枣12枚，生姜10 g，炙甘草15 g。6剂，以水1 000~1 200 mL，浸泡30 min，大火烧开，小火煎煮50 min，去滓取药

液，每日分早、中、晚3次服。

二诊：心胸烦热减轻，仍溃烂处流脓水，以前方变黄连、黄芩为各20 g，6剂。

三诊：溃烂处流脓水较前减少，仍痛如针刺，以前方变白芍为30 g，白及为5 g，6剂。

四诊：痛如针刺较前略有减轻，仍有耳郭痒如虫行状，以前方变藜芦为3 g，6剂。

五诊：倦怠乏力好转，仍耳郭僵硬，以前方变海藻为30 g，6剂。

六诊：溃烂处流脓水基本消除，仍手足不温，以前方变制川乌为12 g，6剂。

七诊：诸症基本趋于缓解，又以前方治疗150余剂，经复查与前片相比转移病灶缩小。

余诊：又以前方治疗120余剂，经复查与前片相比原发及转移又有缩小。随访2年，一切尚好。

【用方体会】根据耳郭痛如针刺辨为瘀；再根据耳郭僵硬肿胀辨为痰结；因耳郭痒、苔腻辨为风痰；又因倦怠乏力辨为虚；复因手足不温辨为寒；更因心胸烦热、口苦口腻辨为热，以此辨为寒热夹瘀，气郁风痰证。方以小柴胡汤平调寒热，益气通阳；以乌头汤益气补血，温阳散寒；以黄连粉方清热燥湿解毒；以乌头白及汤益气温阳，化瘀生新；以甘草海藻汤益气软坚散坚；以藜芦人参汤益气息风化痰。方药相互为用，以取其效。

【特别提示】处方中藜芦与红参相互为用，旨在倍增益气息风化痰之功；藜芦与白芍相互为用，旨在倍增补血通泄、息风化痰之功；制川乌与生半夏相互为用，旨在倍增温通化瘀化痰之功；制川乌与白及相互为用，旨在倍增温通化瘀生新之功；炙甘草与海藻相互为用，旨在倍增益气软坚散结之功。

十一、突发性耳聋

李某，女，38岁，郑州人，在半年前因感冒服用治疗感冒的药物后突然出现耳聋，服用中西药未能取得预期治疗效果，近由病友介绍前来诊治。

刻诊：耳聋（需要用文字描述进行交流），耳闷，耳沉，耳痒，心胸急躁，情绪低落，大便干结，倦怠乏力，手足不温，怕冷，口苦，舌红少苔，脉沉细弱。

［**辨证施治**］辨为气郁痰热，阴虚夹寒证；治当行气解郁，清热燥湿，滋阴生津，益气温阳。

［**处方**］给予四逆散、附子泻心汤、百合地黄汤、附子半夏汤与藜芦人参汤合方加味：柴胡15 g，枳实15 g，白芍15 g，制附子10 g，生半夏12 g，大黄6 g，黄连3 g，黄芩3 g，百合15 g，生地黄50 g，冰片（冲服）3 g，红参10 g，藜芦1.5 g，大枣12枚，生姜10 g，炙甘草15 g。6剂，以水1 000~1 200 mL，浸泡30 min，大火烧开，小火煎煮50 min，去滓取药液，每日分早、中、晚3次服。

二诊：手足不温减轻，仍耳聋、耳闷、耳沉，以前方变柴胡、枳实、白芍、炙甘草为各20 g，6剂。

三诊：大便较前通畅，仍耳聋、耳闷、耳沉，以前方变冰片为4 g，变生半夏为15 g，6剂。

四诊：耳闷、耳沉略有减轻，仍耳聋、耳痒，以前方变冰片为5 g，藜芦为3 g，6剂。

五诊：耳聋略有好转，仍口苦，以前方变黄连、黄芩为各10g，6剂。

六诊：耳聋较前又有好转，仍舌红少苔，以前方变百合为24 g，6剂。

七诊：耳聋较前又有好转，又以前方治疗80余剂，耳聋较前又有明显好转。

余诊：又以前方治疗50余剂，听力基本恢复正常。随访1年，一切尚好。

【**用方体会**】根据耳聋、情绪低落辨为郁；再根据耳聋、口苦辨为痰热；因耳聋、舌红少苔辨为阴虚；又因耳聋、手足不温辨为寒；复因耳聋、耳痒辨为风，以此辨为气郁痰热，阴虚夹寒证。方以四逆散疏理气机；以附子泻心汤温阳清热燥湿；以百合地黄汤滋阴凉血；以附子半夏汤温阳散寒，燥湿化痰；以藜芦人参汤益气息风化痰。方药相互为用，以取其效。

【特别提示】处方中藜芦与红参相互为用，旨在倍增益气息风化痰之功；藜芦与白芍相互为用，旨在倍增补血通泄、息风化痰之功；制附子与生半夏相互为用，旨在倍增温阳化瘀化痰之功。

十二、耳源性眩晕（梅尼埃病）

郑某，女，65岁，郑州人，有多年耳源性眩晕（梅尼埃病）病史，近由病友介绍前来诊治。

刻诊：头晕目眩，如坐舟车，耳鸣如蝉，听力下降，头沉，头部怕冷，汗出，倦怠乏力，恶心，呕吐痰涎，手足烦热，大便干结，盗汗，口干咽燥，舌质淡红，苔白厚腻，脉沉弱。

［辨证施治］辨为寒痰阴虚夹风证；治当温阳化痰，滋补阴津，息风止眩。

［处方］给予赤丸、麦门冬汤、泽泻汤与藜芦人参汤合方：制川乌6 g，生半夏24 g，茯苓12 g，细辛3 g，麦冬170 g，红参10 g，白术6 g，泽泻15 g，藜芦1.5 g，大枣12枚，生姜10 g，炙甘草10 g。6剂，以水1 000~1 200 mL，浸泡30 min，大火烧开，小火煎煮50 min，去滓取药液，每日分早、中、晚3次服。

二诊：盗汗减少，仍头晕目眩、如坐舟车、呕吐痰涎，以前方变白术为20 g，泽泻为60 g，6剂。

三诊：大便正常，恶心、呕吐痰涎明显好转，仍头晕目眩，以前方变茯苓为24 g，6剂。

四诊：头晕目眩减轻，大便溏泄，以前方变麦冬为150 g，6剂。

五诊：耳鸣如蝉较前略有减轻，仍大便溏泄，以前方变麦冬为100 g，6剂。

六诊：耳鸣如蝉较前又有减轻，听力较前略有恢复，仍倦怠乏力、头晕目眩，以前方变藜芦为3 g，6剂。

七诊：耳鸣如蝉、头晕目眩较前又有减轻，听力较前又有恢复，大便略溏，以前方变麦冬为80 g，6剂。

八诊：诸症基本消除，又以前方治疗30余剂，诸症悉除。

随访1年，一切尚好。

【用方体会】根据头晕目眩、呕吐痰涎、苔白辨为寒痰；再根据盗汗、口干咽燥辨为阴虚；因舌质淡红、耳鸣如蝉、头沉、苔腻辨为风痰；又因倦怠乏力辨为气虚，以此辨为寒痰阴虚夹风证。方以赤丸温阳散寒，燥湿化痰；以麦门冬汤益气滋阴降逆；以泽泻汤益气利湿；以藜芦人参汤益气息风化痰。方药相互为用，以取其效。

【特别提示】处方中藜芦与红参相互为用，旨在倍增益气息风化痰之功；藜芦与细辛相互为用，旨在倍增温宣息风化痰之功；制川乌与生半夏相互为用，旨在倍增温阳化瘀化痰之功。

十三、耳源性耳痛

马某，女，55岁，郑州人，有多年耳源性耳痛病史，经多次检查未发现任何器质性病变，服用中西药未能有效控制症状，近由病友介绍前来诊治。

刻诊：耳痛如针刺，耳鸣，耳闷，耳沉，耳痒，口渴不欲饮水，舌质淡红夹瘀紫，苔薄黄白夹杂，脉沉细弱。

［**辨证施治**］辨为寒热夹虚，瘀夹风痰证；治当平调寒热，活血化瘀，息风化痰。

［**处方**］给予桂枝茯苓丸、小柴胡汤、附子白及汤与藜芦细辛汤合方：桂枝15 g，茯苓15 g，桃仁15 g，牡丹皮15 g，白芍15 g，柴胡24 g，黄芩10 g，红参10 g，生半夏12 g，制附子10 g，白及3 g，藜芦1.5 g，细辛10 g，大枣12枚，生姜10 g，炙甘草15 g。6剂，以水1 000~1 200 mL，浸泡30 min，大火烧开，小火煎煮50 min，去滓取药液，每日分早、中、晚3次服。

二诊：耳痛略有减轻，仍耳痒，以前方变藜芦为3 g，6剂。

三诊：耳痛较前又有减轻，耳痒较前缓解，仍耳闷，以前方加冰片3 g，6剂。

四诊：耳痛较前又有减轻，仍耳鸣，以前方变白芍为30 g，6剂。

五诊：耳痛较前又有减轻，耳闷基本消除，以前方6剂继服。

六诊：耳痛基本消除，又以前方治疗20余剂，诸症悉除。

随访1年，一切尚好。

【用方体会】根据耳痛如针刺、舌质夹瘀紫辨为瘀；再根据耳痛、舌质淡红辨为寒热夹杂；因耳痛、耳闷、耳痒辨为风痰，以此辨为寒热夹虚，瘀夹风痰证。方以桂枝茯苓丸活血化瘀；以小柴胡汤平调寒热，益气温通；以附子白及汤温阳化瘀生新；以藜芦细辛汤益气止痛、息风化痰。方药相互为用，以取其效。

【特别提示】处方中藜芦与红参相互为用，旨在倍增益气息风化痰之功；藜芦与白芍相互为用，旨在倍增补血降泄、息风化痰之功；藜芦与细辛相互作用，旨在倍增温宣息风化痰之功；附子与半夏相互为用，旨在倍增温阳化瘀化痰之功；附子与白及相互为用，旨在倍增温阳化瘀生新之功。

十四、鼻咽癌术后复发伴转移

詹某，女，46岁，郑州人，1年前经检查诊断为鼻咽癌，术后8个月复发伴转移，服用中西药未能有效控制症状，近由病友介绍前来诊治。

刻诊：鼻塞不通，鼻涕色黄黏稠，时有鼻出血，咽喉不利，颈肌坚硬，咽痒，声音嘶哑，头痛，视物模糊，倦怠乏力，手足不温，怕冷，口苦，口腻，舌质红夹瘀紫，苔厚腻黄白夹杂，脉沉弱。

［**辨证施治**］辨为痰热夹寒，虚瘀夹风证；治当清热散寒，活血化瘀，息风化痰。

［**处方**］给予泽漆汤、麻杏石甘汤、附子白及汤、甘草海藻汤与藜芦细辛汤合方：泽漆45 g，桂枝10 g，紫参15 g，黄芩10 g，红参10 g，生半夏12 g，白前15 g，麻黄12 g，杏仁10 g，石膏50 g，制附子10 g，细辛10 g，白及3 g，海藻24 g，藜芦1.5 g，大枣12枚，生姜10 g，炙甘草15 g。6剂，以水1 000~1 200 mL，浸泡30 min，大火烧开，小火煎煮50 min，去滓取药液，每日分早、中、晚3次服。

二诊：头痛减轻，仍鼻塞不通，以前方变麻黄为15 g，6剂。

三诊：鼻塞不通较前减轻，头痛好转，仍鼻涕色黄黏稠，以前方变黄芩为15 g，6剂。

四诊：鼻涕色黄黏稠较前好转，仍有鼻出血，以前方变白及为5 g，6剂。

五诊：鼻出血未再出现，仍颈肌僵硬，以前方变海藻为30 g，6剂。

六诊：鼻塞不通较前又有减轻，仍口苦口腻，以前方变黄芩为24 g，6剂。

七诊：诸症较前又有减轻，以前方治疗150余剂，诸症基本趋于缓解，经复查与前次原片相比癌变缩小。

余诊：又以前方治疗150余剂，诸症基本消除，又经复查与前次原片相比癌变又有缩小。随访2年，一切尚好。

【用方体会】根据鼻塞不通、鼻涕色黄辨为热；再根据鼻塞不通、手足不温辨为寒；因鼻塞、倦怠乏力辨为虚；又因舌质夹瘀紫辨为瘀；复因颈肌坚硬辨为痰结；更因咽痒、苔腻辨为风痰，以此辨为痰热夹寒，虚瘀夹风证。方以泽漆汤清热化痰，益气温通，降逆化痰；以麻杏石甘汤清宣郁热，降泄通窍；以附子白及汤温阳化瘀生新；以甘草海藻汤益气软坚散结；以藜芦细辛汤益气息风化痰。方药相互为用，以取其效。

【特别提示】处方中藜芦与红参相互为用，旨在倍增益气息风化痰之功；藜芦与细辛相互为用，旨在倍增温宣息风化痰之功；制附子与生半夏相互为用，旨在倍增温阳化瘀化痰之功；制附子与白及相互为用，旨在倍增温阳化瘀生新之功；炙甘草与海藻相互为用，旨在倍增益气软坚散结之功。

十五、慢性鼻窦炎

谢某，女，23岁，郑州人，有多年慢性鼻窦炎病史，服用中西药未能有效控制症状，近由病友介绍前来诊治。

刻诊：鼻痒，鼻塞不通，头痛、头沉，受凉加重，痰多，咽中如有异物，倦怠乏力，手足烦热，口苦，口腻，舌质红，苔白厚腻夹黄，脉沉弱。

［**辨证施治**］辨为寒痰郁热夹风证；治当温阳散寒，清解郁热，息风化痰。

［**处方**］给予小青龙汤、半夏泻心汤、附子白及汤与藜芦人参汤合方：麻黄10 g，桂枝10 g，细辛10 g，白芍10 g，五味子12 g，生半夏12 g，干姜10 g，黄连3 g，黄芩10 g，红参10 g，制附子10 g，白及3 g，藜芦1.5 g，大枣12枚，生姜10 g，炙甘草15 g。6剂，以水1 000~1 200 mL，浸泡30 min，大火烧开，小火煎煮50 min，去滓取药液，每日分早、中、晚3次服。

二诊：头痛、头沉减轻，仍鼻痒，以前方变藜芦为3 g，6剂。

三诊：鼻痒减轻，仍头沉，以前方变桂枝为15 g，6剂。

四诊：头沉减轻，仍痰多，以前方变生半夏为15 g，6剂。

五诊：痰多减少，仍口苦，以前方变黄连为10 g，6剂。

六诊：鼻塞不通基本消除，仍倦怠乏力，以前方变红参为12g，6剂。

七诊：诸症基本消除，以前方治疗60余剂，诸症悉除。

随访1年，一切尚好。

【用方体会】根据鼻塞不通、鼻痒辨为风；再根据鼻塞不通，受凉加重辨为寒；因鼻塞、倦怠乏力辨为虚；又因口苦、舌质红辨为热；复因苔腻辨为痰，以此辨为寒痰郁热夹风证。方以小青龙汤宣散温通，透达鼻窍；以半夏泻心汤清热燥湿，益气温通；以附子白及汤温阳通窍，化瘀生新；以藜芦人参汤益气息风化痰。方药相互为用，以取其效。

【特别提示】处方中藜芦与红参相互为用，旨在倍增益气息风化痰之功；藜芦与白芍相互为用，旨在倍增补血通泄、息风化痰之功；藜芦与细辛相互为用，旨在倍增温宣息风化痰之功；制附子与生半夏相互为用，旨在倍增温阳化瘀化痰之功；制附子与白及相互为用，旨在倍增温阳化瘀生新之功。

十六、鼻中隔偏曲

夏某，女，16岁，郑州人，有多年鼻中隔偏曲病史，服用中西药未能有效控制症状，近由病友介绍前来诊治。

刻诊：鼻塞不通，流鼻血，血色鲜红，头痛，头沉，头蒙，受凉加重，嗅觉减退，耳鸣，耳中闭塞，夜间鼻鼾如雷，倦怠乏力，手足烦热，口苦，舌质暗淡夹瘀紫，苔腻黄白夹杂，脉沉弱。

［**辨证施治**］辨为寒痰夹瘀，郁热夹风证；治当温化寒痰，活血化瘀，清解郁热，息风化痰。

［**处方**］给予麻黄汤、桂枝茯苓丸、泻心汤、附子半夏汤与藜芦人参汤合方：麻黄10 g，桂枝15 g，杏仁15 g，白芍15 g，桃仁15 g，牡丹皮15 g，茯苓15 g，大黄6 g，黄连3 g，黄芩3 g，制附子10 g，生半夏12 g，红参10 g，藜芦1.5 g，大枣12枚，生姜10 g，炙甘草15 g。6剂，以水1 000~1 200 mL，浸泡30 min，大火烧开，小火煎煮50 min，去滓取药液，每日分早、中、晚3次服。

二诊：头沉减轻，仍头痛，以前方变白芍为24 g，6剂。

三诊：头痛减轻，仍流鼻血，以前方变黄连、黄芩为各12 g，6剂。

四诊：未再出现流鼻血，仍耳鸣、耳中闭塞，以前方变麻黄、桂枝为各18 g，6剂。

五诊：未再出现流鼻血，仍有鼻塞，以前方变麻黄各20 g，6剂。

六诊：鼻塞不通明显减轻，仍手足烦热，以前方变黄连、黄芩为各18 g，6剂。

七诊：鼻塞基本消除，以前方治疗80余剂，诸症悉除。

余诊：又以前方巩固治疗30余剂。随访1年，一切尚好。

【**用方体会**】根据鼻塞不通，流鼻血，血色鲜红辨为热；再根据鼻塞不通，受凉加重辨为寒；因鼻塞、头沉、头蒙辨为痰；又因舌质暗淡夹瘀紫辨为瘀；复因口苦、鼻鼾如雷辨为风痰，以此辨为寒热夹瘀，郁热夹风证。方以麻黄汤温宣鼻窍；以桂枝茯苓丸活血化瘀；以泻心汤清泻郁热；以附子半夏汤温阳化瘀，燥湿化痰；以藜芦人参汤益气息风化痰。方药相互为用，以取其效。

【**特别提示**】处方中藜芦与红参相互为用，旨在倍增益气息风化痰之功；藜芦与白芍相互为用，旨在倍增补血通泄、息风化痰之功；制附子与生半夏相互为用，旨在倍增温阳化瘀化痰之功。

十七、慢性萎缩性鼻炎

赵某，女，22岁，郑州人，有多年慢性萎缩性鼻炎病史，服用中西药未能有效控制症状，近由病友介绍前来诊治。

刻诊：鼻咽干燥，鼻痒，鼻塞，流鼻血，头痛，头昏，嗅觉障碍，呼气伴有腐烂气味，受凉加重，手足烦热，盗汗，倦怠乏力，口渴不欲饮水，舌质淡红夹瘀紫，苔腻黄白夹杂，脉沉细弱。

［**辨证施治**］辨为阴虚夹寒，瘀夹风痰证；治当滋阴凉血，温阳散寒，活血化瘀，息风化痰。

［**处方**］给予百合地黄汤、麻黄汤、桂枝茯苓丸、附子半夏汤与藜芦人参汤合方：百合15 g，生地黄50 g，麻黄10 g，桂枝15 g，杏仁15 g，白芍15 g，桃仁15 g，牡丹皮15 g，茯苓15 g，制附子10 g，生半夏12 g，红参10 g，藜芦1.5 g，大枣12枚，生姜10 g，炙甘草15 g。6剂，以水1 000~1 200 mL，浸泡30 min，大火烧开，小火煎煮50 min，去滓取药液，每日分早、中、晚3次服。

二诊：头痛减轻，仍鼻咽干燥，以前方变百合为24 g，6剂。

三诊：鼻咽干燥减轻，仍流鼻血，以前方变生地黄为60 g，6剂。

四诊：头痛基本消除，仍鼻痒，以前方变藜芦为3 g，6剂。

五诊：未再出现流鼻血，仍有鼻塞，以前方变麻黄为15 g，6剂。

六诊：鼻塞较前又有减轻，仍盗汗，以前方变白芍为30 g，6剂。

七诊：盗汗基本消除，以前方治疗70余剂，诸症悉除。

随访1年，一切尚好。

【**用方体会**】根据鼻塞、手足烦热、盗汗辨为阴虚；再根据鼻塞，受凉加重辨为寒；因舌质淡夹瘀紫辨为瘀；又因倦怠乏力辨为气虚；复因鼻塞、鼻痒、苔腻辨为风痰，以此辨为阴虚夹寒，瘀夹风痰证。方以百合地黄汤清热凉血益阴；以麻黄汤温宣鼻窍；以桂枝茯苓丸活血化瘀；以附子半夏汤温阳化瘀，燥湿化痰；以藜芦人参汤益气息风化痰。方药相互为用，以取其效。

【**特别提示**】处方中藜芦与红参相互为用，旨在倍增益气息风化痰之功；藜芦与白芍相互为用，旨在倍增补血通泄、息风化痰之功；制附子与生半夏相互为用，旨在倍增温阳化瘀化痰之功。

十八、喉癌术后复发伴淋巴结转移

詹某，女，62岁，郑州人，1年前经检查诊断为喉癌，术后7个月复发伴淋巴结转移，服用中西药未能有效控制症状，近由病友介绍前来诊治。

刻诊：声音嘶哑，咽痒，如有异物堵塞，呼吸不利，吞咽不畅，咳嗽，痰中带血，颈部淋巴结肿大坚硬，手足不温，怕冷，倦怠乏力，口苦，口腻，舌质淡红夹瘀紫，苔腻黄白夹杂，脉沉细弱。

［**辨证施治**］辨为寒热夹瘀，虚夹风痰证；治当清热散寒，活血化瘀，益气和中，息风化痰。

［**处方**］给予泽漆汤、麻杏石甘汤、附子白及汤、附子贝母汤、甘草海藻汤与藜芦人参汤合方：泽漆50 g，生半夏12 g，紫参15 g，白前15 g，黄芩10 g，红参10 g，桂枝10 g，麻黄12 g，杏仁10 g，石膏24 g，制附子10 g，海藻24 g，白及3 g，浙贝母10 g，藜芦1.5 g，生姜15 g，大枣12枚，炙甘草10 g。6剂，以水1 000~1 200 mL，浸泡30 min，大火烧开，小火煎煮50 min，去滓取药液，每日分早、中、晚3次服。

二诊：咳嗽减轻，仍咽痒，以前方变藜芦为3 g，6剂。

三诊：咳嗽较前又有减轻，仍痰中带血，以前方变白及为5 g，6剂。

四诊：咳嗽基本消除，仍颈部淋巴结肿大坚硬，以前方变海藻为30 g，6剂。

五诊：手足不温好转，仍呼吸不利，以前方变麻黄、桂枝为各15 g，6剂。

六诊：呼吸不畅较前好转，仍咽中如有异物，以前方变生半夏为15 g，6剂。

七诊：咽中如有异物略有好转，仍口苦、口腻，以前方变黄芩为24 g，6剂。

八诊：诸症基本趋于缓解，以前方治疗150余剂，诸症基本消除，经复查与前次检查相比癌变缩小。

余诊：之后，又以前方治疗150余剂，经复查与前次检查相比癌变又有缩小。随访2年，一切尚好。

【用方体会】根据声音嘶哑、手足不温辨为寒；再根据吞咽不畅、口苦、口腻辨为热；因呼吸不利、舌质淡红夹瘀紫辨为瘀；又因倦怠乏力辨为气虚；复因咽痒、苔腻辨为风痰，以此辨为寒热夹瘀，虚夹风痰证。方以泽漆汤清热温通，益气降逆；以麻杏石甘汤清宣郁热；以附子贝母汤温阳清热化痰；以附子白及汤温阳化瘀，止血生新；以甘草海藻汤益气软坚散结；以藜芦人参汤益气息风化痰。方药相互为用，以取其效。

【特别提示】处方中藜芦与红参相互为用，旨在倍增益气息风化痰之功；藜芦与紫参相互为用，旨在倍增清热通利化痰之功；制附子与生半夏相互为用，旨在倍增温阳化瘀化痰之功；制附子与白及相互为用，旨在倍增温阳化瘀生新之功；制附子与浙贝母相互为用，旨在倍增温阳化瘀、通利化痰之功；炙甘草与海藻相互为用，旨在倍增益气软坚散结之功。

十九、喉白斑病

马某，男，59岁，郑州人，2年前经检查诊断为喉白斑病，术后9个月复发，服用中西药未能有效控制症状，近由病友介绍前来诊治。

刻诊：声音嘶哑，咽喉不利，咽痒，咽中如有痰阻，咯痰不爽，咳嗽，手足烦热，盗汗，大便干结，自汗，倦怠乏力，口渴不欲饮水，舌质暗淡夹瘀紫，苔白厚腻夹黄，脉沉弱。

［**辨证施治**］辨为阴虚寒痰，瘀夹风痰证；治当滋阴清热，温化寒痰，活血化瘀，益气和中，息风化痰。

［**处方**］给予麦门冬汤、半夏厚朴汤、桔梗汤、附子白及汤、附子贝母汤、甘草海藻汤与藜芦人参汤合方：麦冬170 g，生半夏24 g，红参10 g，粳米15 g，厚朴10 g，茯苓12 g，紫苏叶6 g，桔梗10 g，制附子10 g，白及3 g，浙贝母10 g，海藻24 g，藜芦1.3 g，生姜15 g，大枣12枚，生甘草20 g。6剂，以水1 000~1 200 mL，浸泡30 min，大火烧开，小火煎煮50 min，去滓取药液，每日分早、中、晚3次服。

二诊：大便基本正常，盗汗止，仍咽喉不利，以前方变桔梗为24 g，6剂。

三诊：咽喉不利略有好转，未再盗汗，大便溏泄，以前方变麦冬为150 g，6剂。

四诊：大便基本正常，仍有咽喉不利，以前方变浙贝母为12 g，6剂。

五诊：自汗基本消除，仍声音嘶哑，以前方变桔梗为30 g，浙贝母为15 g，6剂。

六诊：声音嘶哑较前减轻，仍咽痒，以前方变藜芦为3 g，紫苏叶为10 g，6剂。

七诊：声音嘶哑较前又有减轻，仍咯痰不爽，以前方变茯苓为24 g，6剂。

八诊：诸症基本趋于缓解，以前方治疗120余剂，经复查与前次检查相比白斑缩小。

余诊：之后，又以前方治疗120余剂，白斑消除。随访1年，一切尚好。

【用方体会】根据声音嘶哑、手足烦热、盗汗辨为阴虚；再根据吞咽不利、苔白厚腻辨为寒痰；因舌质暗淡夹瘀紫辨为瘀；又因倦怠乏力辨为气虚；复因咽痒、咯痰不爽辨为风痰，以此辨为阴虚寒痰，瘀夹风痰证。方以麦门冬汤益气滋阴，利咽降逆；以半夏厚朴汤温化寒痰，行气降逆；以桔梗汤宣利咽喉；以附子白及汤温阳化瘀生新；以附子贝母汤益气利咽化痰；以甘草海藻汤益气软坚散结；以藜芦人参汤益气息风化痰。方药相互为用，以取其效。

【特别提示】处方中藜芦与红参相互为用，旨在倍增益气息风化痰之功；制附子与生半夏相互为用，旨在倍增温阳化瘀化痰之功；制附子与白及相互为用，旨在倍增温阳化瘀生新之功；制附子与浙贝母相互为用，旨在倍增温阳化瘀、通利化痰之功；生甘草与海藻相互为用，旨在倍增益气软坚散结之功。

二十、扁桃体肥大

许某，男，12岁，郑州人，有3年扁桃体肥大病史，服用中西药未能有效控制症状，近由病友介绍前来诊治。

刻诊：说话时夹鼻音，咽喉不利，咳嗽，咯吐白痰，睡眠打鼾，咳嗽，眼痒，耳闷，手足不温，倦怠乏力，口苦，口腻，舌质淡，苔腻黄白夹杂，脉沉弱。

［**辨证施治**］辨为寒痰夹热，虚夹风痰证；治当温化寒痰，清热燥湿，活血化瘀，息风化痰。

［**处方**］给予赤丸、半夏厚朴汤、半夏泻心汤、桔梗汤、乌头贝母汤与藜芦人参汤合方：制川乌10 g，生半夏24 g，茯苓12 g，细辛3 g，厚朴10 g，紫苏叶6 g，黄连3 g，黄芩10 g，红参10 g，干姜10 g，桔梗10 g，浙贝母10 g，藜芦1.3 g，生姜15 g，大枣12枚，生甘草20 g。6剂，以水1 000~1 200 mL，浸泡30 min，大火烧开，小火煎煮50 min，去滓取药液，每日分早、中、晚3次服。

二诊：手足不温明显好转，仍口苦、口腻，以前方变黄连为10 g，6剂。

三诊：口苦、口腻明显好转，手足温和，仍咽喉不利，以前方变桔梗为24 g，6剂。

四诊：咽喉不利略有好转，仍眼痒，以前方变藜芦为3 g，6剂。

五诊：说话时夹鼻音好转，仍咯吐白痰，以前方变细辛为6 g，6剂。

六诊：咯吐白痰明显减少，仍睡眠打鼾，以前方变浙贝母为12 g，6剂。

七诊：口苦、口腻基本消除，仍有咽喉不利，以前方变桔梗为30 g，6剂。

八诊：诸症较前趋于好转，以前方治疗60余剂，经复查扁桃体肥大较前缩小。

余诊：又以前方治疗50余剂，扁桃体肥大基本消除。随访1年，一切尚好。

【用方体会】根据咽喉不利、咯吐白痰辨为寒痰；再根据吞咽不利、口苦、口腻辨为湿热；因眼痒、苔腻辨为风痰；又因倦怠乏力辨为虚；复因苔黄白夹杂辨为寒热夹杂，以此辨为寒痰夹热，虚夹风痰证。方以赤丸温化寒痰；以半夏厚朴汤温化寒痰，行气降逆；以半夏泻心汤清热燥湿，益气温通；以桔梗汤宣利咽喉；以乌头贝母汤益气利咽化痰；以藜芦人参汤益气息风化痰。方药相互为用，以取其效。

【特别提示】处方中藜芦与红参相互为用，旨在倍增益气息风化痰之功；藜芦与细辛相互为用，旨在倍增温宣息风化痰之功；制川乌与生半夏相互为用，旨在倍增温通化瘀化痰之功；制川乌与浙贝母相互为用，旨在倍增温通化瘀、通利化痰之功。

第十三节　经方合方“十八反”配伍辨治皮肤科病变

一、红皮病型银屑病

刘某，男，23岁，有5年红皮病型银屑病病史，服用中西药及涂抹外用药等均未能有效控制症状，近由病友介绍前来诊治。

刻诊：全身皮肤潮红，四肢、躯干、头皮、面部均有弥漫的大片皮肤红色斑片且伴有鳞屑，皮肤干燥瘙痒，身体烦热，头昏沉，大便干结，倦怠乏力，口腻不渴，舌质淡，苔黄腻夹白，脉沉弱。

［**辨证施治**］辨为血热夹瘀，虚寒风痰证；治当清热凉血，益气散寒，息风化痰。

［**处方**］给予百合地黄汤、半夏泻心汤、黄连粉方、大青龙汤、附子白及汤与藜芦甘草汤合方：百合15 g，生地黄50 g，生半夏12 g，黄连24 g，黄芩10 g，红参10 g，干姜10 g，麻黄20 g，桂枝6 g，杏仁10 g，石膏50 g，制附子6 g，白及6 g，藜芦1.5 g，生姜12 g，大枣12枚，炙甘草10 g。6剂，以水1 000~1 200 mL，浸泡30 min，大火烧开，小火煎煮50 min，去滓取药液，每日分早、中、晚3 次服。

二诊：身体烦热减轻，仍有苔黄腻，以前方变黄芩为30 g，6剂。

三诊：苔黄腻明显减轻，仍皮肤瘙痒，以前方变藜芦为3 g，6剂。

四诊：倦怠乏力好转，仍大便干结，以前方变生地黄为60 g，6剂。

五诊：诸症较前趋于好转，以前方治疗100余剂，诸症状表现基本消除。

余诊：又以前方治疗80余剂，诸症状消除。随访1年，一切尚好。

【用方体会】根据身体烦热、皮肤红色斑片辨为血热夹瘀；再根据苔黄腻夹白、口腻不渴辨为湿热夹寒；因瘙痒、头昏沉辨为风夹痰；又因倦怠乏力辨为虚，以此辨为血热夹瘀，虚寒风痰证。方以百合地黄汤清热凉血；以半夏泻心汤清热燥湿，益气温通；以黄连粉方清热燥湿；以大青龙汤温通宣散泻热；以附子白及汤温阳化瘀生新；以藜芦甘草汤益气息风化痰。方药相互为用，以取其效。

【特别提示】处方中藜芦与红参相互为用，旨在倍增益气息风化痰之功；制附子与生半夏相互为用，旨在倍增温阳化瘀化痰之功；制附子与白及相互为用，旨在倍增温阳化瘀生新之功。

二、关节病型银屑病

许某，男，61岁，有多年关节病型银屑病病史，服用中西药及涂抹外用药等方法均未能有效控制症状，近由病友介绍前来诊治。

刻诊：皮肤红色斑块，覆盖银白色鳞屑，鳞屑剥去可有点状出血并流黄水，皮肤瘙痒，受凉加重，指甲凹陷，甲板增厚混浊，肘、膝、指、趾及骶髂等关节肿胀疼痛，活动受限，身体怕冷，大便溏泄，倦怠乏力，口苦口腻，舌质淡红夹紫，苔腻黄白夹杂，脉沉弱涩。

[辨证施治]辨为寒夹湿热，虚瘀风痰证；治当温通清热，益气化瘀，息风化痰。

[处方]给予乌头汤、半夏泻心汤、黄连粉方、麻杏石甘汤、乌头白及汤与藜芦甘草汤合方：制川乌10 g，麻黄12 g，白芍10 g，黄芪10 g，生半夏12 g，黄连24 g，黄芩10 g，红参10 g，干姜10 g，杏仁10 g，石膏24 g，白及6 g，藜芦1.5 g，生姜12 g，大枣12枚，生甘草

10 g。6剂，以水1 000~1 200 mL，浸泡30 min，大火烧开，小火煎煮50 min，去滓取药液，每日分早、中、晚3次服。

二诊：口苦口腻减轻，仍关节疼痛，以前方变制川乌为12 g，6剂。

三诊：大便基本正常，仍倦怠乏力、关节疼痛，以前方变制川乌为15 g、变红参为12 g，6剂。

四诊：倦怠乏力好转，仍皮肤瘙痒，以前方变藜芦为2.5 g，6剂。

五诊：诸症较前明显好转，以前方治疗120余剂，诸症状表现基本消除。

余诊：又以前方治疗80余剂，诸症状消除。随访1年，一切尚好。

【用方体会】根据皮肤红色斑块、口苦口腻辨为湿热；再根据身体怕冷、覆盖银白色鳞屑辨为寒；因瘙痒、苔腻黄白夹杂辨为风夹痰；又因倦怠乏力辨为虚；更因舌质淡红夹紫辨为寒热夹瘀，以此辨为寒夹湿热，虚瘀风痰证。方以乌头汤温通散寒，补益气血；以半夏泻心汤清热燥湿，益气温通；以黄连粉方清热燥湿；以麻杏石甘汤宣通清热；以乌头白及汤温通化瘀；以藜芦甘草汤益气息风化痰。方药相互为用，以取其效。

【特别提示】处方中藜芦与红参相互为用，旨在倍增益气息风化痰之功；藜芦与白芍相互为用，旨在倍增补血通泄、息风化痰之功；制川乌与生半夏相互为用，旨在倍增温通化瘀化痰之功；制川乌与白及相互为用，旨在倍增温通化瘀生新之功。

三、寻常型银屑病

郑某，女，67岁，有20余年寻常型银屑病病史，服用中西药及涂抹外用药等方法均未能有效控制症状，近由病友介绍前来诊治。

刻诊：头皮、四肢、腰背部皮肤片状棕红色丘疹斑块，界线清楚，周围红晕，表面覆盖多层干燥的银白色鳞屑，瘙痒，皮肤被刮破先有点状出血，然后流黄水，痰阻咽喉，身体怕冷怕热，大便不畅，倦怠乏力，口苦口腻，舌质红夹瘀，苔腻黄白夹杂，脉沉弱。

［辨证施治］辨为湿热夹瘀，虚寒风痰证；治当温通散寒，清热燥

湿，益气化瘀，息风化痰。

[**处方**] 给予半夏泻心汤、黄连粉方、麻杏石甘汤、附子白及汤、苦参汤、矾石汤、狼牙汤与藜芦芍药汤合方：生半夏12 g，黄连24 g，黄芩10 g，红参10 g，干姜10 g，麻黄12 g，杏仁10 g，石膏24 g，苦参20 g，白矾6 g，狼牙24 g，制附子6 g，白及10 g，赤芍30 g，藜芦1.5 g，生姜15 g，大枣12枚，炙甘草10 g。6剂，以水1 000~1 200 mL，浸泡30 min，大火烧开，小火煎煮50 min，去滓取药液，每日分早、中、晚3次服。

二诊：身体怕冷怕热减轻，仍瘙痒，以前方变藜芦为3 g，6剂。

三诊：瘙痒较前减轻，仍有银白色鳞屑，以前方变制附子为10 g、变藜芦为4 g，6剂。

四诊：痰阻咽喉减轻，仍口苦口腻，以前方变黄芩为30 g，6剂。

五诊：诸症较前明显好转，以前方治疗100余剂，诸症状表现基本消除。

余诊：又以前方治疗60余剂，诸症状消除。随访1年，一切尚好。

【**用方体会**】根据头皮、四肢、腰背部皮肤片状棕红色丘疹斑块，流黄水辨为湿热；再根据皮肤表面覆盖多层干燥的银白色鳞屑辨为寒；因瘙痒、痰阻咽喉，口苦口腻辨为风痰；又因倦怠乏力辨为虚；更因舌质红夹瘀辨为热夹瘀，以此辨为湿热夹寒，虚寒风痰证。方以半夏泻心汤清热燥湿，益气温通；以黄连粉方、苦参汤、狼牙汤、矾石汤清热燥湿；以麻杏石甘汤宣通清热；以附子白及汤温通化瘀；以藜芦芍药汤息风化痰，益气化瘀。方药相互为用，以取其效。

【**特别提示**】处方中藜芦与红参相互为用，旨在倍增益气息风化痰之功；藜芦与赤芍相互为用，旨在倍增凉血通泄化痰之功；藜芦与苦参相互为用，旨在倍增清热燥湿、息风化痰之功；制附子与生半夏相互为用，旨在倍增温阳化瘀化痰之功；制附子与白及相互为用，旨在倍增温阳化瘀生新之功。

四、糖尿病型银屑病

李某，男，54岁，在10年前经检查确诊为糖尿病，又于6年前因血糖持续在26 mmol/L以上后即出现银屑病，之后服用中西药及皮下注射胰岛素，其血糖虽降至9 mmol/L左右，但银屑病仍未能达到有效控制，近由病友介绍前来诊治。

刻诊：四肢、前胸、腰背部红斑、丘疹、斑块、鳞屑，瘙痒，皮肤表面覆盖银白色鳞屑，手足不温，心胸烦热，大便干结，倦怠乏力，口渴不欲饮水，舌质淡红，苔腻黄白夹杂，脉沉弱。

［**辨证施治**］辨为热结夹寒，虚夹风痰证；治当清泻热结，温补散寒，息风化痰。

［**处方**］给予半夏泻心汤、黄连粉方、栝楼瞿麦丸、麻杏石甘汤、大黄甘草汤与藜芦甘草汤合方：生半夏12 g，黄连24 g，黄芩10 g，红参10 g，干姜10 g，天花粉6 g，茯苓10 g，山药10 g，制附子5 g，瞿麦3 g，麻黄12 g，杏仁10 g，石膏24 g，大黄12 g，藜芦1.5 g，生姜12 g，大枣1枚，生甘草10 g。6剂，以水1 000~1 200 mL，浸泡30 min，大火烧开，小火煎煮50 min，去滓取药液，每日分早、中、晚3 次服。

二诊：大便通畅，仍心胸烦热，以前方变黄芩为30 g、变天花粉为30 g，6剂。

三诊：血糖7.5 mmol/L，心胸烦热较前减轻，仍手足不温，以前方变制附子为10 g，6剂。

四诊：红斑、丘疹较前减轻，仍瘙痒，以前方变藜芦为3 g，6剂。

五诊：银屑病较前明显好转，以前方治疗120余剂，血糖6.2 mmol/L，银屑病痊愈。

余诊：继续巩固治疗糖尿病。随访1年，一切尚好。

【**用方体会**】根据红斑、丘疹、大便干结辨为热结；再根据手足不温、皮肤表面覆盖银白色鳞屑辨为寒；因瘙痒、苔腻黄白夹杂辨为风夹痰；又因倦怠乏力辨为虚；更因口渴不欲饮水辨为寒热夹杂，以此辨为热结夹寒，虚夹风痰证。方以半夏泻心汤清热燥湿，益气温通；以黄连粉方清热燥湿；以栝楼瞿麦丸温通化阴，益气利湿；以麻杏石甘汤宣通清热；以大黄甘草汤泻热益气；以藜芦甘草汤益气息风化痰。方药相互为用，以取其效。

【**特别提示**】处方中藜芦与红参相互为用，旨在倍增益气息风化痰

之功；制附子与生半夏相互为用，旨在倍增温阳化瘀化痰之功；制附子与天花粉相互为用，旨在倍增温阳化瘀、清热益阴之功。

五、婴儿干燥型湿疹

蒋某，男，7个月，（其母代诉）出生2个月即出现干燥型湿疹，经多家医院及门诊中西药和外用药治疗，均未能有效控制症状表现，近由病友介绍前来诊治。

刻诊：头皮、眉间等部位潮红、脱屑、丘疹、肥厚、皲裂、血痂，因阵发性瘙痒引起婴儿哭闹及睡眠不宁，精神不振，手足冰凉，皮肤干燥，大便干结，口唇发紫，舌质淡红，苔白腻夹黄，脉沉弱。

［**辨证施治**］辨为血热夹瘀，虚寒风痰证；治当凉血化瘀，益气散寒，息风化痰。

［**处方**］给予百合地黄汤、半夏泻心汤、麻杏石甘汤、附子天花粉汤与藜芦芍药汤合方：百合15 g，生地黄50 g，生半夏12 g，黄连3 g，黄芩10 g，红参10 g，干姜10 g，麻黄12 g，杏仁10 g，石膏24 g，制附子5 g，天花粉6 g，赤芍24 g，藜芦1.5 g，生姜15 g，大枣12枚，炙甘草10 g。6剂，以水1 000~1 200 mL，浸泡30 min，大火烧开，小火煎煮50 min，去滓取药上浮液120 mL，每日分3 次服，剩余药液分2次外洗。

二诊：瘙痒减轻，仍大便干结，以前方变生地黄为60 g，6剂。

三诊：大便正常，仍手足冰凉，以前方变制附子为9 g，6剂。

四诊：潮红、脱屑、丘疹较前明显减轻，仍口唇发紫，以前方变制附子为10 g，6剂。

五诊：诸症状较前明显减轻，以前方治疗40余剂，诸症状基本消除。

余诊：又以前方巩固治疗30余剂。随访1年，一切尚好。

【**用方体会**】根据皮肤潮红、脱屑、丘疹、干燥辨为血热；再根据口唇发紫辨为瘀；因精神不振辨为虚；又因手足冰凉辨为寒；更因瘙痒、苔腻辨为风痰，以此辨为血热夹瘀，虚寒风痰证。方以百合地黄汤清热凉血；以半夏泻心汤清热燥湿，益气温通；以麻杏石甘汤宣通清热；以附子天花粉汤温通化瘀，益阴化痰；以藜芦芍药汤益气化瘀，息风化痰。方药相互为用，以取其效。

【特别提示】处方中藜芦与红参相互为用，旨在倍增益气息风化痰之功；藜芦与赤芍相互为用，旨在倍增凉血通泄化痰之功；制附子与生半夏相互为用，旨在倍增温阳化瘀化痰之功；制附子与天花粉相互为用，旨在倍增温阳化瘀、清热益阴之功。

六、女子外阴慢性湿疹

夏某，女，41岁，有10余年外阴慢性湿疹病史，经中西药及外用药等治疗均未能有效控制症状表现，近由病友介绍前来诊治。

刻诊：大阴唇及腹股沟处皮肤粗糙，丘疹呈苔藓样硬化，皲裂，脱屑，色素沉着，瘙痒，阴部潮湿、冰冷，手足烦热，倦怠乏力，舌质淡红夹瘀紫，口淡不渴，苔白腻夹黄，脉沉弱涩。

［**辨证施治**］辨为寒热夹瘀，风痰夹虚证；治当清热燥湿，温通散寒，益气化瘀，息风化痰。

［**处方**］给予半夏泻心汤、薏苡附子败酱散、黄连粉方、苦参汤、矾石汤、狼牙汤、蛇床子散、附子白及汤与藜芦甘草汤合方：生半夏12 g，黄连24 g，黄芩10 g，红参10 g，干姜10 g，薏苡仁30 g，制附子6 g，败酱草30 g，白及6 g，苦参20 g，狼牙24 g，蛇床子24 g，藜芦1.5 g，生姜12 g，大枣12枚，炙甘草10 g。6剂，以水1 000~1 200 mL，浸泡30 min，大火烧开，小火煎煮50 min，去滓取药液，每日分早、中、晚3次服。

二诊：阴部脱屑减少，仍瘙痒，以前方变藜芦为3 g、变蛇床子为30 g，6剂。

三诊：手足烦热基本消除，仍阴部潮湿、冰冷，以前方变制附子为10 g、变干姜为12 g，6剂。

四诊：阴部皮肤粗糙好转，仍倦怠乏力，以前方变红参为12 g，6剂。

五诊：诸症状较前又有减轻，以前方治疗100余剂，诸症状基本消除，又以前方巩固治疗30余剂。

随访1年，一切尚好。

【用方体会】根据阴部潮湿、冰冷辨为寒湿；再根据阴部皲裂、手足烦热辨为热；因倦怠乏力辨为虚；又因皮肤粗糙、舌质瘀紫辨为瘀；更因瘙痒、苔腻辨为风夹痰，以此辨为寒热夹瘀，风痰夹虚证。方以半夏泻心汤清热燥湿，益气温通；以薏苡附子败酱散温化寒湿清热；以黄连粉方、苦参汤、狼牙汤、矾石汤清热燥湿；以蛇床子散温化寒湿；以附子白及汤温通化瘀生新；以藜芦甘草汤益气息风化痰。方药相互为用，以取其效。

【特别提示】 处方中藜芦与红参相互为用，旨在倍增益气息风化痰之功；藜芦与苦参相互为用，旨在倍增清热燥湿、息风化痰之功；制附子与生半夏相互为用，旨在倍增温阳化瘀化痰之功；制附子与白及相互为用，旨在倍增温阳化瘀生新之功。

七、慢性血管性荨麻疹

杨某，女，42岁，有多年慢性血管性荨麻疹病史，服用中西药及涂抹外用药等均未能有效控制症状表现，近由病友介绍前来诊治。

刻诊： 身体时有发热，四肢皮肤风团疹因受凉加重，水疱，皮肤色素斑、脱屑、瘙痒，关节疼痛肿胀，时有腹痛，手足不温，倦怠乏力，口苦口腻，舌质淡红夹瘀紫，苔白腻夹黄，脉沉弱涩。

[辨证施治] 辨为寒瘀夹热，虚夹风痰证；治当温通化瘀，益气清热，息风化痰。

[处方] 给予麻黄汤、桂枝汤、乌头汤、半夏泻心汤、麻杏石甘汤、苦参汤与藜芦甘草汤合方：麻黄12 g，桂枝10 g，杏仁10 g，制川乌10 g，白芍10 g，黄芪10 g，生半夏12 g，黄连3 g，黄芩10 g，红参10 g，干姜10 g，苦参12 g，石膏24 g，藜芦1.5 g，生姜12 g，大枣12枚，生甘草10 g。6剂，以水1 000~1 200 mL，浸泡30 min，大火烧开，小火煎煮50 min，去滓取药液，每日分早、中、晚3次服。

二诊： 手足不温好转，仍有口苦口腻，以前方变黄连为10 g、变黄芩为24 g，6剂。

三诊： 口苦口腻基本消除，仍瘙痒，以前方变藜芦为3 g、变白芍为30 g，6剂。

四诊：水疱基本消除，仍关节疼痛，以前方变制川乌为15 g，6剂。

五诊：诸症状基本消除，为了预防复发，以前方巩固治疗50余剂。

随访1年，一切尚好。

【用方体会】根据风团疹受凉加重、皮肤色素斑辨为寒瘀；再根据口苦口腻辨为湿热；因倦怠乏力辨为虚；又因瘙痒、苔腻辨为风夹痰，以此辨为寒瘀夹热，虚夹风痰证。方以麻黄汤宣发肌肤营卫；以桂枝汤调补营卫；以半夏泻心汤清热燥湿，益气温通；以乌头汤补益气血，温通散寒；以麻杏石甘汤温宣清透营卫；以苦参汤清热燥湿；以藜芦甘草汤益气息风化痰。方药相互为用，以取其效。

【特别提示】处方中藜芦与红参相互为用，旨在倍增益气息风化痰之功；藜芦与苦参相互为用，旨在倍增清热燥湿、息风化痰之功；藜芦与白芍相互为用，旨在倍增补血通泄、息风化痰之功；制川乌与生半夏相互为用，旨在倍增温通化瘀化痰之功。

八、自身免疫性荨麻疹

邱某，女，36岁，在4年前经检查诊断为自身免疫性荨麻疹，服用中西药及涂抹外用药等均未能有效控制症状表现，近由病友介绍前来诊治。

刻诊：胸背、四肢皮肤瘙痒性风团，头部怕冷，手足烦热，情绪低落，心烦急躁，胸闷气短，恶心，不思饮食，四肢关节疼痛，倦怠乏力，口淡不渴，舌质淡红夹瘀紫，苔腻黄白夹杂，脉沉弱涩。

［辨证施治］辨为寒热夹瘀，虚郁风痰证；治当温通清热，益气化瘀，行气散结，息风化痰。

［处方］给予小柴胡汤、四逆汤、桂枝加附子汤、麻杏石甘汤、苦参汤与藜芦甘草汤合方：柴胡24 g，生半夏12 g，黄芩10 g，红参10 g，生附子5 g，干姜5 g，麻黄12 g，桂枝10 g，杏仁15 g，白芍10 g，石膏24 g，苦参12 g，制附子5 g，藜芦1.5 g，生姜12 g，大枣12枚，炙甘草10 g。6剂，以水1 000~1 200 mL，浸泡30 min，大火烧开，小火煎煮50 min，去滓取药液，每日分早、中、晚3次服。

二诊： 胸闷减轻，仍手足烦热，以前方变石膏为50 g、变黄芩为30 g，6剂。

三诊： 手足烦热减轻，仍四肢关节疼痛，以前方变制附子为10 g、变白芍为30 g，6剂。

四诊： 倦怠乏力基本消除，仍瘙痒，以前方变藜芦为3 g，6剂。

五诊： 诸症状明显减轻，以前方巩固治疗60余剂，诸症状基本消除。

余诊： 又以前方治疗30余剂，诸症状表现完全消除。随访1年，一切尚好。

【用方体会】 根据瘙痒性风团、头部怕冷辨为寒；再根据手足烦热辨为热；因舌质淡红夹瘀紫辨为寒热夹瘀；又因情绪低落、心烦急躁辨为郁；复因瘙痒、苔腻辨为风痰；更因倦怠乏力辨为虚，以此辨为寒热夹瘀，虚郁风痰证。方以小柴胡汤清热行气，益气温通；以四逆汤益气温阳化瘀；以桂枝加附子汤温补营卫；以麻杏石甘汤温宣清透营卫；以苦参汤清热燥湿；以藜芦甘草汤益气息风化痰。方药相互为用，以取其效。

【特别提示】 处方中藜芦与红参相互为用，旨在倍增益气息风化痰之功；藜芦与苦参相互为用，旨在倍增清热燥湿、息风化痰之功；藜芦与白芍相互为用，旨在倍增补血通泄、息风化痰之功；生附子与生半夏相互为用，旨在倍增温阳消癥化痰之功；制附子与生半夏相互为用，旨在倍增温阳化瘀化痰之功。

九、化脓性汗腺炎

许某，女，23岁，有2年化脓性汗腺炎病史，服用中西药及涂抹外用药等均未能有效控制症状表现，近由病友介绍前来诊治。

刻诊： 肛门周围、阴唇、骶尾部、臀部、腰部、股部多处有大小不等的红肿刺痛，脓疱溃烂、排出恶臭糊状脓性分泌物，周身酸困发热，手足烦热，大便干结，倦怠乏力，口淡不渴，舌质淡红夹瘀紫，苔白腻夹黄，脉沉弱。

［辨证施治］ 辨为湿热夹瘀，虚寒夹痰证；治当清热燥湿，益气化瘀，温通散寒，软坚化痰。

［**处方**］给予黄连粉方、苦参汤、栀子柏皮汤、半夏泻心汤、赤丸、下瘀血汤与甘草海藻汤合方：黄连24 g，苦参20 g，栀子30 g，黄柏6 g，生半夏12 g，黄芩10 g，红参10 g，干姜10 g，制川乌6 g，细辛3 g，茯苓12 g，大黄6 g，桃仁5 g，土鳖虫10 g，海藻24 g，生姜12 g，大枣12枚，炙甘草10 g。6剂，以水1 000~1 200 mL，浸泡30 min，大火烧开，小火煎煮50 min，去滓取药液，每日分早、中、晚3次服。

二诊：手足烦热减轻，仍大便干结，以前方变大黄为10 g，6剂。

三诊：红肿刺痛较前减轻，仍发热，以前方变黄芩、黄柏为各30 g，6剂。

四诊：红肿刺痛较前又有减轻，仍周身酸困，以前方变茯苓为24 g，6剂。

五诊：诸症状明显减轻，以前方巩固治疗80余剂，诸症状消除。

随访1年，一切尚好。

【**用方体会**】根据多处红肿刺痛，脓疱溃烂、排出恶臭糊状脓性分泌物辨为湿热夹瘀；再根据口淡不渴辨为寒；因倦怠乏力辨为虚；又因苔腻辨为痰，以此辨为湿热夹瘀，虚寒夹痰证。方以黄连粉方、苦参汤、栀子柏皮汤清热燥湿解毒；以半夏泻心汤清热燥湿，益气温通；以赤丸温化痰浊，渗利化瘀；以下瘀血汤泻热化瘀；以甘草海藻汤益气软坚散结。方药相互为用，以取其效。

【**特别提示**】处方中制川乌与生半夏相互为用，旨在倍增温通化瘀化痰之功；炙甘草与海藻相互为用，旨在倍增益气软坚散结之功。

十、酒渣鼻

马某，男，27岁，有7年酒渣鼻病史，服用中西药及涂抹外用药等均未能有效控制症状表现，近由病友介绍前来诊治。

刻诊：鼻尖、鼻翼潮红、丘疹、红斑、脓疱、干燥、灼热、瘙痒、时有刺痛，大便干结，手足不温，怕冷，倦怠乏力，口苦口腻，舌质淡红，苔黄腻夹白，脉沉弱。

［**辨证施治**］辨为血热湿瘀，虚寒风痰证；治当清热凉血，燥湿化

瘀，益气散寒，息风化痰。

[**处方**] 给予百合地黄汤、黄连粉方、苦参汤、半夏泻心汤、麻杏石甘汤、下瘀血汤与藜芦甘草汤合方：百合15 g，生地黄50 g，黄连24 g，苦参20 g，生半夏12 g，黄芩10 g，红参10 g，干姜10 g，麻黄12 g，杏仁10 g，石膏24 g，大黄6 g，桃仁5 g，土元10 g，藜芦1.5 g，生姜12 g，大枣12枚，炙甘草10 g。6剂，以水1 000~1 200 mL，浸泡30 min，大火烧开，小火煎煮50 min，去滓取药液，每日分早、中、晚3次服。

二诊： 鼻尖、鼻翼潮红减轻，仍有脓疱，以前方变黄芩为30 g、变石膏为50 g，6剂。

三诊： 干燥、灼热减轻，仍瘙痒，以前方变藜芦为3 g，6剂。

四诊： 大便通畅，红斑较前明显减轻，仍有丘疹，以前方变麻黄为15 g、变石膏为60 g，6剂。

五诊： 诸症状较前明显减轻，以前方巩固治疗100余剂，诸症状基本消除。

余诊： 继以前方治疗40余剂，诸症状消除。随访1年，一切尚好。

【用方体会】 根据鼻尖、鼻翼潮红、丘疹、红斑辨为血热夹瘀；再根据脓疱、灼热辨为湿热；因红斑、刺痛辨为瘀；又因倦怠乏力辨为虚；复因瘙痒、苔腻辨为风痰；更因手足不温辨为寒，以此辨为血热湿瘀，虚寒风痰证。方以百合地黄汤清热凉血；以黄连粉方、苦参汤清热燥湿解毒；以半夏泻心汤清热燥湿，益气温通；以麻杏石甘汤温宣清热；以下瘀血汤泻热化瘀；以藜芦甘草汤益气息风化痰。方药相互为用，以取其效。

【特别提示】 处方中藜芦与红参相互为用，旨在倍增益气息风化痰之功；藜芦与苦参相互为用，旨在倍增清热燥湿、息风化痰之功。

十一、口周皮炎

詹某，女，13岁，有多年口周皮炎病史，服用中西药及涂抹外用药等均未能有效控制症状表现，近由病友介绍前来诊治。

刻诊： 口周干燥红晕、丘疹、脓疱、烧灼、瘙痒，大便溏泄不爽，腹胀，心胸烦热，倦怠乏力，手足不温，怕冷，口腻不渴，舌质淡红夹瘀紫，苔腻黄白夹杂，脉沉弱。

［**辨证施治**］辨为湿热夹寒，虚瘀夹风证；治当清热燥湿，益气散寒，化瘀息风。

［**处方**］给予白虎汤、黄连粉方、半夏泻心汤、麻杏石甘汤、矾石汤、橘皮汤、附子白及汤与藜芦甘草汤合方：石膏50 g，知母20 g，粳米12 g，黄连24 g，生半夏12 g，黄芩10 g，红参10 g，干姜10 g，麻黄12 g，杏仁10 g，白矾6 g，制附子10 g，白及10 g，陈皮12 g，藜芦1.5 g，生姜12 g，大枣12枚，炙甘草10 g。6剂，以水1 000~1 200 mL，浸泡30 min，大火烧开，小火煎煮50 min，去滓取药液，每日分早、中、晚3次服。

二诊：口周干燥红晕减轻，仍有腹胀，以前方变陈皮为30 g，6剂。

三诊：丘疹减轻，仍瘙痒，以前方变藜芦为2.5 g，6剂。

四诊：手足不温基本消除，仍心胸烦热，以前方变黄芩为24 g，6剂。

五诊：诸症状较前又有减轻，以前方巩固治疗80余剂，诸症状消除。

随访1年，一切尚好。

【**用方体会**】根据口周干燥红晕辨为热伤阴津；再根据手足不温辨为寒；因脓疱、灼热辨为湿热；又因舌质淡红夹瘀紫辨为寒热夹瘀；复因瘙痒、苔腻辨为风痰；更因倦怠乏力辨为虚，以此辨为湿热夹寒，虚瘀夹风证。方以白虎汤清热生津；以黄连粉方、矾石汤清热燥湿解毒；以半夏泻心汤清热燥湿，益气温通；以麻杏石甘汤温宣清热；以橘皮汤行气化滞；以附子白及汤温通化瘀；以藜芦甘草汤益气息风化湿。方药相互为用，以取其效。

【**特别提示**】处方中藜芦与红参相互为用，旨在倍增益气息风化痰之功；制附子与生半夏相互为用，旨在倍增温阳化瘀化痰之功；制附子与白及相互为用，旨在倍增温阳化瘀生新之功。

十二、复发性小儿手足口病

李某，女，8岁，近2年来手足口病反复发作，服用中西药及涂抹外用药等均未能有效控制症状表现，近由病友介绍前来诊治。

刻诊：手、足、口、臀多处皮肤皮疹、疱疹、溃疡、疼痛、瘙痒、瘀点瘀斑，发热，倦怠乏力，咳嗽，流鼻涕，咽痛，腹胀，头痛，呕吐，大便干结，出冷汗，手足不温，口唇发紫，口淡不渴，舌质红夹瘀，苔腻黄白夹杂，脉沉弱。

［**辨证施治**］辨为瘀热夹虚，风痰夹寒证；治当清热化瘀，益气散寒，息风化痰。

［**处方**］给予桃核承气汤、黄连粉方、半夏泻心汤、麻杏石甘汤、橘皮汤、四逆汤与藜芦甘草汤合方：桃仁12 g，桂枝6 g，大黄12 g，芒硝6 g，黄连24 g，生半夏12 g，黄芩10 g，红参10 g，干姜10 g，麻黄12 g，杏仁10 g，生附子5 g，陈皮12 g，藜芦1.5 g，生姜12 g，大枣12枚，炙甘草10 g。6剂，除生附子外，其余药以水1 000～1 200 mL浸泡30 min，大火烧开，小火煎煮40 min左右，把火关上，将生附子加入药中，浸泡5 min左右，再把火打开，大火烧开后再以小火煎药10 min，去滓取药液，每日分早、中、晚3次服。

二诊：大便通畅，仍有瘀点瘀斑，以前方变桃仁为15 g、变生附子为5.5 g，6剂。

三诊：瘀点瘀斑减少，仍咳嗽，以前方变麻黄为15 g，6剂。

四诊：皮疹、疱疹、溃疡、疼痛明显减轻，仍瘙痒，以前方变藜芦为3 g，6剂。

五诊：诸症状较前又有减轻，以前方巩固治疗30余剂，诸症状消除。

随访1年，一切尚好。

【**用方体会**】根据手、足、口、臀多处皮肤皮疹，舌质红辨为热；再根据瘀点瘀斑、口唇发紫辨为瘀；因倦怠乏力辨为虚；又因瘙痒、苔腻辨为风痰；更因口淡不渴辨为寒，以此辨为瘀热夹虚，风痰夹寒证。方以桃核承气汤泻热祛瘀；以黄连粉方清热燥湿解毒；以半夏泻心汤清热燥湿，益气温通；以麻杏石甘汤温宣清热；以橘皮汤行气消胀；以四逆汤益气温阳化瘀；以藜芦甘草汤益气息风化湿。方药相互为用，以取其效。

【**特别提示**】处方中藜芦与红参相互为用，旨在倍增益气息风化痰

之功；生附子与生半夏相互为用，旨在倍增温阳消癥化痰之功。

十三、头皮鳞状细胞癌术后复发

詹某，女，57岁，因头皮鳞状细胞癌在1年前手术，术后半年后复发，服用中西药及涂抹外用药等均未能有效控制症状表现，近由病友介绍前来诊治。

刻诊：红色乳头状菜花样结节丘疹，表面坚硬有鳞屑，中央溃烂出血伴恶臭脓性分泌物，颈部淋巴结肿大如条索状（转移），倦怠乏力，情绪低落，急躁易怒，大便干结，手足不温，怕冷，口苦口腻，舌质淡红夹瘀紫，苔腻黄白夹杂，脉沉弱涩。

［**辨证施治**］辨为痰瘀湿热，虚郁夹寒证；治当清热化瘀，益气散寒，行气解郁，软坚散结。

［**处方**］给予小柴胡汤、黄连粉方、参藜夏附藻草汤、抵当汤与麻杏石甘汤合方：柴胡24 g，生半夏12 g，黄芩10 g，红参10 g，黄连24 g，制附子10 g，海藻24 g，水蛭5 g，虻虫5 g，大黄10 g，桃仁5 g，麻黄12 g，杏仁10 g，石膏24 g，藜芦1.5 g，生姜12 g，大枣12枚，炙甘草10 g。6剂，以水 1000~1 200 mL，浸泡30 min，大火烧开，小火煎煮50 min，去滓取药液，每日分早、中、晚3次服。

二诊：手足不温好转，怕冷减轻，仍有大便干结，以前方变桃仁为10 g、变大黄为12 g，6剂。

三诊：大便通畅，仍有恶臭脓性分泌物，以前方变黄连、黄芩为各30 g，6剂。

四诊：急躁易怒减轻，仍倦怠乏力，以前方变红参为12 g，6剂。

五诊：诸症状较前又有减轻，以前方巩固治疗260余剂，诸症状基本消除。

余诊：经复查转移病灶消失，之后仍以前方继续巩固治疗效果。随访2年，一切尚好。

【**用方体会**】根据菜花样结节丘疹、表面坚硬、舌质夹瘀紫辨为瘀；再根据颈部淋巴结肿大如条索状、苔腻辨为痰；因手足不温、怕冷辨为寒；又因口苦口腻辨为湿热；再因情绪低落、急躁易怒辨为郁；复因倦怠乏力辨为虚，以此辨为痰瘀湿热，虚郁夹寒证。方以小柴胡汤益气解郁，平调寒热；以黄连粉方清热燥湿解毒；以参藜夏附藻草汤益气散寒，化瘀化痰，益气软坚；以抵当汤泻热化瘀消癥；以麻杏石甘汤益气温宣清热。方药相互为用，以取其效。

【特别提示】处方中藜芦与红参相互为用，旨在倍增益气息风化痰之功；制附子与生半夏相互为用，旨在倍增温阳化瘀化痰之功；炙甘草与海藻相互为用，旨在倍增益气软坚散结之功。

十四、慢性结节性红斑

孙某，女，56岁，有多年结节性红斑病史，服用中西药及涂抹外用药等均未能有效控制症状表现，近由病友介绍前来诊治。

刻诊：两小腿伸侧结节性红斑，疼痛，形状如蚕豆至核桃大不等；倦怠乏力，情绪低落，心烦急躁，大便干结，手足烦热，夜间小腿抽筋，口苦口腻，舌质淡夹瘀紫，苔白腻夹黄，脉沉弱涩。

［**辨证施治**］辨为瘀热夹寒，虚郁风痰证；治当清热化瘀，益气散寒，行气解郁，息风化痰。

［**处方**］给予桃核承气汤、黄连粉方、小柴胡汤、麻杏石甘汤、附子半夏汤、橘皮汤与藜芦甘草汤合方：桃仁10 g，桂枝6 g，大黄12 g，芒硝6 g，黄连24 g，柴胡24 g，生半夏12 g，黄芩10 g，红参10 g，麻黄12 g，杏仁10 g，石膏24 g，制附子10 g，陈皮12 g，藜芦1.5 g，生姜12 g，大枣12枚，炙甘草10 g。6剂，以水1 000~1 200 mL，浸泡30 min，大火烧开，小火煎煮50 min，去滓取药液，每日分早、中、晚3次服。

二诊：大便通畅，仍小腿抽筋，以前方变藜芦为3 g，6剂。

三诊：疼痛减轻，仍心烦急躁，以前方变陈皮为30 g，6剂。

四诊：两小腿伸侧结节性红斑明显减轻，仍手足烦热，以前方变石膏为50 g，6剂。

五诊：诸症状较前又有减轻，以前方巩固治疗70余剂，诸症状消除。

随访1年，一切尚好。

【用方体会】根据两小腿伸侧结节性红斑辨为瘀热；再根据舌质淡、苔白腻辨为寒；因倦怠乏力辨为虚；又因情绪低落、心烦急躁辨为郁；更因小腿抽筋、苔腻辨为风痰，以此辨为瘀热夹寒，虚郁风痰证。方以桃核承气汤泻热祛瘀；以黄连粉方清热燥湿解毒；以小柴胡汤益气解郁，平调寒热；以附子半夏汤温阳化瘀、燥湿化痰；以橘皮汤行气除胀；以麻杏石甘汤益气温宣清热；以藜芦甘草汤益气息风化痰。方药相互为用，以取其效。

【特别提示】处方中藜芦与红参相互为用，旨在倍增益气息风化痰之功；制附子与生半夏相互为用，旨在倍增温阳化瘀化痰之功。

十五、异位性皮炎

蒋某，男，43岁，有多年异位性皮炎病史，服用中西药及涂抹外用药等均未能有效控制症状表现，近由病友介绍前来诊治。

刻诊：前额、眼睑、手背等多处皮肤干燥暗红色斑，丘疹，毛囊角化，掌纹增多，苔藓样变，瘙痒；倦怠乏力，胸闷，大便溏泄，手足不温，怕冷，夜间小腿抽筋，口淡不渴，舌质红，苔黄腻夹白，脉沉弱。

［**辨证施治**］辨为寒瘀夹热，虚郁风痰证；治当温阳化瘀，益气清热，息风化痰。

［**处方**］给予当归四逆汤、黄连粉方、半夏泻心汤、附子半夏汤、橘皮汤、麻黄汤与藜芦甘草汤合方：当归10 g，桂枝10 g，白芍10 g，细辛10 g，通草6 g，黄连24 g，生半夏12 g，黄芩10 g，红参10 g，干姜10 g，麻黄10 g，杏仁15 g，制附子10 g，陈皮12 g，藜芦1.5 g，生姜12 g，大枣25枚，炙甘草10 g。6剂，以水1 000~1 200 mL，浸泡30 min，大火烧开，小火煎煮50 min，去滓取药液，每日分早、中、晚3次服。

二诊：手足不温、怕冷减轻，仍胸闷，以前方变陈皮为30 g，6剂。

三诊：大便基本正常，仍小腿抽筋，以前方变藜芦为2 g，6剂。

四诊：丘疹较前明显减轻，仍舌质红，以前方变黄芩为30 g，6剂。

五诊：诸症状较前又有减轻，以前方巩固治疗80余剂，诸症状消除。

随访1年，一切尚好。

【用方体会】根据皮肤干燥暗红色斑、怕冷辨为寒瘀；再根据舌质红、苔黄腻辨为热；因倦怠乏力辨为虚；又因胸闷辨为气滞；更因小腿抽筋、苔腻辨为风痰，以此辨为寒瘀夹热，虚郁风痰证。方以当归四逆汤益气补血，温通化瘀；以黄连粉方清热燥湿解毒；以半夏泻心汤益气平调寒热；以附子半夏汤温阳化瘀，燥湿化痰；以橘皮汤行气除胀；以麻黄汤宣散寒郁；以藜芦甘草汤益气息风化痰。方药相互为用，以取其效。

【特别提示】处方中藜芦与红参相互为用，旨在倍增益气息风化痰之功；藜芦与白芍相互为用，旨在倍增补血通泄、息风化痰之功；藜芦与细辛相互为用，旨在倍增温宣息风化痰之功；制附子与生半夏相互为用，旨在倍增温阳化瘀化痰之功。

十六、变应性皮肤血管炎

邱某，女，26岁，有多年变应性皮肤血管炎病史，服用中西药及涂抹外用药等均未能有效控制症状表现，近由病友介绍前来诊治。

刻诊：双下肢沉重冰凉，红色暗斑，丘疹，紫癜，水疱流黄水，溃烂，瘙痒；倦怠乏力，大便干结，心胸烦热，夜间小腿抽筋，口苦不渴，舌质淡红夹瘀，苔腻黄白夹杂，脉沉弱涩。

[**辨证施治**]辨为寒瘀夹虚，湿热风痰证；治当温阳化瘀，补益正气，清热燥湿，息风化痰。

[**处方**]给予当归四逆汤、四逆汤、黄连粉方、半夏泻心汤、麻杏石甘汤与藜芦甘草汤合方：当归10 g，桂枝10 g，白芍10 g，细辛10 g，通草6 g，生附子5 g，干姜10 g，生半夏12 g，黄连24 g，黄芩10 g，红参10 g，麻黄12 g，杏仁15 g，石膏24 g，藜芦1.5 g，生姜12 g，大枣25枚，炙甘草10 g。6剂，除生附子外，其余药以水1 000～1 200 mL浸泡30 min，大火烧开，小火煎煮40 min左右，把火关上，将生附子加入药中，浸泡5 min左右，再把火打开，大火烧开后再以小火煎药10 min，去滓取药液，每日分早、中、晚3次服。

二诊：小腿抽筋减轻，仍大便干结，以前方变当归为30 g，6剂。

三诊：倦怠乏力减轻，仍下肢冰凉，以前方变生附子为6 g、变干姜为12 g，6剂。

四诊：双下肢冰凉、红色暗斑、丘疹、紫癜较前减轻，仍心胸烦热，以前方变黄芩为24 g，6剂。

五诊：诸症状较前又有明显减轻，以前方巩固治疗70余剂，诸症状消除。

随访1年，一切尚好。

【用方体会】根据双下肢冰凉、红色暗斑辨为寒瘀；再根据倦怠乏力、脉沉弱辨为虚；因水疱流黄水、苔黄腻辨为湿热；又因小腿抽筋、下肢沉重辨为风痰，以此辨为寒瘀夹虚，湿热风痰证。方以当归四逆汤益气补血，温通化瘀；以四逆汤益气温阳化瘀；以黄连粉方清热燥湿解毒；以半夏泻心汤益气平调寒热；以麻杏石甘汤益气温宣清热；以藜芦甘草汤益气息风化痰。方药相互为用，以取其效。

【特别提示】处方中藜芦与红参相互为用，旨在倍增益气息风化痰之功；藜芦与白芍相互为用，旨在倍增补血通泄、息风化痰之功；藜芦与细辛相互为用，旨在倍增温宣息风化痰之功；生附子与生半夏相互为用，旨在倍增温阳消癥化痰之功。

十七、红斑型天疱疮

许某，男，39岁，有多年红斑型天疱疮病史，服用中西药及涂抹外用药等均未能有效控制症状表现，近由病友介绍前来诊治。

刻诊：头面、躯干、上肢等多处红斑色泽鲜亮，灼热，水疱，刺痛，瘙痒；倦怠乏力，大便干结（5~6 d 1次），心胸、脘腹烦热，两手冰凉，两脚发热，口苦口腻，舌质淡红夹瘀，苔腻黄白夹杂，脉沉弱涩。

［**辨证施治**］辨为血热瘀结，虚寒风痰证；治当泻热凉血，益气散寒，息风化痰。

［**处方**］给予百合地黄汤、大黄附子汤、黄连粉方、橘皮汤、半夏泻心汤、麻杏石甘汤与藜芦甘草汤合方：百合15 g，生地黄50 g，大黄

10 g，制附子15 g，细辛6 g，生半夏12 g，黄连24 g，黄芩10 g，红参10 g，干姜10 g，麻黄12 g，杏仁15 g，石膏24 g，陈皮12 g，藜芦1.5 g，生姜12 g，大枣12枚，炙甘草10 g。6剂，以水1 000~1 200 mL，浸泡30 min，大火烧开，小火煎煮50 min，去滓取药液，每日分早、中、晚3次服。

二诊：大便通畅，仍心胸、脘腹烦热，以前方变石膏为50 g，6剂。

三诊：红斑、灼热减轻，仍瘙痒，以前方变藜芦为3 g，6剂。

四诊：红斑、灼热、水疱、刺痛、瘙痒较前减轻，大便溏泄，仍口苦口腻，以前方变黄芩为30 g，6剂。

五诊：诸症状较前明显减轻，以前方巩固治疗90余剂，诸症状消除。

随访1年，一切尚好。

【用方体会】根据头面、躯干、上肢等多处红斑色泽鲜亮、灼热辨为血热；再根据红斑刺痛辨为瘀；因倦怠乏力、脉沉弱辨为虚；又因两手冰凉辨为寒；复因瘙痒、苔腻辨为风痰，以此辨为血热瘀结，虚寒风痰证。方以百合地黄汤清热凉血；以大黄附子汤温通泻热；以黄连粉方清热燥湿解毒；以半夏泻心汤益气平调寒热；以橘皮汤行气化滞；以麻杏石甘汤益气温宣清热；以藜芦甘草汤益气息风化痰。方药相互为用，以取其效。

【特别提示】处方中藜芦与红参相互为用，旨在倍增益气息风化痰之功；藜芦与细辛相互为用，旨在倍增温宣息风化痰之功；制附子与生半夏相互为用，旨在倍增温阳化瘀化痰之功。

十八、颜面黑病变

郑某，女，37岁，有多年颜面黑病变病史，服用中西药及涂抹外用药等均未能有效控制症状表现，近由病友介绍前来诊治。

刻诊：颜面弥漫性色素沉着、苔藓样变、丘疹，自汗，盗汗，手足不温，心胸烦热，急躁易怒，倦怠乏力，下肢困重，小腿抽筋，口淡不渴，舌红少苔夹瘀，脉沉弱涩。

［辨证施治］辨为寒热夹郁，虚瘀风痰证；治当温通清热，行气益气，活血化瘀，息风化痰。

［处方］给予小柴胡汤、半夏泻心汤、麻杏石甘汤、四逆汤、百合地黄汤、橘皮汤、附子白及汤与藜芦甘草汤合方：柴胡24 g，生半夏12 g，黄连3 g，黄芩10 g，红参10 g，干姜10 g，麻黄12 g，杏仁10 g，石膏24 g，生附子5 g，百合15 g，生地黄50 g，白及6 g，陈皮12 g，藜芦1.5 g，生姜12 g，大枣12枚，炙甘草10 g。6剂，除生附子外，其余药以水1 000 ~ 1 200 mL浸泡30 min， 大火烧开，小火煎煮40 min左右，把火关上，将生附子加入药中，浸泡5 min左右，再把火打开，大火烧开后再以小火煎药10 min，去滓取药液，每日分早、中、晚3次服。

二诊：倦怠乏力减轻，仍小腿抽筋，以前方变藜芦为2 g，6剂。

三诊：下肢困重减轻，仍心胸烦热，以前方变黄芩、黄连为各12 g，6剂。

四诊：自汗、盗汗消除，仍手足不温，以前方变生附子为6 g，6剂。

五诊：诸症状较前减轻，以前方巩固治疗150余剂，诸症状明显消除。

余诊：继以前方巩固治疗50余剂，颜面黑病变痊愈。随访1年，一切尚好。

【用方体会】根据颜面弥漫性色素沉着、手足不温辨为寒瘀；再根据颜面弥漫性色素沉着、心胸烦热辨为瘀热；因急躁易怒辨为郁；又因倦怠乏力、脉沉弱辨为虚；复因下肢困重、小腿抽筋辨为风痰；更因舌红少苔夹瘀辨为血热夹瘀，以此辨为寒热夹郁，虚瘀风痰证。方以小柴胡汤平调寒热，益气行气；以半夏泻心汤益气降逆，平调寒热；以麻杏石甘汤益气温宣清热；以百合地黄汤清热凉血；以四逆汤益气温阳化瘀；以橘皮汤行气化滞；以附子白及汤温阳化瘀生新；以藜芦甘草汤益气息风化痰。方药相互为用，以取其效。

【特别提示】处方中藜芦与红参相互为用，旨在倍增益气息风化痰之功；生附子与生半夏相互为用，旨在倍增温阳消癥化痰之功；生附子与白及相互为用，旨在倍增温阳消癥生新之功。

十九、指/趾甲真菌病

马某，男，67岁，有多年指/趾甲真菌病病史，服用中西药及涂抹外用药等均未能有效控制症状表现，近由病友介绍前来诊治。

刻诊：指/趾甲板凹凸不平，粗糙无泽，变脆变形，增厚，瘙痒，手足不温，倦怠乏力，身体困重，口苦口腻，舌质淡红夹瘀紫，苔腻黄白夹杂，脉沉弱涩。

［**辨证施治**］辨为湿热夹寒，虚瘀风痰证；治当清热燥湿，益气散寒，活血化瘀，息风化痰。

［**处方**］给予半夏泻心汤、麻黄汤、当归四逆汤、附子白及汤与藜芦甘草汤合方一，内服：生半夏12 g，黄连3 g，黄芩10 g，红参10 g，干姜10 g，麻黄10 g，杏仁15 g，桂枝10 g，当归10 g，白芍10 g，细辛10 g，通草6 g，制附子10 g，白及6 g，藜芦1.5 g，生姜12 g，大枣25枚，炙甘草10 g。6剂，以水1 000~1 200 mL，浸泡30 min，大火烧开，小火煎煮50 min，去滓取药液，每日分早、中、晚3次服。

给予黄连粉方、苦参汤、栀子柏皮汤、矾石汤、狼牙汤、雄黄熏方、蛇床子散、文蛤散、调胃承气汤、附子白及汤与藜芦甘草汤合方二，外洗：黄连10 g，苦参20 g，栀子30 g，黄柏6 g，蛇床子24 g，狼牙24 g，白矾6 g，大黄12 g，芒硝6 g，雄黄2 g，文蛤24 g，生附子5 g，白及6 g，藜芦3 g，甘草10 g。6剂，以水1 500 ~ 2 500 mL，浸泡30 min，大火烧开，小火煎煮 30 min左右，去滓取药液，每日外洗1次。

二诊：手足不温好转，仍口苦口腻，以内服前方变黄连为10 g、变黄芩为30 g，6剂，外洗药继续使用。

三诊：口苦口腻基本消除，仍瘙痒，以内服前方变藜芦为3 g，6剂，外洗药继续使用。

四诊：身体困重基本消除，仍倦怠乏力，以内服前方变红参为12 g，6剂，外洗药继续使用。

五诊：诸症状较前减轻，以内服前方巩固治疗50余剂，诸症状基本消除。

余诊：继以内服前方巩固治疗20余剂，6剂，外洗药仍继续使用，诸症状表现消除。随访1年，一切尚好。

【用方体会】根据指/趾甲板凹凸不平、粗糙无泽，口苦口腻辨为湿热；再根据手足不温辨为寒；因倦怠乏力、脉沉弱辨为虚；又因舌质淡红夹瘀紫辨为寒热夹瘀；复因瘙痒、苔腻辨为风痰，以此辨为湿热夹寒，虚瘀风痰证。方以半夏泻心汤益气降逆，平调寒热；以麻黄汤益气温宣散寒；以当归四逆汤益气补血，温通化瘀；以附子白及汤温阳化瘀生新；以藜芦甘草汤益气息风化痰；以黄连粉方、苦参汤、栀子柏皮汤、矾石汤、狼牙汤、文蛤散清热燥湿解毒；以雄黄熏方、蛇床子散温化寒湿解毒；以调胃承气汤益气泻热。方药相互为用，以取其效。

【特别提示】处方中藜芦与红参相互为用，旨在倍增益气息风化痰之功；藜芦与白芍相互为用，旨在倍增补血通泄、息风化痰之功；藜芦与细辛相互为用，旨在倍增温宣息风化痰之功；藜芦与苦参相互为用，旨在倍增清热燥湿、息风化痰之功；制附子与生半夏相互为用，旨在倍增温阳化瘀化痰之功；制附子与白及相互为用，旨在倍增温通化瘀生新之功。

二十、类丹毒

马某，男，26岁，有多年类丹毒病史，病情反复发作，服用中西药及涂抹外用药等均未能有效控制症状表现，近由病友介绍前来诊治。

刻诊：手指及足背局限性紫红斑，灼热刺痛，水肿，水疱，瘙痒；四肢关节冷痛，身体发热，手足心胸烦热，情绪低落，倦怠乏力，身体困重，口淡不渴，舌质淡红夹瘀紫，脉沉弱涩。

［**辨证施治**］辨为血热虚寒，郁瘀风痰证；治当凉血清热，益气散寒，行气化瘀，息风化痰。

［**处方**］给予百合地黄汤、小柴胡汤、黄连粉方、半夏泻心汤、乌头汤、麻杏石甘汤与藜芦甘草汤合方：百合15 g，生地黄50 g，柴胡24 g，生半夏12 g，黄连24 g，黄芩10 g，红参10 g，干姜10 g，麻黄12 g，杏仁10 g，石膏24 g，制川乌10 g，黄芪10 g，白芍10 g，藜芦1.5 g，生姜12 g，大枣10枚，炙甘草10 g。6剂，以水1 000~1 200 mL，浸泡30 min，大火烧开，小火煎煮50 min，去滓取药液，每日分早、中、晚3次服。

二诊：身体困重减轻，仍灼热，以前方变黄芩为30 g、变石膏为50 g，6剂。

三诊：身体发热基本消除，仍刺痛，以前方变白芍为30 g，6剂。

四诊：四肢关节冷痛明显减轻，仍瘙痒，以前方变藜芦为3 g，6剂。

五诊：诸症状较前明显减轻，以前方巩固治疗60余剂，诸症状消除。

随访1年，一切尚好。

【用方体会】根据手指及足背局限性紫红斑、灼热辨为血热；再根据倦怠乏力、脉沉弱辨为虚；因四肢关节冷痛辨为寒；又因情绪低落辨为郁；复因舌质淡红夹瘀紫辨为寒热夹瘀；更因瘙痒辨为风痰，以此辨为血热虚寒，郁瘀风痰证。方以百合地黄汤清热凉血；以小柴胡汤益气行气；以黄连粉方清热燥湿解毒；以半夏泻心汤益气降逆，平调寒热；以乌头汤益气补血，通阳化瘀；以麻杏石甘汤益气温宣清热；以藜芦甘草汤益气息风化痰。方药相互为用，以取其效。

【特别提示】处方中藜芦与红参相互为用，旨在倍增益气息风化痰之功；藜芦与白芍相互为用，旨在倍增补血通泄、息风化痰之功；制川乌与生半夏相互为用，旨在倍增温通化瘀化痰之功。

二十一、白癜风

赵某，女，41岁，有多年白癜风病史，服用中西药及涂抹外用药等均未能有效控制症状表现，近由病友介绍前来诊治。

刻诊：两手及上肢、头面、颈项皮肤出现大小不等的边缘清晰、光滑完整的瓷白色斑块，轻微瘙痒，肢体沉重、偶尔刺痛，手足不温，怕冷，情绪低落，口苦口腻，舌红少苔，脉沉弱涩。

［**辨证施治**］辨为血虚郁热，寒瘀风痰证；治当凉血清热，温阳散寒，行气化瘀，息风化痰。

［**处方**］给予百合地黄汤、小柴胡汤、四逆汤、苦参汤、麻杏石甘汤与藜芦甘草汤合方：百合15 g，生地黄50 g，柴胡24 g，生半夏12 g，红参10 g，黄芩10 g，生附子5 g，干姜5 g，苦参15 g，麻黄12 g，杏仁

10 g，石膏24 g，藜芦1.5 g，生姜12 g，大枣10枚，炙甘草10 g。6剂，除生附子外，其余药以水1 000～1 200 mL浸泡30 min，大火烧开，小火煎煮40 min左右，把火关上，将生附子加入药中，浸泡5 min左右，再把火打开，大火烧开后再以小火煎药10 min，去滓取药液，每日分早、中、晚3次服。

二诊：情绪低落好转，仍手足不温、怕冷，以前方变生附子为6 g、变干姜为10 g，6剂。

三诊：怕冷明显减轻，仍口苦口腻，以前方变黄芩为24 g，6剂。

四诊：口苦口腻基本消除，仍瘙痒，以前方变藜芦为2 g，6剂。

五诊：诸症状较前均前减轻，以前方巩固治疗150余剂，瓷白色斑块较前明显好转。

余诊：继以前方巩固治疗150余剂，瓷白色斑块基本消除。随访1年，一切尚好。

【用方体会】根据皮肤瓷白色斑块辨为血虚；再根据舌红少苔、脉沉弱辨为血热；因手足不温、怕冷辨为寒；又因情绪低落辨为郁；复因瘙痒、口腻辨为风痰；更因肢体沉重、偶尔刺痛辨为湿夹瘀，以此辨为血虚郁热，寒瘀风痰证。方以百合地黄汤清热凉血；以小柴胡汤益气行气，平调寒热；以苦参汤清热燥湿解毒；以四逆汤温阳散寒，益气化瘀；以麻杏石甘汤益气温宣清热；以藜芦甘草汤益气息风化痰。方药相互为用，以取其效。

【特别提示】处方中藜芦与红参相互为用，旨在倍增益气息风化痰之功；生附子与生半夏相互为用，旨在倍增温阳消癥化痰之功。

附录　260首经方的组成及用法

一画

一物瓜蒂散

【组成】瓜蒂二十个（6g）

【用法】上锉，以水一升，煮取五合，去滓，顿服。

二画

十枣汤

【组成】芫花熬　甘遂　大戟各等份　大枣10枚

【用法】上三味，等份，各别捣为散，以水一升半，先煮大枣肥者十枚，取八合，去滓。内药末，强人服一钱匕（1.5～1.8g），羸人服半钱，温服之，平旦服。若下少，病不除者，明日更服，加半钱，得快下利后，糜粥自养。

三画

三物白散

【组成】桔梗三分（9g）　巴豆去皮尖，熬黑，研如脂，一分（3g）　贝母三分（9g）

【用法】上三味，为散，内巴豆，更于臼中杵之，与白饮和服。强人半钱匕，羸者减之。病在膈上必吐，在膈下必利。不利，进热粥一杯；利过不止，进冷粥一杯。身热皮粟不解，欲引衣自覆，若以水潠之、洗之，益令热劫不得出，当汗而不汗，则烦。假令汗出已，腹中痛，与芍药三两，如上法。

三物备急丸

【组成】大黄　干姜　巴豆各等份（各3g）

【用法】上皆须精新，多少随意。先捣大黄、干姜，下筛为散。别研巴豆，如脂，内散中，合捣千杵。即尔用之为散亦好，下蜜为丸，密器贮之，莫令歇气。若中恶客忤，心腹胀满刺痛，口噤气急，停尸卒死者，以暖水、苦酒服大豆许三枚，老小量之，扶头起，令得下喉，须臾未醒，更与三枚，腹中鸣转，得吐利便愈。若口已噤，可先和成汁，倾口中令从齿间得入至良。

干姜人参半夏丸

【组成】干姜　人参各一两（各3g）　半夏二两（6g）

【用法】上三味，末之，以生姜汁糊为丸，如梧桐子大，饮服十丸，日三服。

干姜附子汤

【组成】干姜一两（3g）　附子

生用，去皮，切八片，一枚（5g）

【用法】上二味，以水三升，煮取一升，去滓。顿服。

干姜黄连黄芩人参汤

【组成】干姜　黄连　黄芩　人参各三两（各9g）

【用法】上四味，以水六升，煮取二升，去滓。分温再服。

土瓜根汁方

【组成】土瓜根二十两（60g）（编者注：剂量乃编者所加，仲景方无剂量）

【用法】上一味，以水四升，煮取二升，去滓。本方之用有二法：温服一升，分二服。又纳灌肛门内，急抱，欲大便时乃去之。（编者注：用法乃编者所加，仲景方无用法。）

土瓜根散

【组成】土瓜根　芍药　桂枝　䗪虫各三两（9g）

【用法】上四味，杵为散，酒服方寸匕，日三服。

下瘀血汤

【组成】大黄二两（6g）　桃仁二十枚（4g）　䗪虫熬，去足，二十枚（10g）

【用法】上三味，末之，炼蜜和为四丸，以酒一升，煎一丸，取八合，顿服之，新血下如豚肝。

大半夏汤

【组成】半夏洗，完用，二升（48g）　人参三两（9g）　白蜜一升（60mL）

【用法】上三味，以水一斗二升，和蜜，扬之二百四十遍，煮取二升半，温服一升，余分再服。

大青龙汤

【组成】麻黄去节，六两（18g）　桂枝去皮，二两（6g）　甘草炙，二两（6g）　杏仁去皮尖，四十枚（7g）　生姜切，三两（9g）　大枣擘，十枚　石膏碎，如鸡子大（48g）

【用法】上七味，以水九升，先煮麻黄，减二升，去上沫，内诸药，煮取三升，去滓，温服一升。覆取微似汗，汗出多者，温粉粉之。一服汗者，停后服。若复服，汗多亡阳，遂虚，恶风，烦躁，不得眠也。

大建中汤

【组成】蜀椒去汗，二合（5g）　干姜四两（12g）　人参二两（6g）

【用法】上三味，以水四升，煮取二升，去滓。内胶饴一升，微火煎取一升半，分温再服。如一炊顷，可饮粥二升，后更服，当一日食糜，温服之。

大承气汤

【组成】大黄酒洗，四两（12g） 厚朴炙，去皮，半斤（24g） 枳实炙，五枚（5g） 芒硝三合（9g）

【用法】上四味，以水一斗，先煮二物，取五升，去滓，内大黄，更煮取二升，去滓。内芒硝，更上微火一两沸，分温再服。得下，余勿服。

大柴胡汤

【组成】柴胡半斤（24g） 黄芩三两（9g） 芍药三两（9g） 半夏洗，半升（12g） 生姜切，五两（15g） 枳实炙，四枚（4g） 大枣擘，十二枚 [大黄二两（6g）]

【用法】上七（八）味，以水一斗二升，煮取六升，去滓。再煎，温服一升，日三服。一方，加大黄二两。

大陷胸丸

【组成】大黄半斤（24g） 葶苈子熬，半升（12g） 芒硝半升（12g） 杏仁去皮尖，熬黑，半升（12g）

【用法】上四味，捣筛二味，内杏仁、芒硝，合研如脂，和散，取如弹丸一枚，别捣甘遂末一钱匕，白蜜二合，水二升，煮取一升，温，顿服之。一宿乃下，如不下，更服，取下为效，禁如药法。

大陷胸汤

【组成】大黄去皮，六两（18g） 芒硝一升（24g） 甘遂一钱匕（1.5g）

【用法】上三味，以水六升，先煮大黄，取二升，去滓。内芒硝，煮一两沸，内甘遂末，温服一升。得快利，止后服。

大黄甘草汤

【组成】大黄四两（12g） 甘草一两（3g）

【用法】上二味，以水三升，煮取一升，分温再服。

大黄甘遂汤

【组成】大黄四两（12g） 甘遂二两（6g） 阿胶二两（6g）

【用法】上三味，以水三升，煮取一升，顿服之。其血当下。

大黄牡丹汤

【组成】大黄四两（12g） 牡丹一两（3g） 桃仁五十个（8.5g） 瓜子半升（12g） 芒硝三合（9g）

【用法】上五味，以水六升，煮取一升，去滓。内芒硝，再煎沸。顿服之。有脓当下，如无脓，当下血。

大黄附子汤

【组成】大黄三两（9g）　附子炮，三枚（15g）　细辛二两（6g）

【用法】上三味，以水五升，煮取二升。分温三服。若强人煮取二升半，分温三服。服后如人行四五里，进一服。

大黄黄连泻心汤

【组成】大黄二两（6g）　黄连一两（3g）

【用法】上二味，以麻沸汤二升，渍之，须臾，绞去滓。分温再服。

大黄硝石汤

【组成】大黄四两（12g）　黄柏四两（12g）　硝石四两（12g）　栀子十五枚（15g）

【用法】上四味，以水六升，煮取二升，去滓，内硝，更煮取一升，顿服。

大黄䗪虫丸

【组成】大黄蒸，十分（7.5g）　黄芩二两（6g）　甘草三两（9g）　桃仁一升（24g）　杏仁一升（24g）　芍药四两（12g）　干地黄十两（30g）　干漆一两（3g）虻虫一升（24g）　水蛭百枚（24g）蛴螬一升（24g）　䗪虫半升（12g）

【用法】上十二味，末之，炼蜜和丸，小豆大，酒饮服五丸，日三服。

小儿疳虫蚀齿方

【组成】雄黄　葶苈

【用法】上二味，末之，取腊日猪脂熔，以槐枝绵裹头四五枚，点药烙之。

小半夏加茯苓汤

【组成】半夏一升（24g）　生姜半斤（24g）　茯苓三两（9g）

【用法】上三味，以水七升，煮取一升五合。分温再服。

小半夏汤

【组成】半夏一升（24g）　生姜半斤（24g）

【用法】上二味，以水七升，煮取一升半。分温再服。

小青龙加石膏汤

【组成】麻黄去节，三两（9g）　芍药三两（9g）　细辛三两（9g）　干姜三两（9g）　甘草炙，三两（9g）　桂枝去皮，三两（9g）　五味子半升（12g）　半夏洗，半升（12g）　石膏二两（6g）

【用法】上九味，以水一斗，先煮麻黄，去上沫，内诸药，煮取三升。强人服一升，羸者减之，日三服，小儿服四合。

小青龙汤

【组成】麻黄去节，三两（9g） 芍药三两（9g） 细辛三两（9g） 干姜三两（9g） 甘草炙，三两（9g） 桂枝去皮，三两（9g） 五味子半升（12g） 半夏洗，半升（12g）

【用法】上八味，以水一斗，先煮麻黄，减二升，去上沫，内诸药，煮取三升，去滓。温服一升。若渴，去半夏，加栝楼根三两；若微利，去麻黄，加荛花，如一鸡子，熬令赤色；若噎者，去麻黄，加附子一枚，炮；若小便不利，少腹满者，去麻黄，加茯苓四两；若喘，去麻黄，加杏仁半升，去皮尖。且荛花不治利，麻黄主喘，今此语反之，疑非仲景意。（编者注：后20字恐是王叔和按语混入正文，当删。）

小建中汤

【组成】桂枝去皮，三两（9g） 甘草炙，二两（6g） 芍药六两（18g） 生姜切，三两（9g） 大枣擘，十二枚 胶饴一升（70mL）

【用法】上六味，以水七升，煮取三升，去滓。内饴，更上微火消解。温服一升，日三服。呕家不可与建中汤，以甜故也。

小承气汤

【组成】大黄酒洗，四两（12g） 厚朴炙，去皮，二两（6g） 枳实大者，炙，三枚（5g）

【用法】上三味，以水四升，煮取一升二合，去滓。分温二服。初服当更衣，不尔者，尽饮之，若更衣者，勿服之。

小柴胡汤

【组成】柴胡半斤（24g） 黄芩三两（9g） 人参三两（9g） 半夏洗，半升（12g） 甘草炙，三两（9g） 生姜切，三两（9g） 大枣擘，十二枚

【用法】上七味，以水一斗二升，煮取六升，去滓。再煎取三升，温服一升，日三服。若胸中烦而不呕者，去半夏、人参，加栝楼实一枚；若渴，去半夏，加人参，合前成四两半，栝楼根四两；若腹中痛者，去黄芩，加芍药三两；若胁下痞硬，去大枣，加牡蛎四两；若心下悸，小便不利者，去黄芩，加茯苓四两；若不渴，外有微热者，去人参，加桂枝三两，温覆微汗愈；若咳者，去人参、大枣、生姜，加五味子半升，干姜二两。

小陷胸汤

【组成】黄连一两（3g） 半夏洗，半升（12g） 全栝楼大者一枚（40g）

【用法】上三味，以水六升，先煮栝楼，取三升，去滓。内诸药，煮取二升，去滓。分温三服。

己椒苈黄丸

【组成】防己　椒目　葶苈熬　大黄各一两（各3g）

【用法】上四味，末之，蜜丸如梧子大。先食，饮服一丸，日三服。稍增，口中有津液。渴者，加芒硝半两。

四画

王不留行散

【组成】王不留行八月八采，十分（30g）　蒴藋细叶七月七采，十分（30g）　桑东南根白皮三月三采，十分（30g）　甘草十八分（54g）　川椒除目及闭口，去汗，三分（9g）　黄芩二分（6g）　干姜二分（6g）　厚朴二分（6g）　芍药二分（6g）

【用法】上九味，桑根皮以上三味烧灰存性，勿令灰过；各别杵筛，合治之，为散，服方寸匕。小疮即粉之，大疮但服之，产后亦可服。如风寒，桑东根勿取之。前三物皆阴干百日。

天雄散

【组成】天雄炮，三两（9g）　白术八两（24g）　桂枝六两（18g）　龙骨三两（9g）

【用法】上四味，杵为散，酒服半钱匕。日三服。不知，稍增之。

木防己去石膏加茯苓芒硝汤

【组成】木防己二两（6g）　桂枝二两（6g）　人参四两（12g）　芒硝三合（8g）　茯苓四两（12g）

【用法】上五味，以水六升，煮取二升，去滓。内芒硝，再微煎。分温再服，微利则愈。

木防己汤

【组成】木防己三两（9g）　石膏十二枚，鸡子大（48g）　桂枝二两（6g）　人参四两（12g）

【用法】上四味，以水六升，煮取二升。分温再服。

五苓散

【组成】猪苓去皮，十八铢（2.3g）　泽泻一两六铢（3.8g）　白术十八铢（2.3g）　茯苓十八铢（2.3g）　桂枝去皮，半两（1.5g）

【用法】上五味，捣为散，以白饮和，服方寸匕，日三服。多饮暖水，汗出愈，如法将息。

升麻鳖甲去雄黄蜀椒汤

【组成】升麻二两（6g）　当归一两（3g）　甘草二两（6g）　鳖甲炙，手指大一枚（10g）

【用法】上四味，以水四升，煮

取一升。顿服之。老小再服，取汗。

升麻鳖甲汤

【组成】升麻二两（6g） 当归一两（3g） 蜀椒炒，去汗，一两（3g） 甘草二两（6g） 雄黄研，半两（1.5g） 鳖甲炙，手指大一枚（10g）

【用法】上六味，以水四升，煮取一升。顿服之。老小再服，取汗。

风引汤

【组成】大黄四两（12g） 干姜四两（12g） 龙骨四两（12g） 桂枝三两（9g） 甘草二两（6g） 牡蛎二两（6g） 寒水石六两（18g） 滑石六两（18g） 赤石脂六两（18g） 白石脂六两（18g） 紫石英六两（18g） 石膏六两（18g）

【用法】上十二味，杵，粗筛，以韦囊盛之，取三指撮，井花水三升，煮三沸。温服一升。

乌头汤

【组成】麻黄三两（9g） 芍药三两（9g） 黄芪三两（9g） 甘草炙，三两（9g） 川乌㕮咀，以蜜二升，煎取一升，即出乌头，五枚（10g或15g）

【用法】上五味，㕮咀四味，以水三升，煮取一升，去滓。内蜜煎中，更煎之。服七合。不知，尽服之。

乌头赤石脂丸

【组成】蜀椒一两（3g） 乌头一分（0.8g） 附子炮，半两（1.5g） 干姜一两（3g） 赤石脂一两（3g）

【用法】上五味，末之，蜜丸如梧子大，先服食一丸，日三服。不知，稍加服。

乌头桂枝汤

【组成】乌头五枚（10g） 桂枝去皮，三两（9g） 芍药三两（9g） 甘草炙，二两（6g） 生姜切，三两（9g） 大枣十二枚（按：仲景方中乌头无用量，本书引用剂量源于《医心方》）

【用法】上一味（乌头），以蜜二斤，煎减半，去滓。以桂枝汤五合解之，得一升后，初服二合，不知，即服三合；又不知，复加至五合。其知者，如醉状，得吐者，为中病。

上五味（桂枝汤），锉，以水七升，微火煮取三升，去滓。

乌头煎（大乌头煎）

【组成】乌头熬，去皮，不㕮咀，大者五枚（15g）

【用法】上以水三升，煮取一升，去滓。内蜜二升，煎令水气尽，取二升。强人服七合，弱人服五合。不差，明日更服，不可日再服。

乌梅丸

【组成】乌梅三百枚（500g）　黄连十六两（48g）　细辛六两（18g）　干姜十两（30g）　当归四两（12g）　黄柏六两（18g）　桂枝去皮，六两（18g）　人参六两（18g）　附子炮，去皮，六两（18g）　蜀椒出汗，四两（12g）

【用法】上十味，异捣筛，合治之，以苦酒渍乌梅一宿，去核，蒸之五斗米下，饭熟捣成泥，和药令相得，内臼中，与蜜，杵二千下。丸如梧桐子大。先食饮，服十丸，日三服。稍加至二十丸，禁生冷、滑物、食臭等。

文蛤汤

【组成】文蛤五两（15g）　麻黄三两（9g）　甘草三两（9g）　生姜三两（9g）　石膏五两（15g）　杏仁五十个（8.5g）　大枣十二枚

【用法】上七味，以水六升，煮取二升。温服一升，汗出即愈。

文蛤散

【组成】文蛤五两（15g）

【用法】上一味，为散，以沸汤和方寸匕服。汤用五合。

五画

甘麦大枣汤

【组成】甘草三两（9g）　小麦一升（24g）　大枣十枚

【用法】上三味，以水六升，煮取三升。温分三服，亦补脾气。

甘草干姜汤

【组成】甘草炙，四两（12g）　干姜炮，二两（6g）

【用法】上㕮咀二味，以水三升，煮取一升五合，去滓。分温再服。

甘草汤

【组成】甘草二两（6g）

【用法】上一味，以水三升，煮取一升半，去滓。温服七合，日二服。

甘草附子汤

【组成】甘草炙，二两（6g）　附子炮，去皮，破，二枚（10g）　白术二两（6g）　桂枝去皮，四两（12g）

【用法】上四味，以水六升，煮取三升，去滓。温服一升，日三服。初服得微汗则解，能食；汗出，复烦者，将服五合。恐一升多者，宜服六七合为妙。

甘草泻心汤

【组成】甘草炙，四两（12g）　黄芩三两（9g）　半夏洗，半升

（12g） 大枣擘，十二枚 黄连一两（3g） 干姜三两（9g） 人参三两（9g）

【用法】上七味，以水一斗，煮取六升，去滓。再煎，取三升，温服一升，日三服。

甘草粉蜜汤

【组成】甘草二两（6g） 粉一两（3g） 蜜四两（12g）

【用法】上三味，以水三升，先煮甘草，取二升，去滓。内粉、蜜，搅令和，煎如薄粥。温服一升，差即止。

甘草麻黄汤

【组成】甘草二两（6g） 麻黄四两（12g）

【用法】上二味，以水五升，先煮麻黄，去上沫，内甘草，煮取三升。温服一升。重覆汗出，不汗，再服。慎风寒。

甘草干姜茯苓白术汤（甘姜苓术汤）

【组成】甘草 白术各二两（各6g） 干姜 茯苓各四两（各12g）

【用法】上四味，以水五升，煮取三升。分温三服。腰中即温。

甘遂半夏汤

【组成】甘遂大者，三枚（5g） 半夏以水一升，煮取半升，去滓，十二枚（24g） 芍药五枚（15g） 甘草炙，如指大一枚（10g）

【用法】上四味，以水二升，煮取半升，去滓。以蜜半升，和药汁，煎服八合。顿服之。

四逆加人参汤

【组成】甘草炙，二两（6g） 干姜一两半（4.5g） 附子生用，去皮，破八片，一枚（5g） 人参一两（3g）

【用法】上四味，以水三升，煮取一升二合，去滓。分温再服。

四逆汤

【组成】甘草炙，二两（6g） 干姜一两半（4.5g） 附子生用，去皮，破八片，一枚（5g）

【用法】上三味，以水三升，煮取一升二合，去滓。分温再服，强人可大附子一枚、干姜三两。

四逆散

【组成】柴胡 枳实破，水渍，炙干 芍药 甘草炙

【用法】上四味，各十分，捣筛，白饮和，服方寸匕，日三服。咳者，加五味子、干姜各五分，并主下痢；悸者，加桂枝五分；腹中痛者，加附子一枚，炮令坼；泄利下重者，先以水五升，煮薤白三升，煮取三

升，去滓。以散三方寸匕，内汤中，煮取一升半，分温再服。

生姜半夏汤

【组成】半夏半升（12g） 生姜汁一升（60mL）

【用法】上二味，以水三升，煮半夏，取二升，内生姜汁，煮取一升半。小冷，分四服。日三夜一服，止，停后服。

生姜泻心汤

【组成】生姜切，四两（12g） 甘草炙，三两（9g） 人参三两（9g） 干姜一两（3g） 黄芩三两（9g） 半夏洗，半升（12g） 黄连一两（3g） 大枣擘，十二枚

【用法】上八味，以水一斗，煮六升，去滓。再煮，取三升，温服一升，日三服。

白术散

【组成】白术四分（12g） 川芎四分（12g） 蜀椒去汗，三分（9g） 牡蛎二分（6g）

【用法】上四味，杵为散，酒服一钱匕，日三服，夜一服。但苦痛，加芍药；心下毒痛，倍加川芎；心烦吐痛，不能饮食，加细辛一两、半夏大者二十枚。服之后，更以醋浆水服之。若呕，以醋浆水服之；复不解者，小麦汁服之。已后渴者，大麦粥服之。病虽愈，服之勿置。

白头翁加甘草阿胶汤

【组成】白头翁二两（6g） 甘草 阿胶各二两（各6g） 柏皮（黄柏）三两（9g） 黄连三两（9g） 秦皮三两（9g）

【用法】上六味，以水七升，煮取二升半，内胶，令消尽。去滓。分温三服。

白头翁汤

【组成】白头翁二两（6g） 黄柏三两（9g） 黄连三两（9g） 秦皮三两（9g）

【用法】上四味，以水七升，煮取二升，去滓。温服一升，不愈，更服一升。

白虎加人参汤

【组成】知母六两（18g） 石膏碎，绵裹，一斤（48g） 甘草炙，二两（6g） 粳米六合（18g） 人参三两（9g）

【用法】上五味，以水一斗，煮米熟，汤成，去滓。温服一升，日三服。

白虎加桂枝汤

【组成】知母六两（18g） 石膏碎，一斤（48g） 甘草炙，二两（6g） 粳米六合（18g） 桂枝去皮，三两（9g）

【用法】上锉，每五钱，水一盏半，煎至八分，去滓。温服，汗出愈。

白虎汤

【组成】知母六两（18g）　石膏碎，一斤（48g）　甘草炙，二两（6g）　粳米六合（18g）

【用法】上四味，以水一斗，煮米熟，汤成，去滓。温服一升，日三服。

白通加猪胆汁汤

【组成】葱白四茎　干姜一两（3g）　附子生，去皮，破八片，一枚（5g）　人尿五合（30mL）　猪胆汁一合（6mL）

【用法】上五味，以水三升，煮取一升，去滓。内胆汁、人尿，和令相得。分温再服。若无胆，亦可用。

白通汤

【组成】葱白四茎　干姜一两（3g）　附子生，去皮，破八片，一枚（5g）

【用法】上三味，以水三升，煮取一升，去滓。分温再服。

瓜蒂散

【组成】瓜蒂熬黄，一分（3g）　赤小豆一分（3g）

【用法】上二味，各别捣筛，为散已，合治之，取一钱匕，以香豉一合，用热汤七合，煮作稀糜，去滓。取汁和散，温，顿服之，不吐者，少少加，得快吐，乃止。诸亡血虚家，不可与瓜蒂散。

半夏干姜散

【组成】半夏　干姜等份

【用法】上二味，杵为散，取方寸匕，浆水一升半，煮取七合。顿服之。

半夏泻心汤

【组成】半夏洗，半升（12g）　黄芩三两（9g）　人参三两（9g）　干姜三两（9g）　甘草三两（9g）　黄连一两（3g）　大枣擘，十二枚

【用法】上七味，以水一斗，煮取六升，去滓，再煎，取三升。温服一升，日三服。

半夏厚朴汤

【组成】半夏一升（24g）　厚朴三两（9g）　茯苓四两（12g）　生姜五两（15g）　干苏叶二两（6g）

【用法】上五味，以水七升，煮取四升。分温四服，日三夜一服。

半夏麻黄丸

【组成】半夏　麻黄等份

【用法】上二味，末之，炼蜜和丸，小豆大，饮服三丸，日三服。

半夏散及汤

【组成】半夏洗　桂枝去皮　甘草炙

【用法】上三味，等份，各别捣筛已，合治之。白饮和，服方寸匕，日三服。若不能服散者，以水一升，煎七沸，内散两方寸匕，更煮三沸，下火，令小冷，少少咽之。半夏有毒，不当散服。

头风摩散

【组成】大附子炮，一枚（8g）　盐等份

【用法】上二味，为散，沐了，以方寸匕，已摩疾上，令药力行。

六画

芍药甘草汤

【组成】芍药四两（12g）　甘草，炙，四两（12g）

【用法】上二味，㕮咀，以水三升，煮取一升半，去滓，分温再服之。

芍药甘草附子汤

【组成】芍药　甘草各三两（各9g）　附子炮，去皮，破八片，一枚（5g）

【用法】上三味，以水五升，煮取一升五合，去滓。分温三服。

百合地黄汤

【组成】百合擘，七枚（14g）　生地黄汁一升（80mL）

【用法】上以水洗百合，渍一宿，当白沫出，去其水，更以泉水二升，煎取一升，去滓。内地黄汁，取其一升五合，分温再服。中病，勿更服，大便当如漆。

百合鸡子汤

【组成】百合擘，七枚（14g）　鸡子黄一枚

【用法】上先以水洗百合，渍一宿，当白沫出，去其水，更以泉水二升，煎取一升，去滓。内鸡子黄，搅匀，煎五分，温服。

百合知母汤

【组成】百合擘，七枚（14g）　知母切，三两（9g）

【用法】上以水洗百合，渍一宿，当白沫出，去其水，更以泉水二升，煎取一升，去滓。别以泉水二升煎知母，取一升，去滓。后合和，煎取一升五合，分温再服。

百合洗方

【组成】百合一升（24g）

【用法】上以百合一升，以水一斗，渍之一宿，以洗身。洗已，食煮饼，勿以盐豉也。

百合滑石散

【组成】百合炙，一两（3g） 滑石三两（9g）

【用法】上为散，饮服方寸匕，日三服。当微利者，止服，热则除。

当归贝母苦参丸

【组成】当归 贝母 苦参各四两（各12g）

【用法】上三味，末之，炼蜜丸，如小豆大，饮服三丸，加至十丸。

当归四逆加吴茱萸生姜汤

【组成】当归三两（9g） 桂枝去皮，三两（9g） 芍药三两（9g） 细辛三两（9g） 甘草炙，二两（6g） 通草二两（6g） 大枣擘，二十五枚 生姜切，半斤（24g） 吴茱萸二升（48g）

【用法】上九味，以水六升，清酒六升，和，煮取五升，去滓。温分五服。

当归四逆汤

【组成】当归三两（9g） 桂枝去皮，三两（9g） 芍药三两（9g） 细辛三两（9g） 甘草炙，二两（6g） 通草二两（6g） 大枣擘，二十五枚

【用法】上七味，以水八升，煮取三升，去滓。温服一升，日三服。

当归生姜羊肉汤

【组成】当归三两（9g） 生姜五两（15g） 羊肉一斤（48g）

【用法】上三味，以水八升，煮取三升，温服七合，日三服。若寒多者，加生姜成一斤；痛多而呕者，加橘皮二两、白术一两；加生姜者，亦加水五升，煮取三升二合，服之。

当归芍药散

【组成】当归三两（9g） 芍药一斤（48g） 川芎半斤（24g） 茯苓四两（12g） 白术四两（12g） 泽泻半斤（24g）

【用法】上六味，杵为散，取方寸匕，酒和。日三服。

当归散

【组成】当归一斤（48g） 黄芩一斤（48g） 芍药一斤（48g） 川芎一斤（48g） 白术半斤（24g）

【用法】上五味，杵为散，酒饮服方寸匕，日三服。妊娠常服即易产，胎无苦疾。产后百病悉主之。

竹叶石膏汤

【组成】竹叶二把（20g） 石膏一斤（48g） 半夏洗，半升（12g） 麦门冬去心，一升（24g） 人参二两（6g） 甘草炙，二两（6g） 粳米半升（12g）

【用法】上七味，以水一斗，煮取六升，去滓。内粳米，煮米熟，汤成，去米。温服一升，日三服。

竹叶汤

【组成】竹叶一把（10g）　葛根三两（9g）　防风　桔梗　桂枝　人参　甘草各一两（各3g）　附子炮，一枚（5g）　大枣十五枚　生姜五两（15g）

【用法】上十味，以水一斗，煮取二升半，分温三服，温覆使汗出。颈项强，用大附子一枚，破之如豆大，煎药扬去沫；呕者，加半夏半升，洗。

竹皮大丸

【组成】生竹茹二分（6g）　石膏二分（6g）　桂枝一分（3g）　甘草七分（21g）　白薇一分（3g）

【用法】上五味，末之，枣肉和丸，如弹子大，以饮服一丸，日三夜二服。有热者倍白薇，烦喘者加柏实一分。

防己地黄汤

【组成】防己一钱（1.8g）　桂枝三钱（5g）　防风三钱（5g）　甘草二钱（3.6g）

【用法】上四味，以酒一杯，浸之一宿，绞取汁，生地黄二斤，㕮咀，蒸之如斗米饭久，以铜器盛其汁，更绞地黄汁，和，分再服。

防己茯苓汤

【组成】防己三两（9g）　黄芪三两（9g）　桂枝三两（9g）　茯苓六两（18g）　甘草二两（6g）

【用法】上五味，以水六升，煮取二升，分温三服。

防己黄芪汤

【组成】防己一两（3g）　甘草炙，半两（1.5g）　白术七钱半（12g）　黄芪去芦，一两一分（3.8g）

【用法】上锉，麻豆大，每抄五钱匕，生姜四片、大枣一枚，水盏半，煎八分，去滓。温服，良久再服。喘者，加麻黄半两；胃中不和者，加芍药三分；气上冲者，加桂枝三分；下有陈寒者，加细辛三分。服后当如虫行皮中，从腰下如冰，后坐被上，又以一被绕腰以下，温令微汗，差。

红蓝花酒

【组成】红蓝花一两（3g）

【用法】上一味，以酒一大升，煎减半。顿服一半，未止，再服。

七画

麦门冬汤

【组成】麦门冬七升（168g）

半夏一升（24g） 人参三两（9g） 甘草二两（6g） 粳米三合（9g） 大枣十二枚

【用法】上六味，以水一斗二升，煮取六升，温服一升，日三夜一服。

赤小豆当归散

【组成】赤小豆浸，令牙出，曝干，三升（72g） 当归十两（30g）

【用法】上二味，杵为散，浆水服方寸匕，日三服。

赤丸

【组成】茯苓四两（12g） 乌头炮，二两（6g） 半夏洗，四两（12g） 细辛一两（3g）

【用法】上四味，末之，内真朱为色，炼蜜丸如麻子大，先食酒饮下三丸，日再夜一服；不知，稍增之，以知为度。

赤石脂禹余粮汤

【组成】赤石脂碎，一斤（48g） 太一禹余粮碎，一斤（48g）

【用法】上二味，以水六升，煮取二升，去滓。分温三服。

杏子汤

【组成】杏仁五两（15g）（编者注：仲景原书无用量，乃编者所加）

【用法】上一味，以水八升，煮取三升，温分三服。

吴茱萸汤（茱萸汤）

【组成】吴茱萸洗，一升（24g） 人参三两（9g） 生姜切，六两（18g） 大枣擘，十二枚

【用法】上四味，以水七升，煮取二升，去滓。温服七合，日三服。

牡蛎泽泻散

【组成】牡蛎熬 泽泻 蜀漆暖水洗，去腥 葶苈子熬 商陆根熬 海藻洗去咸 栝楼根各等份

【用法】上七味，异捣，下筛为散，更于臼中治之，白饮和，服方寸匕，日三服。小便利，止后服。

皂荚丸

【组成】皂荚刮去皮，用酥炙，八两（24g）

【用法】上一味，末之，蜜丸梧子大，以枣膏和汤，服三丸，日三夜一服。

诃梨勒散

【组成】诃梨勒煨，十枚（30g）

【用法】上一味，为散，粥饮和，顿服。

附子汤

【组成】附子炮，去皮，破八片，二枚（10g）　茯苓三两（9g）　人参二两（6g）　白术四两（12g）　芍药三两（9g）

【用法】上五味，以水八升，煮取三升，去滓。温服一升，日三服。

附子泻心汤

【组成】大黄二两（6g）　黄连一两（3g）　黄芩一两（3g）　附子炮，去皮，破，别煮取汁，一枚（5g）

【用法】上四味，切三味，以麻沸汤二升渍之，须臾，绞去汁，内附子汁，分温再服。

附子粳米汤

【组成】附子炮，一枚（5g）　半夏半升（12g）　甘草一两（3g）　大枣十枚　粳米半升（12g）

【用法】上五味，以水八升，煮米熟，汤成，去滓。温服一升，日三服。

鸡屎白散

【组成】鸡屎白

【用法】上一味，为散，取方寸匕，以水六合，和。温服。

八画

抵当丸

【组成】水蛭熬（40g）　虻虫去翅足，熬，各二十个（4g）　桃仁去皮尖，二十五个（5g）　大黄三两（9g）

【用法】上四味，捣，分四丸，以水一升，煮一丸，取七合服之。晬时当下血，若不下，更服。

抵当汤

【组成】水蛭熬（60g）　虻虫去翅中，熬，各三十个（各6g）　桃仁去皮尖，二十个（4g）　大黄酒洗，三两（9g）

【用法】上四味，以水五升，煮取三升，去滓。温服一升，不下，更服。

苦参汤

【组成】苦参十两（30g）（编者注：方药及用量引自《经方辨治疑难杂病技巧》）

【用法】上一味，以水二斗半，煮取一斗半，去滓。熏洗，分早晚。（编者注：用法引自《经方辨治疑难杂病技巧》。）

苦酒汤

【组成】半夏洗，碎如枣核，十四枚（5g）　鸡子去黄，内上苦酒，着鸡子壳中，一枚

【用法】上二味，内半夏，著苦酒中，以鸡子壳置刀环中，安火上，令三沸，去滓。少少含咽之。不差，

更作三剂。

苓甘五味加姜辛半杏大黄汤

【组成】茯苓四两（12 g） 甘草三两（9 g） 细辛三两（9 g） 干姜三两（9 g） 五味子半升（12 g） 半夏半升（12 g） 杏仁去皮尖，半升（12 g） 大黄三两（9g）

【用法】上八味，以水一斗，煮取三升，去滓。温服半升，日三。

苓甘五味加姜辛半夏杏仁汤

【组成】茯苓四两（12 g） 甘草三两（9g） 细辛三两（9g） 干姜三两（9 g） 五味子半升（12 g） 半夏半升（12 g） 杏仁去皮尖，半升（12g）

【用法】上七味，以水一斗，煮取三升，去滓。温服半升，日三。

苓甘五味姜辛汤

【组成】茯苓四两（12 g） 甘草三两（9 g） 干姜三两（9 g） 细辛三两（9 g） 五味子半升（12 g）

【用法】上五味，以水八升，煮取三升，温服半升，日三。

矾石丸

【组成】矾石烧，三分（9 g） 杏仁一分（3 g）

【用法】上二味，末之，炼蜜和丸，枣核大，内脏中，剧者再内之。

矾石汤

【组成】矾石二两（6 g）

【用法】上一味，以浆水一斗五升，煎三五沸，浸脚良。

奔豚汤

【组成】甘草　川芎　当归各二两（各6 g） 半夏四两（12 g） 黄芩二两（6 g） 生葛五两（15 g） 芍药二两（6 g） 生姜四两（12 g） 甘李根白皮一升（24 g）

【用法】上九味，以水二斗，煮取五升。温服一升，日三夜一服。

肾气丸

【组成】干地黄八两（24 g） 薯蓣（即山药）四两（12 g） 山茱萸四两（12 g） 泽泻三两（9 g） 茯苓三两（9g） 牡丹皮三两（9g） 桂枝一两（3 g） 附子炮，一两（3g）

【用法】上八味，末之，炼蜜和丸，梧子大，酒下十五丸，加至二十五丸，日再服。

炙甘草汤

【组成】甘草炙，四两（12g） 生姜切，三两（9 g） 人参二两（6 g） 生地黄一斤（48 g） 桂枝

去皮，三两（9g） 阿胶二两（6g） 麦门冬去心，半升（12g） 麻仁半升（12g） 大枣擘，三十枚

【用法】上九味，以清酒七升，水八升，先煮八味，取三升，去滓。内胶烊消尽，温服一升，日三服。一名复脉汤。

泻心汤

【组成】大黄二两（6g） 黄连 黄芩各一两（各3g）

【用法】上三味，以水三升，煮取一升。顿服之。

泽泻汤

【组成】泽泻五两（15g） 白术二两（6g）

【用法】上二味，以水二升，煮取一升。分温再服。

泽漆汤

【组成】半夏半升（12g） 紫参（一作紫菀）五两（15g） 泽漆以东流水五斗，煮取一斗五升，三斤（150g） 生姜五两（15g） 白前五两（15g） 甘草 黄芩 人参 桂枝各三两（各9g）

【用法】上九味，㕮咀，内泽漆汁中，煮取五升，温服五合，至夜尽。

九画

茵陈五苓散

【组成】茵陈蒿末十分（30g） 五苓散五分（15g）

【用法】上二物，和，先食，饮方寸匕，日三服。

茵陈蒿汤

【组成】茵陈蒿六两（18g） 栀子擘，十四枚（14g） 大黄去皮，二两（6g）

【用法】上三味，以水一斗二升，先煮茵陈，减六升，内二味，煮取三升，去滓。分温三服。小便当利，尿如皂荚汁状，色正赤，一宿腹减，黄从小便去也。

茯苓甘草汤

【组成】茯苓二两（6g） 桂枝去皮，二两（6g） 甘草炙，一两（3g） 生姜切，三两（9g）

【用法】上四味，以水四升，煮取二升，去滓。分温三服。

茯苓四逆汤

【组成】茯苓四两（12g） 人参一两（3g） 附子生用，去皮，破八片，一枚（5g） 甘草炙，二两（6g） 干姜一两半（4.5g）

【用法】上五味，以水五升，煮取三升，去滓。温服七合，日二服。

茯苓戎盐汤

【组成】茯苓半斤（24 g） 白术二两（6 g） 戎盐弹丸大一枚（15 g）

【用法】上三味（编者注：上三味之后用法乃《四部备要》补注），先将茯苓、白术煎成，入戎盐煎，分三服。

茯苓杏仁甘草汤

【组成】茯苓三两（9g） 杏仁五十个（8.5 g） 甘草一两（3g）

【用法】上三味，以水一斗，煮取五升。温服一升，日三服。不差，更服。

茯苓泽泻汤

【组成】茯苓半斤（24 g） 泽泻四两（12 g） 甘草二两（6 g） 桂枝二两（6g） 白术三两（9g） 生姜四两（12g）

【用法】上六味，以水一斗，煮取三升，内泽泻，再煮取二升半。温服八合，日三服。

茯苓桂枝甘草大枣汤（苓桂草枣汤）

【组成】茯苓半斤（24 g） 桂枝去皮，四两（12 g） 甘草炙，二两（6g） 大枣擘，十五枚

【用法】上四味，以甘烂水一斗，先煮茯苓，减二升，内诸药，煮取三升，去滓。温服一升，日三服。作甘澜水法，取水二斗，置大盆内，以勺扬之，水上有珠子五六千颗相逐，取用之。

茯苓桂枝白术甘草汤（苓桂术甘汤）

【组成】茯苓四两（12 g） 桂枝去皮，三两（9 g） 白术 甘草各二两（各6 g）

【用法】上四味，以水六升，煮取三升，去滓。分温三服。

枳术汤

【组成】枳实七枚（7 g） 白术二两（6 g）

【用法】上二味，以水五升，煮取三升，分温三服，腹中软即当散也。

枳实芍药散

【组成】枳实烧令黑，勿太过 芍药等分

【用法】上二味，杵为散，服方寸匕，日三服。并主痈脓，以麦粥下之。

枳实栀子豉汤

【组成】枳实炙，三枚（3 g） 栀子擘，十四个（14 g） 香豉绵裹，一升（24 g）

【用法】上三味，以清浆水七升，空煮，取四升，内枳实、栀子，煮

取二升，下豉，更煮五六沸，去滓。温分再服，覆令微似汗。若有宿食，内大黄，如博棋子五六枚，服之愈。

枳实薤白桂枝汤

【组成】枳实四枚（4g） 厚朴四两（12g） 薤白半斤（24g） 桂枝一两（3g） 全栝楼捣，一枚（15g）

【用法】上五味，以水五升，先煮枳实、厚朴，取二升，去滓。内诸药，煮数沸，分温三服。

柏叶汤

【组成】柏叶 干姜各三两（各9g） 艾三把（15g）

【用法】上三味，以水五升，取马通汁一升，合煮取一升。分温再服。

栀子干姜汤

【组成】栀子擘，十四枚 干姜二两（6g）

【用法】上二味，以水三升半，煮取一升半，去滓。分二服，温进一服。得吐者，止后服。

栀子大黄汤

【组成】栀子十四枚（14g） 大黄一两（3g） 枳实五枚（5g） 豉一升（24g）

【用法】上四味，以水六升，煮取三升。分温三服。

栀子甘草豉汤

【组成】栀子擘，十四个（14g） 香豉绵裹，四合（10g） 甘草炙，二两（6g）

【用法】上三味，以水四升，先煮栀子、甘草，取二升半，内豉，煮取一升半，去滓。分二服，温进一服。得吐者，止后服。

栀子生姜豉汤

【组成】栀子擘，十四个（14g） 香豉绵裹，四合（10g） 生姜五两（15g）

【用法】上三味，以水四升，先煮栀子、生姜，取二升半，内豉，煮取一升半，去滓。分二服，温进一服。得吐者，止后服。

栀子柏皮汤

【组成】栀子擘，十五个（15g） 甘草炙，一两（3g） 黄柏二两（6g）

【用法】上三味，以水四升，煮取一升半，去滓。分温再服。

栀子厚朴汤

【组成】栀子擘，十四个（14g） 厚朴炙，去皮，四两（12g） 枳实水浸，炙令黄，四枚（4g）

【用法】上三味，以水三升半，煮取一升半，去滓。分二服，温进一服。得吐者，止后服。

栀子豉汤

【组成】栀子擘，十四个（14g）　香豉绵裹，四合（10g）

【用法】上二味，以水四升，先煮栀子得二升半，内豉，煮取一升半，去滓。分为二服，温进一服。得吐者，止后服。

厚朴七物汤

【组成】厚朴半斤（24g）　甘草三两（9g）　大黄三两（9g）　大枣十枚　枳实五枚（5g）　桂枝二两（6g）　生姜五两（15g）

【用法】上七味，以水一斗，煮取四升，温服八合，日三服。呕者加半夏五合，下利去大黄，寒多者加生姜至半斤。

厚朴三物汤

【组成】大黄酒洗，四两（12g）　厚朴炙，去皮，八两（24g）　枳实炙，五枚（5g）

【用法】上三味，以水一斗二升，先煮二味，取五升，内大黄，煮取二升。温服一升。以利为度。

厚朴大黄汤

【组成】厚朴一尺（30g）　大黄六两（18g）　枳实四枚（4g）

【用法】上三味，以水五升，煮取二升。分温再服。

厚朴生姜半夏甘草人参汤

【组成】厚朴炙，去皮，半斤（24g）　生姜切，半斤（24g）　半夏洗，半升（12g）　甘草炙，二两（6g）　人参一两（3g）

【用法】上五味，以水一斗，煮取三升，去滓。温服一升，日三服。

厚朴麻黄汤

【组成】厚朴五两（15g）　麻黄四两（12g）　石膏如鸡子大（48g）　杏仁半升（12g）　半夏半升（12g）　干姜二两（6g）　细辛二两（6g）　小麦一升（24g）　五味子半升（12g）

【用法】上九味，以水一斗二升，先煮小麦熟，去滓。内诸药，煮取三升，温服一升，日三服。

禹余粮丸

【组成】禹余粮二斤（100g）（仲景原书无用量，乃编者所加）

【用法】上一味，捣碎，以蜜为丸，为十二丸，温服一丸，日分三服。（编者注：此处仲景原书无用法，乃编者所加。）

侯氏黑散

【组成】菊花四十分（120g）　白术十分（30g）　细辛三分（9g）

茯苓三分（9g） 牡蛎三分（9g） 桔梗八分（24g） 防风十分（30g） 人参三分（9g） 矾石三分（9g） 黄芩五分（15g） 当归三分（9g） 干姜三分（9g） 川芎三分（9g） 桂枝三分（9g）

【用法】上十四味，杵为散，酒服方寸匕，日一服，初服二十日，温酒调服，禁一切鱼肉、大蒜，常宜冷食，在腹中不下也。热食即下矣，冷食自能助药力。

十画

真武汤

【组成】茯苓三两（9g） 芍药三两（9g） 生姜切，三两（9g） 白术二两（6g） 附子炮，去皮，破八片，一枚（5g）

【用法】上五味，以水八升，煮取三升，去滓。温服七合，日三服。若咳者，加五味子半升，细辛、干姜各一两；若小便利者，去茯苓；若下利者，去芍药，加干姜二两；若呕者，去附子，加生姜足前为半斤。

桂苓五味甘草去桂加姜辛夏汤

【组成】茯苓四两（12g） 甘草二两（6g） 细辛二两（6g） 干姜二两（6g） 五味子半升（12g） 半夏半升（12g）

【用法】上六味，以水八升，煮取三升，去滓。温服半升，日三。

桂苓五味甘草汤

【组成】桂枝去皮，四两（12g） 茯苓四两（12g） 甘草炙，三两（9g） 五味子半升（12g）

【用法】上四味，以水八升，煮取三升，去滓。分三温服。

桂枝二麻黄一汤

【组成】桂枝去皮，一两十七铢（5.1g） 芍药一两六铢（3.8g） 麻黄去节，十六铢（2g） 生姜切，一两六铢（3.8g） 杏仁去皮尖，十六个（2.5g） 甘草炙，一两二铢（3.3g） 大枣擘，五枚

【用法】上七味，以水五升，先煮麻黄一二沸，去上沫，内诸药，煮取二升，去滓。温服一升，日再服。

桂枝二越婢一汤

【组成】桂枝去皮，十八铢（2.3g） 芍药十八铢（2.3g） 麻黄十八铢（2.3g） 甘草炙，十八铢（2.3g） 大枣擘，四枚 生姜切，一两二铢（3.3g） 石膏碎，绵裹，一两（3g）

【用法】上七味，以水五升，煮麻黄一二沸，去上沫，内诸药，煮取二升，去滓。温服一升。

桂枝人参汤

【组成】桂枝别切，四两

（12g） 甘草炙，四两（12g） 白术三两（9g） 人参三两（9g） 干姜三两（9g）

【用法】上五味，以水九升，先煮四味，取五升，内桂，更煮，取三升，去滓。温服一升，日再夜一服。

桂枝去芍药加附子汤

【组成】桂枝去皮，三两（9g） 生姜切，三两（9g） 甘草炙，二两（6g） 大枣擘，十二枚 附子炮，去皮，破八片，一枚（5g）

【用法】上五味，以水七升，煮取三升，去滓。温服一升。

桂枝去芍药加蜀漆牡蛎龙骨救逆汤

【组成】桂枝去皮，三两（9g） 甘草炙，二两（6g） 生姜切，三两（9g） 大枣擘，十二枚 牡蛎熬，五两（15g） 龙骨四两（12g） 蜀漆洗去腥，三两（9g）

【用法】上七味，以水一斗二升，先煮蜀漆，减二升，内诸药，煮取三升，去滓。温服一升。

桂枝去芍药加麻黄附子细辛汤

【组成】桂枝三两（9g） 生姜三两（9g） 甘草二两（6g） 大枣十二枚 麻黄二两（6g） 细辛二两（6g） 附子炮，一枚（5g）

【用法】上七味，以水七升，煮麻黄，去上沫，内诸药，煮取二升，分温三服。当汗出，如虫行皮中，即愈。

桂枝去芍药汤

【组成】桂枝去皮，三两（9g） 生姜切，三两（9g） 甘草炙，二两（6g） 大枣擘，十二枚

【用法】上四味，以水七升，煮取三升，去滓。温服一升。

桂枝去桂加茯苓白术汤

【组成】芍药三两（9g） 甘草炙，二两（6g） 生姜切，三两（9g） 白术 茯苓各三两（各9g） 大枣擘，十二枚

【用法】上六味，以水八升，煮取三升，去滓。温服一升，小便利则愈。

桂枝甘草龙骨牡蛎汤

【组成】桂枝去皮，一两（3g） 甘草炙，二两（6g） 牡蛎熬，二两（6g） 龙骨二两（6g）

【用法】上四味，以水五升，煮取二升半，去滓。温服八合，日三服。

桂枝甘草汤

【组成】桂枝去皮，四两（12g） 甘草炙，二两（6g）

【用法】上二味，以水三升，温服一升，去滓。顿服。

桂枝生姜枳实汤

【组成】桂枝　生姜各三两（各9g）　枳实五枚（5g）

【用法】上三味，以水六升，煮取三升。分温三服。

桂枝加大黄汤

【组成】桂枝去皮，三两（9g）　芍药六两（18g）　大黄二两（6g）　甘草炙，二两（6g）　生姜切，三两（9g）　大枣擘，十二枚

【用法】上六味，以水七升，煮取三升，去滓。温服一升，日三服。

桂枝加龙骨牡蛎汤

【组成】桂枝　芍药　生姜各三两（各9g）　甘草二两（6g）　大枣十二枚　龙骨　牡蛎各三两（各9g）

【用法】上七味，以水七升，煮取三升。分温三服。

桂枝加芍药生姜各一两人参三两新加汤（桂枝新加汤）

【组成】桂枝去皮，三两（9g）　芍药四两（12g）　生姜切，四两（12g）　甘草炙，二两（6g）　人参三两（9g）　大枣擘，十二枚

【用法】上六味，以水一斗二升，煮取三升，去滓。温服一升。

桂枝加芍药汤

【组成】桂枝去皮，三两（9g）　芍药六两（18g）　甘草炙，二两（6g）　生姜切，三两（9g）　大枣擘，十二枚

【用法】上五味，以水七升，煮取三升，去滓。温分三服。

桂枝加附子汤

【组成】桂枝去皮，三两（9g）　芍药三两（9g）　甘草炙，二两（6g）　生姜切，三两（9g）　大枣擘，十二枚　附子炮，去皮，破八片，一枚（5g）

【用法】上六味，以水七升，煮取三升，去滓。温服一升。

桂枝加厚朴杏子汤

【组成】桂枝去皮，三两（9g）　甘草炙，二两（6g）　生姜切，三两（9g）　芍药三两（9g）　大枣擘，十二枚　厚朴炙，去皮，二两（6g）　杏仁去皮尖，五十枚（8.5g）

【用法】上七味，以水七升，微火煮取三升，去滓。温服一升。覆取微似汗。

桂枝加桂汤

【组成】桂枝去皮，五两（15g）　芍药三两（9g）　甘草炙，二两（6g）　生姜切，三两

（9g） 大枣擘，十二枚

【用法】上五味，以水七升，煮取三升，去滓。温服一升。

桂枝加黄芪汤

【组成】桂枝三两（9g） 芍药三两（9g） 甘草二两（6g） 生姜三两（9g） 大枣十二枚 黄芪二两（6g）

【用法】上六味，以水八升，煮取三升，温服一升，须臾，饮热稀粥一升余，以助药力，温服，取微汗；若不汗，更服。

桂枝加葛根汤

【组成】葛根四两（12g） 桂枝去皮，二两（6g） 芍药二两（6g） 生姜切，三两（9g） 甘草炙，二两（6g） 大枣十二枚，擘 麻黄去节，三两（9g）

【用法】上七味，以水一斗，先煮麻黄、葛根，减二升，去上沫，内诸药，煮取三升，去滓。温服一升，覆取微似汗，不须啜粥，余如桂枝法将息及禁忌。

桂枝芍药知母汤

【组成】桂枝四两（12g） 芍药三两（9g） 甘草二两（6g） 麻黄二两（6g） 生姜五两（15g） 白术五两（15g） 知母四两（12g） 防风四两（12g） 附子炮，二枚（10g）

【用法】上九味，以水七升，煮取二升。温服七合，日三服。

桂枝汤

【组成】桂枝三两（9g） 芍药三两（9g） 甘草炙，二两（6g） 生姜切，三两（9g） 大枣十二枚，擘

【用法】上五味，㕮咀，以水七升，微火煮取三升，去滓。适寒温，服一升。服已须臾，啜热稀粥一升余，以助药力。温服令一时许，遍身漐漐微似有汗者益佳，不可令如水流漓，病必不除。若一服汗出病差，停后服，不必尽剂。若不汗，更服依前法。又不汗，后服小促其间，半日许令三服尽。若病重者，一日一夜服，周时观之。服一剂尽，病证犹在者，更作服。若不汗出，乃服至二三剂。禁生冷、黏滑、肉面、五辛、酒酪、臭恶等。

桂枝附子去桂加白术汤（白术附子汤）

【组成】附子炮，去皮，破，三枚（15g） 白术四两（12g） 生姜切，三两（9g） 大枣擘，十二枚 甘草炙，二两（6g）

【用法】上五味，以水六升，煮取二升，去滓。分温三服。初一服，其人身如痹，半日许复服之，三服都

尽，其人如冒状，勿怪。此以附子、术并走皮内，逐水气未得除，故使之耳。法当加桂枝四两，此本一方二法：以大便硬，小便自利，去桂也；以大便不硬，小便不利，当加桂。附子三枚，恐多也，虚弱家及产妇，宜减服之。

桂枝附子汤

【组成】桂枝去皮，四两（12 g） 附子炮，去皮，破，三枚（15 g） 生姜切，三两（9 g） 大枣擘，十二枚 甘草炙，二两（6 g）

【用法】上五味，以水六升，煮取二升，去滓。分温三服。

桂枝茯苓丸

【组成】桂枝 茯苓 牡丹去心 芍药 桃仁去皮尖，熬，各等份（各12 g）（编者注：此处仲景原书无剂量，乃编者所加）

【用法】上五味，末之，炼蜜和丸，如兔屎大，每日食前服一丸。不知，加至三丸。

桂枝麻黄各半汤

【组成】桂枝去皮，一两十六铢（5.2 g） 芍药 生姜切 甘草炙 麻黄去节，各一两（各3 g） 大枣擘，四枚 杏仁汤渍，去皮尖及两仁者，二十四枚（4 g）

【用法】上七味，以水五升，先煮麻黄一二沸，去上沫，内诸药，煮取一升八合，去滓。温服六合。

桔梗汤

【组成】桔梗一两（3 g） 甘草二两（6 g）

【用法】上二味，以水三升，煮取一升，去滓。温分再服。（又，《金匮要略》云：上二味，以水三升，煮取一升，分温再服，则吐脓血也。）

栝楼牡蛎散

【组成】栝楼根 牡蛎熬，各等份

【用法】上为细末，饮服方寸匕，日三服。

栝楼桂枝汤

【组成】栝楼根二两（6 g） 桂枝三两（9 g） 芍药三两（9 g） 甘草二两（6 g） 生姜三两（9 g） 大枣十二枚

【用法】上六味，以水九升，煮取三升，分温三服，取微汗。汗不出，食顷，啜热粥发之。

栝楼薤白白酒汤

【组成】全栝楼捣，一枚（30 g） 薤白半升（24 g） 白酒七升

【用法】上三味，同煮，取二

升，分温再服。

栝楼薤白半夏汤

【组成】全栝楼捣，一枚（30g） 薤白三两（9g） 半夏半升（12g） 白酒一斗（50mL）

【用法】上四味，同煮，取四升，温服一升，日三服。

栝楼瞿麦丸

【组成】栝楼根二两（6g） 茯苓三两（9g） 薯蓣三两（9g） 附子炮，一枚（5g） 瞿麦一两（3g）

【用法】上五味，末之，炼蜜丸，梧子大，饮服三丸，日三服。不知，增至七八丸，以小便利，腹中温为知。

桃花汤

【组成】赤石脂一半全用，一半筛末，一斤（48g） 干姜一两（3g） 粳米一升（24g）

【用法】上三味，以水七升，煮米令熟，去滓。温服七合，内赤石脂末方寸匕，日三服。若一服愈，余勿服。

桃核承气汤

【组成】桃仁去皮尖，五十个（8.5g） 大黄四两（12g） 桂枝去皮，二两（6g） 甘草炙，二两（6g） 芒硝二两（6g）

【用法】上五味，以水七升，煮取二升半，去滓。内芒硝，更上火微沸，下火。先食，温服五合，日三服。当微利。

柴胡加龙骨牡蛎汤

【组成】柴胡四两（12g） 龙骨一两半（4.5g） 黄芩一两半（4.5g） 生姜切，一两半（4.5g） 铅丹一两半（4.5g） 人参一两半（4.5g） 桂枝去皮，一两半（4.5g） 茯苓一两半（4.5g） 半夏洗，二合（6g） 大黄二两（6g） 牡蛎熬，一两半（4.5g） 大枣擘，六枚

【用法】上十二味，以水八升，煮取四升，内大黄，切如棋子，更煮一两沸，去滓。温服一升。本云：柴胡汤，今加龙骨等。

柴胡加芒硝汤

【组成】柴胡二两十六铢（8g） 黄芩一两（3g） 人参一两（3g） 甘草炙，一两（3g） 生姜切，一两（3g） 半夏二十铢（2.1g） 大枣擘，四枚 芒硝二两（6g）

【用法】上八味，以水四升，煮取二升，去滓。内芒硝，更煮微沸，分温再服，不解，更作。

柴胡桂枝干姜汤

【组成】柴胡半斤（24 g）　桂枝去皮，三两（9 g）　干姜二两（6 g）　栝楼根四两（12 g）　黄芩三两（9 g）　牡蛎熬，三两（9 g）　甘草炙，二两（6 g）

【用法】上七味，以水一斗二升，煮取六升，去滓，再煎，取三升，温服一升，日三服。初服微烦，复服，汗出便愈。

柴胡桂枝汤

【组成】桂枝去皮，一两半（4.5 g）　黄芩一两半（4.5 g）　芍药一两半（4.5 g）　人参一两半（4.5 g）　甘草炙，一两（3 g）　半夏洗，二合半（6 g）　大枣擘，六枚　生姜切，一两半（4.5 g）　柴胡四两（12 g）

【用法】上九味，以水七升，煮取三升，去滓。温服一升。本云：人参汤，作如桂枝法，加半夏、柴胡、黄芩，复如柴胡法，今用人参作半剂。（编者注："本云……"至末29字，与方意不符，恐为叔和批注混入正文，宜删。）

射干麻黄汤

【组成】射干十三枚（9 g）　麻黄四两（12 g）　生姜四两（12 g）　细辛　紫菀　款冬花各三两（各9 g）　五味子半升（12 g）　大枣七枚　半夏大者，洗，八枚（12 g）

【用法】上九味，以水一斗二升，先煮麻黄两沸，去上沫，内诸药，煮取三升，分温三服。

胶艾汤

【组成】川芎　阿胶　甘草各二两（各6 g）　艾叶　当归各三两（各9 g）　芍药四两（12 g）　干地黄六两（18 g）

【用法】上七味，以水五升，清酒三升，合煮，取三升，去滓，内胶，令消尽。温服一升，日三服。不差，更作。

胶姜汤

【组成】阿胶三两（9 g）　干姜三两（9 g）（编者注：方药及剂量引自《经方辨治疑难杂病技巧》）

【用法】上二味，以水四升，煮干姜减一升，去滓，内胶烊化，微沸。温服一升，日三服。（编者注：用法引自《经方辨治疑难杂病技巧》。）

狼牙汤

【组成】狼牙三两（9 g）

【用法】上一味，以水四升，煮取半升，以绵缠箸如茧，浸汤，沥阴中，日四遍。

烧裈散

【组成】妇人中裈近隐处剪烧作灰

【用法】上一味，水服方寸匕，日三服。小便即利，阴头微肿，此为愈也。妇人病，取男子裈，烧服。

调胃承气汤

【组成】大黄酒洗，四两（12 g）　芒硝半升（12 g）　甘草炙，二两（6g）

【用法】上三味，以水三升，煮取一升，去滓。内芒硝，更上火微煮，令沸，少少温服之。（编者注：此用法是《伤寒论》第29条所言。）温顿服之。（此四字是《伤寒论》第207条所言。）

通脉四逆加猪胆汁汤

【组成】附子生用，去皮，破八片，大者一枚（8 g）　干姜三两（9 g），强人可四两（12 g）　猪胆汁半合（3 mL）　甘草炙，二两（6g）

【用法】上四味，以水三升，煮取一升二合，去滓，内猪胆汁。分温再服。其脉即来。无猪胆，以羊胆代之。

通脉四逆汤

【组成】甘草炙，二两（6g）　干姜三两（9 g），强人可四两（12 g）　附子生用，去皮，破八片，大者一枚（8g）

【用法】上三味，以水三升，煮取一升二合，去滓。分温再服。其脉即出者愈。面色赤者，加葱九茎；腹中痛者，去葱，加芍药二两；呕者，加生姜二两；咽痛者，去芍药，加桔梗一两；利止脉不出者，去桔梗，加人参二两。

十一画

理中丸

【组成】人参　干姜　甘草炙　白术各三两（各9g）

【用法】上四味，捣筛，蜜和为丸，如鸡子黄许大。以沸汤数合，和一丸，研碎，温服之。日三四，夜二服。腹中未热，益至三四丸，然不及汤。汤法：以四物依两数切，用水八升，煮取三升，去滓。温服一升，日三服。若脐上筑者，肾气动也，去术加桂四两；吐多者，去术加生姜三两；下多者，还用术；悸者，加茯苓二两；渴欲得水者，加术，足前成四两半；腹中痛者，加人参，足前成四两半；寒者，加干姜，足前成四两半；腹满者，去术，加附子一枚。服汤后，如食顷，饮热粥一升许，微自温，勿发揭衣被。

排脓汤

【组成】甘草二两（6g）　桔梗

三两（9g） 生姜一两（3g） 大枣十枚

【用法】上四味，以水三升，煮取一升。温服五合。日再服。

排脓散

【组成】枳实十六枚（16g） 芍药六分（18g） 桔梗二分（6g）

【用法】上三味，杵为散，取鸡子黄一枚，以药散与鸡黄相等，揉和令相得，饮和服之，日一服。

黄土汤

【组成】甘草三两（9g） 干地黄三两（9g） 白术三两（9g） 附子炮，三两（9g） 阿胶三两（9g） 黄芩三两（9g） 灶心黄土半斤（24g）

【用法】上七味，以水八升，煮取三升。分温二服。

黄芩加半夏生姜汤

【组成】黄芩三两（9g） 芍药二两（6g） 甘草炙，二两（6g） 大枣擘，十二枚 半夏洗，半升（12g） 生姜切，一两半（4.5g）

【用法】上六味，以水一斗，煮取三升，去滓。温服一升，日再夜一服。

黄芩汤

【组成】黄芩三两（9g） 芍药二两（6g） 甘草炙，二两（6g） 大枣擘，十二枚

【用法】上四味，以水一斗，煮取三升，去滓。温服一升，日再夜一服。

黄芪芍桂苦酒汤

【组成】黄芪五两（15g） 芍药三两（9g） 桂枝三两（9g）

【用法】上三味，以苦酒一升，水七升，相和，煮取三升，温服一升。当心烦，服至六七日乃解。若心烦不止者，以苦酒阻故也。

黄芪建中汤

【组成】桂枝去皮，三两（9g） 甘草炙，二两（6g） 芍药六两（18g） 生姜切，三两（9g） 大枣擘，十二枚 胶饴一升（70mL） 黄芪一两半（4.5g）

【用法】上七味，以水七升，煮取三升，去滓。内胶饴，更上微火消解。温服一升，日三服。呕家，不可用建中汤，以甜故也。气短，胸满者，加生姜；腹满者，去枣，加茯苓一两半；及疗肺虚损不足，补气加半夏三两。

黄芪桂枝五物汤

【组成】黄芪三两（9g） 芍药三两（9g） 桂枝三两（9g） 生姜六两（18g） 大枣十二枚

【用法】上五味，以水六升，煮取二升。温服七合，日三服。

黄连汤

【组成】黄连三两（9g）　甘草炙，三两（9g）　干姜三两（9g）　桂枝去皮，三两（9g）　人参二两（6g）　半夏洗，半升（12g）　大枣擘，十二枚

【用法】上七味，以水一斗，煮取六升，去滓。温服，昼三夜二。

黄连阿胶汤

【组成】黄连四两（12g）　黄芩二两（6g）　芍药二两（6g）　鸡子黄二枚　阿胶三两（9g）

【用法】上五味，以水六升，先煮三物，取二升，去滓。内胶，烊尽，小冷，内鸡子黄，搅令相得。温服七合，日三服。

黄连粉方

【组成】黄连十两（30g）（编者注：原方无剂量，此乃编者所加）

【用法】上一味，研末为散，和水内服二两半。亦可外用涂患处，剂量斟酌用之。（编者注：仲景未言用法，此乃编者所加。）

蛇床子散

【组成】蛇床子仁

【用法】上一味，末之，以白粉少许，和令相得，如枣大，绵裹内之，自然温。

猪苓汤

【组成】猪苓去皮　茯苓　泽泻　阿胶　滑石碎，各一两（各3g）

【用法】上五味，以水四升，先煮四味，取二升，去滓。内阿胶烊消。温服七合。日三服。

猪苓散

【组成】猪苓　茯苓　白术各等份

【用法】上三味，杵为散，饮服方寸匕，日三服。

猪肤汤

【组成】猪肤一斤（48g）

【用法】上一味，以水一斗，煮取五升，去滓。加白蜜一升、白粉五合，熬香，和令相得，温分六服。

猪胆汁方（大猪胆汁方）

【组成】猪胆一枚

【用法】大猪胆一枚，泻汁，和少许法醋，以灌谷道内，如一食顷，当大便出宿食恶物，甚效。

猪膏发煎

【组成】猪膏半斤（24g）　乱发如鸡子大，三枚（10g）

【用法】上二味，和膏中煎之，发消药成。分再服。病从小便出。

麻子仁丸

【组成】麻仁二升（48g） 芍药半斤（24g） 枳实炙，半斤（24g） 大黄去皮，一斤（48g） 厚朴炙，去皮，一尺（30g） 杏仁去皮尖，熬，别作脂，一升（24g）

【用法】上六味，蜜和丸，如梧桐子大。饮服十丸，日三服，渐加，以知为度。

麻黄升麻汤

【组成】麻黄去节，二两半（7.5g） 升麻一两一分（3.7g） 当归一两一分（3.7g） 知母十八铢（2.2g） 黄芩十八铢（2.2g） 葳蕤十八铢（2.2g） 芍药六铢（0.8g） 天门冬去心，六铢（0.8g） 桂枝去皮，六铢（0.8g） 茯苓六铢（0.8g） 甘草炙，六铢（0.8g） 石膏碎，绵裹，六铢（0.8g） 白术六铢（0.8g） 干姜六铢（0.8g）

【用法】上十四味，以水一斗，先煮麻黄一两沸，去上沫，内诸药，煮取三升，去滓。分温三服。相去如炊三斗米顷，令尽，汗出愈。

麻黄加术汤

【组成】麻黄去节，三两（9g） 桂枝去皮，二两（6g）甘草炙，一两（3g） 杏仁去皮尖，七十个（12g） 白术四两（12g）

【用法】上五味，以水九升，先煮麻黄，减二升，去上沫，内诸药，煮取二升半，去滓。温服八合，覆取微似汗。

麻黄汤

【组成】麻黄去节，三两（9g） 桂枝二两（6g） 杏仁去皮尖，七十个（12g） 甘草炙，一两（3g）

【用法】上四味，以水九升，先煮麻黄减二升，去上沫，内诸药，煮取二升半，去滓。温服八合，覆取微似汗，不需啜粥，余如桂枝法将息。

麻黄杏仁石膏甘草汤（麻杏石甘汤）

【组成】麻黄去节，四两（12g） 杏仁去皮尖，五十个（8.5g） 甘草炙，二两（6g） 石膏碎，绵裹，半斤（24g）

【用法】上四味，以水七升，煮麻黄，减二升，去上沫，内诸药，煮取二升，去滓。温服一升。

麻黄杏仁薏苡甘草汤（麻杏薏甘汤）

【组成】麻黄去节，汤泡，半两（1.5g） 杏仁去皮尖，炒，十个（1.8g） 薏苡仁半两（1.5g） 甘草炙，一两（3g）

【用法】上锉，麻豆大，每服四

钱匕，水盏半，煮八分，去滓。温服。有微汗，避风。

麻黄连翘赤小豆汤

【组成】麻黄去节，二两（6g） 连翘二两（6g） 杏仁去皮尖，四十个（7g） 赤小豆一升（24g） 大枣擘，十二枚 生梓白皮切，一升（24g） 生姜切，二两（6g） 甘草炙，二两（6g）

【用法】上八味，以潦水一斗，先煮麻黄，再沸，去上沫，内煮药，煮取三升，去滓。分温三服，半日服尽。

麻黄附子甘草汤（麻黄附子汤）

【组成】麻黄去节，二两（6g） 甘草炙，二两（6g） 附子炮，去皮，破八片，一枚（5g）

【用法】上三味，以水七升，先煮麻黄一两沸，去上沫，内诸药，煮取三升，去滓。温服一升，日三服。

麻黄附子细辛汤

【组成】麻黄去节，二两（6g） 细辛二两（6g） 附子炮，去皮，破八片，一枚（5g）

【用法】上三味，以水一斗，先煮麻黄，减二升，去上沫，内诸药，煮取三升，去滓。温服一升，日三服。

旋覆代赭汤

【组成】旋覆花三两（9g） 代赭石一两（3g） 人参二两（6g） 生姜五两（15g） 甘草炙，三两（9g） 半夏洗，半升（12g） 大枣擘，十二枚

【用法】上七味，以水一斗，煮取六升，去滓。再煎，取三升。温服一升，日三服。

旋覆花汤

【组成】旋覆花三两（9g） 葱十四茎 新绛少许（6g）（编者注：按陶弘景释新绛为茜草）

【用法】上三味，以水三升，煮取一升。顿服之。

十二画

越婢加术汤

【组成】麻黄六两（18g） 石膏半斤（24g） 生姜三两（9g） 大枣十五枚 甘草二两（6g） 白术四两（12g）

【用法】上六味，以水六升，先煮麻黄去沫，内诸药，煮取三升，分温三服。恶风加附子一枚，炮。

越婢加半夏汤

【组成】麻黄六两（18g） 石膏半斤（24g） 生姜三两（9g） 大枣十五枚 甘草二两（6g） 半夏半升（12g）

【用法】上六味，以水六升，先煮麻黄，去上沫，内诸药，煮取三

升，分温三服。

越婢汤

【组成】麻黄六两（18g）　石膏半斤（24g）　生姜三两（9g）　甘草二两（6g）　大枣十五枚

【用法】上五味，以水六升，先煮麻黄，去上沫，内诸药，煮取三升，分温三服。恶风者加附子一枚，炮；风水加术四两。

葛根加半夏汤

【组成】葛根四两（12g）　麻黄去节，三两（9g）　甘草炙，二两（6g）　芍药二两（6g）　桂枝去皮，二两（6g）　生姜切，二两（6g）　半夏洗，半升（12g）　大枣擘，十二枚

【用法】上八味，以水一斗，先煮葛根、麻黄，减二升，去白沫。内诸药，煮取三升，去滓。温服一升，覆取微似汗。

葛根汤

【组成】葛根四两（12g）　麻黄去节，三两（9g）　桂枝去皮，二两（6g）　生姜切，三两（9g）　甘草炙，二两（6g）　芍药二两（6g）　大枣擘，十二枚

【用法】上七味，以水一斗，先煮麻黄、葛根，减二升，去白沫，内诸药，煮取三升，去滓。温服一升，覆取微似汗，余如桂枝法将息及禁忌，诸汤皆仿此。

葛根黄芩黄连汤（葛根芩连汤）

【组成】葛根半斤（24g）　甘草炙，二两（6g）　黄芩三两（9g）　黄连三两（9g）

【用法】上四味，以水八升，先煮葛根，减二升，内诸药，煮取二升，去滓。分温再服。

葶苈大枣泻肺汤

【组成】葶苈子熬令黄色，捣丸如弹子大，二十枚（10g）　大枣十二枚（编者注：仲景方中大枣无剂量，本书引用剂量源于《千金要方》《外台秘要》）

【用法】上先以水三升，煮枣，取二升，去枣，内葶苈，煮取一升，顿服。

葶苈丸

【组成】葶苈子二斤（100g）（编者注：仲景原书无用量，此用量乃编者所加）

【用法】上一味，捣碎，以蜜为丸，共为二十丸，温服一丸，日分三服。

葵子茯苓丸

【组成】葵子一斤（48g）　茯苓三两（9g）

【用法】上二味，杵为散，饮服方寸匕，日三服。小便利则愈。

硝石矾石散

【组成】硝石　矾石烧，等份

【用法】上二味，为散，以大麦粥汁和，服方寸匕，日三服。病随大小便去，小便正黄，大便正黑，是候也。

雄黄熏方

【组成】雄黄二两（6g）（编者注：用量引自《经方辨治疑难杂病技巧》）

【用法】上一味，为末，筒瓦二枚合之，烧，向肛熏之。

紫参汤

【组成】紫参半斤（24g）　甘草三两（9g）

【用法】上二味，以水五升，先煮紫参，取二升，内甘草，煮取一升半。分温三服。

温经汤

【组成】吴茱萸三两（9g）　当归二两（6g）　川芎二两（6g）　芍药二两（6g）　人参二两（6g）　桂枝二两（6g）　阿胶二两（6g）　生姜二两（6g）　牡丹皮去心，二两（6g）　甘草二两（6g）　半夏半升（12g）　麦门冬去心，一升（24g）

【用法】上十二味，以水一斗，煮取三升，分温三服。亦主妇人少腹寒，久不受胎；兼取崩中去血，或月水过多，及至期不来。

滑石代赭汤

【组成】百合擘，七枚（14g）　滑石碎，绵裹，三两（9g）　代赭石碎，绵裹，如弹丸大一枚（15g）

【用法】上先以水洗百合，渍一宿，当白沫出，去其水，更以泉水二升，煎取一升，去滓。别以泉水二升煎滑石、代赭，取一升，去滓。后合和重煎，取一升五合，分温服。

滑石白鱼散

【组成】滑石二分（6g）　乱发烧，二分（6g）　白鱼二分（6g）

【用法】上三味，杵为散，饮服方寸匕，日三服。

十三画

蒲灰散

【组成】蒲灰七分（21g）　滑石三分（9g）

【用法】上二味，杵为散，饮服方寸匕，日三服。

蜀漆散

【组成】蜀漆洗，去腥　云母烧二日夜　龙骨等份

【用法】上三味，杵为散，未发

前以浆水服半钱。温疟加蜀漆半分，临发时，服一钱匕。

十四画

酸枣仁汤

【组成】酸枣仁二升（48 g） 甘草一两（3 g） 知母二两（6 g） 茯苓二两（6g） 川芎二两（6g）

【用法】上五味，以水八升，煮酸枣仁，得六升，内诸药，煮取三升，分温三服。

蜘蛛散

【组成】蜘蛛熬焦，十四枚 桂枝半两（1.5 g）

【用法】上二味，为散，取八分一匕，饮和服。日再服，蜜丸亦可。

蜜煎导

【组成】食蜜七合（50 mL）

【用法】上一味，于铜器内，微火煎，当须凝如饴状，搅之勿令焦著，欲可丸，并手捻作梃，令头锐，大如指，长二寸许，当热时急作，冷则硬，以内谷道中，以手急抱，欲大便时乃去之。

十六画

薯蓣丸

【组成】薯蓣三十分（90 g） 当归 桂枝 曲 干地黄 豆黄卷各十分（各30 g） 甘草二十八分（84 g） 人参七分（21 g） 川芎 芍药 白术 麦门冬 杏仁各六分（各18 g） 柴胡 桔梗 茯苓各五分（各15 g） 阿胶七分（21 g） 干姜三分（9 g） 白蔹二分（6 g） 防风六分（18 g） 大枣百枚为膏

【用法】上二十一味，末之，炼蜜和丸，如弹子大，空腹酒服一丸，一百丸为剂。

薏苡附子败酱散

【组成】薏苡仁十分（30 g） 附子二分（6 g） 败酱五分（15 g）

【用法】上三味，杵为末，取方寸匕，以水二升，煎减半，顿服，小便当下。

薏苡附子散

【组成】薏苡仁十五两（45 g） 大附子炮，十枚（80 g）

【用法】上二味，杵为散，服方寸匕，日三服。

橘皮竹茹汤

【组成】橘皮二升（48 g） 竹茹二升（48 g） 大枣三十枚 人参一两（3 g） 生姜半斤（24 g） 甘草五两（15 g）

【用法】上六味，以水一斗，煮取三升。温服一升，日三服。

橘皮汤

【组成】橘皮四两（12g）　生姜半斤（24g）

【用法】上二味，以水七升，煮取三升。温服一升，下咽即愈。

橘枳姜汤

【组成】橘皮一斤（48g）　枳实三两（9g）　生姜半斤（24g）

【用法】上三味，以水五升，煮取二升。分温再服。

十八画

藜芦甘草汤

【组成】藜芦一两（3g）　甘草二两（6g）

【用法】以水二升，煮取一升五合，分二服，温服之。（编者注：仲景原方无用量及用法，为编者所加。）

十九画

鳖甲煎丸

【组成】鳖甲炙，十二分（36g）　乌扇烧，三分（9g）　黄芩三分（9g）　柴胡六分（18g）　鼠妇熬，三分（9g）　干姜三分（9g）　大黄三分（9g）　芍药五分（15g）　桂枝三分（9g）　葶苈熬，一分（3g）　石韦去毛，三分（9g）　厚朴三分（9g）　牡丹去心，五分（15g）　瞿麦二分（6g）　紫葳三分（9g）　半夏一分（3g）　人参一分（3g）　䗪虫熬，五分（15g）　阿胶炙，三分（9g）　蜂窝炙，四分（12g）　赤硝十二分（36g）　蜣螂熬，二分（6g）　桃仁二分（6g）

【用法】上二十三味，为末。取煅灶下灰一斗，清酒一斛五斗，浸灰，候酒尽一半，着鳖甲于中，煮令泛烂如胶漆，绞取汁，内诸药，煎为丸，如梧子大，空心服七丸。日三服。